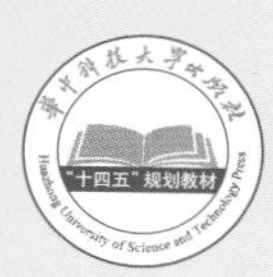

高等职业学校“十四五”规划书证融通特色教材

数字案例版

▶ 供护理、助产、口腔、检验、眼视光等专业使用

病理学与病理生理学

（数字案例版）

主　编　唐忠辉　郭晓华　杨美玲

副主编　许　燕　陈雅静　孟加榕　崔茂香

编　者　（按姓氏笔画排序）

王超柱　漳州市第三医院

许　燕　泰州职业技术学院

杨美玲　宁夏医科大学

陈雅静　漳州卫生职业学院

孟加榕　中国人民解放军联勤保障部队第909医院

赵　茹　陕西国防工业职业技术学院

郭晓华　汉中职业技术学院

唐双龄　上海东海职业技术学院

唐忠辉　漳州卫生职业学院

崔茂香　沧州医学高等专科学校

温路生　中国人民解放军联勤保障部队第909医院

華中科技大學出版社

http://www.hustp.com

中国 · 武汉

内容简介

本教材是高等职业学校“十四五”规划书证融通特色教材(数字案例版)。

本教材除绪论外共十八章,主要包括疾病概论,细胞和组织的适应、损伤与修复,局部血液循环障碍,水、电解质代谢紊乱,酸碱平衡紊乱,发热,炎症,肿瘤,休克,弥散性血管内凝血,缺氧,呼吸系统疾病,心血管系统疾病等内容。教材编写上以纵向深入和横向宽广为原则,对教学内容进行了优化,适当增加了人文社会科学相关知识,提升了专业课的文化内涵。

本教材可供护理、助产、口腔、检验、眼视光等专业学生使用,也可供基础医学教师、病理医生及临床医生参考。

图书在版编目(CIP)数据

病理学与病理生理学:数字案例版/唐忠辉,郭晓华,杨美玲主编. —武汉:华中科技大学出版社,2021.8(2024.2 重印)
ISBN 978-7-5680-7279-3

Ⅰ.①病… Ⅱ.①唐… ②郭… ③杨… Ⅲ.①病理学-高等职业教育-教材 ②病理生理学-高等职业教育-教材 Ⅳ.①R36

中国版本图书馆 CIP 数据核字(2021)第 152499 号

病理学与病理生理学(数字案例版) 唐忠辉 郭晓华 杨美玲 主编
Binglixue yu Bingli Shenglixue(Shuzi Anli Ban)

策划编辑:周 琳
责任编辑:郭逸贤
封面设计:原色设计
责任校对:曾 婷
责任监印:周治超
出版发行:华中科技大学出版社(中国·武汉) 电话:(027)81321913
武汉市东湖新技术开发区华工科技园 邮编:430223
录 排:华中科技大学惠友文印中心
印 刷:武汉科源印刷设计有限公司
开 本:889mm×1194mm 1/16
印 张:19.5
字 数:572 千字
版 次:2024 年 2 月第 1 版第 4 次印刷
定 价:79.90 元

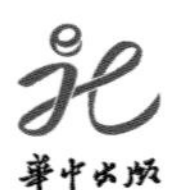

高等职业学校“十四五”规划书证融通特色教材（数字案例版）

编委会

网络增值服务使用说明

欢迎使用华中科技大学出版社医学资源网yixue.hustp.com

1.教师使用流程

（1）登录网址：http://yixue.hustp.com（注册时请选择教师用户）

注册 → 登录 → 完善个人信息 → 等待审核

（2）审核通过后，您可以在网站使用以下功能：

2.学员使用流程

建议学员在PC端完成注册、登录、完善个人信息的操作。

（1） PC端学员操作步骤

①登录网址：http://yixue.hustp.com（注册时请选择普通用户）

注册 → 登录 → 完善个人信息

② 查看课程资源

如有学习码，请在个人中心-学习码验证中先验证，再进行操作。

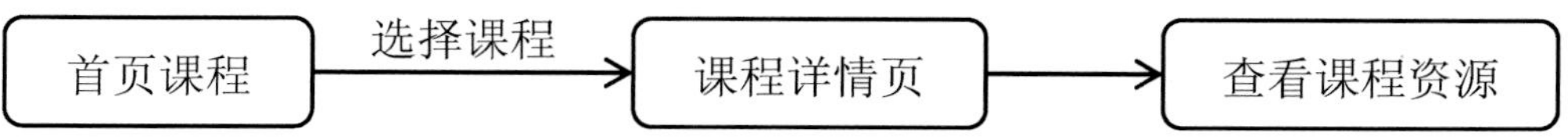

（2） 手机端扫码操作步骤

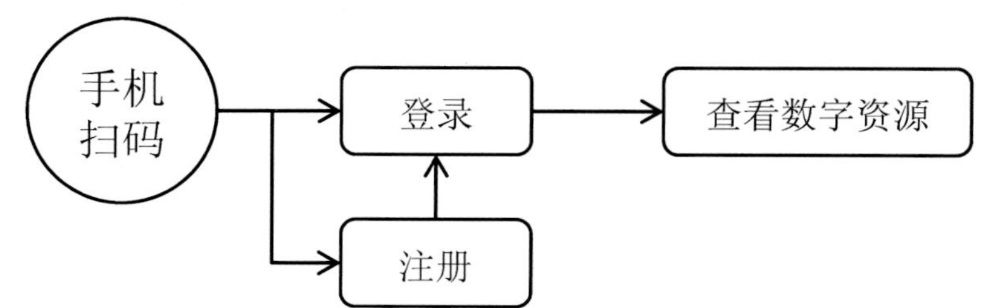

Introduction 总序

2019年国务院正式印发《国家职业教育改革实施方案》(下文简称《方案》),对职业教育改革提出了全方位设想。《方案》明确指出,职业教育与普通教育是两种不同教育类型,具有同等重要地位,要将职业教育摆在教育改革创新和经济社会发展中更加突出的位置。职业教育的重要性被提高到了"没有职业教育现代化就没有教育现代化"的地位,作为高等职业教育重要组成部分的高等卫生职业教育,同样受到关注。

高等卫生职业教育既具有职业教育的普遍特性,又具有医学教育的特殊性。其中,护理专业的专科人才培养要求以职业技能的培养为根本,以促进就业和适应产业发展需求为导向,与护士执业资格考试紧密结合,突出职业教育的特色,着力培养高素质复合型技术技能人才,力求满足学科、教学和社会三方面的需求。

为了进一步贯彻落实文件精神,适应护理专业高职教育改革发展的需要,满足"健康中国"对高素质复合型技术技能人才培养的需求,充分发挥教材建设在提高人才培养质量中的基础性作用。经调研后,在全国卫生职业教育教学指导委员会专家和部分高职高专示范院校领导的指导下,华中科技大学出版社组织了全国近50所高职高专医药院校的200多位老师编写了这套高等职业学校"十四五"规划书证融通特色教材(数字案例版)。

本套教材强调以就业为导向、以能力为本位、以岗位需求为标准的原则。按照人才培养目标,遵循"三基"(基本理论、基本知识、基本技能)、"五性"(思想性、科学性、先进性、启发性、适用性)、"三特定"(特定目标、特定对象、特定限制)的编写原则,充分反映各院校的教学改革成果和研究成果,教材编写体系和内容均有所创新,在编写过程中重点突出以下特点。

(1)紧跟教改,接轨"1+X"证书制度。紧跟高等卫生职业教育的改革步伐,引领职业教育教材发展趋势,注重体现"学历证书+若干职业技能等级证书"制度,提升学生的就业竞争力。

(2)坚持知行合一、工学结合。教材融传授知识、培养能力、提高技能、提高素质为一体,注重职业教育人才德能并重、知行合一和崇高职业精神的培养。

(3)创新模式,提高效用。教材大量应用问题导入、案例教学、探究教学等编写理念,将"案例"作为基础与临床课程改革的逻辑起点,引导课程内容的优化与传授,适应当下短学制医学生的学习特点,提高教材的趣味性、可读性、简约性。

(4)纸质数字,融合发展。教材对接科技发展趋势和市场需求,将新的教学技术融入教材建设中,开发多媒体教材、数字教材等新媒体教材形式,推进教材的数字化建设。

(5)紧扣大纲,直通护考。紧扣教育部制定的高等卫生职业教育教学大纲和最新护士执业资格考试要求,随章节配套习题,全面覆盖知识点和考点,有效提高护士执业资格考试通过率。

本套教材得到了专家和领导的大力支持与高度关注,我们衷心希望这套教材能在相关课程的教学中发挥积极作用,并得到读者的青睐。我们也相信这套教材在使用过程中,通过教学实践的检验和实际问题的解决,能不断得到改进、完善和提高。

高等职业学校"十四五"规划书证融通特色教材

(数字案例版)编写委员会

Preface

前 言

为了更好地服务于高等医学职业教育教学的需要，根据《国务院关于加快发展现代职业教育的决定》(国发〔2014〕19 号)、《现代职业教育体系建设规划(2014—2020 年)》、《国务院关于印发国家职业教育改革实施方案的通知》(国发〔2019〕4 号)、《教育部财政部关于实施中国特色高水平高职学校和专业建设计划的意见》(教职成〔2019〕5 号)和《中共中央国务院关于深化教育改革，全面推进素质教育的决定》中所强调的“在全社会实行学业证书、职业资格证书并重的制度”及 2017 年国务院办公厅颁发的《关于深化医教协同进一步推进医学教育改革与发展的意见》的有关文件精神，华中科技大学出版社精心策划和组织了多所全国高职高专医药院校共同编写了高等职业学校“十四五”规划书证融通特色教材(数字案例版)。在新一轮医疗体制改革逐步推进的大背景下，本套教材服务于“健康中国”战略对高素质技能型人才培养的需求，变“学科研究”为“学科应用与职业能力需求对接”。本套教材积极贯彻教育部《教育信息化“十三五”规划》要求，打造具有时代特色的多媒体创新型教材，服务并推动教育信息化。本教材是该系列教材之一，可供护理、助产、口腔、检验、眼视光等专业学生使用，也可供基础医学教师、病理医生及临床医生参考。

本教材将病理解剖学与病理生理学的教学内容进行整合后，分为总论和各论两个部分，除绪论外共十八章，其中第一章至第十一章为总论，第十二章至第十八章为各论。在教材的编写上以纵向深入和横向宽广为原则，突出课程的综合性，淡化学科界限，对教学内容采取精简、融合、重组、增设等方式进行优化，同时结合各章、节的特点，适当增加人文社会科学相关知识，提升专业课的文化内涵。

本教材着力构建具有护理专业特色和专科层次特点的课程体系，以职业技能的培养为根本，与护士执业资格考试紧密结合，力求满足学科、教学和社会三方面的需求；把握专科起点，突出职业教育特色。本教材内容具有以下特点：①章节内容前列出“能力目标”，使教、学目标明确；②章节内容前设有“导言”，激发学生主动学习；③章中设有“知识链接”，有利于拓展学生的知识面；④章后配套“直通护考”“护考提示”“课后思考”，有利于培养学生分析问题、解决问题的能力；⑤章中有数字资源及配套 PPT，数字资源在文中相应的知识点边白处标注；⑥全书最后列出“中英文对照”，有利于学生查找和掌握一些常用的医学英语专用名词。

本教材是在全体编者辛勤努力下共同完成的，同时，也得到了各参编单位领导与同仁的大力支持和热心帮助，在此一并致谢。

由于编写时间仓促、编者水平有限，不足之处在所难免，敬请使用本教材的师生和同行们多提出宝贵的意见和建议，以便再版时及时修正。

唐忠辉　郭晓华　杨美玲

目 录

第五章 酸碱平衡紊乱

第六章 发热

第七章 炎症

第八章 肿瘤

第九章 休克

绪　论

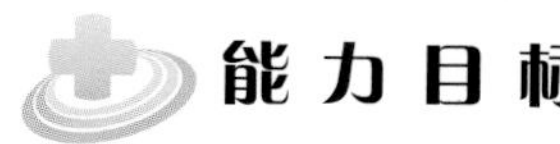

1. 掌握：病理学与病理生理学的任务、内容及其在医学中的地位。
2. 熟悉：病理学与病理生理学的研究方法及其在医学实践中的应用。
3. 了解：学习病理学与病理生理学的指导思想。

导言

本章 PPT

一、病理学与病理生理学的任务与内容

病理学(pathology)是研究疾病发生、发展规律的一门科学。它是用自然科学的方法研究疾病的形态结构、功能和代谢等方面的改变，从而揭示疾病的病因、发病机制和转归的医学基础学科，同时也是一门重要的临床学科。病理学的根本任务就是运用各种方法揭示疾病的本质，阐明疾病的发生、发展规律，为防治疾病提供科学的理论基础。

病理学与病理生理学内容包括病理解剖学(pathological anatomy)和病理生理学(pathophysiology)两部分，前者侧重于从形态结构的角度、后者侧重于从功能和代谢的角度阐述疾病的发生、发展规律。需要指出的是，任何疾病都有形态、功能和代谢的改变，三者互相联系、互相影响。因此，病理解剖学和病理生理学之间存在着有机联系，不能截然分开。

本教材将病理解剖学与病理生理学的教学内容进行整合后，分为总论和各论两部分。总论部分包括第一章至第十一章，阐述各种不同疾病发生、发展的共同规律，包括疾病概论，细胞和组织的适应、损伤与修复，局部血液循环障碍，水、电解质代谢紊乱，酸碱平衡紊乱，发热，炎症，肿瘤，休克，弥散性血管内凝血，缺氧；各论部分为第十二章至第十八章，是在总论内容的基础上阐述各种不同疾病的发生、发展及转归的特殊规律和重要器官的病理过程，即研究各种疾病的病因、发病机制、病理变化及其转归，依次为呼吸系统疾病(含呼吸功能不全)，心血管系统疾病(含心功能不全)，消化系统疾病(含肝性脑病)，泌尿系统疾病(含肾功能不全)，女性生殖系统和乳腺疾病，内分泌系统疾病，传染病。总论和各论之间有共性与个性的关系，认识疾病的共同规律有利于认识疾病的特殊规律，反之亦然，两者互为补充，这样才能从本质上认识疾病。因此，总论和各论之间有着十分密切的内在联系，学习时应互相参考，不可偏废。

二、病理学与病理生理学在医学中的地位

病理学与病理生理学是一门重要的基础医学课程，也是介于基础医学和临床护理之间的重要桥梁课程，起着承前启后的作用。它与前期的基础课程如正常人体结构、生理学、生物化学等密切相关，同时又是学习临床护理如外科护理技术、内科护理技术、妇产科护理技术、儿科护理技术等的基础，为正确做好临床各种疾病护理提供了理论依据。

Note

诊断病理学

三、病理学与病理生理学的研究方法

(一) 活体组织检查

用局部切取、钳取、细针穿刺和搔刮等手术方法,从患者体内获取病变组织进行病理检查,称为活体组织检查(biopsy),简称活检。这是被临床广泛采用的检查方法。活检是临床上常用的一种检查方法,对疾病的及时确诊、指导治疗、判断疗效和预后起着重要作用,特别是对于良性和恶性肿瘤的鉴别以及某些疑难病例的确诊具有十分重要的意义,还有利于采用一些新的研究方法如免疫组织化学、电镜观察、组织培养和细胞培养等,对疾病进行更深入的研究。必要时还可在手术进行中做冷冻切片快速诊断,以协助临床医生选择最佳的手术治疗方案。

(二) 尸体解剖

尸体解剖(autopsy)简称尸检,即对死亡者的遗体进行病理解剖检验和后续的病理学观察,这是病理学的基本研究方法。其主要方法是通过肉眼观察和显微镜观察,系统地检查全身各脏器、组织的病理变化,结合临床病史,做全面的疾病诊断和死因分析。其目的在于:①确定诊断,查明死因,协助临床医生总结在诊断和治疗过程中的经验和教训,以提高医疗质量和诊治水平;②及时发现和确诊某些传染病、地方病、流行病和新发生的疾病,为采取相关防治措施提供依据;③接受和完成医疗事故鉴定,明确责任;④积累各种疾病的人体病理材料,作为深入研究和防治这些疾病的基础,同时也为病理学教学收集各种疾病的病理标本。

目前,我国的尸检率还不高,有进一步下降的趋势,十分不利于我国病理学和医学科学的发展,亟待立法和大力宣传尸检的意义。

(三) 动物实验

动物实验指在适宜的动物身上复制出某些人类疾病的动物模型,通过疾病复制过程进行观察、研究,了解疾病的病因、发病机制、病理改变及疾病的转归和治疗疾病药物的疗效等。其优点在于不仅可以认识疾病的全貌,而且可以人工控制条件,多次重复,反复验证研究的结果,以弥补人体观察的局限和不足,并可与人体疾病进行对照研究。当然,动物和人体之间毕竟存在物种上的差异,不能把动物实验结果不加分析地直接应用于人体。

(四) 组织和细胞培养

将某种组织或单细胞用适宜的培养基在体外进行培养,可研究在各种病因作用下细胞、组织病变的发生和发展,称为组织和细胞培养。采用这种方法,既可建立组织细胞病理模型,也可观察某些干预因素对细胞分化、增殖及功能、代谢的影响,因而可在细胞水平上揭示某些疾病的发生、发展规律,如肿瘤的生长、细胞的癌变、肿瘤的诱导分化等。这种研究方法的优点是针对性强、条件易于控制、周期短、见效快、节省开支,故已广泛应用于病理学的研究领域;缺点是孤立的体外环境与复杂的体内环境毕竟存在很大差别,故不能将体外研究结果与体内过程简单地等同看待。近年来通过体外培养建立了不少人体和动物肿瘤细胞系或细胞株,这对研究肿瘤细胞的生物学特征和进行分子水平的研究起到了重要作用。

(五) 病理学与病理生理学常用观察方法

1. 大体观察 大体观察是指主要运用肉眼、量尺和各种衡器等辅助工具,对所检标本的大小、重量、形状、色泽、硬度、表面及切面、病灶特征等进行细致的观察与检测。有经验的病理医生及临床医生往往能够通过大体观察初步判断病变性质,为选择进一步的诊断方法提供方向,所以,大体观察的能力往往是病理医生的基本功。

2. 组织学观察 组织学观察是指将病变组织制成厚约数微米的切片,通常用苏木精-伊红染色(HE 染色),或其他方法染色,染色后用光学显微镜观察其微细病变。到目前为止,传统的组织学观

Note

察方法仍然是病理学诊断和研究最基本的方法，是任何其他方法不可取代的。

3. 细胞学观察 细胞学观察是指通过采集病变处的细胞、涂片染色后进行诊断。细胞的来源可以是各种采集器在食管、口腔、鼻咽部以及女性生殖道等病变部位直接采集的脱落的细胞；也可以是自然分泌物（如痰、乳腺溢液、前列腺液）、体液（如胸腔积液、腹腔积液、心包积液和脑脊液）及排泄物（如尿）中的细胞；还可以是通过内镜或用细针穿刺病变部位（如甲状腺、淋巴结、乳腺、肺、肝、肾等）采集的细胞。抽取的体液要经过离心沉淀后制成细胞学涂片。此方法常用于某些肿瘤（如肺癌、食管癌、子宫颈癌、乳腺癌等）和其他疾病的早期诊断，还可用于重点人群的普查，但限于取材的局限性和准确性，有时使诊断难免受到一定的限制。近年来，运用影像技术及内镜等进行细针穿刺吸取组织细胞进行检查，既提高了穿刺的安全性，也提高了诊断的准确性，但最后确定是否为恶性病变，尚须进一步做活检证实。此外，细胞学观察还可用于对激素水平的测定（如阴道脱落细胞涂片）及为细胞培养和 DNA 提取等提供标本。

4. 超微结构观察 超微结构观察是指运用透射或扫描电子显微镜对组织、细胞内部和表面的超微结构进行更细微的观察，即从亚细胞（细胞器）和大分子水平上了解细胞的病变。但由于电子显微镜较光学显微镜的分辨能力高千倍以上，放大倍率太高，观察病变只见局部不见全貌，常须结合肉眼及光镜检查，才能发挥作用。此方法是迄今最细致的形态学观察方法，在超微结构水平上，将形态结构的改变与机能代谢的变化联系起来，大大有利于加深对疾病和病变的认识。

5. 组织和细胞化学检查 组织和细胞化学检查一般称为特殊染色，指通过运用某些能与组织或细胞内化学成分进行特异性结合的显色试剂，定位显示病变组织、细胞的某些化学成分（如蛋白质、酶类、核酸、糖类、脂类等），同时又能保存组织原有的形态，使形态与代谢有机结合。这对某些病变的进一步诊断具有一定的参考价值，如 PTAH（磷钨酸苏木精）染色可显示横纹肌肉瘤细胞质内的横纹，苏丹Ⅲ染色法可将细胞内的脂肪成分反映出来等。这种方法不仅可以揭示普通形态学方法所不能观察到的组织、细胞的化学成分的变化，而且往往在尚未出现形态结构改变之前，就能查出其化学成分的变化。此外，随着免疫学技术的进步，还可运用免疫组织化学和免疫细胞化学的方法，了解组织、细胞的免疫学性状，这对于病理学研究和诊断都有很大帮助。

6. 免疫组织化学和免疫细胞化学 免疫组织化学和免疫细胞化学是利用抗原-抗体的特异性结合反应来检测和定位组织或细胞中的某种化学物质的一种技术，由免疫学和传统的组织化学相结合而形成。其优点是可以在原位观察抗原物质是否存在及其存在的部位、含量等，把形态变化与分子水平的功能、代谢结合起来，用显微镜直接在组织切片、细胞涂片或培养细胞爬片上原位确定某些蛋白质或多肽类物质存在的特点，并可精确到亚细胞结构水平，结合电子计算机图像分析技术或激光扫描共聚焦显微技术等，对被检测物质进行定量分析。该方法目前已广泛运用于病理研究、肿瘤的病理诊断与鉴别诊断。

四、学习病理学与病理生理学的指导思想

在学习病理学与病理生理学时，要以辩证唯物主义的世界观和方法论作为指导思想，用对立统一的法则去认识疾病，辨别疾病过程中的各种矛盾关系，用运动、发展的观点看待疾病，具体病变具体分析，以掌握疾病发生、发展和转归的基本规律。为此，在学习过程中应注意以下几点。

（1）用“动态”的观点认识疾病。既要认识疾病各阶段的变化，又要掌握它们连续的动态过程；在观察病变时，既要看到它的现状，也要想到它的过去和未来。

（2）正确认识总论与各论的关系。总论是病理学的基本原则，而各论是以总论为原则的应用实例，两者之间有着不可分割的关系。因此，总论是学习各论的前提，学习时应注意两者的有机结合。

（3）正确认识局部与整体的关系。人体是一个完整的统一体。局部病变可累及全身，但又受整体所制约，两者之间相互影响、互为因果。因此，在认识和处理疾病时，既要注意局部，又要重视整体。

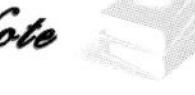

（4）正确认识形态结构、功能和代谢的关系。代谢改变是功能与形态结构改变的基础，功能改变往往又可导致形态结构改变，形态结构改变必然影响功能和代谢改变。在学习时，应通过形态结构的改变去理解功能、代谢的变化，再由功能、代谢的变化去联想形态结构的改变，全面认识病变实质。

（5）重视病理与临床的联系。学习的目的在于应用，掌握疾病本质是为了更好地理解疾病的复杂表现和指导疾病的防治。因此，要学会运用病理学与病理生理学知识解释疾病现象，联系有关疾病防治的问题，培养防治疾病的能力，提高学习效果。

（6）注意理论与实践的联系。病理学与病理生理学是一门实践性和理论性较强的学科。学习时要注意理论联系实际：一要重视理论联系实验，病理学与病理生理学的实验内容包括观察大体标本和病理切片、动物实验及临床病理讨论等，通过实验来印证理论，加深对理论的理解；二要注意理论联系临床，学会运用所学病理学与病理生理学知识去正确认识和理解有关疾病的临床表现，加强对临床症状与病变关系的理解，以正确认识疾病本质，不断提高发现问题、分析问题和解决问题的能力，为后继课程的学习及今后从事临床工作打下坚实的基础。

【护考提示】病理学与病理生理学的研究方法。

随着转化医学的兴起以及各种交叉学科的建立，病理学与病理生理学作为基础医学与临床医学的桥梁，在教研中要进一步加强与临床的结合，掌握临床对相关疾病诊治的最新进展，促进基础研究成果的临床应用；要紧密追踪和应用后基因组时代的相关研究成果，促进个体化医疗的实施；要吸纳和整合生命科学、社会科学及其他相关学科的最新成果，开展高水平科学研究，不断提高对疾病的诊治和预防水平。

直通护考
在线答题

课后思考

1. 名词解释：病理学与病理生理学、活体组织检查、尸体解剖。
2. 什么是活体组织检查？其有何临床意义？
3. 简述病理学与病理生理学的任务与内容。
4. 谈谈你为什么要学习病理学与病理生理学？如何学好病理学与病理生理学？

（唐忠辉）

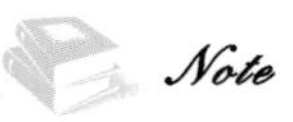

第一章　疾病概论

能力目标

1. 掌握：健康、亚健康和疾病的概念；疾病发生、发展的一般规律。
2. 熟悉：病因学、疾病的经过与转归；脑死亡的概念和临床意义。
3. 了解：疾病发生、发展的基本机制。

健康与疾病是生命活动过程中两个对立的概念，医护工作者的根本任务就是防治疾病，促进健康，提高人民的健康水平及患者的生活与生命质量。

导言

本章 PPT

大健康

第一节　健康与疾病

一、健康的概念

健康（health）是医学中的一个重要概念。世界卫生组织（WHO）关于健康的定义如下：健康不仅是没有疾病或衰弱现象，而且是躯体上、精神上和社会适应上的一种完好状态。这种完好状态有赖于机体内部结构与功能的协调，有赖于诸多调节系统对内环境稳态（简称内稳态）的维持。它反映了现代医学模式，说明健康不仅要拥有健壮的体魄，而且还需要健全的心理精神状态和社会适应能力，三者应取得和谐与统一。增强健康意识，保障个人和大众的健康是每个人义不容辞的责任。

二、疾病的概念

疾病（disease）是对应于健康的一种异常生命状态，是在一定病因作用下，机体内稳态调节紊乱而导致的异常生命活动过程。在疾病过程中，躯体、精神及社会适应上的完好状态被破坏，机体进入内稳态失衡、与环境或社会不相适应的状态。机体内稳态是否被打破主要取决于两方面的因素，即病因的强度和机体自身调节内稳态的能力。当各种致病因素作用于细胞，达到一定强度和持续一定时间，机体可出现一系列的损伤与抗损伤反应，引起机体功能、代谢和形态结构的改变，机体与外环境间协调紊乱，出现各种临床症状、体征和社会行为异常，机体与外环境的协调发生障碍。临床症状是指患者主观上的异常感觉和病态改变，如咳嗽、头痛、头晕、恶心、呕吐等。体征是指医生对患者进行体格检查时发现的异常情况，是疾病的客观表现，如肺部啰音、心脏杂音、肝大等。社会行为是指人际交往、劳动等作为社会成员的活动。

病理过程（pathological process）是指存在于不同疾病中的共同的、成套的功能、代谢和形态结构的异常变化。例如，肝炎、阑尾炎、肺炎以及所有其他炎性疾病都有炎症这个病理过程，包括变质、渗

Note

出和增生等基本病理变化。病理过程可以以局部变化为主,如充血、血栓、栓塞、梗死、炎症等,也可以以全身反应为主,如发热、缺氧和休克等。

亚健康

三、亚健康的概念

健康与疾病两者间缺乏明确的界限,从健康到疾病是从量变到质变的连续过程。亚健康(sub-health)是指介于健康与疾病之间的一种生理功能低下状态,即人虽然无明确的疾病,但出现机体生理功能降低、适应能力减退的表现。亚健康即机体处于非病、非健康的状态,它既可以恢复到健康状态,也可以发展为各种疾病。

直通护考
在线答题

掌握亚健康概念,对于疾病早期防治具有积极意义。从加强自我保健和体育锻炼、调整心理平衡等方面进行综合防治,阻断亚健康向疾病方向发展,可以恢复、保持和促进健康,提高人们的健康水平。医务工作者应充分认识亚健康的危害性,重视疾病预防,促使亚健康向健康转化。

第二节　病　因　学

病因学(etiology)是研究疾病发生的原因、条件及其作用规律的科学。决定疾病的发生、发展常有多种因素,根据其在疾病发生中的作用,可分为疾病发生的原因和疾病发生的条件两类。

一、疾病发生的原因

疾病发生的原因,简称病因(cause of disease)。病因是指引起疾病必不可少的、赋予疾病特征或决定疾病特异性的因素。许多疾病已经找到了明确的病因,如疟疾由疟原虫引起,白喉由白喉杆菌引起,但还有许多疾病的病因不明,如肿瘤和动脉粥样硬化症等。认识和消除病因对疾病的预防、诊断和治疗具有重要意义。病因种类繁多,可归纳为以下几大类。

(一) 生物因素

生物因素为最常见的病因,包括病原微生物(如细菌、病毒、支原体、衣原体、立克次体、螺旋体、真菌等)和寄生虫(如原虫、蠕虫等)。它们通过一定的途径侵入机体,可在体内繁殖,有特定的损害部位。但机体是否发病,除了与病原微生物的数量、毒性及侵袭力有关外,也与机体本身的防御功能特别是免疫力等的强弱有关。

(二) 物理因素

物理因素主要包括机械暴力(可引起创伤、震荡、骨折等)、温度(可引起烧伤、中暑、冻伤)、电流(可引起电击伤)、电离辐射(可引起放射病)、气压(可引起高山病、减压病)等,其致病性主要取决于本身的作用强度、部位及持续时间,而与机体的反应性关系不大。

(三) 化学因素

化学因素包括无机化学物质和有机化学物质,其达到一定浓度或剂量时可引起人体化学性损害或中毒,如强酸、强碱、重金属盐类化学毒物、一氧化碳、有机磷农药和一些药物等。它们对机体的作用部位,大多有一定的选择性。如一氧化碳与血红蛋白有很强的亲和力,可使红细胞失去携氧能力而致病;有机磷农药与机体胆碱酯酶结合并抑制其活性,可引起乙酰胆碱蓄积而致病。此外,多种药物对机体也有一定的毒副作用。

(四) 营养因素

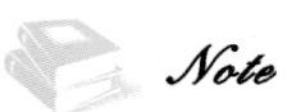

各种营养素(如糖、脂肪、蛋白质、维生素、无机盐等),某些微量元素(如氟、硒、锌、碘等)以及纤

维素是维持生命活动必需的物质。一切营养物质摄入过多和营养物质摄入不足均可引起疾病。长期摄入大量高热量食物可引起肥胖病，并与动脉粥样硬化症的发生有密切关系。营养物质摄入不足可引起营养不良，如维生素 B_1 缺乏可引起脚气病，维生素 D 缺乏可引起佝偻病，缺碘可引起甲状腺肿大等。

（五）遗传因素

遗传因素指染色体或基因等遗传物质畸变或变异引起的疾病，可分直接致病和遗传易感性两种情况。

（1）直接致病：直接致病引起的遗传性疾病。这是由亲代生殖细胞中遗传物质的缺陷（如基因突变或染色体畸变）遗传给子代所致。基因突变引起分子病，如血友病；染色体畸变引起染色体病，如 21-三体综合征。

（2）遗传易感性：遗传易感性是指由某些遗传因素所决定的个体患病的风险（即在相同环境下不同个体患病的风险）。具有易患某种疾病的遗传因素，在一定环境因素作用下，机体才发生相应的疾病，如高血压病、糖尿病等。

（六）先天因素

先天因素是指那些损害胎儿发育的因素。由先天因素引起的疾病称为先天性疾病，如妇女妊娠早期感染风疹病毒可能引起胎儿先天性心脏病。母亲的不良生活方式如吸烟、酗酒等也可以影响胎儿的生长发育。先天性疾病一般是不会遗传的，但有些先天性疾病也可能存在遗传性，如唇裂、多指（趾）等。

（七）免疫因素

机体免疫功能状态是某些疾病产生的重要因素，许多疾病的发生、发展与免疫反应密切相关。常见的由免疫因素引起的疾病如下：①变态反应性疾病（超敏反应），如过敏性休克、支气管哮喘、荨麻疹等；②自身免疫性疾病，如系统性红斑狼疮、类风湿性关节炎等；③免疫缺陷病，其特点是容易发生各种感染和恶性肿瘤。

（八）心理和社会因素

随着生物医学模式向生物-心理-社会医学模式的转变，心理和社会因素在疾病发生、发展中的作用日益受到重视。社会制度、社会经济条件、受教育程度、生活方式、劳动环境、风俗习惯、个人卫生、人际关系、处世态度等，都通过对大脑皮层与皮层下结构相互协调活动的影响，导致疾病产生。近年来，精神及心理因素引起的疾病越来越受到人们的关注。良好的心理状态是维持健康的基本保证，而长期的忧虑、悲伤、恐惧等不良情绪和强烈的精神创伤易导致应激性溃疡、高血压病的发生。变态心理和变态人格也可导致身心疾病的发生。一名医护工作者不仅要会看身体上的疾病，还要懂得调节患者的心理状态。

由此可见，引起疾病的病因是多种多样的，疾病的发生可由一种病因引起，也可由多种病因同时作用或先后参与所致。在疾病发生、发展过程中，病因作用机制是极其复杂的，因此对疾病的病因预防要具体分析和个性化防治。目前，一些疾病的病因不完全清楚和新的疾病不断出现，有待于医学科学进一步阐明这些疾病的病因。

二、疾病发生的条件

疾病发生的条件是指能促进或减缓疾病发生的某种机体状态或自然环境。条件本身不引起疾病，但可影响病因对机体的作用。例如，在感染结核分枝杆菌的人群中，只有在某些条件（如营养不良、过度疲劳等）影响下，机体抵抗力降低时才会发生结核病。疾病发生的条件是多方面的，有许多条件是自然因素（如气候条件、地理环境）造成的。此外，年龄、性别也可成为某些疾病发生的条件，

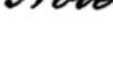

【护考提示】疾病发生的原因与条件之间关系。

直通护考
在线答题

如:小儿和老年人易患感染性疾病;女性易患乳腺癌、甲状腺功能亢进等;男性易患肺癌、动脉粥样硬化症等。

能加强病因的作用而促进疾病发生、发展的因素称为诱因(precipitating factor)。如上消化道大出血可诱发肝性脑病,情绪激动可诱发心绞痛等。诱因仍属于疾病发生条件的范畴。有些因素与特定疾病的发生、发展明显相关,但又不宜归类于上述病因,被称为危险因素(risk factor),如高脂血症、高血压、吸烟等是动脉粥样硬化症的危险因素。

值得注意的是,有些疾病(如创伤、烧伤、中毒等)只要有原因存在便可发生,无须任何条件。同一因素对某种疾病来说是原因,而对另一种疾病则可能为条件。例如,营养不足是营养不良症的原因,而对结核病来说却是条件。

第三节　发　病　学

案例 1-1

发病学(pathogenesis)主要研究疾病发生、发展的规律和机制。疾病发生、发展和转归,遵循着一些共同规律。

一、疾病发生、发展的基本机制

随着医学科学的发展,各种新方法、新技术广泛应用,人们对疾病发生机制的认识从系统水平、器官水平、细胞水平逐步深入到分子水平。疾病发生、发展的基本机制可归纳如下。

(一)神经机制

神经系统对维持和调控正常人体生命活动起着极其重要的作用,可以根据机体内、外环境进行调整,使机体各系统代谢相对平衡。因此,许多致病因素可以直接损伤神经系统或间接影响神经系统的变化,从而引起疾病的发生。如:流行性乙型脑炎病毒、脊髓灰质炎病毒具有高度嗜神经性,能直接破坏神经细胞;烧伤时,疼痛和体液丢失可刺激感觉神经和颈动脉及主动脉弓压力感受器,引起交感神经强烈兴奋,进而对全身组织器官血流和代谢功能进行重新调节。长期精神紧张、烦恼、焦虑、恐惧等可导致大脑皮层和皮层下功能失调,引起血管运动中枢反应性增强,小动脉收缩、血压升高,此即神经机制参与的结果。

(二)体液机制

疾病中的体液机制是指致病因素通过改变体液因子的数量或活性,引起内环境紊乱而致病。体液是维持机体内环境稳定的主要因素。体液量的严重减少,如大出血、严重脱水可导致休克;体液因子包括作用于全身的胰岛素、胰高血糖素、组胺、儿茶酚胺、激肽、激活的补体、活化的凝血和纤溶物质、肾上腺素、前列腺素等和一般作用于局部的内皮素、某些神经肽及细胞因子等。体液因子作用于靶细胞的方式有内分泌、旁分泌和自分泌三种。

体液机制与神经机制密切相关,常常同时发生,共同参与疾病的发生、发展,故常称为神经-体液机制。如休克使交感神经强烈兴奋,刺激肾上腺髓质释放肾上腺素,肾小动脉收缩,激活肾素-血管紧张素-醛固酮系统。交感神经兴奋和血液中儿茶酚胺、肾素、血管紧张素等共同作用可导致血管收缩和组织缺血、缺氧。

(三)细胞机制

细胞是生物机体最基本的结构、功能单位,致病因素作用于机体后可直接或间接作用于细胞,造成细胞的代谢、功能和结构的改变,引起细胞的自稳态调节紊乱而导致疾病。细胞受损的方式多样:有的是致病因素直接损害组织细胞,如机械力、温度、某些化学毒物和生物因素等;有的是病因通过

细胞膜功能障碍和细胞器功能障碍的机制损害细胞，如细胞膜上的钠泵在病因作用下引起功能失调，导致细胞水肿，而细胞器功能障碍以线粒体功能障碍最为严重，可出现氧化还原电位下降，各种酶系统受抑制，最终导致细胞变性、死亡。

（四）分子机制

细胞的生命活动由分子执行，任何病因无论通过何种途径引起疾病，在疾病发生、发展过程中最终都会表现出分子水平上的异常，影响正常的生命活动。分子病是由遗传物质或基因（包括 DNA 和 RNA）的变异引起的一类以蛋白质异常为特征的疾病。因分子机制异常而导致的分子病可归纳如下。

1. 酶缺陷所致的疾病　酶缺陷所致的疾病主要是指 DNA 遗传变异导致酶蛋白异常引起的疾病，如糖原贮积病Ⅰ型等。

2. 血浆蛋白或细胞蛋白缺陷所致的疾病　因基因突变导致蛋白质构成异常引起的疾病有镰状细胞贫血等。

3. 受体病　受体病是指由于受体基因突变（缺失、缺陷）而致的疾病，如低密度脂蛋白（LDL）受体基因缺失引起家族性高固醇血症等。

4. 膜转运障碍所致的疾病　膜转运障碍所致的疾病是指由于基因突变引起特异性载体蛋白缺陷而造成膜转运障碍的疾病，如胱氨酸尿症等。

二、疾病发生、发展的一般规律

（一）自稳态调节紊乱

正常状态下，机体通过神经、体液的精细调节，在不断变动的内、外环境因素中维持各系统、器官、组织、细胞之间的活动互相协调，维持机体内、外环境的动态平衡，这种状态称为自稳态。在自稳态的维持中，反馈机制起着重要作用。如甲状腺素分泌过多时，可反馈抑制下丘脑促甲状腺素释放激素（TRH）和腺垂体促甲状腺素（TSH）的分泌，使甲状腺素的分泌减少，回至正常水平。病因对机体的损伤作用，可使机体的自稳态调节发生紊乱，引起相应的功能、代谢、形态结构出现异常，又可通过连锁反应使自稳态调节的其他方面相继发生紊乱，从而导致更为严重的生命活动障碍。如某些病因使胰岛受损以致胰岛素绝对或相对不足及细胞对胰岛素敏感性降低，可引起糖尿病的发生，出现糖代谢紊乱，如果进一步发展又可导致脂肪代谢紊乱，发生酮症酸中毒及动脉粥样硬化症等。

（二）损伤与抗损伤

对损伤做出抗损伤反应是生物体的重要特征，也是生物体维持生存的必要条件。致病因素对机体可造成损伤，损伤又可激起机体的各种抗损伤反应。这种既相互对立，又相互依存的关系，贯穿于疾病的全过程，影响着疾病的发展方向和转归。当抗损伤占优势时，疾病好转或痊愈；反之，当损伤占优势时，疾病发生恶化，甚至导致死亡。如机械暴力引起的组织破坏、出血等属于损伤，而血压下降和疼痛引起的交感神经兴奋、血管收缩，可减少出血，属于抗损伤。这时心率加快、心收缩力增强，心输出量增加及血液凝固性增高，有利于止血，属于抗损伤。

损伤与抗损伤虽然是相互对立的两个方面，但两者之间并无绝对的界限，在一定的条件下，它们可以互相转化。有些变化的本身就具有损伤和抗损伤的双重意义。例如，致病微生物引起发热就具有损伤和抗损伤的双重意义，一定程度的体温升高可以增强单核吞噬细胞系统的功能，有助于增强机体的抗病能力，但长期发热或体温过高，则造成机体多个系统的功能及代谢紊乱，由抗损伤转变成损伤。因此，在临床疾病的防治过程中，应尽量减轻和削弱或消除体内的损伤，扶持、保护和加强抗损伤，促使病情稳定、好转而痊愈。

（三）因果交替

因果交替指疾病发生、发展过程中，由原始病因作用于机体所产生的结果又可作为病因，引起新

Note

的后果。如此因果交替，相互转化，由此推动疾病过程不断延续进展。例如，创伤(机械暴力)作为原始病因造成大失血，大失血又可引起血容量减少、血压下降，使回心血量和心输出量进一步减少，导致组织灌流量不足等变化，在因果交替规律的推动下，机体的损伤不断加重，病情进行性恶化，称为恶性循环(图 1-1)。相反，若通过机体对原始病因及发病学原因的代偿反应和适当治疗，病情不断减轻，趋向好转，最后恢复健康，称为良性循环。例如，创伤导致大失血时，机体通过交感-肾上腺髓质系统的兴奋引起心率加快、心收缩力增强及血管收缩，引起心输出量增加，血压得到维持，加上清创、输血和输液治疗，使病情稳定，最后恢复健康；若失血过多或长时间组织细胞缺氧，可出现微循环障碍，回心血量进一步降低，动脉血压下降，发生失血性休克，甚至导致死亡。因此，采取医学干预打断因果转化和恶性循环，才能使疾病向有利于康复的方向发展。

【护考提示】在疾病发生、发展过程中，因果交替中各个环节的作用并不是同等重要的，其一环节可能是这个疾病发展的关键，称其为中心环节。及时找出疾病的中心环节并打断中心环节，在疾病治疗中非常重要。

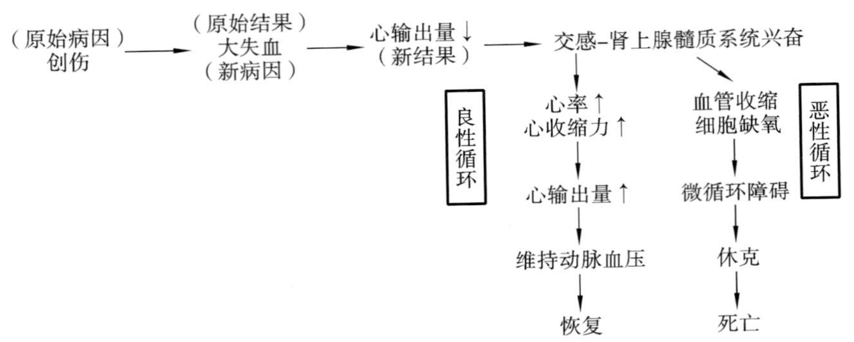

图 1-1　大出血时的因果交替示意图

(四) 局部与整体

疾病病变的表现形式，可以是以局部病变为主或是以全身病变为主。生物体是一个相互联系的有机整体，在疾病过程中，局部和整体相互影响和制约。局部病变可通过神经和体液途径影响整体，而机体的全身功能状态也可通过神经和体液途径影响局部病变的发展。如：病毒性肝炎时，患者有肝区肿胀、疼痛等局部表现，也可产生发热、乏力、黄疸和食欲降低等全身症状；皮下脓肿有局部红、肿、热、痛和功能障碍等局部表现，严重的还可引起发热、菌血症、毒血症等全身反应；糖尿病有“三多一少”等全身表现，也可因抵抗力降低、血管损伤而发生疖、痈和下肢血栓形成等局部病变。所以认识疾病和治疗疾病，应从整体观念出发，辩证地处理好疾病过程中局部和全身的相互关系。

直通护考
在线答题

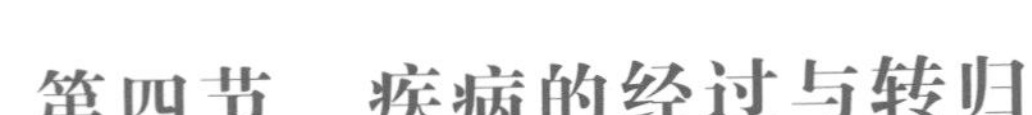

第四节　疾病的经过与转归

一、疾病的经过

疾病的发生是一个非常复杂的过程，不同疾病的经过是不同的，临床上常将疾病的经过分为四个期。

(一) 潜伏期

潜伏期是指致病因素作用于人体至出现最初症状前的时期。不同疾病潜伏期长短不一，此期可有实验室检查阳性发现，是早期发现和诊断所患疾病的良好时机。掌握疾病潜伏期有利于对传染病患者及早进行隔离和预防治疗。有些疾病如创伤、烧伤，无潜伏期。

(二) 前驱期

前驱期是指从疾病出现最初症状起，至出现典型症状前的时期。此期虽有临床症状，但程度较

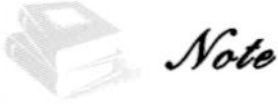

轻，且多数无特异性，容易误诊。临床上应仔细诊断，早期治疗。此期患者应当及时就医。

（三）症状明显期

症状明显期是指出现该疾病典型症状表现的时期。临床上常将此期的临床表现作为诊断疾病的依据。此期诊断虽易，但病情最为严重，应积极治疗。

（四）转归期

转归期是指疾病发生、发展过程中所呈现的发展趋向和结局。疾病转归取决于致病因素作用于机体后所发生的损伤与抗损伤的双方力量的对比和（或）是否得到及时、恰当的治疗。疾病的转归大体可分为完全康复、不完全康复和死亡三种形式。

上述对疾病阶段性的分期是针对某些疾病特别是急性传染病而言，但有些疾病的阶段性表现不典型。

二、疾病的转归

（一）完全康复

完全康复（complete rehabilitation）是指疾病所致的损伤完全消失，机体的功能、代谢及形态完全恢复正常。临床上，多数疾病治疗后可以完全康复，有些疾病可获得永久特异的免疫力。

（二）不完全康复

不完全康复（incomplete rehabilitation）是指疾病所致的损伤得到控制，主要症状消失，机体通过代偿机制维持相对正常的生命活动。但是，此时疾病基本病理改变并未完全恢复，有些可留有后遗症。例如，风湿性心瓣膜病经治疗后，心力衰竭的症状和体征消失，但心瓣膜的病理改变依然存在，机体通过各种代偿维持正常的生命活动，若因负荷突然加重可再次发生心力衰竭。

（三）死亡

死亡（death）是生命活动过程的必然结局，然而，对死亡的精确判定一直是一个难题。传统上判定死亡的标志是心跳、呼吸停止和各种反射消失，认为死亡是一个过程，包括濒死期、临床死亡期与生物学死亡期。随着复苏技术的提高，以及器官移植的广泛应用，人们对死亡的概念和判断标准有了新的认识。目前认为死亡是机体作为一个整体功能上的永久性停止，并不意味着各器官、组织同时死亡，因此提出了脑死亡（brain death）的概念。脑死亡是指全脑功能（包括大脑、间脑和脑干）的不可逆的永久性丧失以及机体作为一个整体功能的永久性停止。脑死亡并不意味着各组织、器官同时死亡。除脑以外，死者的重要生命器官（心、肺、肝和肾等）还可存活一段时间，并可供器官移植使用。如果脑干功能尚存，有自主呼吸，则为“植物人”，若不能则称为脑死亡。

【护考提示】脑死亡与植物人的区别。

临终关怀与安乐死

判定脑死亡的主要指征如下。①持续、不可逆性深昏迷，对外界刺激完全无反应性。②自主呼吸停止：进行人工呼吸 15 min 以上、停止人工呼吸 8 min 仍无自主呼吸。③脑干神经反射消失：瞳孔反射、角膜反射、咳嗽反射、吞咽反射等消失。④瞳孔散大或固定。⑤脑电波包括诱发电位消失。⑥脑血液循环停止（经脑血管造影或颅脑多普勒超声诊断）。

脑死亡概念的重要意义在于：①有利于判定死亡时间，为可能涉及的一些法律问题提供依据；②确定终止复苏抢救时间，停止不必要的无效抢救，减少经济和人力的消耗；③为器官移植创造了良好的时机和合法的依据。

直通护考在线答题

课后思考

1. 名词解释：健康、疾病、亚健康、脑死亡。
2. 为什么说没有躯体疾病及虚弱现象不等于健康？

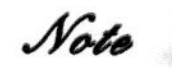
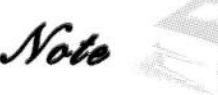

3. 疾病的原因、条件和诱因分别是什么？三者的关系如何？
4. 疾病发生、发展的一般规律都有哪些？
5. 为什么说损伤与抗损伤在一定条件下可相互转化？请举例说明。
6. 如何判断脑死亡？脑死亡有何意义？

(唐忠辉)

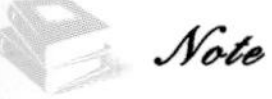

第二章　细胞和组织的适应、损伤与修复

能力目标

1. 掌握：萎缩、肥大、增生、化生、变性、坏死、机化、溃疡、空洞、再生和肉芽组织的概念；变性、坏死的类型及病理变化；肉芽组织的结构特点、功能及结局，创伤愈合中一期愈合、二期愈合的特点。

2. 熟悉：萎缩的类型、原因、结局；坏死的结局；创伤愈合的过程及其影响因素。

3. 了解：化生的类型；变性的常见原因及意义；各种细胞的再生能力及组织的再生过程；骨折愈合的过程。

正常细胞、组织和器官可以对机体内外环境变化等刺激做出形态、功能和代谢的反应性调整和适应。若上述刺激超出了细胞与组织的适应能力时，细胞与组织会出现形态、功能和代谢的改变，可能引起损伤。细胞和组织的适应、损伤是机体各种疾病发生的最基本的形态学变化和基础。轻微的损伤是可逆的，即消除刺激因子后，受损伤的细胞可恢复正常；但严重损伤时可导致细胞不可逆的损伤，最终引起细胞死亡。正常细胞、适应细胞、可逆性损伤细胞和不可逆性损伤细胞呈现代谢、功能和结构上的连续变化过程，它们之间的变化相互关联（图 2-1）。一种具体的刺激作用于细胞时，是适应还是可逆性损伤或是不可逆性损伤，不仅取决于刺激的性质和强度，还与细胞的易感性、分化、血供、营养等有关。细胞、组织和器官的适应、变性和死亡是大多数疾病发生的基础性病理改变，对研究疾病的发生和发展、促进疾病的康复、指导临床诊治疾病和护理有着非常重要的意义。

导言

本章 PPT

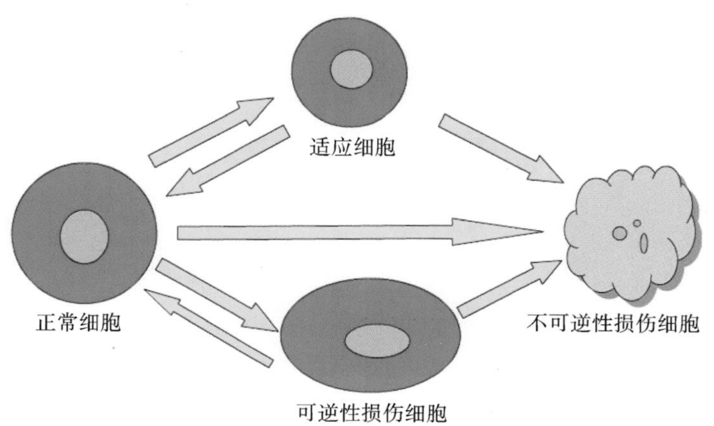

图 2-1　正常细胞、适应细胞、可逆性损伤细胞和不可逆性损伤细胞的关系

Note

第一节　细胞和组织的适应

细胞和由其构成的组织、器官对于内外环境中的持续性刺激和各种有害因子而产生的非损伤性应答反应，称为适应(adaptation)。适应包括功能代谢和形态结构两方面，其目的在于避免细胞和组织受损，在一定程度上反映了机体的调整应答能力。适应在形态学上一般表现为萎缩、肥大、增生和化生。适应是正常细胞与损伤细胞的中间状态。在大多数情况下，当病因去除后，发生适应性病变的细胞可以恢复正常。

一、萎缩

萎缩(atrophy)是指已发育正常的细胞、组织或器官的体积缩小。萎缩的组织、器官除其实质细胞体积缩小外，也可伴发细胞数量的减少。萎缩细胞的细胞器减少甚至消失，细胞的合成代谢低于分解代谢。发育不全或未发育并不属于萎缩。

(一) 原因和分类

萎缩可分为生理性萎缩和病理性萎缩两类。

1. 生理性萎缩　生理性萎缩是指随着人的生长发育和衰老过程自然发生的萎缩，如青春期后胸腺的萎缩、更年期性腺的萎缩以及老年人全身各个器官和组织都会出现不同程度的萎缩等。

2. 病理性萎缩　按其发生原因分为以下几类。

(1) 营养不良性萎缩：可因蛋白质摄入不足、消耗过多和血液供应不足引起，包括全身性营养不良性萎缩和局部性营养不良性萎缩。全身性营养不良性萎缩由营养物质供应不足、摄入不足或消耗过度等因素引起，见于长期营养不良、糖尿病、结核病及恶性肿瘤患者晚期的恶病质等。该萎缩首先发生于脂肪组织，其次见于肌肉、内脏、心脏、脑等部位。营养不良性萎缩常由局部缺血所致，如脑动脉粥样硬化后血管腔变窄引起的脑萎缩(图 2-2)。

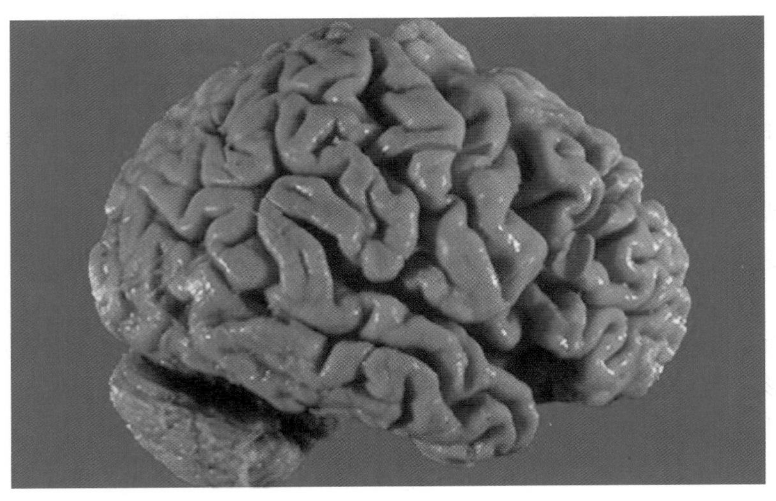

图 2-2　脑萎缩

(2) 压迫性萎缩：由于局部组织、器官长期受压而导致的萎缩。如肾结石时，尿液排泄不畅，肾实质长期受压而最终导致肾皮质萎缩(图 2-3)；脑积水引起颅内压增高，导致脑皮质萎缩。

(3) 失用性萎缩：组织器官由于长期不活动、功能减退、代谢降低而引起的萎缩。如肢体骨折时

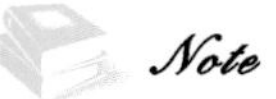

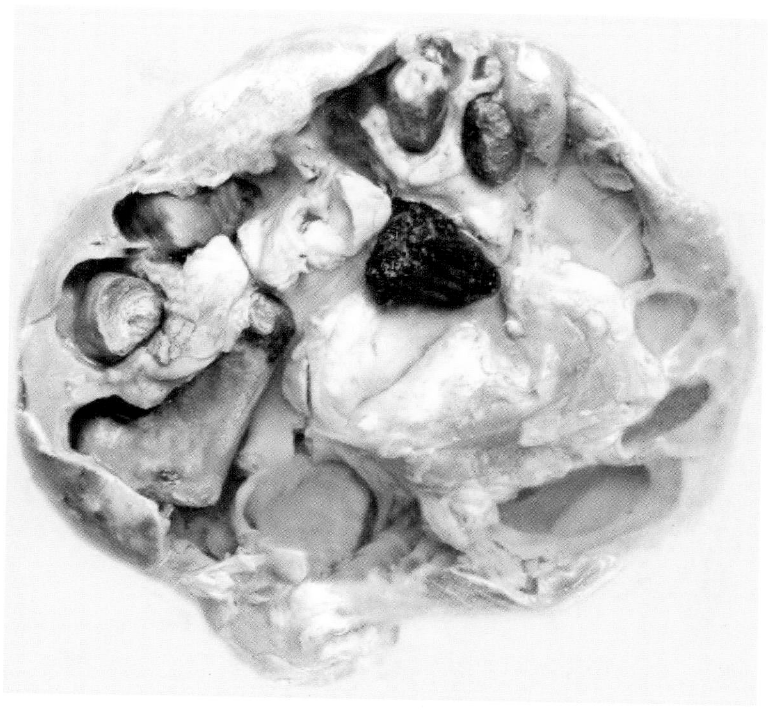

图 2-3　肾压迫性萎缩

因石膏长期固定使之活动受限所致的肌肉萎缩。

（4）去神经性萎缩：正常情况下神经对于所支配的肌肉具有支持、营养和调节的作用。如果因神经、脑或脊髓损伤，神经失去了调节作用，则其所支配的肌肉逐渐发生萎缩。如脊髓灰质炎所引起的肢体萎缩。

（5）内分泌性萎缩：由于内分泌腺功能下降引起靶器官的萎缩。如垂体功能低下引起的肾上腺、甲状腺、性腺等器官的萎缩。

（6）老化性萎缩和损伤性萎缩：老化、病毒或细菌引起的慢性炎症是导致老化性萎缩的常见原因。损伤病变中的凋亡也可引起损伤性萎缩，例如阿尔茨海默病时，脑细胞的大量凋亡引起的脑萎缩。

临床上，萎缩的发生可由多种因素所致，如骨折后肌肉的萎缩就可能是去神经性萎缩、营养不良性萎缩、失用性萎缩，甚至是压迫性萎缩（在用石膏固定过紧时）等诸因素共同作用的结果；而心、脑等的老化性萎缩则兼有生理性萎缩和病理性萎缩的性质。

（二）病理变化

肉眼观察：萎缩的组织、器官体积缩小，重量减轻，质地变硬，包膜增厚，色泽呈深褐色。脑萎缩时，脑回变窄，脑沟变宽，皮质变薄，体积缩小，重量变轻等。心肌萎缩时可见体积缩小，重量减轻，冠状动脉弯曲呈蛇形状。

镜下观察：实质细胞体积缩小或伴有数量减少，间质纤维组织或脂肪组织增生。有时胞质内可见黄褐色的脂褐素沉着，常发生在心肌细胞、肝细胞和肾上腺皮质网状带的细胞胞质内，其是细胞功能代谢下降后细胞胞质内未被充分溶解的细胞器的残体。

（三）影响和结局

萎缩的细胞、组织和器官的代谢降低，功能减弱。减小细胞体积或者减少细胞数量，可使之与营养、激素的刺激及神经递质的调节达到新的平衡。如腺体萎缩时分泌减少，肌肉萎缩时肌力下降，脑萎缩时智力下降等。轻度萎缩去除原因后可恢复正常，如病变持续过久或继续加重，则萎缩的细胞

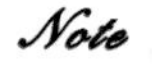

通过凋亡逐渐消失，导致器官体积变小。

二、肥大

由于功能增加，合成代谢旺盛，细胞、组织或器官体积增大，称为肥大(hypertrophy)。组织、器官的肥大通常是由实质细胞的体积增大所致。在性质上，肥大可分为生理性肥大和病理性肥大两种。在原因上，肥大可分为代偿性(功能性)肥大和内分泌性(激素性)肥大：若因器官和组织功能负荷过重而引起的肥大，称为代偿性(功能性)肥大；若因内分泌激素过多作用于效应器而引起的肥大，称为内分泌性(激素性)肥大。

生理性肥大常见于运动员的肌肉的肥大、妊娠期子宫和哺乳期乳腺的肥大；病理性肥大可见于长期持续的高血压引起的左心室肥大(图 2-4)，一侧肾脏切除后对侧肾脏的肥大等。

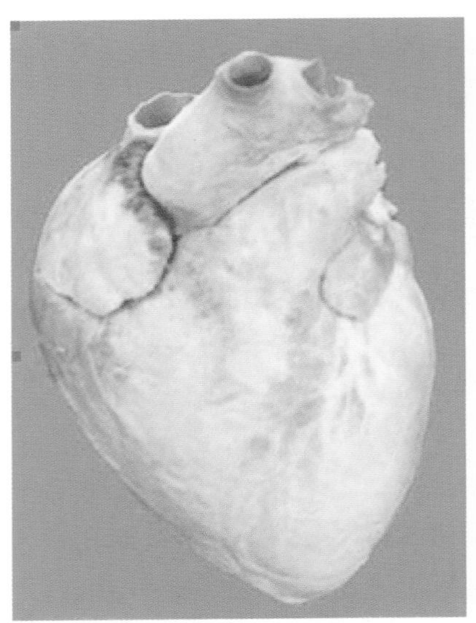

(a)正常心脏约本人握拳大，心尖较锐，重约250g

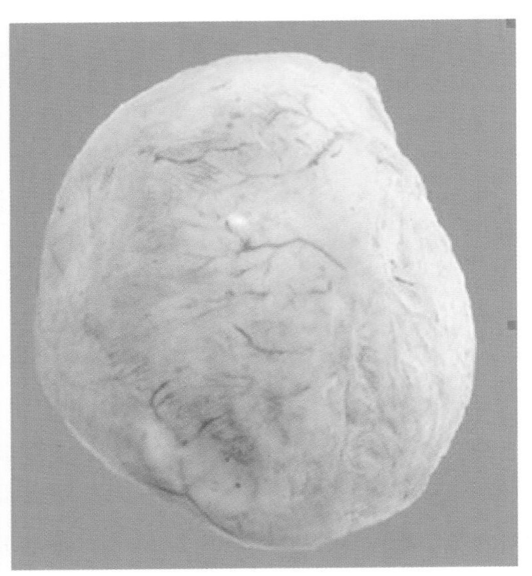

(b)肥大心脏体积增大，重量增加，心尖变钝

图 2-4　正常心脏与肥大心脏

肥大的组织、器官体积增大，重量增加，功能增强，具有代偿意义。若过度肥大超过代偿限度，则导致失代偿改变，引起器官功能不全。如心肌肥大的失代偿可导致心力衰竭的发生。

肥大与增生

三、增生

细胞增生多由某种原因引起有丝分裂增加所致，去除原因后可自行停止。增生可致组织或器官的体积增大。肥大与增生的原因往往十分类同，因此两者常相伴存在，但对于细胞增殖能力较低的心肌、骨骼肌等，其组织器官的肥大仅因细胞肥大所致。

增生根据其性质，可分为生理性增生和病理性增生两种。根据其原因，可分为代偿性(功能性)增生和内分泌性(激素性)增生：代偿性增生多与肥大伴随发生，是负荷加重的适应性变化，如肾脏代偿肥大时，肾小管上皮细胞增生，慢性炎症引起组织细胞的代偿性增生等；内分泌性增生由内分泌失调所致，在生理和病理情况下都可发生，如生理性内分泌性增生常见于女性青春期乳腺增生，妊娠期子宫平滑肌的增生等，病理性内分泌性增生可见于缺碘引起的甲状腺增生，雄激素过高后导致的前列腺增生等。

增生也是间质的重要适应性反应，再生性增生为组织损伤后的修复性反应，如部分肝切除或损伤后肝细胞的再生、皮肤手术创缘处肉芽组织和上皮的增生等。

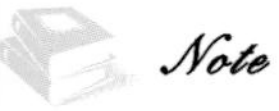

通常情况下，增生会因原因的去除而停止。这与肿瘤性增生有着本质上的区别。但若过度增

生，有可能发展成肿瘤性增生，进而演变为肿瘤。

四、化生

一种分化成熟的细胞类型被另一种分化成熟的细胞类型所取代的过程，称为化生(metaplasia)。化生只出现于分裂增殖能力较活跃的细胞类型中，化生并不是成熟细胞直接转化的结果，而是具有分裂增殖或多项分化能力的细胞直接转分化的结果，本质上是环境因素引起细胞内某些基因活化或受抑制而重新程序化表达的产物，是组织、细胞成分分化和生长调节改变的形态学表现。化生可增强局部组织对某些刺激的抵抗能力，具有适应意义，但持续发展的化生可成为恶变的基础。常见化生的类型主要有以下几种。

1. 鳞状上皮的化生　简称鳞化，最为常见。可见于长期吸烟者气管和支气管黏膜的假复层纤毛柱状上皮被鳞状上皮取代。慢性胆囊炎、慢性子宫颈炎时子宫颈管的柱状上皮化生为鳞状上皮等(图 2-5)。

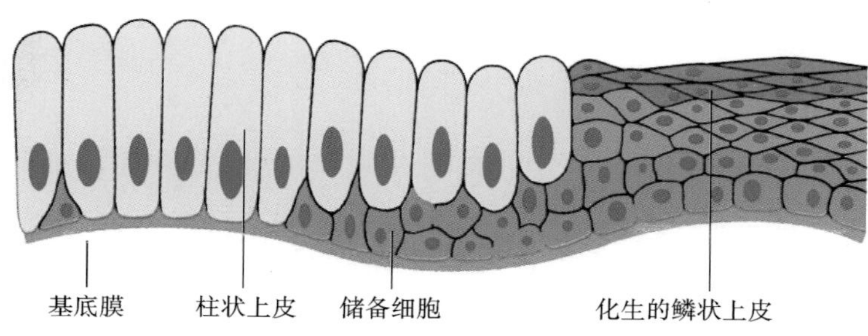

图 2-5　鳞状上皮化生示意图

2. 柱状上皮的化生　柱状上皮的化生常见于胃黏膜。如慢性萎缩性胃炎时，胃黏膜上皮被含有潘氏细胞或杯状细胞的小肠或大肠型黏膜上皮所取代，称为肠上皮化生(简称肠化)(图 2-6)。慢性反流性食管炎时，食管下段鳞状上皮可化生为胃型或肠型柱状上皮，形成肉眼可见的子宫颈糜烂。

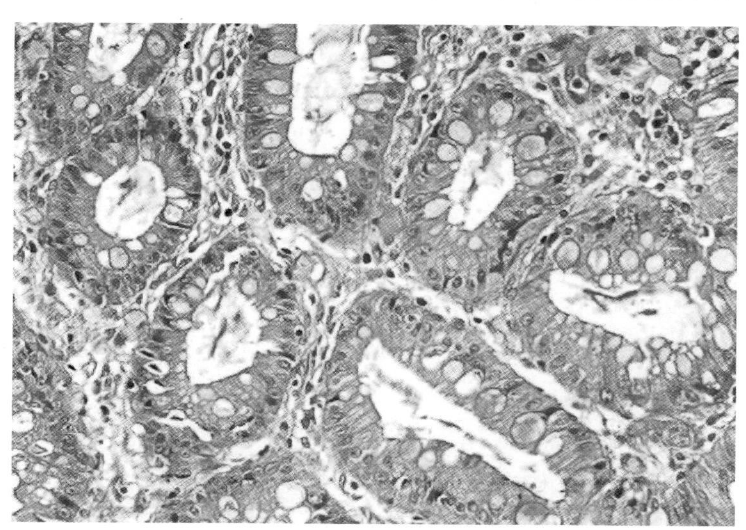

图 2-6　胃黏膜的肠上皮化生

3. 结缔组织化生　间叶组织损伤后，纤维结缔组织可化生为骨、软骨或脂肪组织。常见于局部受伤的软组织(如骨化性肌炎)或某些肿瘤间质中。

一定程度的化生是一种适应性反应，可增强局部组织对刺激的抵抗能力，但却丧失了原来正常组织的固有功能，通常在去除原因后可以恢复。但若其持续存在，有可能在此基础上引起细胞恶变。

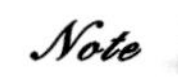

直通护考
在线答题

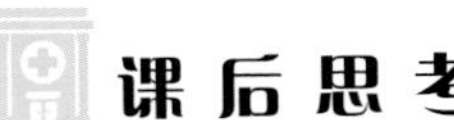

化生的常见好发部位有哪些?

第二节　细胞和组织的损伤

案例 2-1

当机体内外环境改变超过组织和细胞的适应能力后，可引起细胞和细胞间质发生物质代谢、组织化学、超微结构乃至光镜和肉眼可见的异常变化，称为损伤(injury)。损伤的类型和后果不仅取决于损伤因素的性质、种类、持续的时间和强度，也取决于受损细胞的种类、所处状态、适应能力和遗传等因素。

一、损伤的原因

损伤的原因与疾病的原因大致相同，分为缺氧、生物性、物理性、化学性和营养性等外界致病因素，免疫、神经内分泌、遗传变异、先天性及年龄、性别等机体内部因素，以及社会、心理、精神、行为和医源性等社会心理因素等若干大类。细胞和组织损伤的机制主要有细胞膜的损伤、线粒体的损伤、活性氧类物质的损伤、细胞质内游离钙的损伤、缺血缺氧的损伤、化学性损伤、遗传变异等。

二、损伤的形态学变化

细胞和组织损伤的轻重程度不一，表现形式也不同，轻者当原因消除后仍可恢复常态，称为可逆性细胞损伤，重者则表现为不可逆性细胞损伤。损伤的形态变化包括变性和细胞死亡。前者属于可逆性细胞损伤，后者则为不可逆性细胞损伤。

（一）可逆性细胞损伤——变性

变性(degeneration)是指细胞或细胞间质受损后，由于代谢障碍，细胞内或细胞间质内出现异常物质或正常物质异常蓄积的现象，通常伴有细胞功能低下。变性在原因消除后大多数可恢复正常，严重的变性可发展为坏死。变性的种类繁多，常以物质显著增多或异常的沉积物来命名。常见的变性有以下几种。

1. 细胞水肿　细胞水肿(cellular edema)又称水变性，是细胞损伤中最早出现的变化，因线粒体受损 ATP 生成减少，细胞膜功能障碍，使细胞内钠、水过多积聚。好发于心、肝、肾等实质器官。

(1) 原因和发生机制：在缺氧、急性感染、中毒及高热等因素的作用下，细胞线粒体受损，生物氧化功能障碍，ATP 生成减少，细胞膜钠泵受损，导致细胞内钠、水过多积聚，引起细胞肿胀。

(2) 病理变化：

肉眼观，受累脏器体积增大，被膜紧张，边缘变钝，切面隆起，边缘外翻，颜色变淡，混浊而无光泽，又称混浊肿胀。

镜下观，水肿细胞的体积增大，胞质疏松淡染，胞质内布满红染的细颗粒状物质，故又称颗粒样变性(图 2-7)。电镜观察颗粒样物质为肿胀的线粒体和内质网。当钠、水进一步积聚，整个细胞胀大、胞质透明呈空泡状，如气球状，称为气球样变，常见于病毒性肝炎(图 2-8)。

(3) 影响和结局：细胞水肿可使细胞功能下降，如心肌细胞水肿致心肌收缩力减弱。轻度的细胞水肿，病因消除后可恢复正常。但如果病因持续存在，重度细胞水肿可使细胞功能下降，如肾小管上皮细胞水肿可出现蛋白尿，心肌细胞水肿可引起心力衰竭。严重水肿可发展为细胞溶解而死亡。

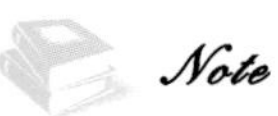

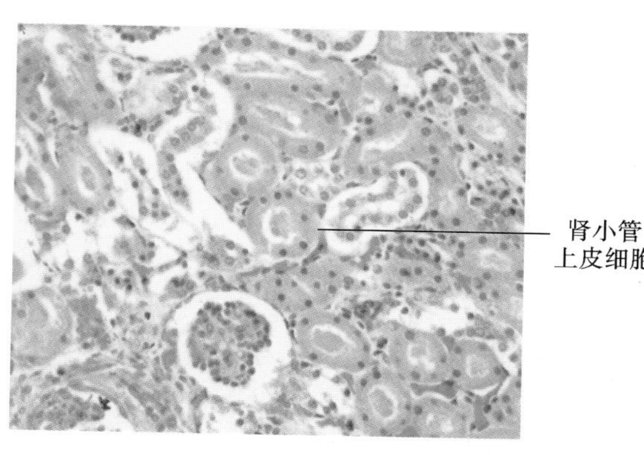

图 2-7　肾颗粒样变性

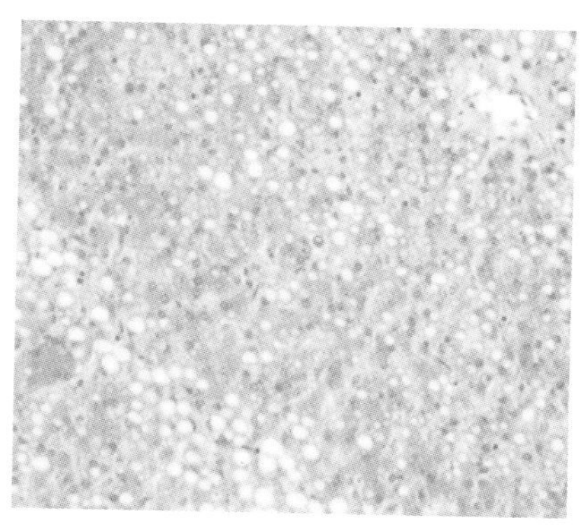

图 2-8　肝细胞水肿

2. 脂肪变性　脂肪变性(fatty degeneration)是指甘油三酯蓄积在非脂肪细胞的胞质中。多发生在肝、心、肾和骨骼肌等器官的实质细胞，尤其以肝细胞最多见。

(1) 原因和发生机制：常与缺氧、中毒、严重感染、营养不良、慢性酒精中毒和肥胖等因素有关。其作用机制如下(以肝脂肪变性为例)：①肝细胞质内脂肪酸增多，如高脂饮食或营养不良时，体内脂肪组织分解使过多的脂肪酸经血入肝，或因缺氧致肝细胞内乳酸被大量转化为脂肪酸；或因脂肪酸氧化障碍使肝细胞内蓄积过多的脂肪酸。②甘油三酯合成过多，如大量饮酒可改变线粒体和滑面内质网的功能，促进 α-磷酸甘油合成甘油三酯。③脂蛋白、载脂蛋白合成减少，在缺血、缺氧、中毒或营养不良等因素作用下，肝细胞载脂蛋白合成减少，脂肪不能与其结合形成脂蛋白而在肝细胞内沉积。

(2) 病理变化：

肉眼观，脂肪变性的器官体积增大、被膜紧张、颜色变黄、质变软、切面隆起，触之有油腻感。严重的肝脂肪变性称为脂肪肝。

镜下观，脂肪变性的细胞体积增大，胞质内出现大小不等的脂滴，大者可充满整个细胞而将细胞核挤到一边，似脂肪细胞。在石蜡切片(HE 染色)中，脂滴被有机溶剂溶解呈圆形空泡状(图 2-9)，在冰冻切片中，应用苏丹Ⅲ染料，将脂肪染成橘红色而与其他物质区分(图 2-10)。沉积在细胞内的脂滴的主要成分为中性脂肪，即甘油三酯，也可有磷脂和胆固醇。

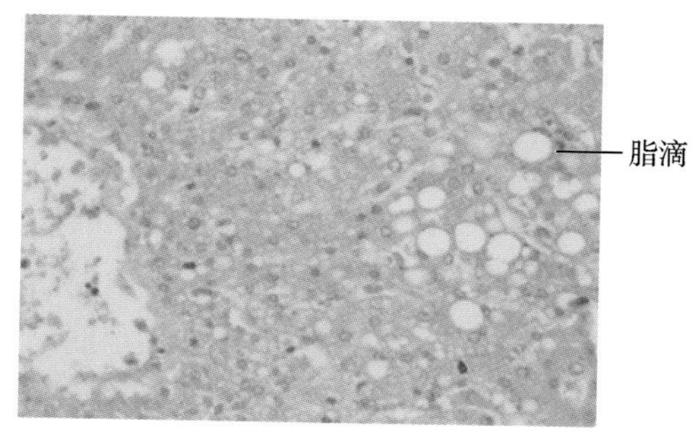

图 2-9　肝细胞脂肪变性

注：镜下见肝细胞胞质内出现大小不一的脂肪空泡，肝细胞核呈月牙状偏于细胞一侧。

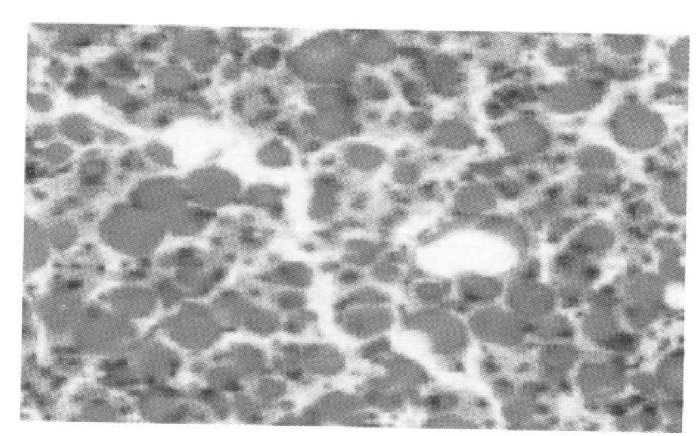

图 2-10　苏丹Ⅲ染色下的脂肪变性

在心肌脂肪变性时，心内膜下可见黄色条纹(脂肪变性的心肌细胞)和红色心肌相间，似虎皮斑纹，故称虎斑心。有时，心外膜脂肪组织增生，可沿着间质逐渐长入心肌细胞间，此称为心肌脂肪浸润，并非心肌脂肪变性。在肝脂肪变性时，脂肪变性在肝小叶内的分布与病因有一定的关系：慢性肝淤血时，由于肝小叶中央缺氧较明显，故脂肪变性主要发生于肝小叶中央；磷中毒时，由于肝小叶周边肝细胞对中毒更敏感，故脂肪变性主要发生于肝小叶周边部；严重感染及中毒时，则可累及全部的

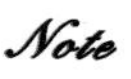

肝小叶区域。

(3)影响和结局:脂肪变性是可逆性细胞损伤,原因消除后可恢复正常。轻度脂肪变性对机体的影响较小,重度脂肪变性可引起明显的组织器官功能障碍。严重的心肌脂肪变性可呈弥漫性,可使心肌收缩力减弱,甚至可能导致心力衰竭。严重肝脂肪变性可引起肝细胞坏死和肝硬化。

3. 玻璃样变性 玻璃样变性(hyaline degeneration),也称透明变性(hyaline change),是指在细胞内或间质中出现半透明状蛋白质蓄积。HE 染色呈红染、均质状。玻璃样变性可由很多原因引起,不同的组织其发生的原因和机制有所不同。它常发生在结缔组织、血管壁和细胞内。

(1)血管壁的玻璃样变性:又称细动脉硬化,多发生于缓进型高血压和糖尿病时的肾、脑、脾和视网膜的细小动脉。其发生机制可能是全身细小动脉持续痉挛、缺氧,血管壁内膜通透性增高,血浆蛋白透过内膜渗入管壁,在内膜下形成均匀一致、红染、无结构的玻璃样物质,同时也刺激内膜下的基底膜样物质增多,使血管壁增厚、管腔狭窄甚至闭塞(图 2-11)。玻璃样变性可使血管壁增厚,管腔狭窄,外周阻力增大,血压持续上升,血管供血区域的组织缺血,甚至可导致硬化血管继发扩张、破裂和出血。

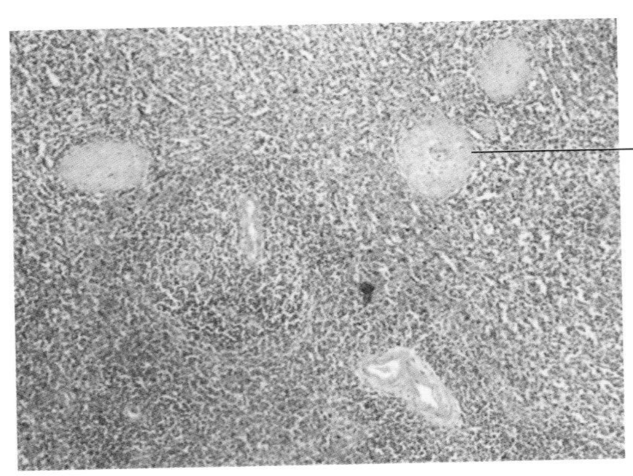

图 2-11 脾小动脉玻璃样变性

(2)结缔组织的玻璃样变性:常见于生理性或病理性的结缔组织增生,为纤维老化的表现。如创伤愈合后的纤维瘢痕组织、动脉粥样硬化及纤维化肾小球等纤维增生病灶等。肉眼观,病变呈灰白色、半透明,质地坚韧,缺乏弹性。镜下观,纤维细胞明显减少,胶原纤维增粗、融合,形成均匀一致、红染的带状或片状物质,失去纤维性结构。其发生机制尚不清楚,目前认为可能是在胶原纤维老化过程中,原胶原蛋白分子之间的交联增多,胶原纤维互相融合,加之其间有较多的糖蛋白积聚所致。

(3)细胞内的玻璃样变性:细胞内的玻璃样变性是指多种原因引起细胞内过多的蛋白质沉积而引起的细胞在形态学上的改变。光镜下在细胞胞质内可见许多大小不等的圆形红染的小滴。见于肾炎或其他肾脏疾病伴有大量蛋白尿时,肾近曲小管上皮细胞吞饮蛋白质,在胞质内融合形成玻璃样物质。

4. 黏液样变性 黏液样变性(mucoid degeneration)是指细胞间质内黏多糖(葡糖胺聚糖、透明质酸等)和蛋白质的蓄积。常见于间叶组织的肿瘤、动脉粥样硬化的血管壁、急性风湿病时的结缔组织,以及营养不良时的骨髓及脂肪组织等。甲状腺功能低下时,含有透明质酸的黏液样物质及水分在皮肤及皮下蓄积引起水肿,称为黏液性水肿。当原因去除后,黏液样变性的结缔组织可逐渐恢复其形态和功能。但严重而持久的黏液样变性,可引起纤维组织增生,甚至能导致组织的硬化。

5. 病理性色素沉着 在病理情况下,某些色素增多并积聚于细胞内外,称为病理性色素沉着(pathologic pigmentation)。它又分为外源性和内源性两类。煤尘及文身色素等为外源性色素;沉着的色素多为内源性色素,主要有以下几种。

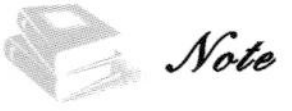
Note

①含铁血黄素：为血红蛋白分解后析出的铁蛋白微粒聚集而形成的金黄色或棕褐色的颗粒，可被普鲁士蓝染成蓝色。陈旧性出血和溶血性疾病时，巨噬细胞和组织中可出现含铁血黄素；左心衰竭引起慢性肺淤血时，肺泡腔内漏出的红细胞被巨噬细胞吞噬后，含铁血黄素积聚在巨噬细胞的细胞质中，称为心力衰竭细胞。

②胆红素：为血红蛋白的分解产物，不含铁，呈棕黄色或黄绿色的颗粒，可在肝内经代谢形成胆汁的有色成分。血浆胆红素过多时，可将全身组织染成黄色，称为黄疸；患高胆红素血症的新生儿因血脑屏障不健全，大量胆红素进入脑组织内致神经细胞变性，出现神经症状，可见多个神经核团明显黄染，称为核黄疸。

③脂褐素：为细胞自噬溶酶体内未被消化的细胞器碎片残体，呈黄褐色微细颗粒状。脂褐素主要见于老年人和慢性消耗性疾病的心肌细胞及肝细胞细胞核周围，故有消耗性色素之称。

④黑色素：为黑色素细胞细胞质内的黑褐色颗粒。它还可聚集于皮肤和黏膜基底部细胞及真皮的巨噬细胞内。原发性慢性肾上腺皮质功能减退症（Addison 病）患者，黑色素可沉着在口唇、牙龈黏膜和全身皮肤。局部性黑色素增多见于色素痣和黑色素瘤。

6. 病理性钙化　病理性钙化（pathologic calcification）是指在骨和牙齿之外的组织中出现固态钙盐沉积。其主要成分是磷酸钙，其次为碳酸钙。HE 染色组织切片中，钙盐呈蓝色颗粒状。大片的病理性钙化，可导致组织和器官变形、硬化和功能障碍。病理性钙化也可在胆囊、输尿管等部位形成结石病灶。病理性钙化因发生原因不同可分为如下两种类型。

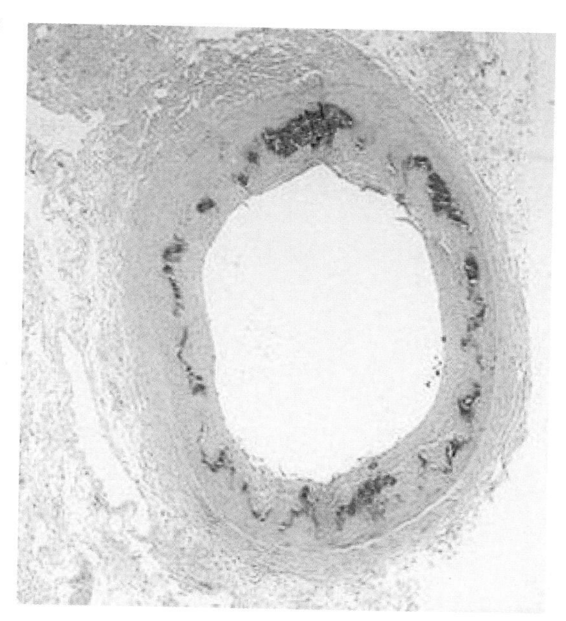

图 2-12　动脉壁营养不良性钙化

（1）营养不良性钙化：钙盐主要沉积在坏死或即将坏死的组织或异物中，此时机体的钙、磷代谢正常。见于结核病、脂肪组织坏死、血栓、动脉粥样硬化斑块（图 2-12）、心瓣膜病、瘢痕组织等。

（2）转移性钙化：由于全身性钙、磷代谢失调，血钙升高而沉积在正常组织内，如肾小管、肺泡、胃黏膜等处，称为转移性钙化。多见于甲状旁腺功能亢进、维生素 D 摄入过多、肾功能衰竭及某些骨肿瘤时，大量钙盐进入血液使血钙升高，而造成转移性钙化灶。

钙化对机体的影响视具体情况而异。血管壁钙化会使血管壁丧失弹性，容易破裂出血；坏死组织钙化属于坏死的结局之一；结核坏死灶钙化则可能使病灶中的结核分枝杆菌逐渐失去活力，减少复发的危险，然而结核分枝杆菌可在钙化灶中继续存活很长一段时间，一旦机体抵抗力下降，则有复发的风险。

（二）不可逆性细胞损伤——细胞死亡

各种致病因素造成组织细胞严重损伤，呈现代谢停止、功能丧失和结构破坏等不可逆性损伤时，称为细胞死亡（cell death）。细胞死亡可分为坏死和凋亡两种类型。凋亡既可发生于生理情况下，但也可见于某些病理变化中，而坏死则全部为病理性死亡。细胞经由何种死亡形式，与细胞受到刺激的强度、持续的时间以及细胞本身的能量缺乏程度、基因的程序性表达障碍情况有关。

1. 坏死　坏死（necrosis）是以酶溶性变化为特点的活体内局部组织中细胞的死亡。坏死细胞的代谢停止、功能丧失，是不可逆性病变。可由强烈的致病因素直接导致，多数由变性发展而来，其基本的表现为细胞质崩解，细胞自溶并引发坏死周围急性炎症反应。坏死细胞及坏死周围的中性粒细胞释放的溶酶体酶，可促进坏死的发展，常累及大片细胞。

(1) 原因：引起坏死的常见原因有以下几种。

①局部缺血：如冠状动脉缺血引起的心肌梗死；长期卧床的患者，骶尾部皮肤长期受压缺血坏死而形成压疮等。

②生物性因素：微生物或寄生虫感染时，可直接损伤细胞或通过毒素作用，使细胞发生坏死。

③理化因素：如强酸、强碱、机械力、放射线等直接破坏组织结构或使组织细胞代谢障碍而导致组织细胞坏死。

④神经损伤：严重神经损伤可使组织的营养调节障碍而导致坏死。如麻风患者的肢体坏死。

(2) 坏死的基本病变：细胞死亡几小时至十几小时后才能在光镜下见到坏死细胞的自溶性改变。细胞核的改变是细胞坏死的主要形态标志，主要有三种形式(图 2-13)：①核固缩：染色质浓缩，核体积缩小，染色增强，核膜皱缩。②核碎裂：核膜破裂，染色质崩解成小碎块分散在胞质中。③核溶解：在 DNA 酶的作用下，染色质中的 DNA 分解，染色质失去对碱性染料的亲和力，因而染色变淡，最后消失。由于细胞质内核蛋白体的减少或消失，细胞质与碱性染料结合力下降，与酸性染料结合力增强而呈现嗜酸性，导致细胞质红染，在溶酶体的作用，细胞质微细结构破坏崩解，呈红染细颗粒状或均质状。有的整个细胞溶解、消失。在各种溶解酶的作用下，基质崩解，胶原纤维肿胀、断裂，细胞核、细胞质及间质完全崩解，此时坏死的实质细胞与间质融合成一片模糊的颗粒状无结构的红染物质。

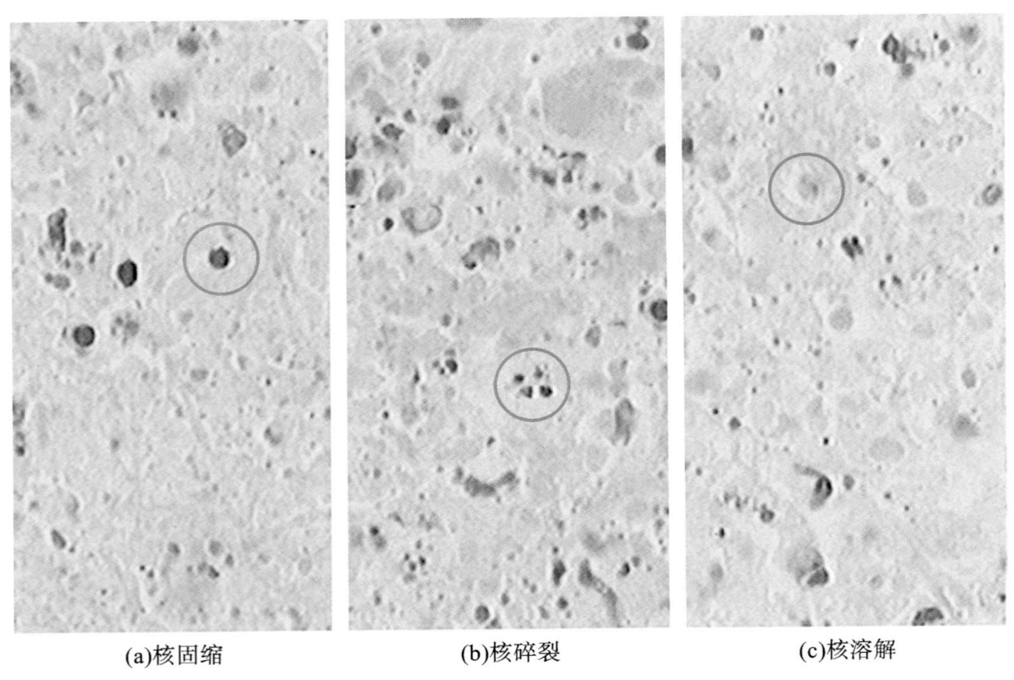

(a)核固缩　　(b)核碎裂　　(c)核溶解

图 2-13　细胞坏死时细胞核的变化模式图

血清学检测的临床意义

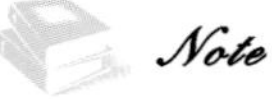

坏死形态学改变的出现则需要更多的时间，因此早期肉眼观察常不易辨认。临床上把这种已经失去生活能力的坏死组织称为失活组织。失活组织具有以下特征：①外观无光泽，颜色苍白、混浊；②失去正常组织弹性，捏起或切断后，组织回缩不良；③无血管搏动，切开后无新鲜血液流出，颜色苍白，局部温度降低；④失去正常感觉及运动功能等。坏死组织的肉眼识别，对临床医疗实践具有重要意义。因为在治疗过程中，及时清除坏死组织能防止病情恶化、预防感染，并促进创伤的愈合。

(3) 坏死的类型：由于坏死的原因和坏死组织本身的特性不同，因而其表现出不同的形态类型。

①凝固性坏死(coagulative necrosis):蛋白质变性凝固且溶酶体酶水解作用较弱时,坏死区呈灰黄色、干燥、质实状态,称为凝固性坏死。多见于心、肾、脾等器官的缺血性坏死。也可见于细菌毒素和化学腐蚀剂引起的坏死。

肉眼观察:坏死灶干燥,灰白色或灰黄色,质地较硬,与健康组织分界清楚,有明显暗红色的充血出血带(图 2-14)。

镜下观察:细胞的外形和组织结构轮廓依稀可见,但细胞的微细结构消失。

②液化性坏死(liquefactive necrosis):由于坏死组织中可凝固的蛋白质少,或坏死细胞自身浸润的中性粒细胞等释放大量蛋白水解酶,或组织富含水分和磷脂,细胞组织坏死后易发生溶解液化,称为液化性坏死。主要见于脂质成分多或释放的蛋白水解酶多,且凝固性蛋白质少的器官。如脑组织、胰腺组织等。化脓性炎时,渗出的中性粒细胞产生大量的蛋白水解酶,将坏死组织溶解液化而形成脓液。脑组织中含水分和磷脂多,蛋白质成分少,坏死后呈液态,又称为脑液化性坏死(图 2-15)。另外,急性胰腺炎时,胰酶分解脂肪酸,乳房、皮下因创伤引起的脂肪坏死,也属于液化性坏死。

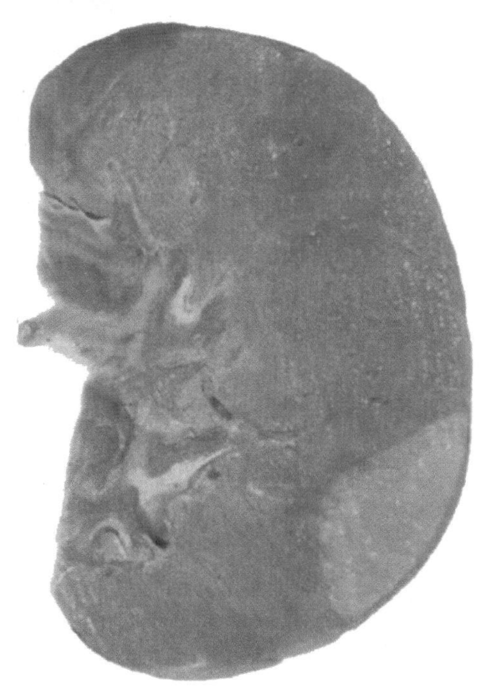

图 2-14　肾凝固性坏死

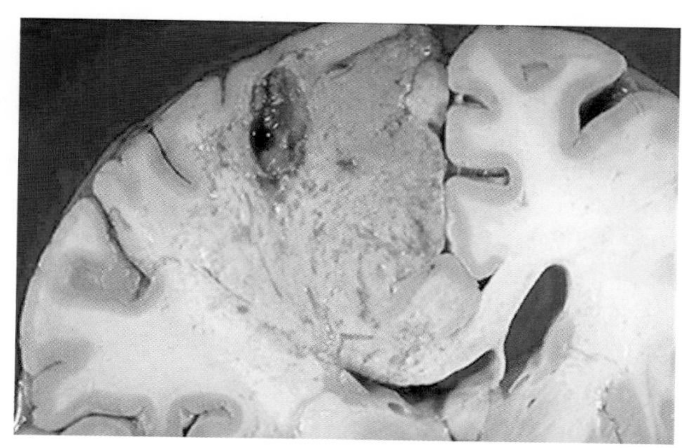

图 2-15　脑液化性坏死

③纤维素样坏死(fibrinoid necrosis):发生在结缔组织及小血管壁的一种坏死,旧称纤维素样变性。病变部位的胶原纤维肿胀、断裂,崩解为强嗜酸性的颗粒状、小片状或细丝状无结构物质,由于与纤维素染色性质相似,故称为纤维素样坏死。其常发生于某些与免疫有关的结缔组织病(如风湿病、系统性红斑狼疮、结节性动脉炎)和急进型高血压病(恶性高血压)等。

特殊类型的坏死如下。

①干酪样坏死(caseous necrosis):在结核病时,因病灶中含脂质较多,坏死区呈黄色,为凝固性坏死的一种特殊类型。镜下可见无结构红染颗粒状物质,因组织坏死更为彻底,组织完全崩解,所以不见原组织结构残影。干酪样坏死组织分解比较彻底,与来自结核分枝杆菌的脂质混杂,使坏死组织肉眼观察呈淡黄色,质地松脆,状似奶酪,故称为干酪样坏死(图 2-16)。

②脂肪坏死(fat necrosis):急性胰腺炎时细胞释放分解脂肪酸,乳房创伤时脂肪细胞破裂,可分

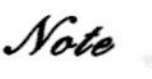

别引起酶解性或创伤性脂肪坏死，也属于液化性坏死范围。脂肪坏死后，释出的脂肪酸和钙离子结合，形成肉眼可见的灰白色钙皂。

③坏疽(gangrene)：局部组织大块坏死并继发腐败菌感染。常发生在肢体或与外界相通的内脏。坏死组织经腐败菌分解产生的硫化氢与红细胞破坏后游离出来的铁离子结合可产生硫化铁，使坏死局部变成黑色、黑褐色或暗绿色，并伴有臭味。依据坏疽的形态特点，可分为三种。

a）干性坏疽：多发生在四肢末端，常见于血栓闭塞性脉管炎、严重冻伤及动脉粥样硬化等所致的肢端缺血性坏死。因动脉阻塞而静脉回流通畅，故病变部位水分含量少，再加上四肢末端水分易于蒸发，病变部位干燥、质硬，呈黑色，与正常组织分界清楚(图2-17)。坏死组织干燥，细菌不易生长繁殖，病变发展缓慢，全身中毒症状轻。

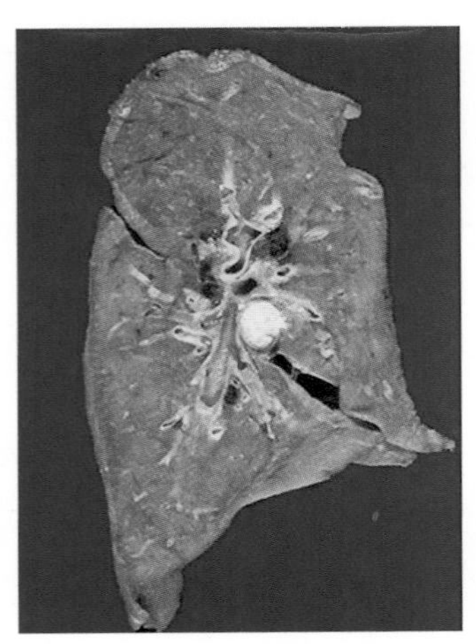

图 2-16　肺门淋巴结干酪样坏死

注：坏死组织含有较多的脂质而略带黄色，质地松软，呈半凝固状，状如干酪样。

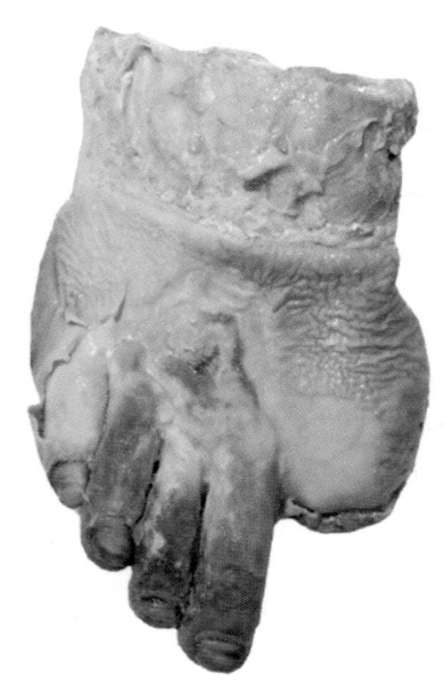

图 2-17　足干性坏疽

注：右足末端坏死干燥皱缩，与周围组织分界清楚。

b）湿性坏疽：多发生在与外界相通的肺、肠、阑尾、子宫、胆囊等内脏器官。常既有动脉阻塞又伴静脉淤血。因坏死组织水分含量多，适宜细菌生长繁殖，因而感染重，病变进展快。病变组织肿胀、软而湿润，与正常组织分界不清，呈污黑色或黑绿色，有恶臭。由于病变进展快，病变比较弥漫，坏死组织与正常组织分界不清。坏死组织腐败菌所产生的毒性产物及细菌毒素被吸收，可引起严重的全身中毒症状。

c）气性坏疽：发生于深达肌肉的开放性创伤，特别是战伤，伤口合并产气荚膜杆菌感染。由于细菌分解坏死组织，产生大量气体，坏死组织呈蜂窝状，按之有捻发感。此类坏疽，细菌易于扩散，病情发展迅速，其特点是坏死组织湿软肿胀、污秽，与正常组织分界不清，有恶臭。可因大量毒素被吸收而引起严重全身中毒症状，甚至危及生命，需紧急处理。不同类型坏疽的比较见表 2-1。

表 2-1　坏疽各类型特征比较

比较要点	干性坏疽	湿性坏疽	气性坏疽
原因及条件	动脉阻塞，静脉回流较通畅	动脉阻塞，静脉回流受阻	深达肌肉的开放性创伤并伴厌氧菌感染

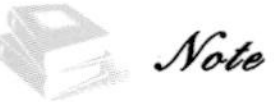

Note

续表

比较要点	干性坏疽	湿性坏疽	气性坏疽
好发部位	四肢末端及体表	与外界相通的内脏器官，如肺、肠、阑尾、子宫等	深达肌肉的开放性创伤
病变特点	干燥、皱缩、质地较硬，呈黑色，与正常组织分界清楚	肿胀、湿润、质较软，呈污黑色或黑绿色，与正常组织分界不清，有恶臭	肿胀，呈蜂窝状，污秽，与正常组织分界不清，恶臭，按之有捻发感
临床意义	多见于血栓闭塞性脉管炎、动脉粥样硬化、严重的冻伤等	多见于坏疽性阑尾炎、肠套叠或扭转性肠坏疽、坏疽性子宫内膜炎	多见于战伤
对机体的影响	全身中毒症状轻，病变进展缓慢	全身中毒症状严重，病变进展快	全身中毒症状严重，甚至危及生命

（4）坏死的结局。

①溶解吸收：较小范围的坏死组织可被中性粒细胞和坏死细胞释放的各种溶解酶溶解、液化，通过淋巴管或小静脉吸收。未能完全溶解的小坏死组织碎片则由巨噬细胞吞噬和消化。小的坏死灶可被完全吸收，较大的坏死灶液化后可形成囊腔，缺损组织由邻近健康组织再生修复。

②分离排出：坏死组织范围较大时，不易被完全吸收，其周围发生炎症反应。中性粒细胞释放水解酶将坏死组织溶解、吞噬、吸收，加速坏死组织边缘的溶解吸收，使得坏死组织与健康组织分离，形成缺损。皮肤、黏膜浅表的组织缺损称为糜烂（erosion），较深的组织缺损称为溃疡（ulceration）。组织坏死后形成的只开口于皮肤黏膜表面的深在性盲管，称为窦道（sinus）。连接两个内脏器官或从内脏器官通向体表的通道样缺损，称为瘘管（fistula）。如肛门周围脓肿，可穿破皮肤形成窦道（图 2-18(a)），也可一端穿破皮肤，另一端穿破肛管，形成瘘管（图 2-18(b)）。肺、肾等内脏坏死组织液化后，可经支气管、输尿管等自然管道排出，残留下的空腔称为空洞（cavity），见于结核病。

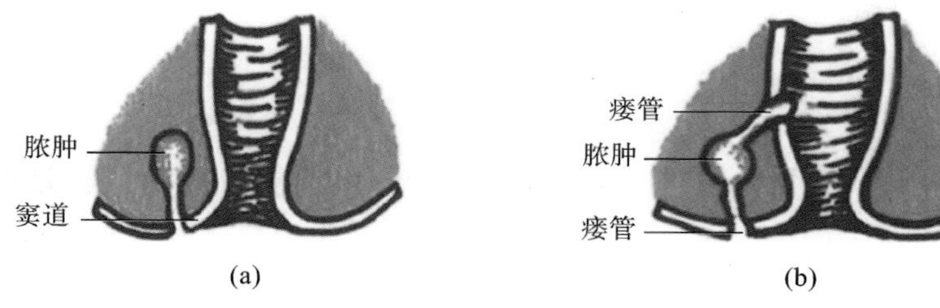

图 2-18　窦道和瘘管形成示意图

③机化（organization）与包裹（wrap）：新生肉芽组织长入并取代坏死组织、血栓、脓液、异物等的过程，称为机化。若坏死组织等太大，肉芽组织难以向中心部完全长入或吸收，则由周围增生的肉芽组织将其包围，称为包裹。机化和包裹的肉芽组织最终都可形成纤维瘢痕。

褥疮

④钙化（calcification）：坏死组织后期可因钙盐沉积而发生营养不良性钙化。

（5）坏死对机体的影响：坏死对机体的影响主要取决于坏死发生的部位及坏死的范围。

①小范围的非重要器官的坏死，主要引起疼痛及功能障碍。

②重要器官的坏死可导致严重的功能障碍，甚至危及生命。如心肌梗死时，可引起心力衰竭、心源性休克及心脏破裂等；脑组织的坏死可引起偏瘫、失语等神经症状，甚至昏迷、死亡。

③较大范围的坏死又伴有严重的感染时，由于病变进展快，分解产物和细菌毒素被吸收，可引起严重的全身中毒症状。

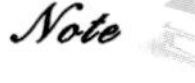

2. 凋亡 凋亡(apoptosis)是活体内局部组织中单个细胞程序性死亡的表现方式，是由体内外因素触发细胞内预存的死亡程序而导致的细胞主动性死亡方式，在形态和生化特征上都有别于坏死(表 2-2)。通常单个细胞或小团细胞的死亡，不引起周围组织的炎症反应。细胞凋亡是细胞主要功能活动之一，以不引起周围炎症反应的方式清除个别不需要的细胞，对维持机体正常生理功能和机体自身稳定性有重要的意义。凋亡常发生于细胞老化，胚胎生长发育，炎症及肿瘤的进展中，并非细胞损伤的产物。细胞凋亡普遍存在于多细胞生物中。人类多种疾病，如肿瘤、心血管疾病、神经系统疾病、自身免疫性疾病等均可能与细胞凋亡不足或凋亡过度相关。光镜下，凋亡细胞的核染色质致密，形成大小不等、形状不一的团块聚于核膜处，进而裂成碎片；胞质致密，细胞器浓缩；细胞膜完整，以后可下陷包裹核碎片和细胞器形成许多凋亡小体。

表 2-2 凋亡与坏死的比较

比较要点	凋 亡	坏 死
机制	基因调控的程序化细胞死亡，主动进行(自杀性)	意外事故性细胞死亡，被动进行(他杀性)
诱因	生理性或轻微病理性刺激因子诱导发生，如生长因子缺乏	病理性刺激因子诱导发生，如缺氧、感染、中毒等
死亡范围	多为散在的单个细胞	多为集聚的大片细胞
形态特征	细胞固缩，核染色质边集，细胞膜及各细胞器完整，不自溶，膜可发泡成芽，形成凋亡小体	细胞肿胀，核染色质絮状或边集，细胞膜及细胞器膜溶解破裂，溶酶体酶释放，细胞自溶
生化特征	耗能的主动过程，有新蛋白质合成	不耗能的被动过程，无新蛋白质合成
周围反应	不引起周围组织炎症反应和修复再生，凋亡小体可被邻近细胞吞噬	引起周围组织炎症反应和修复再生

直通护考
在线答题

第三节 损伤的修复

损伤造成机体部分细胞和组织丧失后，机体对所形成的缺损进行修补恢复的过程，称为修复(repair)。修复是通过细胞的再生实现的。同种细胞的再生在修复后可完全恢复原组织的结构和功能，称为完全再生；由纤维结缔组织来实现的修复在修复后形成瘢痕，又称为纤维性修复或瘢痕修复。

一、再生

再生(regeneration)是由损伤周围的同种细胞来修复。再生可分为生理性再生及病理性再生。

(一) 再生的类型

1. 生理性再生 生理状况下，机体某些细胞不断老化、凋亡，同时，新生的同种细胞不断分裂繁殖来补充，保持原有组织的结构和功能。如表皮脱落后基底细胞的再生；月经期子宫内膜脱落后又被新生子宫内膜代替；血细胞的更新等。

2. 病理性再生 病理性再生是指在疾病状况下细胞、组织损伤后的再生。病理性再生根据能否恢复原有的结构和功能，又分完全性再生和不完全性再生。完全性再生是指死亡的细胞由与其形态和功能相同的细胞再生补充，完全恢复原有的结构和功能；不完全性再生是指若实质细胞不能再

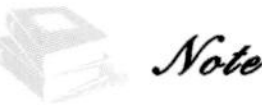

生或仅部分再生，由结缔组织填补缺损并形成瘢痕。纤维性修复是指缺损不能通过原组织再生修复，而是通过纤维结缔组织增生，由肉芽组织增生、填补，最后形成瘢痕组织，故也称瘢痕修复。由于其缺损不能恢复原有组织的结构和功能，故属于不完全性再生。组织缺损后的修复是通过完全性再生还是不完全性再生主要取决于受损组织的再生能力。

（二）各种组织的再生能力

细胞的增殖周期由 G1 期、S 期、G2 期和 M 期构成，在生理的状态下，静止细胞处于 G0 期。机体各种组织细胞有不同的再生能力。一般而言，分化程度低、功能与结构较为简单的细胞再生能力强，而分化程度越高，功能与结构越精细、越高级的细胞，再生能力越弱；平时易受损的组织及生理状态下经常更新的组织再生能力强，反之较弱。按再生能力的强弱，将人体的细胞分为三大类。

【护考提示】细胞再生能力非常弱——属于永久细胞吗？

1. 不稳定细胞　又称持续分裂细胞。这类细胞再生能力相当强，总在不断分裂增殖，以取代衰亡的细胞，损伤后具有强大的再生能力。如皮肤的表皮细胞，呼吸道、消化道、泌尿生殖道的被覆上皮细胞，淋巴造血细胞，间皮细胞等。

2. 稳定细胞　又称静止细胞。在生理情况下这类细胞处于 G0 期，增殖不明显，不表现出再生能力，但具有较强的潜在再生能力。当组织受到损伤刺激时，细胞进入 G1 期，表现出较强的再生能力，这类细胞包括各种腺体或腺样器官的实质细胞，如肝、胰、唾液腺、汗腺、皮脂腺、内分泌腺和肾小管上皮细胞，还有成纤维细胞、血管内皮细胞和原始间叶细胞。后者可向各种间叶成分的细胞分化，如骨、软骨、平滑肌细胞、脂肪细胞等。

3. 永久性细胞　这类细胞再生能力非常弱或基本没有再生能力，属于这类细胞的有神经细胞、骨骼肌细胞及心肌细胞。这些细胞一旦损伤后不能再生，而成为永久性缺失，其修复可通过纤维组织增生来完成，最后形成瘢痕。神经纤维不包括在这类细胞中，在神经细胞胞体存活的前提下，神经纤维具有活跃的再生能力。

（三）各种常见组织的再生过程

1. 被覆上皮的再生　鳞状上皮缺损时，由损伤边缘的基底层细胞分裂增生，先形成单层上皮覆盖创面，再增生分化为鳞状上皮；胃肠黏膜被覆的柱状上皮缺损后，由邻近健康的腺颈部上皮细胞分裂增殖，沿基底膜逐渐覆盖缺损。

2. 腺上皮的再生　腺上皮再生取决于腺体基底膜的损伤状况，若腺体基底膜未破坏，可由残存细胞分裂、增生补充，完全恢复原来腺体的结构和功能；若腺体的基底膜被完全破坏，则难以完全性再生，形成纤维性修复。如果肝细胞的再生能力很强，若有损伤时，肝小叶网状支架完整，则通过肝细胞的再生，使肝恢复原有的正常结构，但若肝组织严重破坏，肝小叶网状支架塌陷，则再生的肝细胞排列紊乱，难以恢复原有的肝小叶结构，可逐渐发展成肝硬化。

3. 纤维组织的再生　在损伤因素的刺激下，受损的成纤维细胞进行分裂、增生。成纤维细胞可由局部静止状态的纤维细胞转变而来，也可由未分化的间叶细胞分化而来。成纤维细胞体积较大，呈椭圆形或因胞体有突起而呈星芒状。当成纤维细胞停止分裂后，在细胞周围的间质中形成胶原纤维，随着细胞成熟，胶原纤维逐渐增多，成纤维细胞又转变为长梭形的纤维细胞（图 2-19）。

4. 血管的再生　毛细血管再生常常以出芽的方式来完成。首先，在毛细血管损伤处内皮细胞分裂、增生形成突起的幼芽，随后内皮细胞向前移动形成实心细胞条索，由于血流的冲击，逐渐出现管腔，形成新生的毛细血管，继而互相吻合构成毛细血管网（图 2-20）。为适应功能需要，新生毛细血管还会不断改建，形成小动脉或小静脉。但大血管断裂后要通过手术吻合，内皮细胞再生覆盖断裂处，断裂处肌层不能再生，通过结缔组织再生给予连接，即瘢痕修复。

5. 神经组织的再生　脑和脊髓的神经细胞坏死后不能再生，由神经胶质细胞增生修复，形成胶质瘢痕，但外周神经纤维断离后，若与其相连的神经细胞还存活，则可完全性再生。首先整个远端和近端的部分髓鞘及轴突崩解、吸收，然后由两端的神经鞘细胞增生，将断端连接，近端轴突逐渐向远

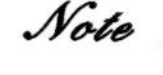

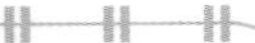

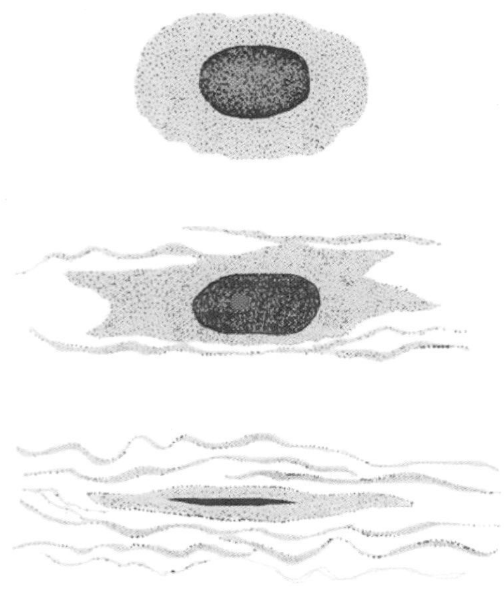

图 2-19　成纤维细胞产生胶原纤维后并转化为纤维细胞模式图

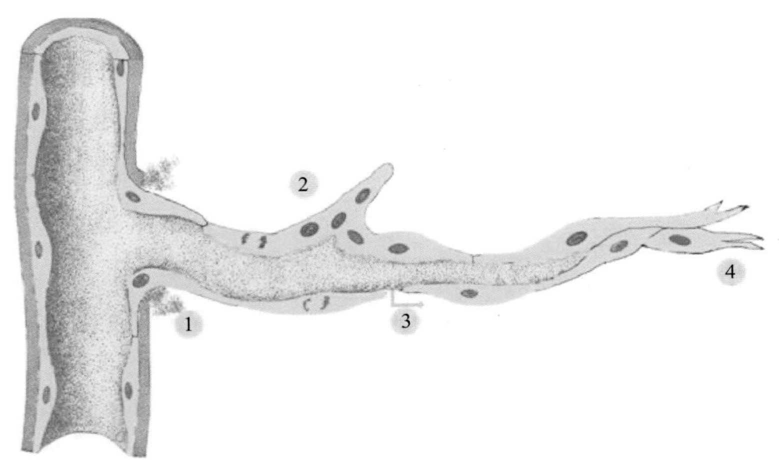

图 2-20　毛细血管再生模式图

注:1. 基底膜溶解;2. 细胞增生;3. 细胞间通透性增加;4. 细胞移动及其趋势。

端延伸,最后达到末梢,同时鞘细胞产生髓磷脂将轴索包绕形成髓鞘(图 2-21)。此过程常需数月或更长时间才能完成。若断离两端之间超过 2.5 cm,或两端之间有软组织嵌入,或因截肢失去远端,再生轴突均不能达到远端,则与增生的纤维组织混杂卷曲成团,成为创伤性神经瘤,可发生顽固性疼痛。

二、纤维性修复

纤维性修复(fibrous repair)是指由纤维结缔组织来恢复组织缺损。组织缺损后,不能完全性再生修复时,则通过肉芽组织增生,填补组织缺损,以后肉芽组织逐渐成熟,转变为瘢痕组织,便完成纤维性修复,也称为瘢痕修复。

(一) 肉芽组织

肉芽组织(granulation tissue)是指由新生薄壁的毛细血管以及增生的成纤维细胞构成,并伴有炎症细胞浸润,肉眼观察为鲜红色、颗粒状、质柔软、湿润、形似鲜嫩的肉芽,故而得名。

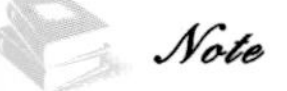

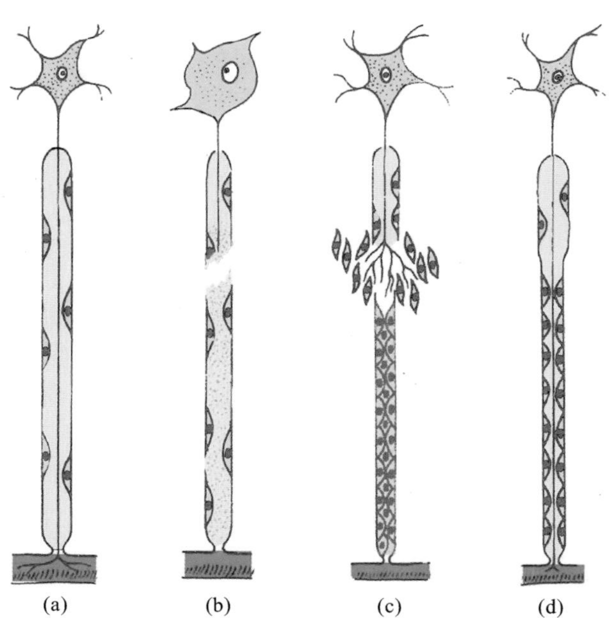

图 2-21　神经纤维再生模式图

注：(a)正常神经纤维；(b)神经纤维断离，远端及近端的一部分髓鞘、轴突崩解；(c)神经鞘细胞增生，轴突自近端向远端生长；(d)神经轴突达末梢，多余神经鞘细胞消失。

干细胞将给人类带来全新的医疗理念和治疗手段

1. 肉芽组织的形态特点

肉眼观察：呈鲜红色、颗粒状、质柔软、湿润、形似鲜嫩的肉芽，触之易出血，但无痛觉。

镜下观察：新生的毛细血管多垂直于创面生长，并在近创缘表面处互相缘合形成弓状突起（图 2-22）。新生的毛细血管间有大量新生的成纤维细胞及肌成纤维细胞（即类似平滑肌细胞的具有收缩功能的成纤维细胞）。此外，在肉芽组织中还伴有大量渗出液和数量不等的各种炎症细胞。浸润的炎症细胞有巨噬细胞、中性粒细胞、淋巴细胞、浆细胞等。

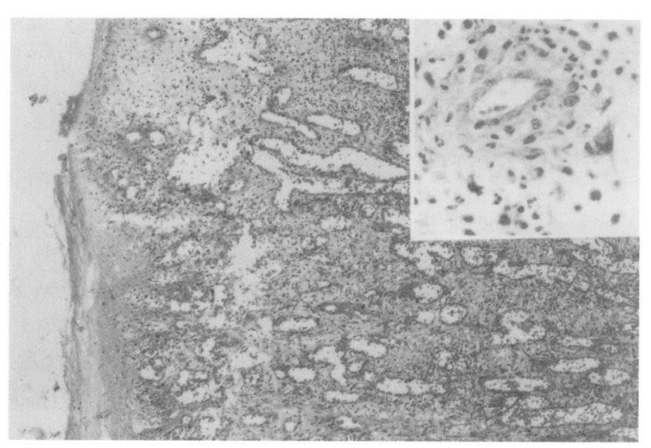

图 2-22　肉芽组织

注：新生的毛细血管向创面垂直生成，右上角为新生毛细血管放大图。

2. 肉芽组织的功能　肉芽组织在损伤修复过程中具有重要的作用：①抗感染、保护创面；②填补伤口及其他组织缺损；③机化血凝块、坏死组织及异物。

3. 肉芽组织的转归　肉芽组织在组织损伤后 3～5 天出现，5～6 天成纤维细胞开始产生胶原纤维，肉芽组织填充创口后，多由底部向表面逐渐成熟，主要表现是成纤维细胞产生越来越多的胶原纤维，同时转化为纤维细胞，毛细血管闭塞、退化而数目减少。第 3 周后胶原纤维成熟，逐渐转变为灰

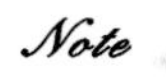

【护考提示】
完成瘢痕修复的物质基础是什么?

白而坚韧、缺乏弹性的瘢痕组织。

伤口能否及时愈合,除了与伤口范围、局部血液供应等因素有关外,其肉芽组织是否健康也是一个重要影响因素。健康肉芽组织呈鲜红色、质柔软、湿润、分泌物少,表面为细颗粒状,触之易出血。由于某些因素的影响,如局部血液供应不良、异物及感染的刺激,肉芽组织生长不良,临床上称为不良肉芽组织。而不良肉芽组织往往表现为生长缓慢,颜色苍白、水肿状,松弛无弹性,表面颗粒不均匀,有脓苔覆盖等。不良肉芽组织应及时进行处理,否则会导致伤口愈合延迟。

(二)瘢痕组织

瘢痕组织是指肉芽组织经改建成熟、老化后形成的纤维结缔组织,瘢痕老化常发生玻璃样变性。

1. 瘢痕组织的形态 肉眼观察:呈灰白色、透明样,质坚韧、缺乏弹性。镜下观察:组织内血管少,纤维细胞核细长而深染,在镜下分布较少,而大量的胶原纤维逐渐增粗、互相吻合形成胶原纤维束,平行或交错分布。

2. 瘢痕组织对机体的影响

有利的方面:瘢痕组织的形成具有填补创口或缺损,保持组织、器官的完整性、坚固性的作用,抗拉力较肉芽组织强。

有害的方面:瘢痕收缩,特别是骨关节附近的瘢痕收缩,影响关节活动;重要器官的瘢痕收缩,导致器官变形或腔室狭窄,如胃溃疡瘢痕可引起幽门狭窄。瘢痕过度增生,又称肥大性瘢痕,突出于皮肤表面并向周围不规则扩延,称为瘢痕疙瘩(图 2-23),一般认为其与个人体质有关。器官内广泛损伤导致广泛纤维化、玻璃样变性,可发生器官硬化。在各器官之间或器官与体腔壁之间发生的纤维性粘连,常常不同程度地影响其功能。

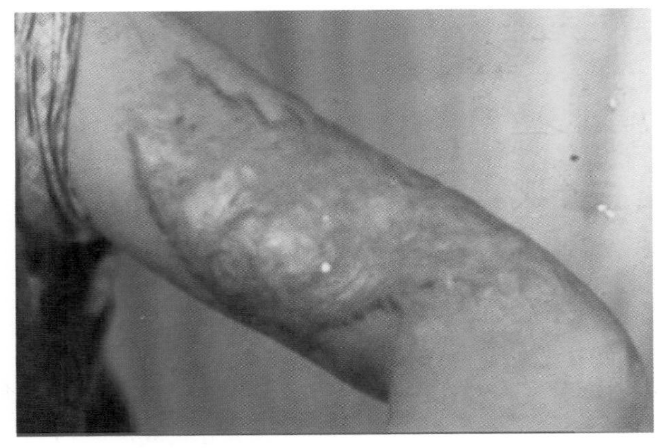

图 2-23 瘢痕疙瘩

三、创伤愈合

创伤愈合是指机体遭受外力作用后,皮肤等组织出现离断或缺损后的修复过程。创伤愈合是一个涉及不同组织间协调作用的复杂过程,包括各种组织的再生、肉芽组织的增生和瘢痕形成的复杂组合。

(一)皮肤创伤愈合

1. 皮肤创伤愈合基本过程 轻度的皮肤创伤限于表皮内,可通过表皮再生愈合;稍重的创伤有皮肤和皮下组织断裂,并出现伤口;严重创伤,有肌肉肌腱、神经断裂或骨折。以皮肤手术切口为例,其愈合的基本过程如下。

(1) 伤口的早期变化:伤口局部有不同程度的组织坏死和出血,血凝块把伤口连接起来,数小时内便出现炎症反应,表现为充血、浆液渗出及白细胞游出,故局部红肿。早期以中性粒细胞为主,3

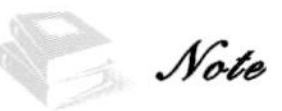
Note

天后转为以巨噬细胞为主。伤口中的血液和渗出液中的纤维蛋白原很快凝固形成凝块，有的凝块表面干燥形成痂皮，有保护伤口的作用。

(2) 伤口收缩：损伤 2 天后，伤口边缘的整层皮肤及皮下组织向中心移动，使伤口迅速缩小，直到 14 天左右停止。伤口收缩的意义在于缩小创面。不过在各种具体情况下伤口缩小的程度因伤口部位、伤口大小及形状而不同。伤口收缩是在伤口边缘新生的肌成纤维细胞的牵拉作用下引起的，而与胶原无关。

(3) 肉芽组织增生和瘢痕形成：大约从第 3 天开始从伤口底部及边缘长出肉芽组织，向伤口中的血凝块长入，机化血凝块并填平伤口。毛细血管以每日延长 0.1～0.6 mm 的速度增长，其方向大都垂直于创面，并呈袢状弯曲。肉芽组织中没有神经，故无感觉。第 5～6 天成纤维细胞产生胶原纤维，其后 1 周胶原纤维形成甚为活跃，以后逐渐缓慢下来。随着胶原纤维越来越多，毛细血管逐渐减少，大约在伤后 1 个月肉芽组织变为致密的瘢痕组织。可能由于局部张力的作用，瘢痕中的胶原纤维最终与皮肤表面平行。

(4) 表皮和其他组织再生：创伤发生的 24 h 内，伤口边缘的基底细胞即开始增生，由伤口周围向伤口中心迁移，形成单层上皮，覆盖于伤口表面。当上皮细胞彼此相遇时，停止迁移，逐步增生分化成为鳞状细胞。若伤口过大，直径超过 20 cm，则表皮再生很难将伤口完全覆盖，需要植皮。此外，表皮生长与肉芽组织的生长密切相关，肉芽组织生长不良或因伤口内有异物、感染致肉芽组织过多，均影响表皮生长。肌腱断裂后，早期修复为瘢痕修复，但随着功能锻炼而不断改进，胶原纤维可按原来肌腱纤维方向排列，达到完全性再生。皮肤附属器官(毛囊、汗腺)，如果完全破坏，则不能再生，出现瘢痕修复。

2. 皮肤创伤愈合的类型　根据创伤的严重程度(创面大小、深度)和有无感染，将愈合方式分为以下几类。

(1) 一期愈合：见于组织缺损少，创缘整齐，经黏合或缝合后创面对合严密，无感染创口的愈合。外科无菌手术切口缝合后的愈合，是典型的一期愈合。此类伤口中血凝块少，炎症反应轻，表皮再生在 48 h 内便可将伤口覆盖。第 3 天肉芽组织就可从伤口边缘长入，很快将伤口填满，5～7 天伤口两侧出现胶原纤维连接，创缘表皮再生覆盖创口，1 周左右可愈合拆线。特点：愈合时间短，留有少量瘢痕，为线状瘢痕，对机体的影响不大(图 2-24)。

(2) 二期愈合：见于组织缺损较大、创缘不整齐、创口裂开无法对合的伤口，或伴有感染的开放性创伤的愈合。这类伤口由于坏死组织多、伤口大，感染引起局部组织变性、坏死，愈合需要大量的肉芽组织填充伤口及清除坏死组织控制感染。二期愈合与一期愈合相比较有下列不同：①因坏死组织多，或有感染，故炎症反应明显，只有在感染被控制、坏死组织被清除后，再生才能开始；②创口大，大量的肉芽组织从伤口底部及边缘长出将创口填满后，表皮才开始再生覆盖创面；③愈合的时间长，形成的瘢痕大(图 2-25)。

(3) 痂下愈合：见于皮肤擦伤，伤口表面渗出、出血和坏死组织凝固、干燥后形成硬痂覆盖伤口表面，在痂下表皮细胞再生，伤口愈合，待表皮细胞完全再生后，痂皮脱落。其愈合时间一般较无痂者长。如痂下渗出多，痂皮妨碍其引流，则不利于愈合。

(二) 骨折愈合

骨组织的再生能力很强。骨折后，由两断端的骨组织再生来完成修复。骨折愈合(fracture healing)的过程分以下几个阶段(图 2-26)。

1. 血肿形成　骨组织和骨髓血管丰富，骨折后在骨折的两端及其周围伴有大量出血，形成血肿，数小时后血肿凝固，可起到暂时性黏合骨折断端的作用。

2. 纤维性骨痂形成　骨折后 2～3 天，从骨内膜及骨外膜增生的肉芽组织长入血肿，使血肿机化，继而形成纤维性骨痂。这些成纤维细胞实质上多数是软骨母细胞和骨母细胞的前身。增生的肉

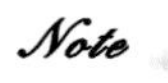

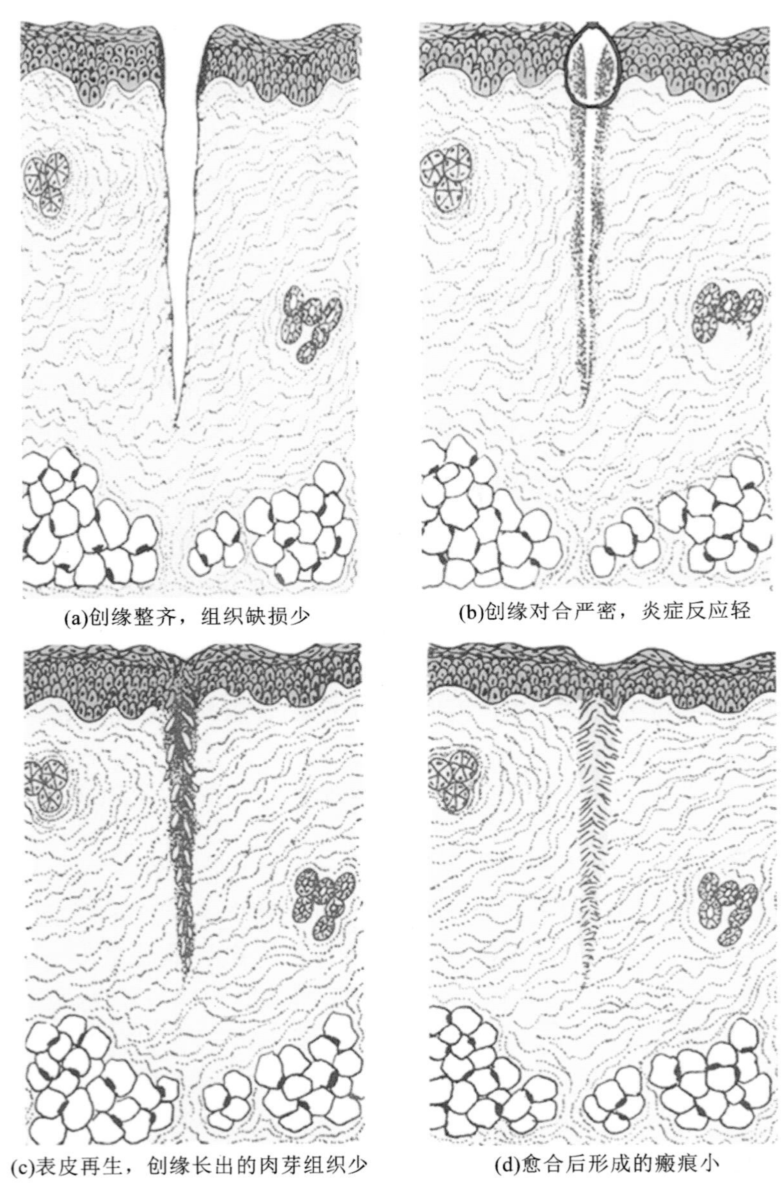

图 2-24　皮肤创伤一期愈合模式图

芽组织和纤维组织进一步分化，1 周左右形成透明软骨。

3. 骨性骨痂形成　在纤维性骨痂形成的基础上，成纤维细胞逐渐分化为骨母细胞，其分泌胶原和基质，同时细胞埋入其中，变为骨细胞，后经钙盐沉积，类骨组织转变成为编织骨，成为骨性骨痂。

4. 骨痂改建或再塑　骨性骨痂结构较疏松，骨小梁排列紊乱，牢固性差。为了在功能和结构上适应人体生理需要，骨性骨痂还需改建成为成熟的板层骨，并重新恢复皮质骨和骨髓腔的正常关系。在骨母细胞的新生骨形成和破骨细胞的骨质吸收的协同作用下，逐渐实现骨痂的改建。皮质骨和骨髓腔重新恢复正常关系，以及骨小梁逐渐适应力学的排列，需经一定的时间，才可以完全恢复正常骨的结构和功能。

四、影响再生修复的因素

组织损伤后，伤口愈合时间的长短与好坏，除与组织损伤范围的大小、性质及组织本身的再生能力强弱有关外，还受机体全身因素和局部因素的影响。

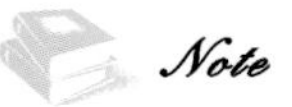

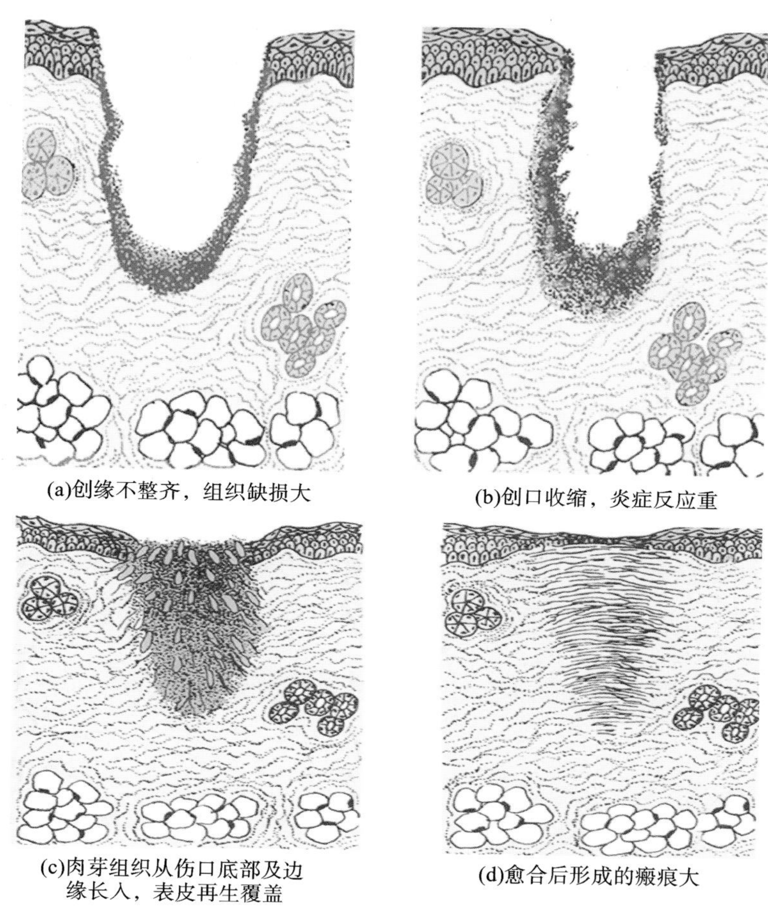

(a)创缘不整齐，组织缺损大

(b)创口收缩，炎症反应重

(c)肉芽组织从伤口底部及边缘长入，表皮再生覆盖

(d)愈合后形成的瘢痕大

图 2-25　皮肤创伤二期愈合模式图

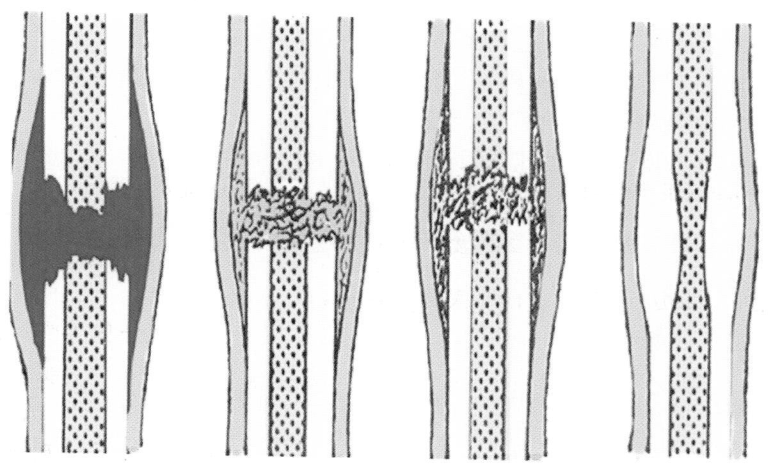

图 2-26　骨折愈合的过程

（一）全身因素

1. 年龄　婴幼儿及青少年的细胞、组织再生能力强，伤口愈合快；老年人因细胞、组织再生能力较差，血管硬化、血液供应减少等因素，愈合较慢。

2. 营养　严重的蛋白质缺乏，尤其是含硫氨基酸（如甲硫氨酸、胱氨酸）缺乏时，肉芽组织和胶原形成不良，影响愈合；维生素 C 缺乏时胶原纤维合成减少，影响伤口愈合；另外，微量元素锌缺乏也

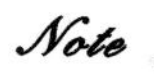

会影响伤口愈合。

3. 药物影响 肾上腺皮质激素和促肾上腺皮质激素的大量使用，可抑制炎症反应，不利于控制伤口的感染，还可抑制肉芽组织的生长及胶原合成、加速胶原分解等，从而阻碍创伤愈合。抗肿瘤药物也可延缓创伤的愈合。

4. 疾病影响 糖尿病、尿毒症、肝硬化及某些免疫缺陷病等，对创伤愈合可产生不利的影响。

（二）局部因素

1. 感染与异物 创伤合并感染，尤其是化脓性炎中化脓菌可产生毒素和酶引起组织的坏死，并溶解基质及胶原，加重组织损伤而使伤口愈合迟缓。感染时大量渗出，可增加局部伤口的张力，常使正在愈合的伤口或已缝合的伤口裂开，或因感染扩散而加重损伤，影响伤口愈合。异物存留利于感染而妨碍愈合。临床上对于创面大，已有污染但尚未发生明显感染的伤口，实施清创术，以清除坏死组织、异物和细菌，并在保证没有感染的情况下缝合伤口，促进二期伤口的一期愈合。

2. 局部血液循环 局部血液循环供应良好时，组织再生所需的氧和营养物质充足，对坏死组织的吸收及控制局部感染也起重要作用。相反，伤口处局部血液循环不良时，伤口愈合迟缓。

直通护考
在线答题

3. 神经支配 正常完整的神经支配对组织再生修复有一定作用。神经损伤使局部神经营养不良，创伤不易愈合，如麻风病引起的溃疡不易愈合。自主神经的损伤，使局部血液供应发生变化，对再生的影响更为明显。

4. 电离辐射 电离辐射能破坏细胞，损伤小血管并抑制血管组织再生，因而影响愈合。

第四节　损伤的防治和护理原则

一、救治工作原则

保存生命第一，恢复功能第二，保证解剖完整性第三。

1. 抢救生命 优先处理危及生命的紧急情况，迅速抢救患者并将其移至安全处，避免继续或再次受伤。要争分夺秒，做到判断快、抢救快、转送快。

2. 判断伤情 经紧急处理后，迅速进行全面、简略且有重点的检查，注意有无其他创伤情况，并进行相应处理。

3. 进行救治 维持呼吸道通畅，立即清理口腔异物；迅速有效止血、严密包扎、封闭体腔伤口；妥善固定，安全转运患者等。

二、术后护理

1. 密切观察病情 严密观察伤情变化，警惕活动性出血等情况的发生。观察伤口情况，如出现感染征象时，应配合治疗进行早期处理。注意伤肢末梢循环情况，如发现肢端苍白或发绀、皮温降低、动脉搏动减弱时，应及时报告医生。

2. 加强支持疗法 根据脱水性质与程度，遵医嘱给予输液、输血，防治水、电解质紊乱，纠正贫血，加强营养，促进创伤的愈合。

3. 预防感染 依据伤情尽早选用合适的抗生素，达到预防用药的目的。受伤后或清创后应及时应用破伤风抗毒素。

4. 心理护理 安慰患者，稳定其情绪。尤其对容貌受损或有致残可能的患者，多做心理疏导，减轻其心理上的痛苦，使其积极配合治疗。

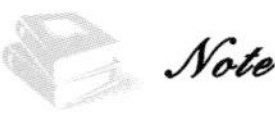

5. 功能锻炼　待病情稳定后，鼓励并协助患者进行早期活动，指导患者进行肢体功能锻炼，促进功能恢复和预防并发症。

课后思考

1. 名词解释：适应、萎缩、肥大、增生、化生、变性、细胞水肿、脂肪变性、玻璃样变性、转移性钙化、坏死、凝固性坏死、干酪样坏死、坏疽、糜烂、溃疡、窦道、瘘管、空洞、机化、包裹、再生、肉芽组织、创伤愈合。

2. 临床上常见的化生有哪些？其有何意义？

3. 简述常见变性的类型及其病变特点。

4. 简述坏死的类型、病变特点及其结局。

5. 简述肉芽组织的形态结构特点、功能和结局。

6. 创伤愈合有哪几种方式？各有何特点？

7. 骨折愈合需经历哪几个阶段？

8. 影响再生与修复的因素有哪些？

9. 简述坏死与凋亡的区别点。

10. 举例说出常见的病理性萎缩的类型。

11. 案例分析，具体如下。

案例(一)

病例摘要：患者，男，70 岁，以"胸闷、气短 1 h"为主诉入院，诊断为"冠心病"，给予扩冠、营养心肌等治疗，病情略缓解，之后突然出现呼吸、心跳停止，经抢救无效死亡。患者家属认为死因不明，对医院的诊断和治疗提出疑问。

思考：

在这种情况下，应如何处理？

(参考答案：①医院需保留完整的临床资料，包括病志和各项辅助检查结果。②对家属有疑问且发生医疗纠纷的病例，应做尸检。尸检必须由医院和死者法定监护人双方同意，签字后方可进行。尸检应在死后 48 h 以内，由卫生行政部门指定医院病理解剖技术人员进行，有条件的应请当地法医参加。③发出尸检诊断报告，组织有关专家鉴定。)

案例(二)

病例摘要：患者，男，65 岁。现病史：死者生前患高血压二十多年，半年前开始双下肢发凉、发麻，走路时常出现阵发性疼痛，休息后缓解。近一个月右足剧痛，感觉渐消失，足趾发黑渐坏死，左下肢逐渐变细，3 天前生气后，突然昏迷，失语，右半身瘫，渐出现抽泣样呼吸。今晨四时二十五分呼吸、心跳停止。

尸检显示：老年男尸，心脏明显增大，重 950 g，左心室明显增厚，心腔扩张。主动脉、下肢动脉及冠状动脉等内膜不光滑，有散在大小不等黄白色斑块。右胫前动脉及足背动脉管壁不规则增厚，有管腔阻塞。左股动脉及胫前动脉有不规则黄白色斑块。右足趾变黑、坏死。左下肢肌肉萎缩明显变细。左大脑内囊有大片出血。

思考：

(1) 该患者有哪些病变？

(2) 该患者右足趾发黑、坏死的原因是什么？

(3) 该患者左心室明显增厚，心腔扩张及左下肢肌肉萎缩的原因、类型是什么？

(4) 该患者死亡原因是什么？

(参考答案：(1) 心脏增大，左心室增厚，心腔扩张(高血压心脏)；主动脉、下肢动脉及冠状动脉

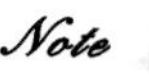

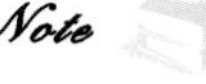

等内膜不光滑,有散在大小不等黄白色斑块;右胫前动脉及足背动脉管壁不规则增厚,左股动脉及胫前动脉有不规则黄白色斑块(动脉粥样硬化),有管腔阻塞(动脉粥样硬化伴血栓形成),右足趾变黑、坏死(梗死、坏疽)。左下肢肌肉萎缩。左大脑内囊有大片出血(脑出血)。(2) 动脉粥样硬化→血栓形成→梗死→继发腐败菌感染→坏疽。(3) ①高血压→左心室克服外周阻力→代偿性肥大扩张;②缺血性萎缩。(4) 脑出血。)

案例(三)

病例摘要:患者,男,42 岁,因急性化脓性阑尾炎保守治疗 2 天效果不理想而手术治疗。术后第 3 天患者体温 39℃并感到手术切口处跳痛。换药发现切口处红肿明显并有渗出,随即拆开缝线,流出脓液约 10 mL。用过氧化氢冲洗后,消毒并放入引流条包扎,同时输液给予大量抗生素。

思考:

(1) 患者手术切口愈合属于几期愈合?

(2) 该切口愈合过程中将会有哪些组织参与?

(参考答案:(1) 该患者发生了手术切口感染,属于二期愈合。(2) 主要是皮肤和皮下组织的修复,愈合过程中有既有上皮、血管的再生又有纤维性修复,纤维性修复最终形成瘢痕。)

(郭晓华)

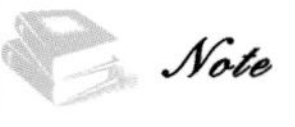

第三章　局部血液循环障碍

能力目标

1. 掌握：充血、淤血、血栓形成、栓塞、梗死的概念；淤血的病理变化及其后果，血栓形成的条件，梗死的类型及其病理变化。

2. 熟悉：血栓形成的过程和类型，血栓形成的结局以及其对机体的影响；梗死的结局及其对机体的影响。

3. 了解：出血的原因、类型及其后果。

正常的血液循环是维持机体新陈代谢的基本条件，血液循环受神经、体液调节，以适应内、外环境的改变。细胞和组织的正常结构和功能依赖完善的局部血液循环以提供氧和营养物，并维持内环境稳定。血液循环一旦发生障碍，就会引起相应器官和组织的代谢、功能和形态结构的改变。血液循环障碍可分为全身性和局部性两类，后者包括充血、淤血、出血、血栓形成、栓塞、梗死等。

导言

本章 PPT

第一节　出　　血

血液从血管或心腔溢出，称为出血（hemorrhage）。根据原因不同，可分为生理性出血和病理性出血，前者如正常月经的子宫内膜出血，后者多由创伤、血管病变和出血性疾病等引起。根据血液逸出的机制不同，可分为破裂性出血和漏出性出血。根据出血的部位不同，可分为内出血（血液溢入体腔或组织内）和外出血（血液流出体外）。

一、原因与类型

（一）破裂性出血

破裂性出血是指心脏或血管壁破裂出血。一般出血量较多。

1. 血管机械性损伤　如割伤、刺伤、弹伤等。

2. 血管壁病变　如心肌梗死后的心脏破裂，高血压病和动脉粥样硬化的动脉。

3. 静脉曲张破裂　如肝硬化的食管下段静脉曲张破裂，痔疮时直肠静脉丛曲张破裂。

4. 血管壁受侵蚀　如消化性溃疡时底部血管出血，恶性肿瘤侵蚀周围血管，结核性病变侵蚀肺空洞壁的血管等。

5. 毛细血管破裂　此类出血多发生于局部软组织损伤。

（二）漏出性出血

漏出性出血是指毛细血管和毛细血管后微静脉通透性增加，血液从扩大的内皮细胞间隙和受损

Note

的基底膜漏出血管外。

1. 血管壁损伤 这是很常见的出血原因,常由淤血、缺氧、感染中毒、维生素 C 缺乏等导致毛细血管损伤而引起。如脑膜炎球菌败血症、立克次体感染、流行性出血热、有机磷中毒等损伤。

2. 凝血因子缺乏 如血友病患者凝血因子缺乏,肝功能损伤时凝血因子合成不足,DIC 时凝血因子消耗过多等。

3. 血小板减少或功能障碍 如再生障碍性贫血、白血病、原发性或继发性血小板减少性紫癜和脾功能亢进等。细菌的内毒素及外毒素也有破坏血小板的作用。

二、病理变化

(一) 内出血

内出血可发生在人体内任何部位。如出血量很少,则仅能在显微镜下看到。血液积聚于体腔内称为体腔积血,如胸腔积血、腹腔积血和心包积血。在组织内局限性大量出血称为血肿,如皮下血肿、脑出血。少量出血时在显微镜下可看到组织中有数量不等的红细胞或者含铁血黄素。

(二) 外出血

鼻黏膜出血流出体外称为鼻出血;呼吸道出血如支气管扩张症或肺结核空洞出血经口排出体外称为咯血;上消化道出血经口排出体外称为呕血;结肠、直肠出血经肛门排出体外称为便血;泌尿道出血随尿排出体外称为尿血。

三、后果

出血对机体的影响取决于出血的类型、出血量、出血速度和出血部位。人体具有止血的功能,缓慢少量的出血,一般可自行止血。局部组织或体腔内的少量血液,可通过吸收消除。较大的血肿吸收不完全则可机化或被纤维包裹。局部组织或器官的出血,可导致相应的功能障碍;慢性反复性出血可引起缺铁性贫血;破裂性出血若出血过程迅速,在短时间内丧失循环血量 20%～25%时,可发生失血性休克;发生在重要器官的出血,即使出血量不多,亦可引起严重的后果。例如,心脏破裂引起心包内积血,由于心脏压塞,可导致急性心功能不全。脑出血,尤其是脑干出血,因重要的神经中枢受压可致死亡(图 3-1)。局部组织或器官的出血,可导致相应的功能障碍,如脑内囊出血引起对侧肢体的偏瘫;视网膜出血可引起视力消退或失明。慢性反复性出血还可引起缺铁性贫血。

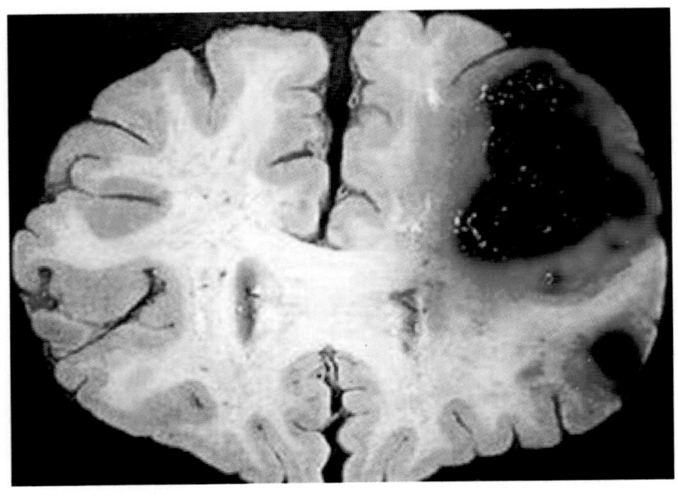

图 3-1　脑出血

直通护考
在线答题

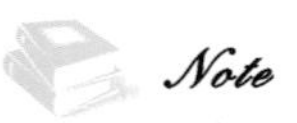

第二节　充血和淤血

充血和淤血都是指局部组织血管内血液含量的增多。充血可分为动脉性充血和静脉性充血。

案例 3-1

一、充血

器官或组织因动脉输入血量增多而发生的充血，称动脉性充血，简称充血。表现为局部组织或器官小动脉和毛细血管扩张，血液输入量增加。

（一）原因及类型

凡能引起细动脉扩张的任何原因，都可导致局部器官或组织充血，如血管舒张神经兴奋性增高；血管收缩神经兴奋性降低或血管活性物质增多；细动脉扩张，血流加快，使微循环动脉血灌注量增多等。充血可分为生理性充血和病理性充血。

1. 生理性充血　为适应组织、器官生理上的需要或者生理代谢增强而发生的充血，称生理性充血。如进食后胃肠道黏膜充血、运动时骨骼肌充血以及妊娠时的子宫充血等。

2. 病理性充血　病理性充血指各种病理状态下器官或局部组织的充血。见于炎症性充血、侧支性充血和减压后充血。炎症性充血见于局部炎症早期，致炎因子刺激引起轴突反射及炎症介质的释放，使局部细动脉扩张充血。侧支性充血是由于局部组织缺血、缺氧，代谢不全产物堆积，刺激血管运动神经，导致缺血组织周围的吻合支动脉扩张充血。这种充血常具有代偿意义，可不同程度地改善局部组织的血液供应。减压后充血是指局部组织或器官长期受压，使血管收缩神经兴奋性降低，当压力突然解除时，受压处细动脉发生反射性扩张而致局部充血。如绷带包扎肢体或腹腔积液压迫腹腔内器官，组织内的血管张力降低，若突然解开绷带或一次性大量抽取腹腔积液，局部压力迅速解除，受压组织内的细动脉发生反射性扩张，导致局部充血。

为什么不能快速大量抽腹腔积液？

（二）病理变化

肉眼观，发现器官增大，由于微循环内血液灌注量增多，局部轻度肿胀。充血发生于体表时，由于局部微循环内氧合血红蛋白增多，颜色淡红或鲜红，局部代谢增强，局部温度可升高。镜下观，发现充血的组织、器官内的小动脉和毛细血管扩张，含血量增多。

（三）结局

大多数情况下充血是短暂的血管反应，原因消除后，局部血量恢复正常，通常对机体影响不大。仅在少数情况下引起血管破裂出血，如高血压或动脉粥样硬化的患者由于情绪激动等诱因引发的脑血管破裂，后果严重。

二、淤血

器官或局部组织静脉血液回流受阻，血液淤积于小静脉和毛细血管内，导致血量增加，称淤血，又称静脉性充血。淤血可发生于局部或全身。

（一）原因

1. 静脉受压　静脉受压后管腔发生狭窄或闭塞，静脉血液回流受阻，导致器官或组织淤血。如：妊娠后期子宫压迫髂静脉引起下肢淤血、水肿；肿瘤、炎症包块及绷带过紧压迫局部静脉引起相应器官或组织淤血等。

2. 静脉腔阻塞　常见于静脉内血栓形成，导致静脉腔完全阻塞，引起局部淤血。由于组织内静

Note

脉有较多的分支，相互连通，静脉淤血不易发生，只有在侧支循环不能有效建立的情况下，静脉腔阻塞才会出现淤血。

3. 心力衰竭 心力衰竭时心脏不能排出正常容量的血液进入动脉，心腔内血液滞留，压力增高，阻碍了静脉的回流，造成淤血。二尖瓣狭窄和高血压病可引起左心衰竭，导致肺淤血；肺源性心脏病可引起右心衰竭，进而导致体循环脏器淤血。

(二) 病理变化

肉眼观，发生淤血的组织、器官体积增加，重量增加，包膜紧张，颜色为暗红色或紫红色，切面湿润多血。发生于体表时，局部皮肤常呈紫蓝色，称为发绀。同时由于局部血液淤滞、血流缓慢，致代谢减慢，局部皮肤温度降低。镜下观，淤血的组织内细静脉和毛细血管扩张，过多的红细胞积聚。毛细血管淤血导致血管内流体静压升高和缺氧，其通透性增加，水、盐和少量蛋白质可漏出，漏出液潴留在组织内引起淤血性水肿。管腔内充满血液；有时还伴有淤血性出血，组织细胞因为缺氧而发生变性、坏死，甚至引起器官硬化。

(三) 后果

淤血是可逆性的，其对机体的影响取决于淤血的程度、淤血发生的速度和持续时间、侧支循环建立的状况以及淤血器官的组织特性等。轻度短时间的淤血，原因去除后，淤血可缓解。但长期淤血可引起以下后果。①淤血性水肿：淤血可使毛细血管内流体静压升高，淤血缺氧还可使毛细血管壁通透性增加，血管内液体漏出，导致局部组织水肿或引起浆膜腔积液而影响相应器官的功能。②淤血性出血：严重淤血缺氧使毛细血管壁通透性明显增高时，除液体漏出外，红细胞也可漏出到血管外，形成淤血性出血。③组织损伤：局部缺氧导致代谢产物堆积和刺激，可引起实质细胞发生萎缩、变性或坏死。④淤血性硬化：长期慢性淤血，实质细胞逐渐发生萎缩，但间质纤维组织增生，并出现网状纤维胶原化，使器官质地逐渐变硬，称淤血性硬化。

(四) 重要脏器淤血

【护考提示】注意分辨引起肺淤血与肝淤血的病因。

1. 肺淤血 常由左心衰竭引起。左心腔内压升高，阻碍静脉回流，造成肺淤血。肉眼观，淤血肺体积增大，重量增加，质地较实，呈现暗红色。切面有暗红色血性泡沫状液体流出。镜下观，肺泡壁增厚，肺小静脉及肺泡壁毛细血管高度扩张充血，部分肺泡腔内可见漏出液、数量不等的红细胞。当肺泡腔内的红细胞被巨噬细胞吞噬后，红细胞崩解释放出棕黄色、颗粒状的含铁血黄素，这种胞质内含有含铁血黄素的巨噬细胞称为心力衰竭细胞(图 3-2)。长期慢性肺淤血，还可导致肺泡壁上的纤维组织增生及网状纤维胶原化，使肺质地变硬。肉眼观，呈深褐色，称肺褐色硬化。临床上患者常出现明显的气促、缺氧、发绀和咯大量粉红色泡沫样痰等症状。

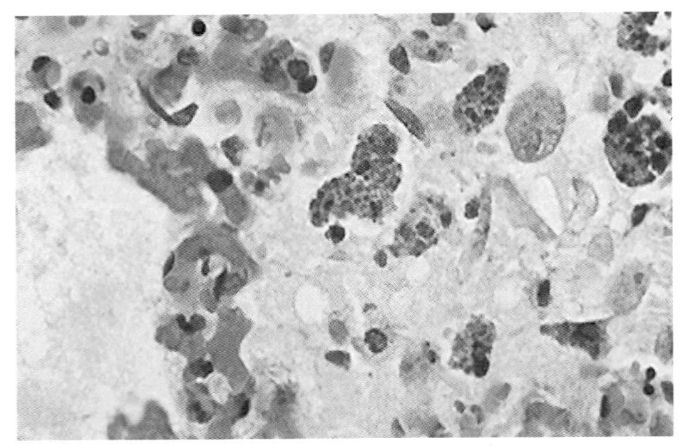

图 3-2 慢性肺淤血

注：肺泡壁毛细血管扩张充血，肺泡腔内除有漏出的红细胞外，还可见含铁血黄素的心力衰竭细胞。

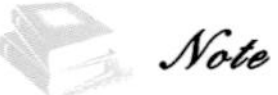

2. 肝淤血　常由右心衰竭引起。多见于右心衰竭时，肝血液不能充分回流右心而淤积在肝小叶循环的静脉端，致使肝小叶中央静脉及肝窦扩张淤血。急性肝淤血时，肝脏体积增大，呈暗红色。镜下观，肝小叶中央静脉和肝窦扩张，充满红细胞，严重时可见肝小叶中央肝细胞萎缩、坏死。肝小叶外围汇管区附近的肝细胞由于靠近肝小动脉，缺氧程度较轻可仅出现肝脂肪变性。在慢性肝淤血时，肝小叶中央区因严重淤血呈暗红色，两个或多个肝小叶中央淤血区可相连，而肝小叶周边部肝细胞则因脂肪变性呈黄色，致使在肝的切面上出现红（淤血区）黄（肝脂肪变区）相间的状似槟榔切面的条纹，称槟榔肝（图 3-3）。镜下观，肝小叶中央肝窦高度扩张淤血、出血，肝细胞萎缩，甚至坏死消失。肝小叶周边部肝细胞脂肪变性，肝细胞胞质可见多个脂肪空泡。如果有严重的长期的肝淤血，肝小叶中央肝细胞萎缩消失，网状纤维塌陷后胶原化，肝窦旁的贮脂细胞增生，合成胶原纤维增多，加上汇管区纤维结缔组织的增生，致使整个肝脏的间质纤维组织增多，形成淤血性肝硬化。与门脉性肝硬化不同，淤血性肝硬化的病变较轻，肝小叶改建不明显，不引起门静脉高压和肝衰竭。

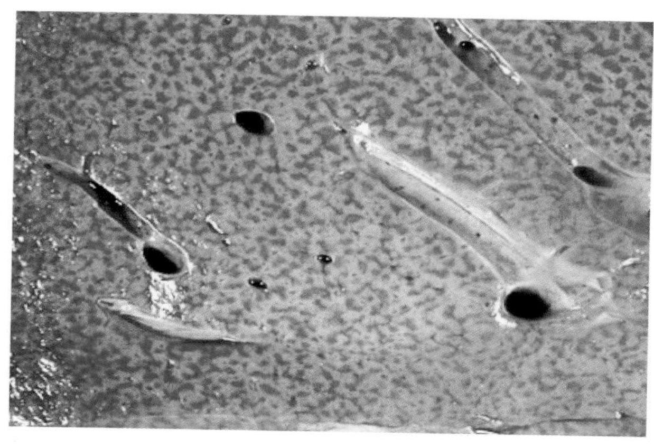

图 3-3　慢性肝淤血

直通护考
在线答题

第三节　血栓形成

在活体的心脏和血管内，血液发生凝固或血液中某些成分凝集形成固体质块的过程，称为血栓形成（thrombosis），所形成的固体质块，称为血栓。

正常情况下，血液不发生凝固、凝集，主要是血液中的凝血系统和抗凝血系统处于动态平衡的结果。在生理状态下，血液中的凝血因子不断地有限地被激活，产生凝血酶，形成微量的纤维蛋白，沉着于心血管内膜上，但其又不断地被激活的纤维蛋白溶解系统所溶解。同时被激活的凝血因子也不断地被单核巨噬细胞吞噬。但若在某些促凝血因素的作用下，打破了上述的动态平衡，触发了外源性或内源性凝血系统，就会引发血栓形成。

一、血栓形成的条件和机制

1. 心血管内膜损伤　心血管内膜损伤是血栓形成的主要条件。心血管内膜的内皮细胞具有抗凝和促凝的两种特性，在生理情况下，以抗凝作用为主，从而使心血管内血液保持液体状态。心血管内膜损伤可从多方面激活凝血系统。首先，心血管内膜损伤可释放出组织凝血因子，启动外源性凝血系统。其次，心血管内膜损伤暴露出的胶原纤维能激活凝血因子，可以激活内源性凝血系统。又因心血管内膜损伤后，表面粗糙不平，有利于血小板沉积和黏附，沉积、黏附的血小板和损伤的内皮细胞均可释放血小板因子，这样整个凝血系统都被激活，引起血液凝固从而引起血栓（图 3-4）。

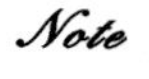

心血管内膜损伤是血栓形成的最重要的因素,常见的病变有动脉粥样硬化、心肌梗死、风湿性或感染性心内膜炎等。此外,缺氧、休克、败血症等均可引起全身广泛的内皮细胞损伤,激活凝血系统,造成弥散性血管内凝血,在全身微循环内导致微血栓形成。

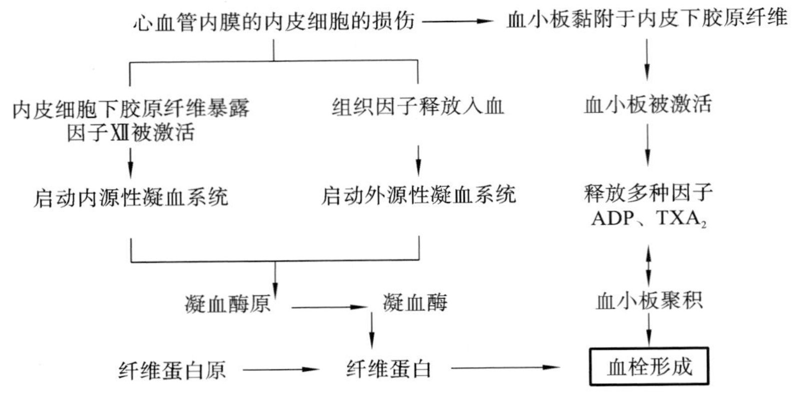

图 3-4　心血管内膜损伤导致血栓形成示意图

2. 血流状态的异常　血流状态的异常主要指血流减慢和血流产生旋涡等改变,有利于血栓的形成。正常血流中,红细胞和白细胞在血流的中轴(轴流),其外层是血小板,最外层是一层血浆(边流)。血浆将血液的有形成分与血管壁隔开,阻止血小板与内膜接触。当血流减慢或产生旋涡时,血小板可进入边流,增加与内膜的接触机会和黏附内膜的可能性。血流减慢和产生旋涡时,被激活的凝血因子和凝血酶在局部易达到凝血所需的浓度。用光学显微镜观察时,难以察觉在血流缓慢时内膜的变化,但在电子显微镜下,可发现血流缓慢导致缺氧,内皮细胞胞质出现空泡,最后整个细胞变成无结构的物质,内皮下的胶原被暴露,从而可能触发内源性和外源性的凝血过程。静脉比动脉发生血栓的可能性高 4 倍,而下肢深静脉和盆腔静脉血栓常发生于心力衰竭、久病和术后卧床患者,也可伴发于大隐静脉曲张的静脉内。当血流减慢或产生旋涡时可导致血流的轴流和边流紊乱,血小板进入边流,增加了接触、黏附内膜的机会。被激活的凝血因子不易被冲走或稀释,在局部的浓度升高,达到凝血所需要的浓度,有利于血栓形成。

3. 血液凝固性增加　血液凝固性增加是指血液中血小板和凝血因子增多,或纤维蛋白溶解系统活性降低,导致血液的高凝状态。此状态可见于原发性(遗传性)和继发性(获得性)疾病。如某些肿瘤(如肺、肾、胰、前列腺肿瘤等)及胎盘早剥的患者,因有大量组织因子释放入血,激活外源性凝血系统,进而导致静脉内血栓形成。在严重创伤、大面积烧伤、产后、大手术后,由于严重失血,大量血浆丧失,血液浓缩、黏稠度增加,同时纤维蛋白原、凝血酶原以及凝血因子Ⅻ、Ⅶ等的含量增多,而此时,血液中补充了大量幼稚的血小板,其黏性大,易黏集形成血栓。

如何预防静脉血栓形成?

必须强调,上述血栓形成的条件往往是同时存在的。例如,手术后下肢深静脉内容易形成血栓,与手术后凝血因子和血小板的数量增多使血液的凝固性增加、术后卧床使下肢静脉内血流速度更缓慢、静脉瓣产生涡流等多种因素有关。虽然心血管内膜损伤是血栓形成的最重要和最常见的原因,但在不同的状态下,血流减慢及血液凝固性增加也可能是重要的因素。

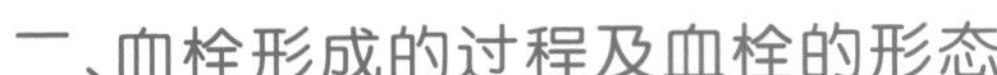

二、血栓形成的过程及血栓的形态

(一)形成过程

在血栓形成过程中,首先是血小板黏附在心血管内膜损伤后裸露的胶原表面,黏附的血小板释放出 ADP 和血栓素 A_2 可促使更多的血小板黏附、聚集,形成突出于心血管内膜表面的血小板黏集堆,即血栓头部,接下来其下游血流变慢并形成旋涡,进而形成新的血小板堆,由于血小板血栓的阻碍,血流在其下游形成旋涡,形成新的血小板小堆。如此反复进行,血小板黏附形成不规则梁索状或

珊瑚状突起，称为血小板小梁。在血小板小梁间则有大量红细胞的纤维蛋白网填充。如此反复进行，血小板黏集形成的珊瑚状血小板小梁逐渐增大，最终使管腔阻塞；同时，内皮损伤激活内、外源性凝血系统，在血小板小梁之间形成纤维蛋白析出，纤维蛋白网之间网罗大量红细胞，形成血栓体部；局部血流停止、血液凝固，形成血栓尾部(图 3-5)。

由血小板黏集堆形成的血小板血栓是血栓形成的第一步，血栓形成后的发展、形态和组成以及血栓的大小则取决于血栓发生的部位和局部血流状态。

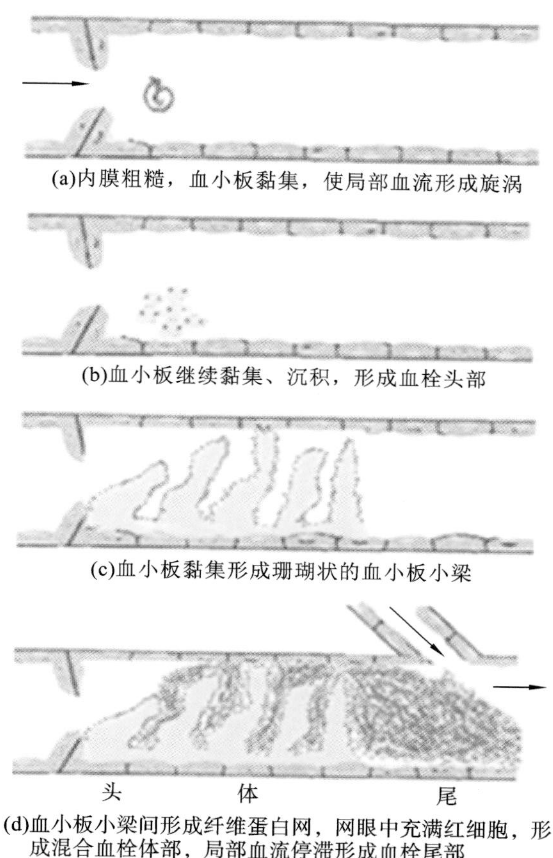

图 3-5　血栓形成示意图

（二）类型和形态

1. 白色血栓　白色血栓即血栓头部，主要由血小板构成。肉眼观，血栓呈灰白色，质硬，与管壁黏着紧密不易脱落。白色血栓多发生于血流较快的心瓣膜、动脉内或静脉血栓的起始部。例如，急性风湿性心内膜炎时在二尖瓣闭锁缘上形成的血栓为白色血栓。在静脉性血栓中，白色血栓位于延续性血栓的起始部。

2. 混合血栓　混合血栓即延续性血栓的体部，由血小板小梁、中性粒细胞、纤维蛋白及红细胞构成。静脉血栓在形成血栓头部后，其下游的血流变慢、出现旋涡，导致另一个血小板小梁状的黏集堆形成。在血小板小梁之间的血液发生凝固，纤维蛋白形成网状结构，网内充满大量的红细胞。由于这一过程反复交替进行，致使所形成的血栓在肉眼观察时呈灰白色和红褐色层状交替结构，称为层状血栓，即混合血栓。混合血栓常见于动脉瘤、室壁瘤内的附壁血栓及扩张的左心房内的球状血栓。

3. 红色血栓　红色血栓即延续性血栓的尾部，由纤维蛋白和红细胞构成。主要见于静脉内，当混合血栓逐渐增大并阻塞血管腔时，血栓下游局部血流停止，血液发生凝固。肉眼可见呈暗红色，新

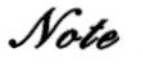

鲜时湿润，有一定的弹性，与血管壁无粘连，与死后凝血块相似。陈旧的红色血栓由于水分被吸收，变得干燥，易碎，失去弹性，并易于脱落造成栓塞。红色血栓主要见于血流缓慢的静脉。

4. 透明血栓 透明血栓又称微血栓，透明血栓主要由嗜酸性同质性的纤维蛋白构成，又称为纤维素性血栓，主要由纤维蛋白构成(图 3-6)。这种血栓发生于微循环血管内，只能在显微镜下看到，常见于弥散性血管内凝血。

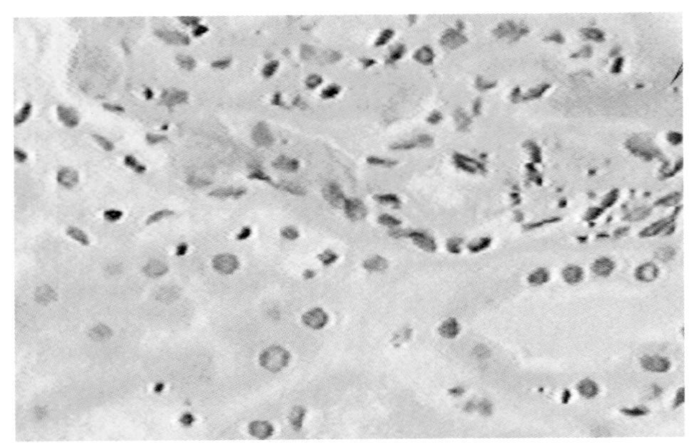

图 3-6 透明血栓

【护考提示】
血栓的形态和主要构成成分。

三、血栓的结局

(一) 软化、溶解和吸收

血栓内的纤溶酶的激活和白细胞崩解释放的溶蛋白酶，可使新近形成的血栓软化并逐渐被溶解。血栓被溶解的快慢取决于血栓的大小和新旧程度。小的新鲜的血栓可被快速完全溶解；大的血栓多为部分软化，若被血液冲击可形成碎片状或整个脱落，随血流运行到组织器官中，在与血栓大小相应的血管中停留，造成血栓栓塞。

(二) 机化和再通

如果纤溶酶系统活性不足，血栓存在时间较长时则发生机化。在血栓形成后的 1～2 天，已开始有内皮细胞、成纤维细胞和肌成纤维细胞从血管壁长入血栓并逐渐取代血栓。由肉芽组织逐渐取代血栓的过程，称为血栓机化。较大的血栓约 2 周便可完全机化，此时血栓与血管壁紧密黏着不再脱落。在血栓机化过程中，由于水分被吸收，血栓干燥收缩或部分溶解而出现裂隙，周围新生的血管内皮细胞长入并被覆于裂隙表面形成新的血管，并相互吻合沟通，使被阻塞的血管部分重建血流。这一过程称为再通。

(三) 钙化

若血栓未能软化又未完全机化，可发生钙盐沉着，称为钙化。血栓钙化后成为静脉石。机化的血栓，在纤维组织玻璃样变性的基础上也可发生钙化(图 3-7)。

四、血栓对机体的影响

在一定条件下，血栓形成对机体有防御性意义，主要表现为止血和防止细菌扩散。如胃溃疡、肺结核空洞时其周围的血管内常有血栓形成，避免了大出血的可能性。但血栓的形成也给机体造成很多不利的影响，这取决于血栓的部位、大小、类型和血管腔阻塞的程度，以及有无侧支循环的建立。

1. 阻塞血管 发生在动脉的血栓，当动脉管腔未被完全阻塞时，血流减少，局部组织和器官缺血，引起组织细胞变性或萎缩；若动脉管腔完全被阻塞，且未建立有效的侧支循环时，则可引起组织缺血性坏死，如脑动脉血栓形成引起的脑梗死。静脉血栓形成后，若未能建立有效的侧支循环，则可

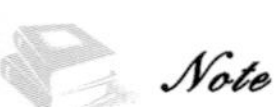

引起局部组织淤血、水肿，严重者发生坏死。如：肠系膜静脉血栓可引起肠的出血性梗死；肢体浅表静脉血栓，由于有丰富的侧支循环，通常不引起明显的症状等。

2. 栓塞　血栓可以因软化、破碎、断裂而脱落成为栓子，随血液流动引起血栓栓塞。深部静脉形成的血栓或在心室、心瓣膜上形成的血栓较易脱落成为血栓子。若血栓子内含有细菌，可引起栓塞组织的败血性梗死或形成脓肿。

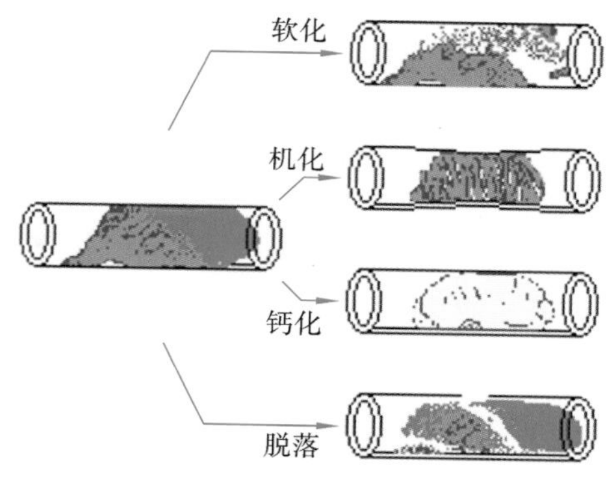

图 3-7　血栓的结局示意图

3. 心瓣膜变形　发生在心瓣膜上的血栓，机化后可以引起心瓣膜增厚、变硬，反复发作终因心瓣膜皱缩或瓣叶之间粘连等，形成心瓣膜病，如慢性风湿性心瓣膜病时，心瓣膜上反复形成的血栓发生机化，可使心瓣膜增厚变硬、瓣叶之间粘连，造成心瓣膜口狭窄，心瓣膜增厚、皱缩，腱索增粗缩短，造成二尖瓣狭窄或关闭不全。

4. 广泛性出血　弥散性血管内凝血时微循环内有广泛性微血栓形成，在纤维蛋白凝固过程中，凝血因子大量消耗，加上纤维素形成后促使血浆素原激活，血液出现不凝固性，引起患者全身广泛性出血和休克，凝血因子和血小板耗竭，以及继发性纤维蛋白溶解系统功能亢进，可造成血液的低凝状态，引起全身广泛性出血，甚至死亡。

课后思考

护士在日常护理患者的过程中应该如何降低不必要的血栓形成的可能性？

直通护考
在线答题

第四节　栓　　塞

在循环血液中出现不溶于血液的异常物质，其随血液运行阻塞血管腔的现象，称为栓塞(embolism)。栓子可以是固体、液体或气体。最常见的栓子是脱落的血栓或其节段。罕见的为脂滴、空气、羊水和肿瘤细胞团。

一、栓子的运行途径

栓子一般随血流方向运行，最终停留在口径与其相当的血管并阻断血流。来自不同血管系统的栓子，其运行途径不同(图 3-8)。

1. 静脉系统及右心栓子　来自体静脉系统及右心的栓子随血流进入肺动脉主干及其分支，引起肺栓塞。某些体积小而又富于弹性的栓子(如脂肪栓子)可通过肺泡壁毛细血管回流入左心，再进入体循环系统，阻塞动脉小分支。

2. 主动脉系统及左心栓子　来自主动脉系统及左心的栓子，随动脉血流运行，阻塞于各器官的小动脉内，常见于脑、脾、肾及四肢的指、趾部等。

3. 门静脉系统栓子　来自肠系膜静脉等门静脉系统的栓子，可引起肝内门静脉分支的栓塞。

4. 交叉性栓塞　交叉性栓塞又称反常性栓塞，偶见来自右心或腔静脉系统的栓子，在右心压力升高的情况下通过先天性房(室)间隔缺损到达左心，再进入体循环系统引起栓塞。罕见有静脉脱落的小血栓经肺动脉未闭的动脉导管进入体循环而引起的栓塞。

Note

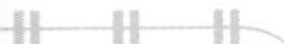

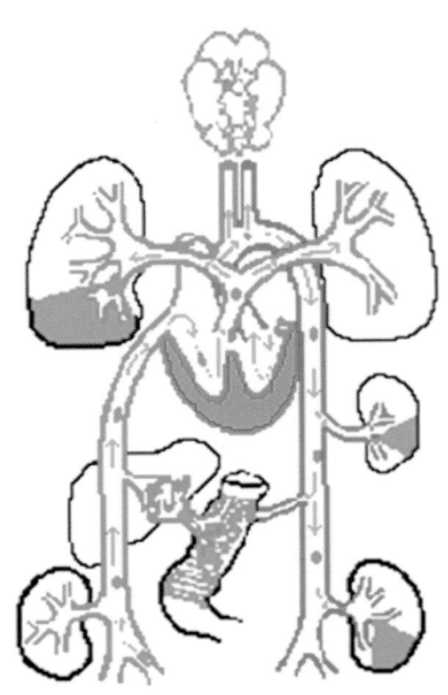

图 3-8　栓子运行途径示意图

5. 逆行性栓塞　极罕见于下腔静脉内血栓，在胸、腹压突然升高（如咳嗽或深呼吸）时，血栓一时性逆流至肝、肾、髂静脉分支并引起栓塞。

二、栓塞的类型和对机体的影响

栓子的种类不同，可以引起不同类型的栓塞。栓塞的类型介绍如下。栓塞对机体的影响，因栓子的种类、大小、栓塞的部位以及侧支循环建立情况的不同而异。

（一）血栓栓塞

由脱落的血栓引起的栓塞，称为血栓栓塞（thromboembolism）。血栓栓塞是栓塞最常见的原因，占所有栓塞的99%以上。由于血栓栓子的来源、大小和栓塞部位不同，其对机体的影响也有所不同。

1. 肺动脉栓塞　造成肺动脉栓塞的栓子绝大多数（95%以上）来自下肢膝以上的深部静脉，特别是腘静脉、股静脉和髂静脉，偶可来自盆腔静脉或右心附壁血栓。根据栓子的大小和数量，其引起栓塞的后果不同。如果栓子较小，并且阻塞肺动脉的少数小分支，一般不产生严重后果。但在肺有严重淤血时，侧支循环不能充分发挥作用，则可引起梗死。来自下肢深静脉或右心附壁血栓的栓子，因其体积较大，栓塞于肺动脉主干或其大分支（图 3-9），或多数小的血栓栓子广泛阻塞多数肺动脉分支时，患者可突然出现呼吸困难、发绀、休克，甚至猝死。

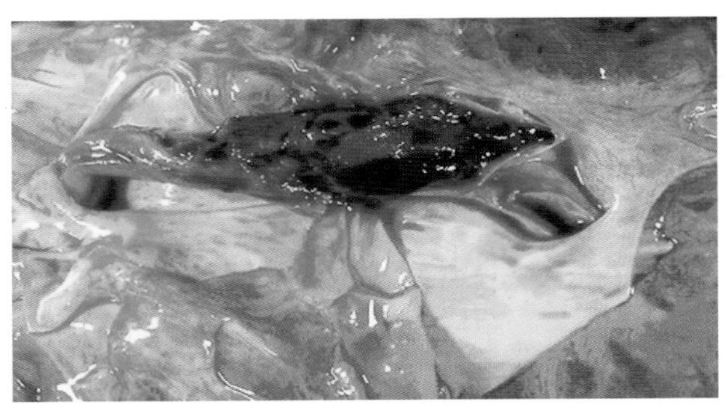

图 3-9　肺动脉血栓栓塞

注：剖开的肺动脉主干内可见栓子。

2. 体循环动脉栓塞　栓子多来自左心及动脉系统的附壁血栓、亚急性感染性心内膜炎时心瓣膜上的赘生物、二尖瓣狭窄时左心房附壁血栓、心肌梗死区心内膜上的附壁血栓，其余见于动脉粥样硬化溃疡或动脉瘤的附壁血栓，罕见有来自腔静脉的栓子，通过房间隔缺损进入左心，可发生交叉性栓塞。栓塞多见于脾、肾、脑、心及下肢。若栓塞动脉分支小，又能建立足够的侧支循环，可无严重后果。若栓塞动脉大分支，侧支循环建立不足，局部可发生梗死。若栓塞发生在冠状动脉或脑动脉分支，常可引起心肌梗死、脑梗死而导致严重后果，甚至危及生命。

（二）脂肪栓塞

循环血液中出现脂滴并引起的栓塞，称为脂肪栓塞（fat embolism）。栓塞的栓子常来源于长骨骨折、脂肪组织严重挫伤和烧伤，这些损伤可导致脂肪细胞破裂和释出脂滴，由破裂的骨髓血管窦状隙或静脉进入血液循环引起脂肪栓塞。脂肪肝时，上腹部猛烈挤压、撞击，可使肝细胞破裂释出脂滴

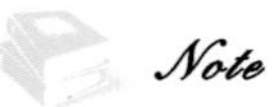

进入血流。非创伤性的疾病如糖尿病、慢性胰腺炎，血脂过高或精神受强烈刺激、过度紧张可使悬乳状态的血脂不能保持稳定而游离，并可互相融合形成脂滴。创伤性脂肪栓塞时，脂肪栓子从静脉入右心再到达肺，直径大于 20 μm 的脂滴栓子可引起肺动脉分支、小动脉或毛细血管的栓塞；直径小于 20 μm 的脂滴栓子可通过肺泡壁毛细血管经肺静脉至左心到达体循环的分支，引起全身多器官的栓塞，最常阻塞脑的血管，引起脑水肿和血管周围点状出血。少量脂肪栓塞组织和器官可无肉眼变化，仅在组织的冷冻切片脂肪染色时可见小血管腔内有脂滴。临床表现上，患者在损伤后 1～3 天出现突然发作性的呼吸急促、呼吸困难和心动过速。从脂滴释放出的游离脂肪酸还能引起局部中毒，损伤内皮细胞，出现特征性的淤斑皮疹，这可能与血小板黏附在脂滴上的数量迅速减少有关。脑脂肪栓塞引起的神经症状包括兴奋、烦躁不安、谵妄和昏迷等。

脂肪栓塞的后果，取决于栓塞部位及脂滴数量的多少。少量脂滴入血，可被巨噬细胞吞噬吸收，或由血中脂酶分解清除，无不良后果。若大量脂滴（9～20 g）短期内进入肺循环，可引起窒息和因急性右心衰竭而死亡。

（三）气体栓塞

大量空气迅速进入血流，或原已溶解于血液中的气体迅速游离出来，形成气泡引起心血管的栓塞，称为气体栓塞（gas embolism）。气体进入血液循环的后果取决于其进入的速度和气量。常见的气体栓塞有空气栓塞和氮气栓塞。

1. 空气栓塞　多由静脉损伤破裂，外界空气由损伤口进入血流所致。如头颈、胸壁和肺手术或创伤时损伤静脉、使用正压静脉输液以及人工气胸或气腹误伤静脉时，空气可因吸气时静脉腔内负压而被吸引，由损伤口进入静脉。分娩或流产时，由于子宫强烈收缩，可将空气挤入子宫壁破裂的静脉窦内。空气进入血液循环的后果取决于其进入的速度和气体量。少量气体入血，可溶解于血液内，不会发生栓塞。若大量气体（大于 100 mL）迅速入血，随血流到右心后，气体和血液因心的搏动而形成大气泡，此时血液变成可压缩的气液混合物，阻碍静脉的回流和动脉的输出，可造成严重的血液循环障碍。患者呈现重度发绀和呼吸困难，甚至猝死。进入右心的部分气泡，可直接进入肺动脉，阻塞小的肺动脉分支，引起肺小动脉气体栓塞。小气泡可经过肺动脉小分支和毛细血管到左心，致使体循环的一些器官栓塞。

2. 氮气栓塞（减压病）　当从高气压环境急速转入低气压环境时，溶解于血液中的气体迅速游离所引起的气体栓塞，称为减压病。人体从高气压环境迅速进入常压或低气压环境，氧和二氧化碳可再溶于体液内被吸收，但氮气在体液内溶解迟缓，导致在血液和组织内形成很多微气泡或融合成大气泡，引起气体栓塞，又称为氮气栓塞。主要见于潜水员从深海迅速浮出水面或飞行员从低空快速升入高空而机舱未密封时。血液中溶解的气体游离而出，形成许多小气泡（主要是氮气），可使各器官发生气体栓塞。氮气析出时因气体所在部位不同，其临床表现也不同。位于皮下时引起皮下气肿（特别是富含脂肪的皮下组织）；位于肌肉、肌腱、韧带内引起关节和肌肉疼痛；位于局部血管内引起局部缺血和梗死，常见于股骨头、胫骨和髂骨的无菌性坏死；全身性特别是四肢、肠道等末梢血管阻塞可引起痉挛性疼痛；若短期内大量气泡形成，阻塞了多数血管，特别是阻塞冠状动脉时，可引起严重血液循环障碍，甚至会导致迅速死亡。

（四）羊水栓塞

由羊水进入母体血液循环引起的栓塞称为羊水栓塞，是分娩过程中严重的合并症。分娩或胎盘早剥，尤其是胎头阻塞产道口时，如果羊膜破裂，强烈宫缩使宫腔内压增高，羊水被挤入破裂的子宫静脉窦，经母体右心而进入肺动脉，可出现肺动脉分支及肺泡壁毛细血管栓塞。少数羊水可以通过肺循环到左心，在心、肾、脑、脾等器官形成栓塞。羊水栓塞除可导致器官血液循环阻塞外，羊水中的胎儿代谢产物还可引起过敏性休克和反射性血管痉挛。羊水栓塞的证据是在显微镜下可观察到肺小动脉和毛细血管内有羊水的成分，包括角化鳞状上皮、胎毛、胎脂、胎粪和黏液（图 3-10）；亦可在母

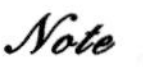

体血液涂片中找到羊水的成分。本病发病急,后果严重,患者常在分娩过程中或分娩后突然出现呼吸困难、发绀、抽搐、休克、昏迷,甚至死亡。

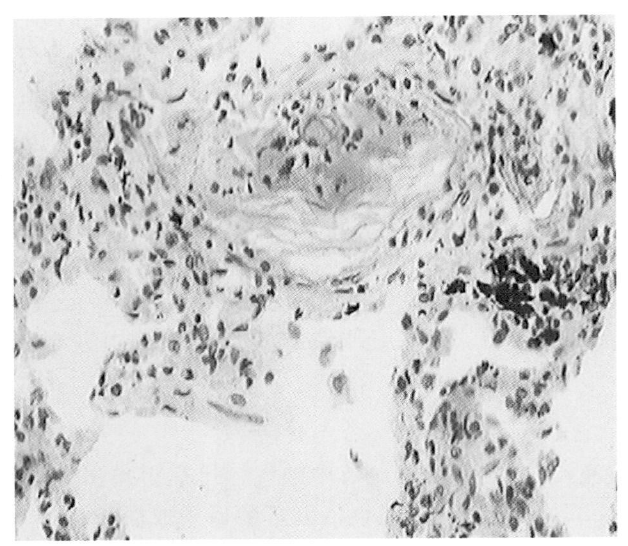

图 3-10 羊水栓塞

注:肺毛细血管内有红染的角化鳞状上皮。

直通护考
在线答题

(五)其他栓塞

肿瘤细胞和胎盘滋养叶细胞均可侵蚀血管,骨折时骨髓细胞可进入血流,这些情况都可引起细胞栓塞;动脉粥样硬化灶中的胆固醇结晶脱落可引起动脉系统的栓塞;寄生在门静脉的血吸虫及其虫卵可栓塞肝内门静脉小分支;细菌真菌团和其他异物如子弹(弹片)偶可进入血液循环引起栓塞。

第五节 梗 死

器官或局部组织由于血管阻塞、血流停止导致缺血、缺氧而发生坏死,称为梗死(infarct)。梗死一般是由于动脉的阻塞而引起的局部组织缺血坏死。静脉阻塞使局部血流停滞缺氧,也可引起梗死。

一、梗死的原因和条件

(一)梗死的原因和条件

1. 血栓形成 血栓形成为最常见的原因,冠状动脉和脑动脉粥样硬化继发血栓形成可导致心肌梗死和脑梗死。

2. 血管受压闭塞 当肿块机械压迫动脉时,使管腔闭塞而引起局部组织缺血坏死。例如,肠扭转、肠套叠时局部肠系膜动、静脉常同时受压,引起肠梗死。

3. 动脉栓塞 常见于血栓栓塞,也可为空气栓塞、脂肪栓塞等。常引起肾、脾、脑和肺梗死。

4. 动脉痉挛 在血管原有病变基础上,由于情绪激动、过度劳累、严重刺激等,可引起血管持续痉挛,致血流中断而发生器官和组织的梗死。如冠状动脉、脑动脉粥样硬化时,动脉管腔狭窄,此时如果再发生持续性痉挛则可引起心肌梗死和脑梗死。

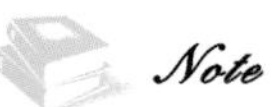

（二）影响梗死形成的因素

血管阻塞后是否造成梗死，与下列因素有关。

1. 器官血供特性　有双重血液循环的器官其中一条动脉阻塞，因有另一条动脉可以维持供血，通常不易引起梗死。如肺有肺动脉供血和支气管动脉供血，肺动脉小分支的血栓栓塞不会引起肺梗死。肝梗死很少见，是因为有肝动脉和门静脉双重供血，肝内门静脉阻塞一般不会发生肝梗死，但肝动脉血栓栓塞，偶尔会造成肝梗死。前臂和手有平行走向的桡动脉和尺动脉供血，两动脉之间有丰富的吻合支，因此前臂和手很少发生梗死。一些器官动脉的吻合支少，如肾、脾及脑，动脉迅速发生阻塞时，由于不易建立有效的侧支循环，常易发生梗死。

2. 局部组织对缺血的敏感程度　大脑的少突胶质细胞和神经细胞的耐受性较低，3～4 min 的缺血即引起梗死。心肌细胞对缺血也很敏感，缺血 20～30 min 就会死亡。骨骼肌、纤维结缔组织对缺血耐受性较强。严重的贫血或心功能不全，血氧含量降低，可促进梗死的发生。

二、梗死的类型和病理变化

根据梗死灶内含血量的多少和有无合并细菌感染，梗死可分为以下三种类型。

（一）贫血性梗死

贫血性梗死发生于组织结构较致密、侧支循环不充分的实质器官，如脾、肾、心和脑组织。由于组织的致密性限制了病灶边缘侧支血管内血液进入坏死组织，梗死灶缺血呈灰白色，故称为贫血性梗死(anemic infarct)，又称为白色梗死。

肉眼观，贫血性梗死的梗死灶呈灰白色或灰黄色，与正常组织分界清楚，分界处常有暗红色的充血带及出血带。

(1) 梗死灶的形状取决于血管的分布：脾、肾等器官的梗死灶呈圆锥形，切面呈扇形或楔形，尖端朝向血管阻塞部位，底部靠近该器官的表面(图 3-11)；而心肌梗死灶呈不规则的图形。

(2) 梗死灶的质地取决于坏死的类型：心、脾、肾等实质性器官为凝固性坏死，质地实、肿胀；脑梗死为液化性坏死，质地松软、液化形成囊状。晚期坏死组织机化，形成瘢痕。

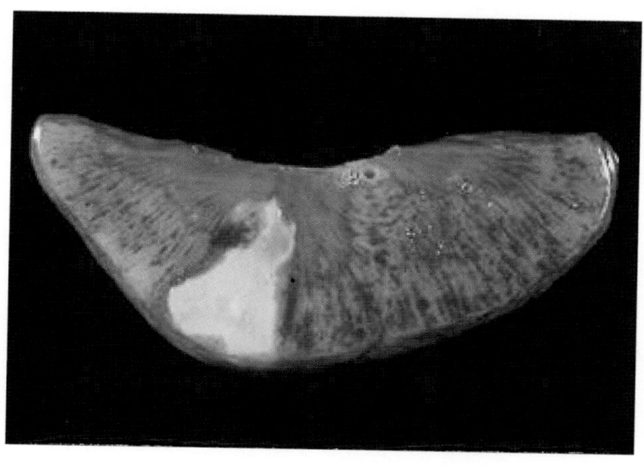

图 3-11　脾贫血性梗死

注：梗死灶呈圆锥形、灰黄色，分界清楚。

镜下观，梗死区组织坏死但轮廓尚存，梗死灶边缘有明显的炎症反应带。其后肉芽组织从梗死灶周围长入，逐渐机化，最后形成瘢痕。

（二）出血性梗死

出血性梗死主要见于肺、肠等器官，在伴有严重淤血的情况下发生。因梗死灶内有大量的血液，

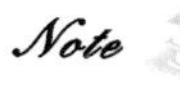

故称为出血性梗死(hemorrhagic infarct),又称为红色梗死。

1. 发生条件

(1) 严重淤血:当器官原有严重淤血时,血管阻塞引起的梗死为出血性梗死,如肺淤血。严重淤血是肺梗死形成的重要先决条件,因为在肺淤血情况下,肺静脉和毛细血管内压增高,影响肺动脉分支阻塞后建立有效的肺动脉和支气管动脉侧支循环,导致肺出血性梗死。

(2) 组织疏松:肠和肺的组织较疏松,梗死初期疏松的组织间隙内可容纳大量漏出的血液,当组织坏死吸收水分而膨胀时,也不能把漏出的血液挤出梗死灶外,因而梗死灶为出血性。

2. 常见类型

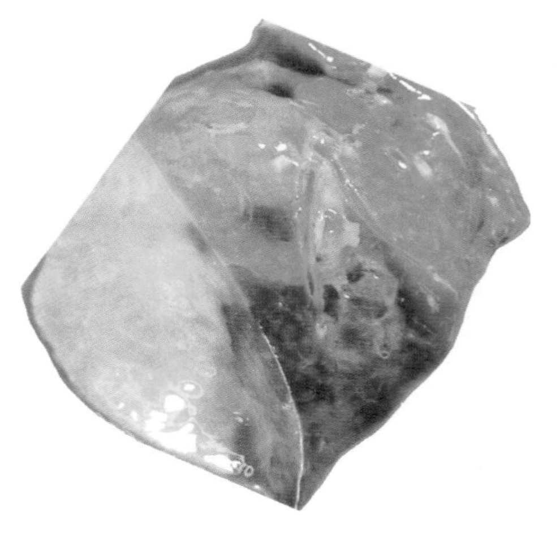

图 3-12　肺出血性梗死

(1) 肺出血性梗死:梗死灶质实,因弥漫性出血呈暗红色,略向表面隆起,时间久后由于红细胞崩解颜色变浅,肉芽组织长入,逐渐机化(图 3-12)。梗死灶变成灰白色。瘢痕组织收缩可使病灶表面局部下陷。镜下观,梗死灶呈凝固性坏死,可见肺泡轮廓,肺泡腔、小支气管腔及肺间质充满红细胞。早期(48 h内)红细胞轮廓尚保存,以后崩解。梗死灶边缘与正常肺组织交界处的肺组织充血、水肿及出血。临床上,因梗死灶的肺膜发生纤维素性胸膜炎,可出现胸痛;因肺出血及支气管黏膜受刺激,可引起咳嗽及咯血;由于组织坏死可引起发热及白细胞总数升高等症状。

(2) 肠出血性梗死:多见于肠系膜动脉栓塞和静脉血栓形成,肠套叠、肠扭转、嵌顿疝、肿瘤压迫等情况也可引起肠出血性梗死(图 3-13)。肠梗死灶呈节段性暗红色,肠壁因淤血、水肿和出血明显增厚,随之肠壁坏死,质脆易破裂,肠浆膜面可有纤维素性脓性渗出物被覆。临床上,血管阻塞,肠壁肌肉缺氧,可引起持续性痉挛致剧烈腹痛;肠蠕动加强,可产生逆蠕动引起呕吐;肠壁坏死累及肌肉层及神经,可引起麻痹性肠梗阻;肠壁全层坏死,可致穿孔及腹膜炎,引起严重后果。

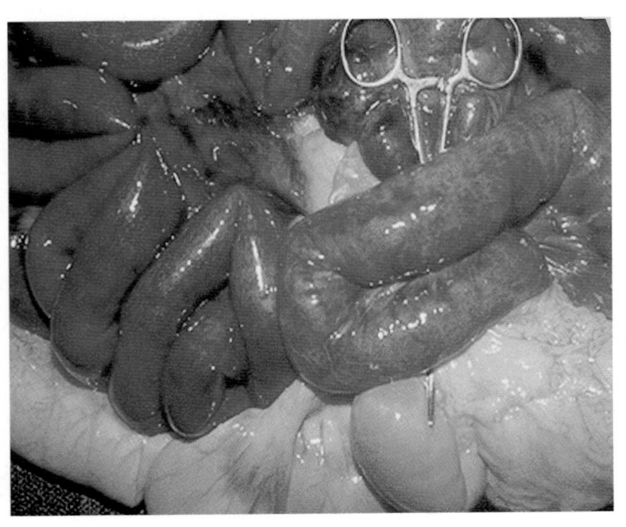

图 3-13　肠出血性梗死

(三) 败血性梗死

败血性梗死由含有细菌的栓子阻塞血管引起。常见于急性感染性心内膜炎,含细菌的栓子从心内膜脱落,顺血流运行而引起相应组织器官动脉栓塞所致。梗死灶内可见有细菌团及大量炎症细胞

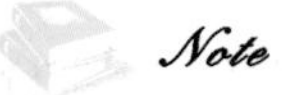

浸润，若有化脓性细菌感染时，可出现脓肿。

三、梗死对机体的影响

梗死对机体影响的大小取决于发生梗死的器官、梗死灶的大小和部位，以及有无细菌感染等因素。重要器官的大面积梗死可引起器官严重功能障碍，甚至导致患者死亡。例如，大面积心肌梗死可导致心功能不全或死亡；大面积脑梗死可导致瘫痪或死亡。梗死若发生在脾、肾，则对机体影响较小，常常仅引起局部症状，如肾梗死可出现腰痛和血尿，不影响肾功能。肺梗死有胸痛和咯血。肠梗死常出现剧烈腹痛、血便和腹膜炎症状。肺、肠、四肢的梗死，若继发腐败菌感染，可引起坏疽，后果严重。败血性梗死，如急性感染性心内膜炎时，含化脓性细菌栓子的脱落引起的栓塞，梗死灶内可出现脓肿。

直通护考
在线答题

第六节　防治与护理原则

正常的血液循环是维持机体新陈代谢的基本条件，局部血液循环障碍发生时要针对不同情况采取有效的防治与护理措施，尤其是对于心血管系统疾病患者，要引起足够重视。如高血压患者应正确服用降压药，维持血压稳定，减少血压波动对血管的损害。积极采取预防措施，避免过度喜悦、愤怒、悲伤等不良心理刺激，建立良好的生活习惯，保持充足睡眠，保持大便通畅。对临床上大手术后和长期卧床患者，应指导和鼓励患者增加活动，避免血液淤滞等。给予各种药物的治疗，如止痛药、溶栓剂等，做好患者心理安慰和健康指导。日常输液时要严格规范输液的护理操作规程，预防空气栓塞的发生。输液前要排尽空气，以免空气进入静脉形成空气栓塞。对于严重创伤和骨折的患者，在护理过程中要尽量减少搬动，尽快固定患肢，减少断端的再损伤，避免脂肪栓塞；在妇产科护理中，要加强产前检查，了解羊水栓塞的诱发因素，及时发现并处理前置胎盘、胎盘早剥等并发症。在预防梗死的方面，要积极预防原发疾病如动脉粥样硬化、高血压等。如发生梗死，应密切观察心电图、血压、呼吸、神智、神经反射等。给患者吸氧，迅速建立静脉通路，做好抢救准备。

直通护考

1. 名词解释：淤血、血栓形成、栓塞、梗死、槟榔肝、心力衰竭细胞。
2. 简述淤血的原因、病理变化及后果。
3. 血栓形成的条件有哪些？血栓对机体有什么影响？
4. 简述梗死的类型及病变特点。
5. 比较贫血性梗死与出血性梗死的异同。
6. 淤血、血栓形成、栓塞、梗死彼此间有何联系？
7. 案例分析，具体如下。

某患者发生车祸，导致多发性骨折，多器官损伤，术后卧床 3 个月。病愈下床活动，突感剧烈胸痛，呼吸困难，迅速死亡。死后尸检发现肺动脉主干有血栓栓塞，下肢深静脉有血栓形成。请问：

（1）该死者血栓形成的原因有哪些？

（2）肺动脉血栓栓塞属何种类型？其病变特点如何？

（3）肺动脉血栓栓塞的常见原因有哪些？

Note

课后思考

脑血栓形成好发于中老年人，其发病率、病死率、致残率、复发率均较高，应如何预防脑血栓的形成？

（唐双龄）

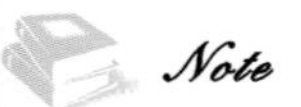

第四章　水、电解质代谢紊乱

能力目标

1. 掌握：水钠平衡的调节；脱水的概念；低渗性脱水、高渗性脱水、等渗性脱水发生的原因及其对机体的影响；水中毒的概念、原因及其对机体的影响；低钾血症、高钾血症的概念和护理原则。

2. 熟悉：低钾血症、高钾血症的原因及其对机体的影响。

3. 了解：水钠平衡的调节机制；高钾血症、低钾血症对骨骼肌和心电生理的影响及机制。

水是生命活动的必需物质，人若无水分的摄入，7～10 天即可有生命的危险。人体内的水通常与溶解在其中的电解质、低分子有机化合物和蛋白质等共称为体液(body fluid)。水、电解质代谢紊乱在临床上十分常见。许多器官的疾病，外界环境的某种变化，某些医源性因素如药物使用不当，都可以引起或伴有水、电解质代谢紊乱，从而导致体液的容量、分布、电解质浓度和渗透压的变化。如果得不到及时纠正，可使全身各器官系统特别是心血管系统、神经系统的生理功能和机体的物质代谢发生相应的障碍，严重时常可导致死亡。因此，水、电解质代谢紊乱的问题，是医学科学中极为重要的问题之一，受到了医学科学工作者的普遍重视。

本章 PPT

案例 4-1

第一节　水、电解质的正常代谢

一、体液的含量及分布

水是人体组成中含量最多的物质，以体液的形式广泛分布于细胞内外，细胞膜将体液分为细胞内液(intracellular fluid，ICF)和细胞外液(extracellular fluid，ECF)，细胞内的体液称细胞内液，约占体重的 40%；细胞外的体液称细胞外液，约占体重的 20%。毛细血管又可将细胞外液分为组织间液(interstitial fluid，ISF)和血管内液(intravascular fluid，IVF)两部分。细胞外液中还有一些特殊的液体，如消化液、脑脊液、关节囊液等，是由细胞耗能分泌的，称为透细胞液或跨细胞液(transcellular fluid)。这部分液体分布于胃肠道、颅腔、关节囊、胸膜腔等一些腔隙内，故又称为第三间隙液。在病理情况下，体液可在第三间隙积存过多，例如，肠梗阻时体液在肠腔内大量淤积，出现大量胸腔积液或腹腔积液等。此外，淋巴液也属于细胞外液。

成年男性体液总量约占体重的 60%，成年女性体液总量约占体重的 55%。体液总量通常会因为年龄、性别、体内脂肪含量的不同而有一定的变化。随着年龄增长，体液总量会逐渐减少。肌肉组织的含水量较高，脂肪组织的含水量却较低。小儿体表面积相对较大，体液占体重的比例明显高于成年人，新陈代谢旺盛，细胞外液的比例较高，同时，小儿肾脏的浓缩功能差，其水的交换率比成年人

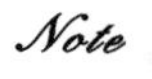
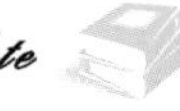

快 3～4 倍，故小儿水摄入量和排出量相对较多，加之小儿非显性失水比成年人多。所以，小儿对水的耐受力比成年人差。故在病理情况下，小儿将比成年人更容易出现脱水。另外，老年人体液总量少，并以细胞内液减少为主，易发生脱水；肥胖者或者女性因脂肪组织含水量较低，体液量也较少，若发生体液丧失，也易发生脱水。

二、体液中的电解质的组成

体液中的水具有提供生化反应场所，促进物质代谢，调节体温，实施润滑，结合蛋白质、黏多糖、磷脂等构成各种组织器官等的重要生理功能。体液内的电解质主要有 Na^+、K^+、Ca^{2+}、Mg^{2+}、Cl^-、HCO_3^-、HPO_4^{2-} 及 SO_4^{2-} 等。它们在细胞内液、细胞外液的分布差异很大，细胞外液中以 Na^+、Cl^- 为主，细胞内液中以 K^+、HPO_4^{2-} 及蛋白质为主。电解质的主要功能如下：①参与新陈代谢和生理活动。②维持体液渗透压和酸碱平衡。③参与肌肉、心肌细胞动作电位的形成，并维持它们的静息电位。在正常情况下，无论是细胞外液还是细胞内液，其中的阳离子和阴离子所带的正负电荷的总数是相等的，故维持在电中性状态。

三、体液的渗透压

体液中的水分在不同体液腔隙之间移动取决于两种压力。一个是静水压，另一个是渗透压。各体液腔隙的容量都是有限的，腔隙中的体液容量增加，可使其压力相应增高。在相邻两个存在压力差的体液腔隙，若体液溶质的成分及其浓度完全相同，可促使水从压力高的腔隙向压力低的腔隙转移，这种力量称为静水压。渗透压是一切溶液固有的特性之一，它是由溶液中溶质的微粒所产生的渗透效应而形成，取决于溶质的微粒数，与微粒的大小无关。所以，体液的渗透压是由其所含的微粒总数决定的，包括阳离子、阴离子的个数和非电解质的分子个数，即血浆总渗透压＝阴离子浓度＋阳离子浓度＋非电解质浓度。正常范围为 280～310 mOsm/L，其中起主要渗透作用的溶质是电解质，特别是 Na^+、Cl^- 及 HCO_3^-。

血浆蛋白质所产生的渗透压称为胶体渗透压。血浆蛋白质在血浆中含量虽然较高，但其相对分子质量大，蛋白质难以透过血管壁，故胶体渗透压在维持血管内外体液交换和血容量方面起重要作用。血浆中晶体物质微粒(主要是电解质离子)产生的渗透压称为晶体渗透压，占血浆渗透压的绝大部分。晶体物质不能自由透过细胞膜，因此，晶体渗透压在维持细胞内外水的平衡中起决定性作用。正常状态时，细胞内外、血管内外渗透压是相等的。当某侧渗透压发生变化时，水分透过半透膜向渗透压高的一侧移动来调节渗透压平衡，因此，血管内外及细胞内外渗透压也是相等的。

四、正常钾代谢和钾的生理功能

(一) 正常钾代谢

钾是体内最重要的无机阳离子，在体内电解质中的含量仅次于钠，其中 98%存在于细胞内，存在于细胞外液中的钾仅占 2%，血清钾浓度在 3.5～5.5 mmol/L 的范围内。钾的主要来源是食物，经由小肠吸收入血。钾的排泄途径有尿液、汗液和粪便，其中 80%经肾脏随尿液排出体外。

(二) 钾的生理功能

1. 维持细胞新陈代谢 钾参与多种细胞新陈代谢的过程。

2. 维持细胞膜静息电位 钾是维持细胞膜静息电位的重要离子。细胞膜静息电位主要取决于细胞膜对 K^+ 的通透性和细胞膜内、外 K^+ 的浓度差。

3. 维持细胞内液渗透压和调节酸碱平衡 钾是细胞内含量最高的阳离子，是维持细胞内液容量和渗透压的基础。

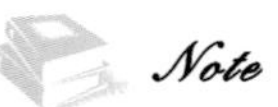

五、机体内的水、钠平衡及其调节

（一）水、钠来源、代谢及生理功能

正常人每天水的摄取和排出处于动态平衡。水的来源有饮水、食物含水和代谢水。机体排出水分的途径有消化道、肾脏、皮肤和肺脏。肾脏是机体调节水平衡的主要器官，表现为多饮多尿、少饮少尿。水的排出量基本上等于水的摄入量。正常成年人每天尿量应为 1000～1500 mL，皮肤和肺脏的不感蒸发以及粪便排出的水量共约为 1000 mL，故每天排出的水量约 2000 mL。要维持水出入平衡，每天需给水 1500～2500 mL，称日需要量。水的主要生理功能如下：①运输作用；②参与物质代谢；③调节体温；④润滑作用；⑤其他，如以结合水的形式存在，发挥复杂的生理功能。

正常成年人体内的钠总量为 40～50 mmol/kg，其中钠总量的 50%存在于细胞外液，10%在细胞内液，为可交换的钠，剩下约 40%的钠是不可交换的，此部分主要结合于骨的基质中。Na^+ 及与其结合的阴离子（Cl^- 和 HCO_3^-）的含量决定细胞外液容量。血清 Na^+ 浓度的正常范围是 130～150 mmol/L。成年人每天随饮食摄入钠 100～200 mmol/L。天然食物中含钠甚少，故人们摄入的钠主要来自食盐。摄入的钠几乎全部经小肠吸收，钠主要经肾脏随尿排出。肾脏排钠的特点如下：多吃多排，少吃少排，不吃不排。此外，随粪便和汗液也可排出少量的钠，但大汗和腹泻时可排出较多的钠。正常情况下排出和摄入的钠量几乎相等。

【护考提示】血清 Na^+ 的正常范围。肾脏排钠的特点。

（二）水、钠平衡的调节

Na^+ 是细胞外液中主要阳离子，参与神经、肌肉、心肌细胞静息电位的维持和动作电位的形成，具有维持神经、肌肉兴奋性以及心脏正常生理功能活动等作用；Na^+ 是维持细胞外液渗透压和血容量的基础；Na^+ 也能通过细胞膜进入细胞内，参与细胞内液的调节。

1. 渴感调节水的摄入　渴感机制是机体调节体液容量和渗透浓度相对稳定的重要机制之一，控制着水的摄入。渴感中枢位于下丘脑视上核侧面（也有学者认为在第三脑室前壁）。渴感的生理性刺激为血清 Na^+ 浓度的增高及血浆晶体渗透压的上升。血浆晶体渗透压的升高是渴感中枢兴奋的主要刺激。渴则思饮寻水，饮水后血浆渗透压回降，渴感则消失。此外有效血容量的减少和血管紧张素Ⅱ的增多也可以引起渴感。渴感的主要抑制因素是血浆渗透压降低和细胞外容量增加。

2. 抗利尿激素促进肾脏水分重吸收　抗利尿激素（antidiuretic hormone，ADH）是由下丘脑视上核和室旁核的神经元分泌，并在神经垂体储存。ADH 作用于肾脏远曲小管和集合管，使小管上皮细胞对水的重吸收增加来控制水的排出。ADH 又有使血管收缩的作用，故又称为血管升压素（VP）。

促使 ADH 合成、分泌、释放的生理性刺激如下：①渗透性刺激：血浆晶体渗透压的增高和循环血量的减少均可刺激 ADH 的释放增加。渗透压感受器在视上核和颈内动脉附近，该感受器的阈值为 280 mmol/L，血浆有效渗透浓度只要升高 1%～2%，就能刺激 ADH 分泌。当血浆有效渗透浓度超过 310 mmol/L 时，ADH 分泌水平达顶点。②非渗透性刺激：当失血等原因使血容量降低和血压下降时，尽管晶体渗透压降低，但是 ADH 分泌和释放增加，尿量减少进而有助于血容量的恢复，这说明机体优先保证血容量的正常维持。③其他因素：剧痛、情绪紧张、恶心、血管紧张素Ⅱ增多、环磷酰胺等药物的使用均可使 ADH 释放增多。此外，动脉血压升高可通过刺激颈动脉窦压力感受器而反射性地抑制 ADH 的释放。

3. 肾素-血管紧张素-醛固酮系统促进肾脏钠、水的重吸收和钾、氢的排出　循环血容量减少和血压降低是激活肾素-血管紧张素-醛固酮系统（renin-angiotensin-aldosterone system，RAAS）的有效因素。当失血等原因使血容量减少、动脉血压降低时，肾脏入球小动脉管壁牵张感受器受刺激而致近球细胞分泌肾素增多；此时也因流经致密斑的 Na^+ 减少，近球细胞分泌肾素增多，继而使血管紧张素Ⅰ、Ⅱ、Ⅲ增多，血管紧张素Ⅱ和Ⅲ都能刺激肾上腺皮质球状带分泌醛固酮。醛固酮的分泌主要

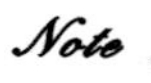

受肾素-血管紧张素系统和血浆 Na^+、K^+ 浓度的调节。醛固酮的主要作用是促进肾远曲小管和集合管对 Na^+ 的主动重吸收，同时通过 Na^+-K^+ 和 Na^+-H^+ 交换而促进 K^+ 和 H^+ 的排出。随着 Na^+ 主动重吸收的增加，Cl^- 和水的重吸收也增多。

此外，肾交感神经兴奋、肾上腺素和去甲肾上腺素也可直接刺激近球细胞分泌肾素。血浆高 K^+ 或低 Na^+ 可直接刺激肾上腺皮质球状带分泌醛固酮。

4. 心房钠尿肽具有强大的利钠和利尿作用 心房肌细胞分泌的心房钠尿肽（atrial natriuretic peptide，ANP）的作用是使血容量和血压增高。ANP 具有利钠、利尿、扩血管和降低血压的生理作用，其对水、电解质代谢影响的机制主要如下：①抑制肾脏近曲小管对钠、水的重吸收，增加肾小球滤过率（GFR），改变肾脏内血流分布。②阻断肾素-血管紧张素-醛固酮系统的作用，抑制醛固酮的分泌和肾素活性。③显著减轻失水或失血后血浆中 ADH 水平增高的程度。因此，ANP 是血容量的负调节因素。

5. 水通道蛋白的作用 水通道蛋白（aquaporin，AQP）是一组构成水通道与水通透性有关的细胞膜转运蛋白，广泛存在于自然界中。不同的 AQP 在肾脏和其他器官的水吸收和分泌过程中有着不同的作用和调节机制。

6. 肾脏的作用 肾脏是在维持内环境稳态中起关键作用的重要器官，肾脏通过滤过流经的血液，选择性重吸收水、电解质和非电解质而调节机体的体液、电解质及酸碱平衡。肾脏还排出代谢产物（如尿素、肌酸、尿酸等）和外源性化学物质。

直通护考
在线答题

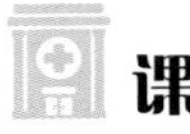

课后思考

体液容量减少见于哪些情况，其对机体的主要影响分别是什么？

第二节　水、钠代谢紊乱

水、钠代谢紊乱是临床上常见的病理过程，严重影响疾病的发生、发展和治疗效果。临床上水、钠代谢紊乱常同时或先后发生，导致体液容量和渗透压的改变。水代谢障碍常常会影响到钠的平衡，钠平衡障碍也会影响到水的摄入和排出，所以水、钠代谢紊乱常常一并讨论。但是，两者的变化不一定平行，导致此病理过程复杂多变。因此，水、钠代谢紊乱有多种分类方法，有以血钠浓度变化为主的分类，可分为高钠血症、低钠血症；也有根据体液平衡紊乱的分类，可分为脱水和水过多；还有根据渗透压平衡紊乱的分类，分为高渗性、低渗性、等渗性（表 4-1）。本节内容从临床实际出发，以容量优先原则将其分为体液容量减少和体液容量增多两部分进行讨论。

一、体液容量减少

脱水（dehydration）是指各种原因引起的体液容量明显减少。在体液容量减少的同时，常常伴有血钠浓度的变化。血钠浓度是决定细胞外液渗透压的重要因素。按血钠浓度不同可分为低血钠性（低渗性）、高血钠性（高渗性）和正常血钠性（等渗性）体液容量减少（脱水）三种情况（表 4-1）。

表 4-1　水、钠代谢紊乱的分类

	细胞外液容量减少	细胞外液容量增多	细胞外液容量正常
血钠浓度降低	低容量性低钠血症 （低渗性脱水）	高容量性低钠血症 （水中毒）	等容量低钠血症

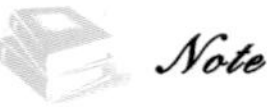

续表

	细胞外液容量减少	细胞外液容量增多	细胞外液容量正常
血钠浓度升高	低容量性高钠血症（高渗性脱水）	高容量性高钠血症（盐中毒）	等容量高钠血症
血钠浓度正常	血钠浓度正常的细胞外液容量减少（等渗性脱水）	正常血钠浓度的细胞外液容量增多（水肿）	正常状态

（一）伴有血钠浓度降低的细胞外液容量减少——低渗性脱水

低渗性脱水(hypotonic dehydration)，其特征是以失钠为主，失钠多于失水。血清 Na^+ 浓度<130 mmol/L，血浆渗透压<280 mmol/L。

1. 原因与发病机制　某些原因使机体丢失体液时失去更多的钠，即失钠多于失水。若机体丢失了等渗性或低渗性体液，可发生等渗性或高渗性脱水，此时如果治疗上只补充水分和葡萄糖溶液而未能补钠，也会转变为低渗性脱水。

体液的丢失常见原因分为以下几种。

1）经肾丢失

(1) 水肿患者长期使用可抑制肾小管髓袢升支重吸收 Na^+ 的高效排钠利尿剂(如呋塞米、依他尼酸等)，造成尿 Na^+ 持续丢失。

(2) 肾脏疾病：某些慢性间质性肾脏疾病，可损害肾髓质结构和髓袢升支功能，使尿 Na^+ 排出增多；急性肾功能衰竭多尿期，肾小球滤过率开始增加，肾小管功能却尚未恢复，水、钠的排出增多；肾小管上皮细胞病变，其对醛固酮反应性降低，导致钠的重吸收减少，排出增多。

(3) 肾上腺皮质功能不全：肾上腺皮质功能不全，致使醛固酮的分泌减少，肾小管重吸收 Na^+ 的能力也会相应减弱。

(4) 过度地渗透性利尿：严重的糖尿病或者大量使用高渗性葡萄糖、甘露醇等，可使水、钠的丢失过多。

2）肾外丢失

(1) 经皮肤丢失：如出汗或大面积烧伤时随汗液或皮肤创面渗液丢失的 Na^+ 较多。

(2) 经消化道丢失：由于消化液含 Na^+ 较多，剧烈呕吐或腹泻时 Na^+ 可随消化液大量丢失。

(3) 体液大量在体腔内积聚，如大量的腹腔积液的形成。

实际上，患者经上述肾内、肾外途径丢失大量水、钠后，往往在治疗时因对其只补水(如5%葡萄糖)未补钠而引发低渗性脱水。

2. 对机体的影响　低渗性脱水时的基本变化是细胞外液容量减少，渗透压降低。一方面，造成水分从细胞外液向渗透压相对较高的细胞内液转移，使细胞外液更加少，细胞内液增多，因而有发生细胞水肿的倾向(图 4-1)。血液浓缩，血浆蛋白浓度增加，细胞间液被重吸收进入血管内的量增多，这虽有补充血容量的作用，但细胞间液的减少更加明显，故患者的脱水征(皮肤弹性降低，眼窝下陷等)出现较早。患者有明显的脱水貌。另一方面，低渗性脱水可抑制渗透压感受器，使患者早期无渴感，因此常常不会饮水，这就又导致 ADH 分泌减少，肾小管重吸收水则相应减少，出现早期多尿和低渗尿。

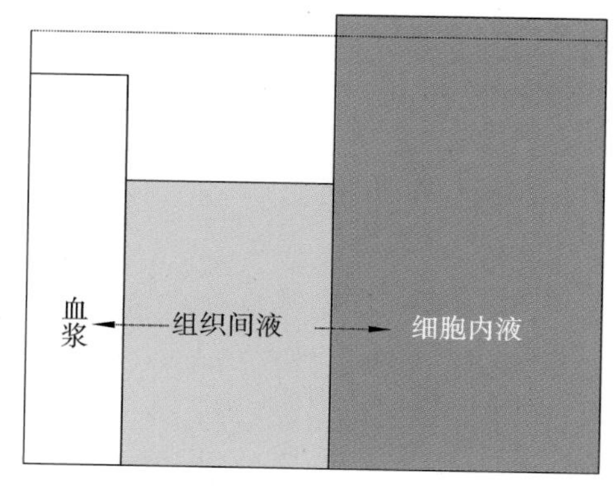

图 4-1　低渗性脱水体液分布变化示意图

低渗性脱水对机体的影响表现为以下几个方面。

(1) 易较早发生低血容量性休克:其机制如下。①低渗性脱水在原发病的作用下,体液大量丢失;②体液从细胞外向细胞内转移,使细胞外液进一步丢失减少;③抑制 ADH 分泌,从而导致尿量增加或者不减少。综合以上三个方面,血容量减少明显,很容易引起循环功能障碍和休克。轻者出现直立性低血压,严重时有脉搏细速、四肢厥冷等周围循环衰竭的症状。

(2) 脱水体征明显:低渗性脱水时体液减少最明显的是细胞间液,因此患者会较早出现脱水貌,如皮肤弹性降低、眼窝下陷等体征。婴幼儿因中毒性消化不良发生低渗性脱水时,可有"三凹"体征,即囟门凹陷、眼窝凹陷和舟状腹。

(3) 其他表现:根据失钠程度分为轻、中、重度三类。轻度低渗性脱水,血容量未明显减少。细胞外液渗透压降低,ADH 分泌减少,因此,尿量无明显降低。当血容量降低明显时,细胞外液渗透压虽然也较低,但 ADH 分泌以维持血容量为优先原则,使肾脏对水的重吸收增多,即出现少尿。血钠降低和低血容量激活 RAAS,都可使醛固酮增加,所以除了由肾源性而引起的失钠之外,低渗性脱水时尿钠量很少或没有。低渗性脱水早期可无口渴现象,中、后期血管紧张素Ⅱ水平升高时,患者会感觉到口渴。重度低渗性脱水时,患者表现为神志淡漠、嗜睡、昏迷等中枢神经系统症状,这种表现与休克、酸中毒、脑水肿引起的中枢功能障碍有关。

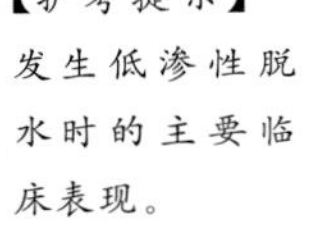
【护考提示】
发生低渗性脱水时的主要临床表现。

3. 防治的病理生理基础

(1) 积极治疗原发病,防止采用不适当的输液疗法。

(2) 合理补钠:输液原则一般以补充等渗的含钠溶液为主,纠正细胞外液的容量和渗透压。轻、中度者静脉滴注生理盐水即可,极少数重度者可补高渗盐水。若有休克,则按休克处理原则积极抢救。

(二) 伴有血钠浓度升高的细胞外液容量减少——高渗性脱水

高渗性脱水(hypertonic dehydration)的特征是以失水为主,失水多于失钠,血清 Na^+ 浓度>150 mmol/L,血浆渗透压>310 mOsm/L,伴细胞内液、细胞外液容量减少。

1. 原因与发病机制

1) 摄水减少　多见于水源断绝、吞咽困难、昏迷及渴感丧失等情况。

2) 丢水过多

(1) 经消化道丢水:如呕吐、腹泻及胃肠道引流可丢失大量低渗体液。

(2) 经呼吸道丢水:各种原因所致的过度通气均可通过增强呼吸道的不感蒸发而丢失大量水分。

(3) 经肾丢水:如中枢性尿崩症(ADH 生成和释放不足)或肾性尿崩症(肾远曲小管和集合管对 ADH 缺乏反应)时,因肾保水功能障碍,大量水分以低渗尿形式丢失。

(4) 经皮肤丢水:高热、甲亢和大汗时,可经皮肤丢失大量低渗液体,如发热患者的体温每升高 1.5 ℃,其皮肤的不感蒸发每天约增加 500 mL。

2. 对机体的影响　本型高钠血症因以失水为主,造成细胞外液减少,渗透压增高。结果导致:①直接刺激口渴中枢产生渴感而寻求饮水,这是机体重要的代偿保护机制;②可促使水分从细胞内液向细胞外液大量转移,以致细胞脱水和细胞内液丢失最多(图 4-2);③能反射性地激活 RAAS,使醛固酮分泌增加。同时,刺激渗透压感受器,引起 ADH 分泌增多,从而明显增强肾小管对水、钠的重吸收,从不同途径有助

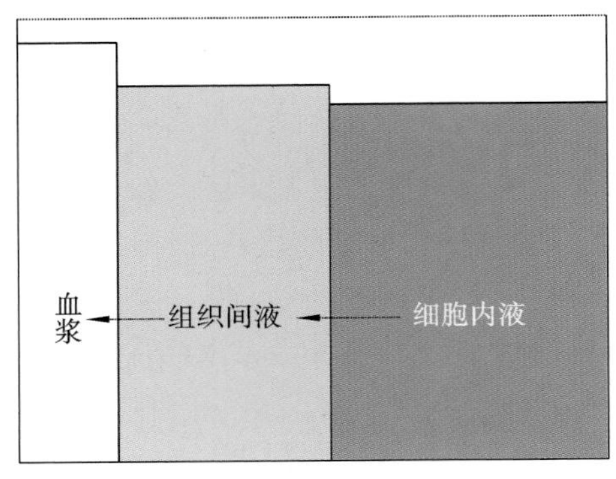

图 4-2　高渗性脱水体液分布变化示意图

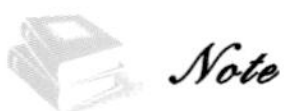

于血容量的恢复。因此，患者可出现口渴、尿少、尿相对密度增高，甚至脱水热（小儿）以及烦躁、嗜睡、肌肉抽搐、昏迷等脑细胞重度脱水所致的神经精神症状。

3. 防治的病理生理基础

（1）积极防治原发病，消除病因。

（2）合理应用输液疗法，视病情采取饮水、静脉滴注5%葡萄糖溶液等措施，脱水基本纠正时可适量补充生理盐水，防止细胞外液转为低渗状态。

（3）在输入葡萄糖溶液时应注意速度，避免加重心脏负荷，尤其是老年人、儿童及心脏病患者，补液速度不宜过快过多。

（三）血钠浓度在正常范围的细胞外液容量减少——等渗性脱水

等渗性脱水（isotonic dehydration）是指体液中的钠与水按血浆中比例丢失的一种水、钠代谢紊乱。其特征为血清 Na^+ 浓度为130～150 mmol/L，血浆渗透压为280～310 mOsm/L，伴细胞外液容量减少。

1. 原因与发病机制

1）经肾丢失

（1）急性肾功能衰竭的多尿期：由于肾小管功能减弱，可从尿液中丢失大量的水、Na^+。

（2）一些以肾小管损害为主的慢性肾脏疾病：如失盐性肾炎时，肾小管对醛固酮缺乏正常的反应性，故重吸收 Na^+ 减少。

2）肾外丢失　肾外丢失水、Na^+ 最常见的原因是剧烈呕吐、腹泻所致的等渗消化液大量的丢失。其次是胸腔积液、腹腔积液的大量形成、积聚难以为机体所利用。再次是大面积烧伤时，创面血浆大量外渗等。

2. 对机体的影响　细胞外液容量不足时主要使循环血量减少，若轻度不足（细胞外液＜500 mL）可通过兴奋交感神经，激活RAAS，使血管紧张素Ⅱ（AGT-Ⅱ）升高和ADH分泌增多，肾小管对 Na^+、水的重吸收相应增多，以维持循环血容量。若重度不足，则会超出机体的代偿限度，出现明显脱水征以及血压下降、尿量减少、头晕目眩、外周循环衰竭等症状。如不及时处理，则可通过不感蒸发继续丢失水分而转变为高渗性脱水；如只补水分而不补钠盐，又可转变为低渗性脱水。

3. 防治的病理生理基础

（1）防治原发病：积极控制，去除出血、呕吐、腹泻等原因。

（2）合理输液：轻度者可适量口服生理盐水加以纠正。重度者应以静脉输入生理盐水为主，并适当输入5%葡萄糖溶液。继发休克者则及时按休克处理原则进行抢救。

以上三种类型的脱水，若不及时处理或处理不当，则可以相互转化。例如，呕吐、腹泻使消化液丢失可引起等渗性脱水，若等渗性脱水不及时治疗，经皮肤和肺继续丢失水分，可转变为高渗性脱水；如只补水分而不补钠盐，又可转变为低渗性脱水。三种类型脱水的比较见表4-2。

表4-2　三种类型脱水的比较

项　目	低渗性脱水	高渗性脱水	等渗性脱水
发病原因	失水＜失钠	失水＞失钠	水、钠等比例丢失
发病机制	细胞外液低渗，以细胞外液丢失为主	细胞外液高渗，以细胞内液丢失为主	细胞外液等渗，以细胞外液丢失为主
血清 Na^+ 浓度	130 mmol/L以下	150 mmol/L以上	130～150 mmol/L
血浆渗透压	＜280 mOsm/L	＞310 mOsm/L	280～310 mOsm/L
口渴	早期无、重度脱水有	明显	有
脱水貌	明显	早期不明显	明显

【护考提示】三种类型的体液容量减少的比较。各类型脱水的主要发病原因。

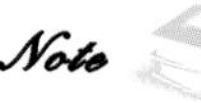

续表

项　　目	低渗性脱水	高渗性脱水	等渗性脱水
外周衰竭	早期可发生	轻症无	早期不明显
血压	易降低	正常、重度者降低	易降低
尿量	正常、重度者减少	减少	减少
主要表现和影响	脱水体征、休克、脑细胞水肿	口渴、尿少、脑细胞脱水	口渴、尿少、脱水体征、休克
治疗	补充生理盐水或3%NaCl溶液	以补充水分为主	补充低渗盐水

二、水肿

水肿(edema)是指过多的液体在组织间隙或体腔中积聚。水肿不是独立的疾病，而是多种疾病常见的一种病理过程，临床上，将过多的体液在体腔中积聚称为积水(hydrops)或积液，如胸腔积液、腹腔积液、心包积液、脑室积液等。往往表现为血钠浓度正常，细胞内液无明显增多。水肿液来自血浆，因而水肿是等渗液的积聚，一般不伴有细胞水肿。

根据水肿波及的范围可把水肿分为全身性水肿和局部性水肿。同时也可根据水肿的发生部位冠以器官或组织的名称来命名，如脑水肿、肺水肿、视神经乳头水肿、声门水肿、皮下水肿等。另外水肿也常按其原因来命名，如肾性水肿、肝性水肿、心源性水肿、营养不良性水肿、淋巴性水肿、炎性水肿等。

(一) 水肿的发生机制

组织间液的更新及量的恒定依赖于机体对体内外和血管内外液体交换平衡的精密调节。这种平衡是维持体液容量与组织液容量相对恒定的生理基础。这种平衡失调或破坏均可引发水肿。

1. 血管内外液体交换平衡失调　生理状态下，决定血浆和组织间液液体交换的因素一方面有毛细血管流体静压(即毛细血管血压)、组织间液胶体渗透压，其主要作用是促进组织间液的生成；另一方面是血浆胶体渗透压、组织间液流体静压，主要作用是促进组织间液的重吸收。血管内外液体交换维持动态平衡主要是通过这两方面的压力差，在压力差的作用下，有少量血管内液体滤出进入组织间隙。正常时，这部分液体经淋巴回流又重新回到血液循环，从而保持组织液生成和回流的动态平衡。淋巴回流具有很强的生理代偿作用，不仅能及时将略多生成的组织液从淋巴系统回流入血，防止组织间隙内的液体积聚。同时，还同步运走了从毛细血管漏出的蛋白质和大分子物质，有效地避免了组织间液胶体渗透压的增高，维持了组织液的正常回流。任何原因使有效滤过压过高以致细胞间液生成过多且超过淋巴回流量时，均可导致血管内外液体交换失调，这是局部性和全身性水肿发生的基本机制(图 4-3)。

(1) 毛细血管流体静压增高：从有效滤过压的构成要素来看，毛细血管流体静压增高可直接加大有效流体静压与有效滤过压，使组织间液生成增多，一旦超过淋巴回流的代偿能力，即可引起水肿。这种情况常见于静脉压升高，因此，心力衰竭、肿瘤组织压迫静脉等均可因增高静脉压而导致水肿。

(2) 血浆胶体渗透压降低：血浆胶体渗透压主要由血浆清蛋白的含量来决定，当蛋白质合成障碍(如肝硬化)、蛋白质丢失过多(如肾病综合征)和蛋白质分解代谢增强(如肺结核病、恶性肿瘤)等原因造成血浆清蛋白含量减少时，可相继通过血浆胶体渗透压下降，有效滤过压增高，组织液生成过多，淋巴回流失代偿等，促成水肿的发生。

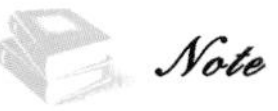

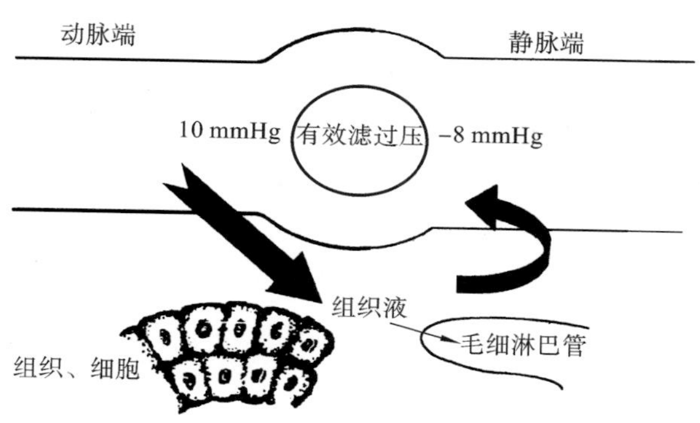

图 4-3　正常时血管内外液体交换示意图

（3）毛细血管壁通透性增大：正常时毛细血管内外之所以能形成很大的胶体渗透压梯度以参与维持组织液生成与回流之间的动态平衡，主要原因在于其只允许微量蛋白质滤出。当毛细血管受到各种致炎因素（感染、烧伤、冻伤等）直接损害，或经它们致炎时所产生的炎质介质（组胺、激肽类）作用时，则可使其管壁通透性增大，血浆蛋白滤出明显增多（可达 30～60 g/L），不仅可迅速降低毛细血管内的血浆胶体渗透压，而且可明显升高组织间液胶体渗透压，结果使有效胶体渗透压降低，组织液生成显著大于回流，超过淋巴回流代偿而引发水肿。

（4）淋巴回流受阻：正常的淋巴回流可及时将略多生成的组织液及其所含蛋白质运回血液循环，并可在组织液生成增多时发挥代偿性回流的作用。因此，当肿瘤组织压迫淋巴管或丝虫成虫堵塞主要淋巴管，使淋巴回流受阻时，可形成淋巴性的水肿。

2. 体内外液体交换平衡失调——钠、水潴留　体内外液体交换的平衡主要依赖于肾脏。肾脏通过肾小球滤过与肾小管重吸收之间的平衡来维持体内的钠、水平衡和细胞外液恒定的溶液量。当球-管平衡失调时，体内即可产生钠、水潴留。这是水肿发生的重要因素。

（1）肾小球滤过率（GFR）下降：当 GFR 下降时，即便肾小管重吸收维持正常，也会逐步引起钠、水潴留。临床上造成 GFR 下降的常见原因如下：①广泛的肾小球病变可降低 GFR，引发钠、水潴留。②有效循环血量明显减少。如充血性心力衰竭时，有效循环血量减少，除直接减少肾血流量外，还可反射性地使交感-肾上腺髓质系统兴奋，RAAS 激活，使入球小动脉收缩，肾血流量进一步减少，从不同环节导致 GFR 降低，钠、水潴留形成。

（2）近曲小管重吸收钠、水增多。

①肾小球滤过分数（GFF）增高：GFF 增高是肾内物理因素作用的结果，常见于充血性心力衰竭或肾病综合征。这时由于有效循环血量减少，肾血流重分布，原本减少的肾血流量大多流经出球小动脉比入球小动脉收缩更为显著的髓旁肾单位，导致 GFR 相对增高，GFF 增加，使得流过肾小球的血液因较多的无蛋白滤液生成原尿而相应浓缩，进入肾小管周围毛细血管内可造成血浆胶体渗透压升高，流体静压下降，近曲小管对钠、水的重吸收增多。

②心房钠尿肽分泌减少：心房钠尿肽（atrial natriuretic polypeptide，ANP）是一种肽类激素，具有很强的利尿利钠作用。正常时在心房内分泌细胞颗粒中储存，它的分泌和释放受血容量、血压等因素的影响。如有效循环血量减少时，可降低心房牵张感受器的兴奋性，抑制 ANP 的分泌与释放，促使近曲小管重吸收钠、水，有利于钠、水潴留的形成。

（3）远曲小管和集合管重吸收钠、水增多。

①醛固酮分泌增加：醛固酮的作用在于促使远曲小管和集合管重吸收 Na^{+}，因而是引发钠、水潴留的一个重要因素。当肝细胞功能障碍使醛固酮灭活减少，或有效循环血量不足（如充血性心力衰竭）使 RAAS 激活时，均可引起醛固酮分泌增多，促进机体保钠保水。

②ADH 分泌增加：ADH 具有促进远曲小管和集合管重吸收水的作用。很明显，ADH 分泌增

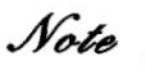

多,有利于钠、水潴留形成。造成 ADH 分泌增多的原因如下:一方面是有效循环血量减少时,对左心房和胸腔大血管容量感受器的刺激减弱,可使 ADH 分泌增多。另一方面是 RAAS 激活后,AGT-Ⅱ水平增高,导致醛固酮分泌增加,远曲小管对 Na^+ 的重吸收增多,血浆晶体渗透压升高,直接刺激下丘脑渗透压感受器而使 ADH 大量释放。

(4) 肾血流重分布:近髓肾单位重吸收钠、水的能力较强。当有效循环血量减少时,可通过反射性兴奋交感神经和激活 RAAS,增加肾素和 AGT 含量,引起正常时从皮质肾单位流经的大量肾血流转移至近髓肾单位,使之对钠、水的重吸收大大增加。

总之,各类水肿的发生是上述因素先后或同时协同作用的结果。必须依据不同的病情,认真分析,对因治疗。

(二) 常见的几种水肿

1. 心源性水肿 心源性水肿(cardiac edema)常见于心力衰竭。一般是指起源于右心衰竭的一种全身性水肿。它的主要发病机制如下。

(1) 钠、水潴留:钠、水潴留对心源性水肿的发生至关重要,多见于全心衰竭。当全心衰竭时,心输出量的锐减和肾血流量的减少,可激活 RAAS,使醛固酮和 ADH 分泌增多,钠、水潴留形成,导致心源性水肿。

(2) 体静脉回流障碍:右心衰竭时,心输出量减少,血液淤滞在体循环静脉内,直接造成毛细血管流体静压增高,有效流体静压增大,组织液大量生成,可引发心源性水肿,较早在患者肢体下垂部出现。同时,静脉压升高,可妨碍淋巴液正常回流,使水肿因组织液的不断积聚而加重。

(3) 血浆蛋白减少:右心衰竭造成胃肠道及肝脏慢性淤血,血浆蛋白直接因蛋白质合成代谢障碍和钠、水潴留后的稀释作用而减少。结果使血浆胶体渗透压明显下降,组织液生成显著增多进而促发水肿。

2. 肝性水肿 肝性水肿(hepatic edema)是指一种因严重肝脏疾病(肝硬化、急性重型肝炎)所引起的全身性水肿。它以腹腔积液形成为特征,其发生机制主要如下。

(1) 肝静脉回流障碍:晚期肝硬化造成的弥漫性结节增生和肝假小叶大量生成,可明显压迫、扭曲或闭塞肝静脉,使肝淋巴液生成过多,直接从肝脏表面漏入腹腔,形成腹腔积液,严重时甚至可经横膈膜漏入胸腔。

(2) 门静脉高压形成:肝静脉回流障碍后,一方面可直接升高肝血窦内压,另一方面可在门静脉与肝动脉之间形成交通支。两者从不同途径引起门静脉高压形成,肠系膜淋巴液生成增多而产生腹腔积液。

(3) 低蛋白血症:门静脉系统回流受阻所致的胃肠道慢性淤血,造成体内蛋白质消化、吸收障碍,加上肝细胞受损时清蛋白的合成减少和腹腔积液中血浆蛋白的大量积聚,可使患者血浆蛋白浓度降低,血浆胶体渗透压下降而不断加重腹腔积液的程度。

(4) 钠、水潴留:为大量腹腔积液形成的直接结果。大量腹腔积液引起的有效循环血量减少,GFR 降低,可激活 RAAS,促使醛固酮和 ADH 分泌增多,肾小管重吸收钠、水增加,导致钠、水潴留。

3. 肾性水肿 肾性水肿(renal edema)是指原发于肾功能障碍的一种全身性水肿,有肾病性水肿和肾炎性水肿之分。

(1) 肾病性水肿:见于肾病综合征。在临床上具有大量蛋白尿、重度水肿、高脂血症与高胆固醇血症和低蛋白血症等特征。其发生的机制在于:①肾小球滤过膜通透性增高,造成蛋白质从尿液中大量丢失,血浆蛋白显著降低,因有效胶体渗透压的锐减,组织液生成过多,出现严重水肿。②积聚组织间隙内的大量水肿液因难以被机体利用,导致有效循环血量减少和 GFR 降低。通过激活 RAAS,继发性地引起钠、水潴留,加重水肿。

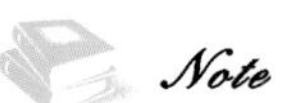

(2) 肾炎性水肿:见于急、慢性肾小球肾炎。其发生机制如下:①急性肾小球肾炎时,肾小球滤

过膜广泛的炎性病变使得滤过面积急剧减少，GFR 明显降低，引起钠、水潴留。同时，钠、水潴留对血浆蛋白的稀释作用又可降低血浆胶体渗透压，进一步促进水肿。②慢性肾小球肾炎时，肾单位进行性破坏，晚期时健存的肾单位过小，肾小球滤过面积严重减少，使 GFR 锐减继发水肿。

4. 脑水肿　脑水肿(brain edema)是指脑组织液体含量增多引起脑容量增大、重量增加的一种病理过程。常见于颅脑损伤、脑血管疾病、颅内占位性病变等。临床上以剧烈头痛、恶心呕吐和视乳头水肿构成"高颅压综合征"三大主征。严重时可出现意识障碍、昏迷，甚至死亡等。它的发生机制分别介绍如下。

(1) 血管源性脑水肿(vasogenic cerebral edema)：通常作为颅内肿瘤、感染、创伤和脑血管意外伴发症而多见。其好发部位为脑白质区，主要机制在于受细菌毒素、氧自由基、血管活性介质(组胺、羟色胺)等病因的损害性作用，病变区毛细血管通透性增高，形成所谓"血脑屏障开放"现象，致使大量富含蛋白质的液体积聚在脑白质区的组织间隙内，形成本型脑水肿。

(2) 细胞中毒性脑水肿(cytotoxic cerebral edema)：常见于急性脑缺氧、糖尿病、水中毒等，好发于灰质、白质的脑细胞。其发生机制如下：①因严重缺氧造成 ATP 生成减少，脑细胞膜钠泵功能障碍或氧自由基直接损伤脑细胞膜，以致细胞内 Na^+ 浓度增高而引起脑水肿。②高容量性低钠血症时，细胞外液低渗，可促使水分在脑细胞中积聚而产生脑水肿。

(3) 间质性脑水肿(interstitial cerebral edema)：见于先天性或后天性阻塞性脑积水。例如，神经胶质细胞增生堵塞大脑导水管，使得脑脊液循环障碍，在脑室中大量积聚，以致脑室内压剧增，室管膜通透性增大，脑脊液向脑室外白质渗透，引起间质性脑水肿。

(三) 水肿的表现特征及其对机体的影响

1. 水肿的表现特征

(1) 水肿的皮肤特征：皮下水肿是全身或局部水肿的一个重要体征。明显的皮下水肿，可见水肿区皮肤苍白、肿胀，皱纹浅平，温度较低，弹性较差，手指按压可有凹陷，经久不易复原，故有凹陷性水肿之称。实际上，这种水肿发生之前，已有组织液的生成增多(即隐性水肿)，由于这些增多的组织液与组织间隙中的胶原纤维和凝胶基质相互结合而呈凝胶状态，因此，可流动性液体增加并不明显，皮肤也无凹陷性水肿的体征。水肿程度可达原体重的 10%，故临床上判断这种水肿可定期测量体重。

(2) 全身性水肿的分布特点：不同原因引起的全身性水肿有不同的特点，心源性水肿早期患者，直立位时在胫前和踝部，仰卧位时在骶部先出现凹陷性水肿，这是因为重力使远心部位毛细血管流体静压增高更为显著，以及组织间隙的游离水易向下垂部流动有关。晚期严重时可波及全身。肝性水肿以腹腔积液为主(可伴有不同程度的下肢水肿)。主要与肝硬化使肝脏组织结构改变有关。肾性水肿先表现为晨起眼睑或颜面部水肿。与该部位组织疏松、皮肤薄、伸展度大、易容纳水肿液有关。

【护考提示】
全身性水肿的分布特点；水肿液的性状及特点。

(3) 水肿液的性状：水肿液为等渗液，根据其蛋白质含量的不同，可将其分为漏出液和渗出液。

①漏出液(transudate)特点：水肿液的相对密度低于 1.018；蛋白质的含量低于 30 g/L；细胞数少于 500/100 mL。

②渗出液(exudate)特点：水肿液的相对密度高于 1.018；蛋白质的含量高于 30 g/L。渗出液是由毛细血管通透性增高所致，多见于炎性水肿。

2. 水肿对机体的影响

(1) 有利方面：①减轻心脏负荷。如全身性水肿时，过多的体液聚积于组织间隙，直接避免了因血容量过度增大，容量(前)负荷增加对心功能产生的不利影响。②有助于机体抗损伤。如炎性水肿时，所产生的渗出液可发挥稀释毒素，吸附有害物质，输送抗体或药物，防止病原菌和有利于吞噬细胞游走等综合作用，来增强机体的抗损伤能力。

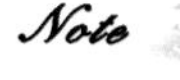

(2) 不利方面:①组织细胞营养障碍。水肿形成后,积聚在组织间隙的大量液体,使细胞与毛细血管之间的距离拉大,营养物质在细胞之间的弥散效率降低,不利于维持组织细胞的正常营养状态。②器官组织功能障碍。主要见于急速发展的重度水肿和重要生命器官的水肿。如重度脑水肿可使颅内压增高,甚至形成脑疝危及生命。喉头水肿可导致气道阻塞,严重时出现窒息死亡等。

(四) 水肿防治的病理生理基础

(1) 治疗原发病,消除病因:如心源性水肿,应以防治心力衰竭的发生为主,除应用强心药物外,还需使用利尿剂和适当限制钠盐摄入。断肢再植术后,应在肿胀的再植肢体上沿皮纹作多处切口,以减轻肢体水肿,提高其成活率。

(2) 运用不同药物加强利尿,同时注意保持水、电解质代谢平衡和酸碱平衡。

(3) 水肿患者卧床时,应更加注意预防压疮的发生和感染。

三、水中毒

水中毒(water intoxication)为高容量性低钠血症。水中毒是指水的摄入过多,超过神经内分泌系统的调节和肾脏的排水能力,导致大量的水分潴留,细胞内液、细胞外液容量扩大,并伴有血钠浓度降低的体液容量过多的病理过程。其特点为细胞外液容量明显增多,血钠浓度<130 mmol/L,血浆渗透压<280 mOsm/L,且体钠总量正常或增多。

(一) 原因与发病机制

1. 肾排水功能障碍 如急性肾功能衰竭少尿期及慢性肾功能衰竭晚期,肾排水功能严重损害,一旦入水量控制不严,增加水负荷,则易导致水中毒。

2. 重度低容量性低钠血症 患者体内细胞内液已明显增多,若再大量补水而未补钠,很易转化为水中毒。

3. ADH 分泌过多 一些恶性肿瘤(如肺癌、胰腺癌)、肺疾病(肺结核、肺脓肿)、中枢神经系统疾病(脑肿瘤),某些药物(吗啡、氯磺丙脲)及应激反应(疼痛、情绪应激)等均可引起 ADH 大量分泌,肾小管对水的重吸收明显增多,从而形成水潴留。此时若再过多摄水,则会促发典型的水中毒。

(二) 对机体的影响

水中毒时呈低渗状态的细胞内液、细胞外液容量均增多,不仅在细胞外使血液稀释,形成稀释性低钠血症,而且,在细胞内造成水分过多聚集,产生细胞内水肿,尤其是脑水肿加重时可导致颅内压升高,出现头痛、恶心、呕吐、记忆力下降、神志不清、嗜睡、昏迷甚至死亡等。

(三) 防治的病理生理基础

1. 积极防治原发病 严格限制一些患者(如急性肾功能衰竭少尿期患者、慢性肾功能衰竭晚期患者)的摄水量。应用正确的输液方法治疗重度水中毒患者。

2. 合理限水和补液 轻度患者可采取停止或限制摄水量的方式治疗。重度患者应严格禁水和使用甘露醇、呋塞米等利尿剂等措施治疗,必要时可输入高渗盐水。

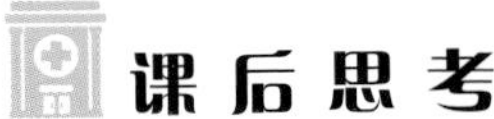

直通护考
在线答题

水肿和水中毒有什么区别?两者基本病因分别是什么?

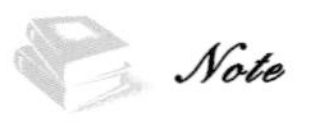

第三节　钾代谢紊乱

钾代谢紊乱主要是指细胞外液中 K^+ 浓度，尤其是血清 K^+ 浓度的异常变化，包括低钾血症和高钾血症。

一、低钾血症

低钾血症(hypokalemia)是指血清 K^+ 浓度低于 3.5 mmol/L。缺钾是指细胞内钾的缺失或体内钾的总量减少。两者常可同时发生，但有时也可分别出现。

(一) 病因与发病机制

1. 钾摄入减少　主要见于不能进食(胃肠道梗阻、昏迷)、禁食(胃肠道手术后)及长期输液未予补钾者，由于其在饮食中摄钾不足，而肾脏又不断排钾，可引起低钾血症。

2. 钾丢失过多　钾丢失过多是低钾血症的最主要原因。

(1) 经胃肠道丢失：当剧烈呕吐、严重腹泻、胃肠减压、肠瘘形成时，可经胃肠道丢失大量含钾的消化液，加上此时钾的吸收减少，使血钾浓度降低。

(2) 经皮肤丢失：汗液中 K^+ 浓度为 5～10 mmol/L，大量出汗时亦能丢失较多的 K^+，若未及时补充可引发低钾血症。

(3) 经肾丢失：①长期应用排钾利尿剂(如噻嗪类、呋塞米等)，可抑制肾小管重吸收 Cl^-、Na^+，使 K^+ 随尿排出增多。②渗透性利尿。如急性肾功能衰竭多尿期，患者肾小管原尿中尿素、肌酐等增多，可产生渗透性利尿作用，使尿 K^+ 排出明显增加。③肾小管性酸中毒时，肾小管上皮细胞排 H^+ 减少，使得 Na^+-K^+ 交换增强，尿 K^+ 丢失增多。④盐皮质激素过多。原发性高醛固酮血症时，醛固酮分泌过多，促使机体保钠保水，尿 K^+ 排出过多。

3. 钾分布异常　主要原因如下：①碱中毒时，血浆 H^+ 浓度降低，细胞内外 H^+-K^+ 交换，H^+ 出细胞，K^+ 入细胞，使血钾浓度降低。②大量使用胰岛素。由于每合成 1 g 糖原，需同时动员 0.5 mmol的 K^+ 进入细胞，所以在大剂量使用胰岛素治疗糖尿病时，可将大量的 K^+ 动员进入细胞，引起血钾浓度下降。③甲亢时，甲状腺素能过度激活 Na^+-K^+-ATP 酶，引起细胞摄 K^+ 过多而引发低钾血症。

【护考提示】发生低钾血症的血清 K^+ 浓度及常见原因。

(二) 对机体的影响

低钾血症对机体的影响程度取决于血清 K^+ 降低的速度、程度和持续时间。一般情况下，血清 K^+ 降低速度越快，或血清 K^+ 浓度越低，对机体的影响越大。但这不包括慢性失钾者。

1. 对神经、肌肉的影响　主要是降低神经-肌肉兴奋性，使患者出现四肢无力、肌张力降低，腱反射减弱或消失，以下肢肌肉为甚，且伴有肠蠕动减弱，肠鸣音减少和腹胀。严重时可发生弛缓性麻痹、麻痹性肠梗阻，甚至因呼吸肌麻痹而致死等。

这些临床表现的发生机制如下：神经-肌肉细胞的兴奋性是由静息膜电位(Em)和阈电位(Et)之间的距离来决定。

急性低钾血症时，$[K^+]_e$(细胞外液 K^+ 浓度)迅速降低，$[K^+]_i$(细胞内液 K^+ 浓度)因细胞内 K^+ 来不及外逸而尚无改变。细胞内、外 K^+ 浓度差增大，$[K^+]_i/[K^+]_e$ 值增高，细胞内 K^+ 外流增多，静息膜电位绝对值增大，与阈电位的距离(Em-Et)加大，以致神经-肌肉细胞兴奋性降低，逐步处于超极化阻滞(hyperpolarized blocking)状态。

慢性低钾血症时，因 $[K^+]_e$ 降低较慢，并可不断得到从细胞内逸出的 K^+ 的补充，故

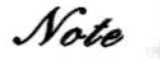

$[K^+]_i/[K^+]_e$值变化不大,对神经-肌肉兴奋性的影响较小。

2. 对心脏的影响 低钾血症对心脏的损害作用主要在于可引发多种心律失常(如窦性心动过速、期前收缩、房室传导阻滞等),严重时甚至发生心室颤动。它们的发生机制与血清 K^+浓度降低所致的心肌电生理异常变化有关(图 4-4)。

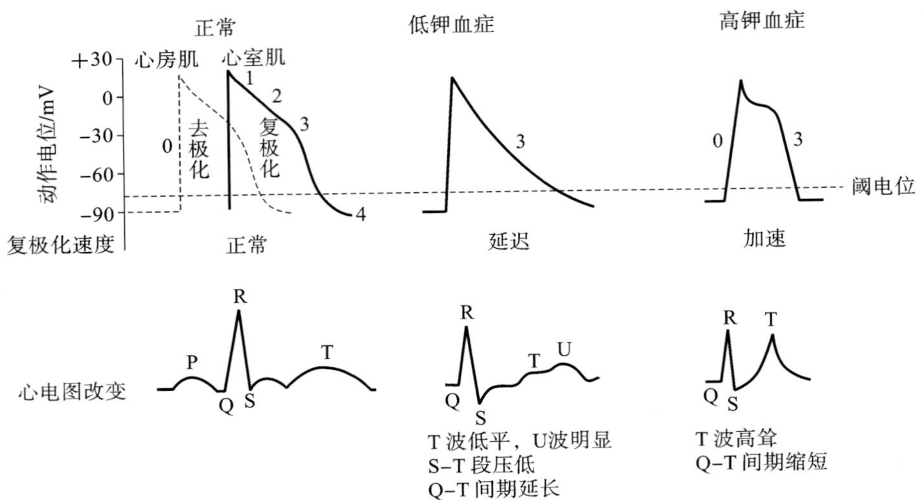

图 4-4 血清 K^+浓度对心肌细胞膜电位及心电图的影响

(1)心肌兴奋性增高:低钾血症引起$[K^+]_e$降低,心肌细胞膜的钾电导下降,对 K^+的通透性降低,细胞内 K^+外流减少,Em-Et 间距缩小,兴奋所需的阈刺激变小,心肌兴奋性升高。

(2)心肌自律性增高:$[K^+]_e$下降时,心肌细胞膜对 K^+的通透性降低,K^+外流减少,Na^+或 Ca^{2+}内流增加,自律细胞自动除极加快,心肌自律性增高。

(3)心肌传导性降低:低钾血症时可使心肌细胞 Em 上移和 Em-Et 间距减小,造成动作电位 0 期除极化速度减慢,峰电位减小,心肌传导性降低。

(4)心肌收缩性变化:轻度低钾血症时,心肌细胞复极 2 期 K^+外流减少,Ca^{2+}内流加速,$[Ca^{2+}]_i$升高较快,通过兴奋-收缩耦联使心肌收缩性增强。重度低钾血症时,心肌细胞内缺钾,其组织结构因代谢活动障碍而被破坏,以致心肌收缩性降低。

低钾血症时心肌电生理活动异常,反映在心电图上则具有 P-R 间期延长,QRS 复合波增宽(提示传导性降低),S-T 段压低(提示 2 期 Ca^{2+}内流加速);T 波低平增宽,U 波明显,Q-T 间期延长(提示 3 期 K^+外流减慢)及早搏(提示自律性增高)等特征。

3. 对肾脏的影响 见于慢性低钾血症。肾脏长期缺钾使集合管和远曲小管上皮细胞损害,对 ADH 反应性降低,造成病变的肾小管重吸收 Na^+、水减少,尿浓缩功能障碍,出现多尿、夜尿和低相对密度尿等。

4. 对酸碱平衡的影响 低钾血症可致碱中毒。其机制在于血钾浓度降低一方面造成细胞内、外 K^+-H^+交换,K^+出细胞,H^+入细胞。另一方面可使肾小管上皮细胞内 K^+浓度下降,H^+浓度增高,以致 K^+-Na^+交换减弱,H^+-Na^+交换增强,结果使血浆 H^+浓度下降,出现代谢性碱中毒。此时,患者尿液 H^+浓度增加而呈酸性,称为反常性酸性尿(paradoxical acidic urine)。

【护考提示】
发生低钾血症时的主要的临床表现及补钾原则。

(三)防治的病理生理基础

(1)积极治疗原发病,去除病因。除注意使患者有正常饮食外,还应注意限制钠的摄入,以免进一步增加钾从肾的排出量。

(2)适当补钾。能进食者应尽可能口服补钾,严重低钾血症者可静脉补钾。轻度低钾血症者,应尽早恢复进食含钾丰富的食物来纠正低钾。重度低钾血症者,首选口服补钾,每日口服氯化钾 40

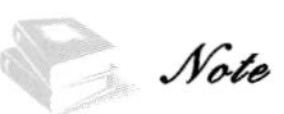

～120 mmol 为宜。若病情严重或不能口服，可采用静脉滴注补钾，但必须以低浓度（20～40 mmol/L）、低滴速（每小时 10～20 mmol）、见尿量（当日尿量大于 500 mL）、有心电图监护为原则。特别要注意只有在肾功能良好时才能进行静脉补钾。若伴随镁离子的不足，应先补镁才能有效补钾。

（3）注意患者的酸碱平衡。伴有碱中毒的患者，应使用 KCl；对有代谢性酸中毒的患者先使用 KCl，血清 K^+ 浓度上升后，可使用 $KHCO_3$，可有助于纠正酸中毒。

（4）护理人员应鼓励患者进食含钾丰富的食物；静脉补钾时应注意严格核对补钾的量、浓度及滴速；防止渗漏，保护血管；密切观察患者的尿量、生命体征、神经肌肉的表现、心电图和血清钾浓度等，做好记录，防止医源性高钾血症的发生。

二、高钾血症

高钾血症（hyperkalemia）是指血清 K^+ 浓度高于 5.5 mmol/L。确诊时应注意排除因静脉穿刺不当或血标本溶血所致的假性高钾血症（pseudo hyperkalemia）。

（一）原因与发病机制

1. 钾摄入过多　临床上多见于给肾功能欠佳者静脉输入含钾溶液；过多、过快地静脉滴注库存血液；误将钾盐做静脉推注等所致的血清 K^+ 浓度升高。一般在肾功能正常的情况下，因高钾饮食引起的高钾血症十分罕见。

2. 肾排钾减少　肾排钾减少是导致高钾血症的最主要原因。

（1）肾功能衰竭：以急性肾功能衰竭少尿期最多见，此时 GFR 显著降低，肾小管排钾功能明显障碍，故无尿患者的血清 K^+ 浓度可以每日增高 0.7 mmol/L。

（2）长期应用保钾利尿剂：如安体舒通可通过竞争性阻断醛固酮的作用，抑制肾远曲小管和集合管排 K^+，促成体内钾潴留和高钾血症。

（3）肾上腺皮质功能不全：如 Addison 病或低醛固酮血症时，醛固酮分泌明显减少，肾小管保钠排钾功能减弱，可引起血清 K^+ 浓度增高。

3. 细胞内 K^+ 大量逸出细胞外

（1）大量溶血与严重组织损伤：如输入异型血造成大量溶血；大面积烧伤或挤压综合征使组织细胞大量破坏，均可直接引起细胞内的 K^+ 大量逸出，升高血清 K^+ 浓度。

（2）组织缺氧：组织缺氧使细胞 ATP 生成减少，细胞膜钠泵功能障碍，细胞 Na^+-K^+ 交换减弱，细胞外 K^+ 增多。

（3）酸中毒：$[H^+]_e$ 升高，不仅可促使细胞内外 K^+-H^+ 交换，细胞内 K^+ 外逸增多，而且可使肾小管 Na^+-H^+ 交换增强，Na^+-K^+ 交换减弱，尿 K^+ 排出减少，导致血清 K^+ 浓度增高。

（4）胰岛素缺乏与高血糖：糖尿病患者体内胰岛素不足，糖原合成减弱，K^+ 进入细胞减少。同时高血糖使血浆渗透压升高，水分从细胞内液转移至细胞外液，$[K^+]_i$ 增高，可促进 K^+ 从细胞内外逸，两者均可促成血清 K^+ 浓度升高。

（二）对机体的影响

1. 对神经肌肉的影响　骨骼肌的兴奋性随高钾血症的程度而相应变化。轻度时，肌肉兴奋性增高，出现肌肉轻度震颤，手足感觉异常（如刺痛）。重度时，肌肉兴奋性明显降低甚至消失，出现四肢无力，腱反射减弱、消失，甚至弛缓性麻痹，可波及呼吸肌。其发生机制如下：急性轻度高钾血症时，$[K^+]_e$ 升高；$[K^+]_i$ 变化不大，$[K^+]_i/[K^+]_e$ 值降低，Em 绝对值减小（即上移），Em-Et 间距变小，故肌肉兴奋性增高。重度高钾血症时，$[K^+]_e$ 明显升高，$[K^+]_i/[K^+]_e$ 值显著降低，Em 过小（接近 Et），Em-Et 间距几乎消失，快 Na^+ 通道失活，肌肉兴奋性明显降低甚至消失，处于除极化阻滞（depolarized blocking）状态。

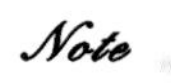

2. 对心脏的影响 同低钾血症一样,高钾血症可引起各种心律失常,尤其是一些致死性心律失常如心室颤动、心脏停搏等,已成为高钾血症对机体的最主要危害。它们的发生与高钾血症对心肌电生理特性的影响有关。

(1) 心肌兴奋性改变:与骨骼肌相似,即伴随高钾血症的程度而变化。当$[K^+]_e$轻度增高时,心肌细胞 Em 绝对值减小,Em-Et 间距缩小,心肌兴奋性增高。当$[K^+]_e$明显增高时,心肌细胞 Em 绝对值过小(已接近 Et),Em-Et 间距几乎消失,心肌兴奋性显著降低甚至消失,处于除极化阻滞状态。

(2) 心肌自律性降低:$[K^+]_e$增高时,心肌快反应自律细胞膜复极化后对 K^+ 通透性相应增大,4 期 K^+ 外流加快,Na^+ 内流减慢,自动除极化变慢,心肌自律性降低。

(3) 心肌传导性降低:$[K^+]_e$增高时,心肌细胞 Em 绝对值减小,Em-Et 间距缩小,0 期除极化减慢,峰电位减低,心肌传导性降低。

(4) 心肌收缩性降低:当$[K^+]_e$增高时,可抑制 2 期 Ca^{2+} 内流,心肌细胞内 Ca^{2+} 浓度降低,兴奋-收缩耦联障碍,心肌收缩性降低。

高钾血症时的心电图(ECG)特征主要包括:P-R 间期延长,R 波变低,QRS 复合波增宽(提示心肌传导性降低);T 波高耸,Q-T 间期缩短(提示 3 期 K^+ 外流加速,复极化增快,有效不应期缩短);P 波低平、增宽或消失(提示心房肌细胞动作电位降低)。心率减慢伴心律不齐甚至停搏,则是心肌自律性、传导性和兴奋性均降低的客观反映,它们构成了心搏骤停的异常电生理活动基础。

3. 对酸碱平衡的影响 高钾血症可引起酸中毒。这是因为血清 K^+ 浓度升高不仅可通过细胞内、外的 K^+-H^+ 交换,使 K^+ 入细胞,H^+ 出细胞,而且可使肾小管上皮细胞内 K^+ 浓度增高,H^+ 浓度降低,以致肾小管 K^+-Na^+ 交换增强,H^+-Na^+ 交换减弱。于是血浆 H^+ 浓度增高,引起代谢性酸中毒。此时患者尿液 H^+ 浓度降低而呈碱性,故称为反常性碱性尿(paradoxical alkaline urine)。

钾代谢紊乱的原因和其对机体的影响简要归纳于表 4-3。

表 4-3 钾代谢紊乱的原因和其对机体的影响

项目	低钾血症	高钾血症
钾的摄入	不足:禁食或不能进食;胃肠外给无 K^+ 溶液	过多:医源性过量,特别是肾功能不全时过快补给 K^+
钾的丢失	过多:呕吐、腹泻、肠瘘;使用保钠、渗透性利尿剂;肾功能不全、间质性肾疾病;醛固酮增多	减少:肾疾病或肾功能衰竭;肾上腺皮质功能不全;保钾利尿剂的使用
钾分布异常	碱中毒、胰岛素治疗等引起细胞外液中 K^+ 转移入细胞内	酸中毒、洋地黄药物的使用、严重缺氧、溶血及严重组织细胞损伤引起细胞内 K^+ 逸出细胞外
肌肉	软弱无力、软瘫、呼吸肌麻痹	肌肉震颤、肌肉软弱、肌痛、弛缓性麻痹
心肌自律性	增高	降低
心肌兴奋性	增高	轻度:增高;重度:降低
心肌传导性	降低	降低
心肌收缩性	增高	降低
心电图	P-R 间期延长;QRS 综合波增宽;S-T 段压低;T 波低平、U 波明显;Q-T 间期延长	P 波低、宽;P-R 间期延长;QRS 综合波增宽;T 波高耸;Q-T 间期缩短
临床表现	心率加快、心律不齐或发生心室颤动	心律失常、心室颤动甚至心脏停搏
酸碱平衡	继发代谢性碱中毒(酸性尿)	继发代谢性酸中毒(碱性尿)
消化道	肠蠕动减弱、腹胀、麻痹性肠梗阻	肠绞痛、腹泻
治疗	治疗原发病、口服补钾	注射 Ca^{2+}、Na^+ 拮抗高钾,给胰岛素、葡萄糖降血钾

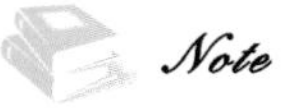

（三）防治的病理生理基础

（1）防治原发病，及时去除病因。

（2）降低血清 K^+ 浓度。

①静脉滴注葡萄糖和胰岛素，促使 K^+ 进入细胞。同时可静脉输入 $NaHCO_3$ 溶液，通过升高血浆 pH 值，达到促 K^+ 入细胞的目的。

②口服阳离子交换树脂，加速肠道排 K^+；进行腹膜透析以经腹膜排 K^+；或经血液透析来降低血清 K^+ 浓度。

（3）拮抗高 K^+ 对心肌的毒性作用：可静脉输入钙剂（如葡萄糖酸钙）和钠剂（如乳酸钠或 $NaHCO_3$ 溶液），发挥 Ca^{2+}、Na^+ 对 K^+ 的拮抗效应，使高 K^+ 对心肌的毒性作用减轻或消除。

课后思考

直通护考
在线答题

1. 名词解释：高渗性脱水、低渗性脱水、等渗性脱水、水肿、高钾血症、低钾血症。
2. 比较三种类型脱水的特点。
3. 引起钠、水潴留的原因是什么？
4. 补钾的原则有哪些？
5. 低钾血症和高钾血症各引起何种酸碱平衡紊乱？其机制如何？

（赵　茹）

Note

第五章　酸碱平衡紊乱

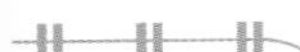

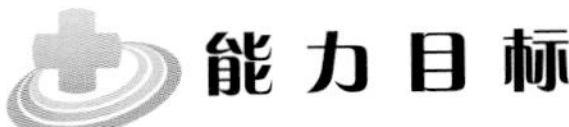

1. 掌握：酸碱平衡常用检测指标变化的意义；各种单纯型酸碱平衡紊乱的概念、代偿调节及其对机体的影响。

2. 熟悉：各种酸碱平衡紊乱的原因；酸碱平衡紊乱的判断方法。

3. 了解：混合型酸碱平衡紊乱的分类、原因与特点；各种酸碱平衡紊乱的防治原则。

本章 PPT

导言

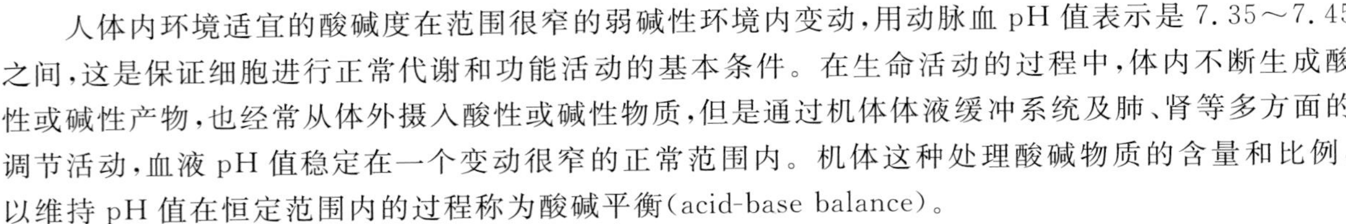

人体内环境适宜的酸碱度在范围很窄的弱碱性环境内变动，用动脉血 pH 值表示是 7.35～7.45 之间，这是保证细胞进行正常代谢和功能活动的基本条件。在生命活动的过程中，体内不断生成酸性或碱性产物，也经常从体外摄入酸性或碱性物质，但是通过机体体液缓冲系统及肺、肾等多方面的调节活动，血液 pH 值稳定在一个变动很窄的正常范围内。机体这种处理酸碱物质的含量和比例，以维持 pH 值在恒定范围内的过程称为酸碱平衡(acid-base balance)。

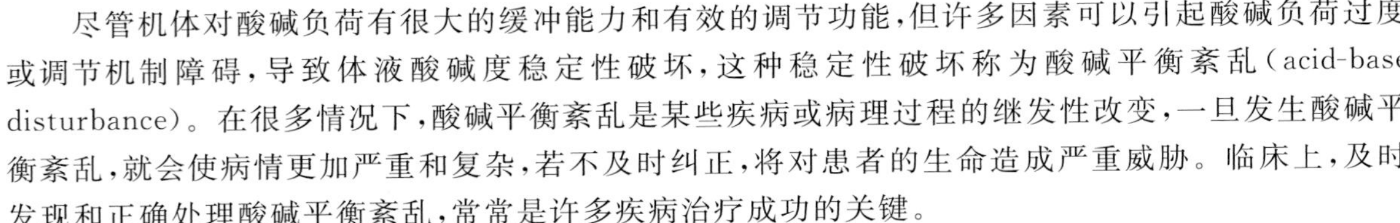

尽管机体对酸碱负荷有很大的缓冲能力和有效的调节功能，但许多因素可以引起酸碱负荷过度或调节机制障碍，导致体液酸碱度稳定性破坏，这种稳定性破坏称为酸碱平衡紊乱(acid-base disturbance)。在很多情况下，酸碱平衡紊乱是某些疾病或病理过程的继发性改变，一旦发生酸碱平衡紊乱，就会使病情更加严重和复杂，若不及时纠正，将对患者的生命造成严重威胁。临床上，及时发现和正确处理酸碱平衡紊乱，常常是许多疾病治疗成功的关键。

近年来，由于对酸碱平衡理论认识的不断深入，血气分析等诊疗技术的不断提高，酸碱平衡的判断已成为临床日常诊疗的基本手段。

第一节　酸碱平衡及其调节

一、酸与碱的概念及其来源

(一) 酸与碱的概念

在生物化学反应中，凡能释放 H^+ 的化学物质称为酸，如 HCl、H_2SO_4、H_2CO_3 和 NH_4^+ 等；凡能接受 H^+ 的化学物质称为碱，如 OH^-、HCO_3^-、SO_4^{2-}、NH_3 等。

(二) 体液中酸性物质、碱性物质的来源

体液中的酸性物质或碱性物质主要是细胞在物质代谢过程中产生的，少量来自食物和药物。在普通膳食条件下，机体所产生的酸性物质比碱性物质多，故临床上酸中毒较多见。

Note

1. 酸性物质的来源　酸性物质主要来自体内代谢产生的挥发酸和非挥发酸(固定酸)。

(1) 挥发酸:挥发酸即碳酸,是机体在代谢过程中产生最多的酸性物质。糖、脂肪和蛋白质氧化分解的终产物 CO_2 与 H_2O 在碳酸酐酶(carbonic anhydrase,CA)催化下生成碳酸(H_2CO_3),H_2CO_3 在肺转变成 CO_2 排出体外,故称之为挥发酸。

(2) 非挥发酸:除 H_2CO_3 以外的酸性物质不能变成气体由肺呼出,只能经肾随尿排出体外,称为非挥发酸或固定酸。非挥发酸主要来源于蛋白质的分解,如:含硫氨基酸(蛋氨酸、胱氨酸及半胱氨酸等)分解生成的硫酸;含磷化合物(磷蛋白、磷脂及核酸等)分解生成的磷酸;嘌呤类化合物分解生成的尿酸;糖、脂肪代谢过程中产生的多种有机酸(丙酮酸、乳酸、β-羟丁酸和乙酰乙酸等)。

机体有时还会摄入一些酸性物质,包括服用酸性药物,如氯化铵、水杨酸等,这成为体内酸性物质的另一来源。

2. 碱性物质的来源　碱性物质主要来源于食物中含有的有机酸盐,如枸橼酸钠、苹果酸钠等,其次来源于机体在代谢过程中所产生的碱性物质,如 HCO_3^-、氨基酸脱氨基所产生的氨等。

二、机体对酸碱平衡的调节

机体不断生成或摄取酸性物质、碱性物质,但体液的 pH 值不会发生明显变化,这是因为机体通过血液缓冲系统、肺和肾调节酸碱平衡来维持 pH 值的稳定。细胞外液的 pH 值主要取决于 $[HCO_3^-]/[H_2CO_3]$ 的值,当 $[HCO_3^-]/[H_2CO_3]$ 的值为 20∶1 时,pH 值为 7.4。

(一) 血液缓冲系统的调节

所谓血液缓冲系统是指由弱酸(缓冲酸)及其相对应共轭碱(缓冲碱)组成的混合溶液。血液缓冲系统的组成包括:①血浆缓冲对:$NaHCO_3/H_2CO_3$、Na_2HPO_4/NaH_2PO_4、NaPr/HPr。②红细胞中的缓冲对:$KHCO_3/H_2CO_3$、K_2HPO_4/KH_2PO_4、KPr/HPr、$KHbO_2/HHbO_2$。血液缓冲系统的作用是通过接受 H^+ 或释放 H^+,将强酸或强碱变成弱酸或弱碱,减轻 pH 值变动的程度。血液缓冲系统的调节特点为调节迅速,但维持短暂。

(二) 肺的调节作用

肺通过改变呼吸运动的频率和幅度来调节肺泡通气量,进而调节 CO_2 的排出量,使血浆中 $[HCO_3^-]/[H_2CO_3]$ 的值维持在正常范围,以保持血液 pH 值稳定。这种调节的特点是作用快,数分钟即可启动,效能最大,约 30 min 达到高峰。

1. 呼吸运动的中枢调节　延髓呼吸中枢化学感受器对动脉血二氧化碳分压($PaCO_2$)的变化非常敏感,$PaCO_2$ 升高可增加脑脊液 H^+ 的含量,兴奋呼吸中枢,使呼吸加深、加快,从而使 CO_2 由肺排出增多,血浆中 H_2CO_3 浓度相应降低,保持 pH 值正常。但 CO_2 对呼吸中枢的兴奋作用是有限度的,当 $PaCO_2$ 超过 80 mmHg(10.7 kPa)时,呼吸中枢受抑制产生"CO_2 麻醉"(carbon dioxide narcosis),使肺通气减少,丧失上述的调节功能。

2. 呼吸运动的外周调节　主动脉体和颈动脉体的外周化学感受器可感受动脉血氧分压(PaO_2)、血 pH 值和 $PaCO_2$ 的刺激。当 PaO_2 降低、pH 值减少或 $PaCO_2$ 升高时,通过外周化学感受器反射性兴奋呼吸中枢,使呼吸加深、加快,增加 CO_2 排出量。

(三) 肾的调节作用

肾主要通过排酸、保碱作用来调节血浆 HCO_3^- 的含量,以维持血浆中 pH 值的相对稳定(图 5-1)。肾排酸、保碱的重要环节包括:①$NaHCO_3$ 重吸收:肾小管上皮细胞生成和排泌 H^+ 或 NH_3,甚至排出 K^+,与原尿中的 Na^+ 进行交换(H^+-Na^+ 交换、NH_4^+-Na^+ 交换、K^+-Na^+ 交换),而重吸收 $NaHCO_3$ 回流入血。若 $[H^+]$ 增高时,肾小管上皮细胞碳酸酐酶活性增强,肾小管重吸收 $NaHCO_3$

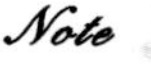

增多，从而使血浆[HCO_3^-]增高。②磷酸盐的酸化：肾小管上皮细胞排泌的 H^+ 与肾小管滤液中的 Na_2HPO_4（碱性）结合，形成的 NaH_2PO_4（酸性）随尿液排出体外。当尿液 pH 值降至 4.8 时，滤液中的碱性磷酸盐已全部酸化，难以增加 H^+ 的排泄，因此其缓冲作用是有限的。③NH_4^+ 的排泄：肾小管上皮细胞排泌的 H^+ 与其排泌的 NH_3 结合形成 NH_4^+ 随尿液排出体外，NH_4^+ 生成与排出具有 pH 值依赖性，它的排出量随着酸中毒的加重而增多。

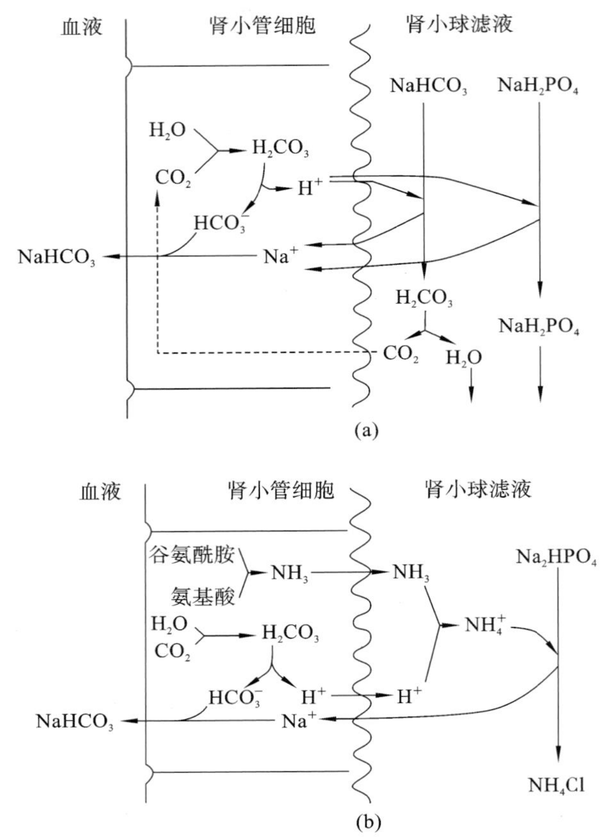

图 5-1　肾对酸碱平衡的调节

一般尿液的 pH 值与血浆的变化相同，而正常人终末尿的 pH 值在 4.4～8.2 范围内变动（平均为 6.0）。终末尿 pH 值降至 4.8 时，[HPO_4^{2-}]/[$H_2PO_4^-$]的比值由原尿的 4∶1 降至 1∶99，可见肾能排出过多的酸以维持体液 pH 值在正常范围内。

酸碱平衡紊乱时肾的调节特点是作用强大而持久，但发挥作用较慢，因此其不仅对慢性酸碱平衡紊乱有调节作用，对代谢性酸碱平衡紊乱和呼吸性酸碱平衡紊乱也可发挥作用。

（四）组织细胞对酸碱平衡的调节

机体组织细胞主要通过细胞内、外离子交换对酸碱平衡进行调节，如 H^+-K^+ 交换、H^+-Na^+ 交换，红细胞、肌细胞和骨组织细胞均能发挥这种作用。如酸中毒时，细胞外液 H^+ 可弥散入细胞内，细胞内 K^+ 则移出细胞外，使细胞外液 H^+ 浓度降低，但常导致血清 K^+ 浓度升高；碱中毒时则相反，会导致血清 K^+ 浓度降低。由此可见，酸碱平衡紊乱与钾代谢之间有着密切的联系。组织细胞的缓冲能力较强，3～4 h 即可发挥作用，其缺点是可导致高钾血症。Cl^--HCO_3^- 的交换也很重要。Cl^- 自由交换阴离子，当 HCO_3^- 浓度升高时，机体通过加强 Cl^--HCO_3^- 交换促使 HCO_3^- 排出。

直通护考
在线答题

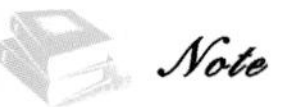

第二节　酸碱平衡的常用检测指标及其意义

一、pH 值

pH 值与 H^+ 浓度均是表示溶液酸碱程度的常用指标，pH 值为 H^+ 浓度的负对数值。正常人动脉血 pH 值为 7.35～7.45，平均为 7.4，相当于[H^+]为 35～45 mmol/L。血浆 pH 值可反映酸碱平衡紊乱的性质、程度与代偿状况。pH 值<7.35 为失代偿性酸中毒，pH 值>7.45 为失代偿性碱中毒。若 pH 值为 7.35～7.45，则有三种可能性：①酸碱平衡正常；②代偿性酸碱平衡紊乱，机体通过代偿调节，可使 pH 值恢复至正常范围；③混合型酸碱平衡紊乱。

二、动脉血二氧化碳分压

动脉血二氧化碳分压（$PaCO_2$）是指物理溶解于动脉血浆中的 CO_2 分子所产生的张力，正常值为 4.39～6.25 kPa（33～46 mmHg），平均值为 5.32 kPa（40 mmHg）。$PaCO_2$ 乘以 CO_2 的溶解系数等于血浆 H_2CO_3 浓度（1.2 mmol/L），因此血浆 H_2CO_3 浓度与 $PaCO_2$ 成正比。

测定 $PaCO_2$ 可了解肺泡通气量的情况，通常 $PaCO_2$ 与肺泡通气量成反比。通气过度，$PaCO_2$ 降低，[H_2CO_3]相应下降；反之，通气不足，$PaCO_2$ 升高，[H_2CO_3]相应增高。故 $PaCO_2$ 是反映呼吸性酸碱平衡紊乱的重要指标。临床上，$PaCO_2$>46 mmHg 时，表示 CO_2 潴留，见于呼吸性酸中毒或代偿后的代谢性碱中毒；$PaCO_2$<33 mmHg 时，表示 CO_2 呼出过多，见于呼吸性碱中毒或代偿后的代谢性酸中毒。

三、标准碳酸氢盐和实际碳酸氢盐

标准碳酸氢盐（standard bicarbonate，SB）是指全血在标准条件下，即 $PaCO_2$ 为 40 mmHg、温度为 38 ℃、血红蛋白氧饱和度为 100%，测得的血浆 HCO_3^- 的量。实际碳酸氢盐（actual bicarbonate，AB）是指隔绝空气条件下，在实际 $PaCO_2$、体温和血氧饱和度条件下测得的血浆 HCO_3^- 的浓度。SB 经标准化测定，已消除了呼吸因素的影响，因此 SB 是判断代谢性因素引起酸碱平衡紊乱的重要指标，而 AB 受呼吸和代谢双重因素的影响，在判断酸碱平衡紊乱时，可与 SB 结合在一起分析。正常人 AB＝SB，均为 22～27 mmol/L，平均值为 24 mmol/L。临床上，AB 与 SB 均增高，表明有代谢性碱中毒；AB 与 SB 均降低，表明有代谢性酸中毒。若 AB>SB，表明有 CO_2 潴留，见于呼吸性酸中毒或代偿后的代谢性碱中毒；若 AB<SB，表明 CO_2 呼出过多，见于呼吸性碱中毒或代偿后的代谢性酸中毒。

四、缓冲碱

缓冲碱（buffer base，BB）是指血液中一切具有缓冲作用的负离子碱的总和，包括血浆和红细胞中的 HCO_3^-、Hb^-、HbO_2^-、Pr^- 和 HPO_4^{2-} 等。正常值为 45～52 mmol/L，平均值为 48 mmol/L。BB 也是反映代谢因素的指标。代谢性酸中毒时，BB 减少；代谢性碱中毒时，BB 升高。慢性呼吸性酸碱平衡紊乱时，经肾代偿调节，BB 可出现继发性升高或降低。

五、碱剩余

碱剩余（base excess，BE）是指在标准条件下，用酸或碱滴定全血至 pH 值为 7.4 时所需的酸或碱

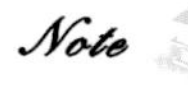

的量(mmol/L)。若用酸滴定使血液 pH 值达到 7.4,则反映被测血液中的碱过多,BE 用正值表示;若需用碱滴定,说明被测血液碱缺失,BE 用负值表示。全血 BE 正常值为－3.0～＋3.0 mmol/L,BE 也是一个反映代谢性因素的指标。代谢性酸中毒时,BE 负值增加;代谢性碱中毒时,BE 正值增加。在慢性呼吸性酸中毒或碱中毒时,BE 也可代偿性升高或降低。

以上指标均可通过血气分析仪测得。

六、阴离子间隙

阴离子间隙(anion gap,AG)是指血浆中未测定阴离子(UA)与未测定阳离子(UC)的差值,即 AG＝UA－UC,AG 是近年来受到广泛重视的酸碱平衡的检测指标(图 5-2)。

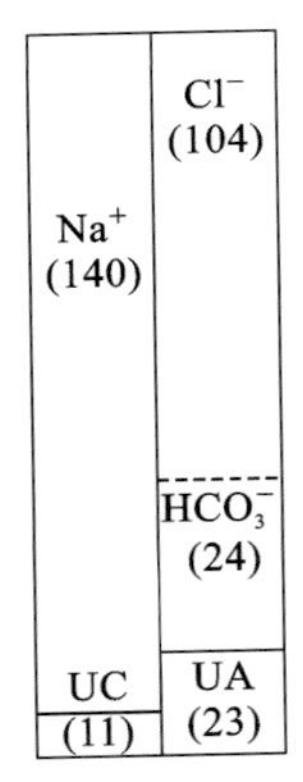

图 5-2　血浆阴离子间隙示意图

直通护考
在线答题

Na^+ 占血浆阳离子总量的 90%,代表可测定阳离子。HCO_3^- 和 Cl^- 占血浆阴离子总量的 85%,代表可测定阴离子。血浆未测定阳离子(UC)包括 K^+、Ca^{2+} 和 Mg^{2+};血浆未测定阴离子(UA)包括 Pr^-、HPO_4^{2-}、SO_4^{2-} 和有机酸根阴离子。正常时血浆中阳离子与阴离子总量相等,均为 151 mmol/L,从而维持电荷平衡。

即　$$[Na^+]+UC=[HCO_3^-]+[Cl^-]+UA$$

则从图 5-2 可知阴离子间隙为:

$$\begin{aligned} AG &= UA-UC \\ &= [Na^+]-[HCO_3^-]-[Cl^-] \\ &= (140-24-104)\,mmol/L = 12\ mmol/L \end{aligned}$$

AG 正常范围为 10～14 mmol/L。AG 是反映血浆中固定酸根含量的指标,当 HPO_4^{2-}、SO_4^{2-} 和有机酸根阴离子增加时,AG 增大,提示有代谢性酸中毒。AG 的测定对区分不同类型的代谢性酸中毒和诊断混合型酸碱平衡紊乱有重要意义。

第三节　单纯型酸碱平衡紊乱

单纯型酸碱平衡紊乱最为常见,根据其原发改变分为以下四种类型。

一、代谢性酸中毒

案例 5-1

代谢性酸中毒(metabolic acidosis)是指细胞外液 H^+ 增加或 HCO_3^- 丢失引起 pH 值减小,以血浆 HCO_3^- 原发性减少为特征,是临床上最常见的酸碱平衡紊乱类型。根据 AG 的变化情况,又可分为 AG 增大型(血氯正常型)代谢性酸中毒和 AG 正常型(高血氯型)代谢性酸中毒两类。

(一) 原因和机制

1. AG 增大型代谢性酸中毒　AG 增大型代谢性酸中毒也称血氯正常型代谢性酸中毒,是指除含氯以外的任何一种固定酸血浆浓度增高时的代谢性酸中毒。其特点是血浆 HCO_3^- 减少,固定酸增多,Cl^- 含量正常,AG 增高。常见原因如下。

(1) 固定酸生成过多:①乳酸酸中毒:休克、心力衰竭、低氧血症、严重贫血、肺水肿等,均可导致组织细胞缺血、缺氧,产生大量乳酸,造成乳酸酸中毒。②酮症酸中毒:常见于糖尿病、严重饥饿、酒精中毒等。如严重饥饿时,机体动用大量脂肪供能,可引发酮症酸中毒。糖尿病时,因胰岛素不足使葡萄糖利用减少,脂肪加速分解,可生成大量酮体(β-羟丁酸、乙酰乙酸等),当超过外周组织氧化利用和肾脏排出能力时,可造成酮症酸中毒。

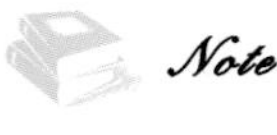

（2）肾排泄固定酸减少：急性和慢性肾功能衰竭晚期时，肾小球滤过率降低至正常值的 20%～25%或甚至更低，机体在代谢过程中过多生成的 SO_4^{2-}、HPO_4^{2-} 等不能充分由尿排出，其含量相应增多，致血中固定酸增加，AG 增大。

（3）固定酸摄入过多：过量服用阿司匹林等水杨酸类药物，使血浆中有机酸根阴离子增加。

2. AG 正常型代谢性酸中毒 AG 正常型代谢性酸中毒又称高血氯型代谢性酸中毒。此时，血浆 HCO_3^- 丢失过多，由重吸收的 Cl^- 来补充。其特点是 AG 正常，血浆 HCO_3^- 含量减少，血 Cl^- 含量增高。常见原因如下。

（1）消化道丢失 HCO_3^-：多见于严重腹泻、小肠与胆道瘘管等引起 $NaHCO_3$ 丢失，使血浆和原尿 HCO_3^- 含量下降，从而抑制近曲小管排泌 H^+ 和重吸收 HCO_3^-，增强对 Na^+ 和 Cl^- 的重吸收，使血 Cl^- 含量增高。

（2）肾丢失 HCO_3^-：①肾功能不全时，可使肾小管排泌 H^+ 和重吸收 HCO_3^- 减少；②肾小管性酸中毒时，由于受重金属（汞、铅）、药物（磺胺类）及遗传性缺陷等致病因素的影响，肾小管排泌 H^+ 或重吸收 HCO_3^- 功能障碍，血浆 H^+ 含量增高，Cl^- 的重吸收增多，大量 HCO_3^- 随尿排出，尿呈碱性（称为反常性碱性尿）；③长期或大量应用碳酸酐酶抑制剂，如过多服用乙酰唑胺，可抑制碳酸酐酶活性，使肾小管上皮细胞生成 H_2CO_3 减少，肾小管排泌 H^+ 和重吸收 HCO_3^- 减少。

（3）含氯盐类药物摄入过多：见于长期或大量服用氯化铵、盐酸精氨酸等药物，药物在代谢过程中生成 H^+ 和 Cl^-，引起血 Cl^- 含量增高。大量输入生理盐水，除可稀释 HCO_3^- 外，也可因生理盐水中 Cl^- 浓度高于血浆，引起 AG 正常型代谢性酸中毒。

（4）高钾血症：各种原因引起的细胞外液 K^+ 浓度增高时，细胞外 K^+ 与细胞内 H^+ 交换，引起细胞外 H^+ 含量增加，形成代谢性酸中毒。在肾远曲小管因排泌 K^+ 增多而排泌 H^+ 减少，尿液呈碱性，呈反常性酸性尿。

（二）机体的代偿调节

1. 血液缓冲系统的调节作用 代谢性酸中毒时，血液中增加的 H^+ 浓度可立即受到血液缓冲系统的缓冲，血浆 HCO_3^- 及缓冲碱消耗性减少，生成 H_2CO_3，可解离为 CO_2 由肺排出。

2. 肺的调节作用 血液中 H^+ 浓度增加或 pH 值减小，直接刺激颈动脉体和主动脉体化学感受器，反射性地引起呼吸中枢兴奋，使呼吸加深、加快。肺的代偿反应迅速，在数分钟内可使肺通气量明显增加，CO_2 排出增多，$PaCO_2$ 继发性降低，使 $[HCO_3^-]/[H_2CO_3]$ 值接近 20∶1，血液 pH 值变化不明显。

3. 肾的调节作用 除肾性原因外，对于其他任何原因所致的代谢性酸中毒，肾都可通过排酸、保碱来发挥代偿作用。代谢性酸中毒时，肾小管上皮细胞中碳酸酐酶和谷氨酰胺酶活性增高，肾小管排泌 H^+、排泌 NH_4^+ 和重吸收 HCO_3^- 增多，促进固定酸的排出和 HCO_3^- 重吸收，使 $[HCO_3^-]/[H_2CO_3]$ 值接近 20∶1。从尿中排出的 H^+ 增多，尿液呈酸性。但高血钾引起的酸中毒，患者排出碱性尿（反常性碱性尿）。肾的代偿作用较慢，需数小时后启动，3～5 天达到高峰。

4. 组织细胞对酸碱平衡的调节作用 酸中毒 2～4 h 后，细胞外液 H^+ 进入细胞内，被细胞内液缓冲系统所缓冲。与此同时，细胞内 K^+ 则移出细胞外，使血钾升高，并发高钾血症。

（三）常用指标的变化趋势

血浆 pH 值正常，为代偿性代谢性酸中毒；血浆 pH 值下降，为失代偿性代谢性酸中毒。原发性改变是 HCO_3^- 浓度降低，AB、SB、BB 均降低，BE 负值加大；继发性改变是 $PaCO_2$ 降低，AB<SB，血 $[K^+]$ 升高。

（四）对机体的影响

1. 心血管系统 对心血管系统的主要影响如下。①心肌收缩力降低：H^+ 浓度升高除使心肌代

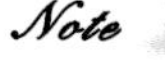

谢障碍外，还可通过减少心肌 Ca^{2+} 内流、减少肌质网 Ca^{2+} 释放和竞争性抑制 Ca^{2+} 与肌钙蛋白结合，使心肌收缩力减弱。②心律失常：酸中毒使细胞内 K^+ 外移，加之肾小管细胞排泌 H^+ 增加，排出 K^+ 减少，故血钾升高。高血钾可引起心律失常，严重时可发生心脏传导阻滞或心室颤动。③血管对儿茶酚胺的敏感性降低：H^+ 增多可使毛细血管前括约肌及微动脉平滑肌对儿茶酚胺的反应性降低，导致外周血管扩张，血压轻度降低。

2. 中枢神经系统 代谢性酸中毒时中枢神经系统功能障碍的主要表现是抑制，如反应迟钝、嗜睡等，严重者可出现昏迷。其发生与下列因素有关：①H^+ 增多抑制生物氧化酶类的活性，使氧化磷酸化过程减弱，ATP 生成减少，脑组织能量供应不足；②代谢性酸中毒时，脑内谷氨酸脱羧酶活性增高，抑制性神经递质 γ-氨基丁酸生成增多。

(五) 防治与护理原则

1. 预防和治疗原发病 及时去除发病原因，同时注意采取适量输液措施纠正水、电解质紊乱，尤其应防治高钾血症，恢复有效循环血量和改善肾功能。

2. 碱性药物的应用 轻症代谢性酸中毒患者可口服碳酸氢钠片，重症代谢性酸中毒患者可给予一定量的碱性药物对症治疗。对于 AG 正常型代谢性酸中毒患者，应给予碳酸氢钠溶液。

二、呼吸性酸中毒

呼吸性酸中毒(respiratory acidosis)是指 CO_2 排出障碍或吸入过多引起的 pH 值减小，以 $PaCO_2$(或血浆 H_2CO_3 浓度)原发性升高为特征的酸碱平衡紊乱。依据病程可分为急性呼吸性酸中毒和慢性呼吸性酸中毒两类。

(一) 原因和机制

1. CO_2 排出减少 以外呼吸通气障碍所致的 CO_2 排出受阻最为常见，可见于以下情况。①呼吸中枢抑制：见于颅脑损伤、脑炎、脑血管意外、麻醉药或镇静药使用过量，因呼吸中枢抑制使肺泡通气量减少，常引起急性 CO_2 潴留。②呼吸肌麻痹：见于病毒性脊髓灰质炎、脊神经根炎、重症肌无力、有机磷中毒、重度低钾血症或家族性周期性麻痹等，因呼吸动力不足而导致肺泡扩张受限，通气量减少，CO_2 排出减少。③呼吸道阻塞：见于喉头痉挛或水肿、溺水、异物堵塞气管等，因呼吸道严重阻塞，常引起急性 CO_2 潴留。④胸廓病变：见于胸部创伤、严重气胸、大量胸腔积液、胸廓畸形等，因胸廓活动受限而影响肺通气功能。⑤肺部疾病：见于肺炎、肺气肿、肺水肿、支气管哮喘和呼吸窘迫综合征等，广泛肺组织病变，肺泡通气量减少，CO_2 排出障碍。⑥呼吸机使用不当：通气量设置过少，使 CO_2 排出减少。

2. CO_2 吸入过多 CO_2 吸入过多少见，常发生在通气不良的环境中。如矿井塌陷等意外事故中，因空气中 CO_2 增多，机体吸入过多的 CO_2。

(二) 机体的代偿调节

呼吸性酸中毒由于起源于肺通气功能障碍，故肺常不能发挥有效代偿调节。HCO_3^- 对 H_2CO_3 也无缓冲能力，只能靠细胞和肾的调节。

1. 细胞内、外离子交换和细胞内缓冲的调节作用 该类调节作用为急性呼吸性酸中毒的主要代偿方式，但代偿调节能力十分有限，往往表现为失代偿状态。具体反应过程如下：①潴留的 CO_2 可迅速弥散入红细胞，在碳酸酐酶的催化下，CO_2 和 H_2O 生成 H_2CO_3，并解离为 H^+ 和 HCO_3^-，H^+ 主要被 Hb^- 和 HbO_2^- 缓冲，HCO_3^- 与血浆中的 Cl^- 交换释放入血，使血浆[HCO_3^-]有所增高，血[Cl^-]降低；②血浆中 CO_2 和 H_2O 生成 H_2CO_3，解离出 H^+ 和 HCO_3^-，使血浆[HCO_3^-]相应增高，有利于维持[HCO_3^-]/[H_2CO_3]值，具有一定的代偿作用；而 H^+ 与细胞内 K^+ 交换，进入细胞的 H^+ 被 Pr^- 缓冲，K^+ 外移使血[K^+]升高，继发高钾血症。但上述代偿调节难以维持[HCO_3^-]/[H_2CO_3]的正常

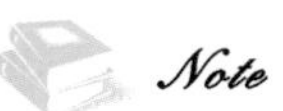

值，血浆 pH 值常常低于正常值。

2. 肾的调节作用　肾对酸碱平衡的调节较为缓慢，在急性呼吸性酸中毒时往往来不及发挥代偿作用，故肾的代偿是慢性呼吸性酸中毒的主要代偿方式。由于 $PaCO_2$ 和[H^+]升高，肾小管上皮细胞中的碳酸酐酶和谷氨酰胺酶活性增强，肾小管排泌 H^+、排泌 NH_4^+ 和重吸收 HCO_3^- 明显增多，导致酸性物质随尿排出体外，血浆[HCO_3^-]继发性增高，有时可使[HCO_3^-]/[H_2CO_3]值接近 20∶1，形成代偿性呼吸性酸中毒。

（三）常用指标的变化趋势

(1) 急性呼吸性酸中毒：CO_2 急剧潴留，肾来不及发挥代偿作用，[HCO_3^-]/[H_2CO_3]值减小，血浆 pH 值减小，为失代偿性呼吸性酸中毒。原发性改变时 $PaCO_2$ 升高，AB>SB；继发性改变时 SB 和 AB 均略升高，BB 和 BE 变化不大。

(2) 慢性呼吸性酸中毒：虽有 CO_2 潴留，但经肾充分代偿，可使[HCO_3^-]/[H_2CO_3]值接近或达到 20∶1，血浆 pH 值正常或略低，形成代偿性或失代偿性呼吸性酸中毒。原发性改变则 $PaCO_2$ 升高，AB>SB；继发性改变则 SB、AB 和 BB 均升高，BE 正值加大，血[K^+]升高。

（四）对机体的影响

呼吸性酸中毒对机体的影响与代谢性酸中毒相似，但它对中枢神经系统的危害更为突出，主要表现如下。

1. CO_2 对血管的直接舒张作用　由于脑血管壁无 α-受体，体内的 CO_2 可直接扩张脑血管，使脑血流量增加，颅内压及脑脊液压增高，引起持续性头痛，尤以夜间和晨起为甚。

2. 中枢神经系统功能障碍　高碳酸血症对中枢神经系统的影响，可出现多种精神神经系统功能异常。早期表现为头痛、视物模糊、疲乏无力、不安、焦虑等，晚期可见精神错乱、震颤、谵妄或嗜睡、昏迷等，即"CO_2 麻醉"，临床上称其为肺性脑病。其机制如下。①中枢酸中毒更明显：CO_2 为脂溶性的，急性呼吸性酸中毒时，血液中积聚的大量 CO_2 可迅速通过血脑屏障，而 H_2CO_3 为水溶性的，通过血脑屏障极为缓慢，使脑脊液 pH 值的减小更为明显，导致脑细胞发生水肿、变性、坏死。②脑血管扩张：CO_2 潴留可使脑血管明显扩张，脑血流量增加，引起颅内压和脑脊液压增高。③缺氧：CO_2 潴留往往伴有明显的缺氧。

（五）防治与护理原则

1. 改善肺泡通气功能　改善肺泡通气功能是防治呼吸性酸中毒的关键性措施。应针对病因处理，保持呼吸道通畅。如排除呼吸道异物、控制感染、解除支气管平滑肌痉挛以及使用呼吸机等。

2. 正确使用碱性药物　呼吸性酸中毒时应慎用碱性药物，尤其是在通气尚未改善前要严加控制。一般在通气改善后可慎重应用三羟甲基氨基甲烷（THAM，一种不含钠的有机碱）。一般不用碳酸氢钠，以免加重高碳酸血症和并发代谢性碱中毒。

三、代谢性碱中毒

代谢性碱中毒（metabolic alkalosis）是指细胞外液碱增多和（或）H^+ 丢失而引起 pH 值增大，以血浆 HCO_3^- 原发性增多为特征的酸碱平衡紊乱。根据使用生理盐水治疗是否有效，分为盐水反应型碱中毒和盐水抵抗型碱中毒两类。

（一）原因和机制

1. 盐水反应型碱中毒　其发生机制为低氯血症，用生理盐水治疗有效。

(1) 消化道丢失 H^+：见于频繁呕吐或胃液引流时，含丰富 HCl 的胃液大量丢失。

(2) 低氯性碱中毒：长期应用某些利尿剂（依他尼酸、呋塞米）能抑制肾小管髓袢升支对 Cl^- 的主动重吸收，使 Na^+ 和水的重吸收减少；到达远曲小管的尿液流速增加，促进远曲小管和集合管排泌

Note

H^+、排泌 K^+ 增加,重吸收 HCO_3^- 增多,Cl^- 随尿液大量排出,引起低氯性碱中毒。

2. 盐水抵抗型碱中毒 用生理盐水治疗盐水抵抗型碱中毒无效。

(1) 肾上腺皮质激素增多:见于原发性或继发性醛固酮增多症。醛固酮过多促使肾远曲小管和集合管 H^+-Na^+ 交换和 K^+-Na^+ 交换增加,HCO_3^- 重吸收增加,导致代谢性碱中毒及低钾血症。

(2) 碱性物质摄入过多:常为医源性,口服或输入过量 $NaHCO_3$ 可引起代谢性碱中毒。摄入乳酸钠和枸橼酸钠等有机酸盐,其在体内氧化代谢可产生碳酸氢钠。1 L 库存血中所含的枸橼酸钠约可产生 3 mmol HCO_3^-,故大量输入库存血,尤其在肾的排泄能力减退时,可引起代谢性碱中毒。

(3) 缺钾:机体缺钾时,细胞内 K^+ 外移以代偿血 K^+ 浓度降低,细胞外液 H^+ 移入细胞,造成细胞外液碱中毒和细胞内酸中毒。同时,因肾小管上皮细胞缺钾,使 K^+-Na^+ 交换减少,代之以 H^+-Na^+ 交换增强,H^+ 排出增多,HCO_3^- 重吸收增多,造成低钾性碱中毒。一般代谢性碱中毒尿液呈碱性,但在低钾性碱中毒时,由于肾排泌 H^+ 增多,尿液反而呈酸性,称为反常性酸性尿。

此外,肝功能衰竭时,尿素合成障碍,血氨过高也常导致代谢性碱中毒。

(二) 机体的代偿调节

1. 血浆缓冲系统的调节作用 代谢性碱中毒时,血浆缓冲系统中的弱酸可释放少量 H^+ 进行代偿,但其缓冲能力较弱。

2. 肺的调节作用 血浆 H^+ 浓度降低可抑制呼吸中枢,肺泡通气量降低,$PaCO_2$ 继发性升高,使 $[HCO_3^-]/[H_2CO_3]$ 值接近 20∶1。

3. 肾的调节作用 作用缓慢,3～5 天方可达到代偿高峰。代谢性碱中毒时,血浆 H^+ 浓度下降,使肾小管上皮细胞中的碳酸酐酶和谷氨酰胺酶活性降低,肾小管排泌 H^+、排泌 NH_4^+ 和重吸收 HCO_3^- 减少,血浆$[HCO_3^-]$继发性下降,尿液因 HCO_3^- 排出增多而呈碱性。但在低钾性碱中毒时,因肾小管上皮细胞缺钾使 K^+-Na^+ 交换减少,H^+-Na^+ 交换增强,尿液中 H^+ 增多,尿呈酸性,称为反常性酸性尿,这是缺钾性碱中毒的一个特征。

4. 组织细胞对酸碱平衡的调节作用 代谢性碱中毒时,细胞外液 H^+ 浓度降低,细胞内 H^+ 外移,而细胞外 K^+ 内移,使血 K^+ 浓度降低;同时肾小管上皮细胞排泌 H^+ 减少,H^+-Na^+ 交换减少,而 K^+-Na^+ 交换增强,故肾排泌 K^+ 增加导致低钾血症。

(三) 常用指标的变化趋势

血浆 pH 值正常或增大,分别提示代偿性代谢性碱中毒或失代偿性代谢性碱中毒。原发性改变时 HCO_3^- 浓度升高,AB、SB、BB 均升高,AB＞SB,BE 正值加大;继发性改变时 $PaCO_2$ 继发性升高,血$[K^+]$降低。

(四) 对机体的影响

1. 中枢神经系统兴奋 严重代谢性碱中毒患者常有烦躁不安、精神错乱、谵妄、意识障碍等兴奋的表现。因血浆 H^+ 浓度下降时,脑组织内 γ-氨基丁酸转氨酶活性增高,谷氨酸脱羧酶活性降低,导致 γ-氨基丁酸生成减少,对中枢神经系统抑制作用减弱。

2. 神经肌肉应激性增高 正常情况下,血浆钙是以游离钙与结合钙两种形式存在的,pH 值可影响两者之间的相互转变。Ca^{2+} 能稳定细胞膜电位,对神经肌肉的应激性有抑制作用。急性代谢性碱中毒时,血清总钙量可无变化,但游离钙浓度降低,造成神经肌肉应激性增高,表现为面部和肢体肌肉抽动、腱反射亢进、手足抽搐等症状。

3. 血红蛋白氧解离曲线左移 代谢性碱中毒时,氧解离曲线左移,血红蛋白(Hb)与 O_2 的亲和力增强,使流经组织内的 HbO_2 不易解离而释放 O_2,引发组织缺氧。

4. 低钾血症 代谢性碱中毒,血浆 H^+ 浓度降低时,经细胞内外 H^+-K^+ 交换,H^+ 排出细胞,K^+ 进入细胞,可直接降低血浆 K^+ 浓度。同时,肾小管上皮细胞排泌 H^+ 减少,出现 H^+-Na^+ 交换减弱

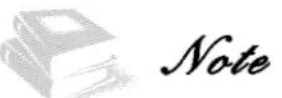

和 K^+-Na^+ 交换增强，尿 K^+ 排出增多，导致低钾血症。

（五）防治与护理原则

(1) 治疗原发病，积极去除代谢性碱中毒的病因与维持因素。

(2) 输生理盐水：对于盐水反应型碱中毒的轻症患者，只要输入生理盐水或葡萄糖盐水，可提高血氯，并促进 HCO_3^- 的排出，达到治疗代谢性碱中毒的目的。

(3) 给予含氯药物：对于严重的代谢性碱中毒患者，可给予少量含氯酸性药物，如 NH_4Cl 或 0.1 mmol/L 的 HCl，以消除代谢性碱中毒对人体的危害。

(4) 其他：①应用 KCl，适用于伴有高度缺钾者；②补充 $CaCl_2$，适用于因游离钙减少所致的手足抽搐者；③盐水抵抗型碱中毒者可应用乙酰唑胺(CA 抑制剂)促使肾小管排钠、排水，但对于全身性水肿，应慎用噻嗪类利尿剂，以免诱发碱中毒。

四、呼吸性碱中毒

呼吸性碱中毒(respiratory alkalosis)是指肺通气过度引起 $PaCO_2$ 降低、pH 值增大，以血浆 H_2CO_3 浓度原发性减少为特征的酸碱平衡紊乱。

（一）原因和机制

1. 低氧血症　进入高原时，吸入气中 PaO_2 降低，或肺炎、肺水肿等外呼吸障碍使 PaO_2 降低，缺氧刺激呼吸运动增强，CO_2 排出增多。

2. 肺部病变　实验研究表明，急性呼吸窘迫综合征(ARDS)、肺栓塞、肺炎等所致的呼吸性碱中毒，其发生机制除低氧血症作用外，还与肺牵张感受器和肺毛细血管旁感受器受刺激以致肺过度通气有关。

3. 呼吸中枢直接受刺激　呼吸中枢直接受刺激常见于：①中枢神经系统疾病，如脑炎、脑外伤、脑肿瘤等；②精神障碍，如癔症发作等；③某些药物，如水杨酸类药物等；④机体代谢旺盛，如高热、甲状腺功能亢进等。

4. 人工呼吸机使用不当　如通气量设置过大，使用时患者 CO_2 排出过多。

（二）机体的代偿调节

呼吸性碱中毒时，虽然 $PaCO_2$ 降低对呼吸中枢有抑制作用，但只要刺激肺通气过度的原因持续存在，肺的代偿调节作用就不明显。

1. 细胞内、外离子交换和细胞内缓冲作用　这是急性呼吸性碱中毒的主要代偿调节。由于血浆 H_2CO_3 浓度迅速降低，HCO_3^- 浓度相对升高，此时机体的代偿调节表现为：①H^+ 排出细胞外，与细胞外液中 HCO_3^- 结合生成 H_2CO_3，使血浆 H_2CO_3 浓度有所回升，而 HCO_3^- 浓度相应下降，同时，细胞外 K^+ 进入细胞内，继发低钾血症；②血浆 HCO_3^- 进入红细胞与细胞内 H^+ 生成 H_2CO_3，并解离为 CO_2 和 H_2O，CO_2 从红细胞中排出可提高血浆 H_2CO_3 浓度。在 HCO_3^- 进入红细胞时，有等量 Cl^- 从红细胞进入血浆，继发血 Cl^- 浓度增高，但上述代偿能力极为有限。

2. 肾的调节作用　急性呼吸性碱中毒时，肾来不及发挥代偿调节作用。慢性呼吸性碱中毒时，肾充分发挥其调节能力，表现为肾小管上皮细胞排泌 H^+ 减少、排泌 NH_4^+ 减少、重吸收 HCO_3^- 减少，尿液呈碱性。

（三）常用指标的变化趋势

(1) 急性呼吸性碱中毒：常为失代偿性，血浆 pH 值增大。原发性改变是 $PaCO_2$ 降低，AB＜SB；继发性改变是 SB 和 AB 略降低，BB 和 BE 基本不变。

(2) 慢性呼吸性酸中毒：根据肾的代偿程度，血浆 pH 值正常或升高，形成代偿性呼吸性酸中毒或失代偿性呼吸性酸中毒。原发性改变时 $PaCO_2$ 降低，AB＜SB；继发性改变时 SB、AB 和 BB 均降

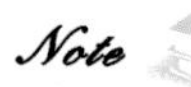

低，BE负值加大，血[K^+]减少。

（四）对机体的影响

呼吸性碱中毒对机体的损伤作用与代谢性碱中毒的相似，也可引起感觉异常、意识障碍、抽搐、低钾血症及组织缺氧。但急性呼吸性碱中毒引起的中枢神经系统功能障碍往往比代谢性碱中毒更明显，这除与碱中毒对脑细胞的损伤有关外，还与脑血流量减少有关。$PaCO_2$ 降低可使脑血管收缩痉挛，脑血流量减少。

（五）防治与护理原则

首先应积极治疗原发病和去除引起通气过度的原因，大多数呼吸性碱中毒可自行缓解。急性呼吸性碱中毒患者可采用吸入含5% CO_2 的混合气体，或用纸袋罩于患者口鼻使其再吸入呼出的气体以逐渐恢复其血浆 H_2CO_3 浓度；对精神性通气过度患者可使用镇静剂；有抽搐者可静脉内缓慢注射钙剂。

各种单纯型酸碱平衡紊乱常用指标血气参数变化见表5-1。

表5-1 各种单纯型酸碱平衡紊乱常用指标血气参数变化

类型		pH值	$PaCO_2$	SB	AB	BB	BE	K^+	Cl^-
代谢性酸中毒		↓(—)	↓	↓	↓	↓	↓	↑	↑(—)
呼吸性酸中毒	急性	↓	↑	↑(—)	↑(—)	(—)	(—)	↑	↓
	慢性	↓(—)	↑	↑	↑	↑	↑	↑	↓
代谢性碱中毒		↑(—)	↑	↑	↑	↑	↑	↓	↓
呼吸性碱中毒	急性	↑	↓	↓(—)	↓(—)	(—)	(—)	↓	↑
	慢性	↑(—)	↓	↓	↓	↓	↓	↓	↑

注：↑，升高；↓，降低；(—)，无变化。

直通护考
在线答题

第四节 混合型酸碱平衡紊乱

同一患者有两种或两种以上单纯型酸碱平衡紊乱类型同时并存，称为混合型酸碱平衡紊乱(mixed acid-base disorders)。混合型酸碱平衡紊乱较为复杂，只有在了解原发病的基础上结合血气分析结果，才能做出正确结论。临床上常见的混合型酸碱平衡紊乱类型见表5-2。

表5-2 临床上常见的混合型酸碱平衡紊乱类型

双重混合型酸碱平衡紊乱	三重混合型酸碱平衡紊乱
呼吸性酸中毒合并代谢性酸中毒	呼吸性酸中毒合并代谢性酸中毒加代谢性碱中毒
呼吸性酸中毒合并代谢性碱中毒	呼吸性碱中毒合并代谢性酸中毒加代谢性碱中毒
呼吸性碱中毒合并代谢性酸中毒	
呼吸性碱中毒合并代谢性碱中毒	
代谢性酸中毒合并代谢性碱中毒	

在临床上，以呼吸性酸中毒合并代谢性酸中毒和呼吸性酸中毒合并代谢性碱中毒较为常见。但是，在同一患者体内不可能同时发生 CO_2 过多又过少，故呼吸性酸中毒和呼吸性碱中毒不会同时

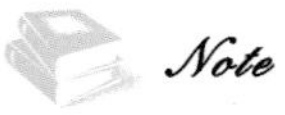

发生。

需要指出的是，无论是单纯型酸碱平衡紊乱还是混合型酸碱平衡紊乱，都不是一成不变的。随着疾病的发展、治疗措施的影响，原有的酸碱平衡紊乱可被纠正，也可能转变或合并为其他类型的酸碱平衡紊乱。因此，在诊断和治疗酸碱平衡紊乱时，一定要密切结合患者的病史，监测血浆 pH 值、$PaCO_2$ 及 H_2CO_3 含量的动态变化，综合分析病情，及时做出正确诊断和适当治疗。

课后思考

直通护考
在线答题

1. 名词解释：阴离子间隙、代谢性酸中毒、代谢性碱中毒、呼吸性酸中毒、呼吸性碱中毒、反常性酸性尿、反常性碱性尿、混合型酸碱平衡紊乱。
2. 简述机体酸碱平衡的调节机制。
3. 判断酸碱平衡的常用指标有哪些？这些指标的正常范围是多少？其有何意义？
4. 临床上检测某患者血液 pH 值正常，能否确定其无酸碱平衡紊乱，为什么？
5. 频繁呕吐会引起何种酸碱平衡紊乱，为什么？
6. 急性呼吸性酸中毒和慢性呼吸性酸中毒时的主要代偿调节方式有何异同？
7. 代谢性酸中毒对机体的主要影响有哪些？并阐述其机制。
8. 为什么呼吸性酸中毒时神经系统的功能紊乱较代谢性酸中毒时的明显？
9. 酸碱平衡紊乱和钾代谢的关系如何？

（唐忠辉）

第六章　发　　热

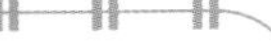

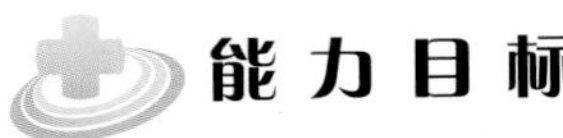

1. 掌握：发热的概念、原因及发生机制和各时相的热代谢特点。
2. 熟悉：发热时机体的代谢与功能变化。
3. 了解：发热的防治与护理原则。

导言

本章 PPT

癌性发热

第一节　发热的概念

发热(fever)是指在致热原作用下使体温调定点(set point)上移而引起的调节性体温升高。一般超过正常体温 0.5℃即为发热，也称为调节性体温升高。发热不是独立的疾病，而是许多疾病常见的病理过程和临床表现。在整个病程中，体温的变化对判断病情、评价疗效和估计预后均有重要的参考价值。

正常成年人体温维持于相对恒定的水平，一般正常腋下温度为 36.0～37.4 ℃，口腔温度为 36.7～37.7 ℃，直肠温度为 36.9～37.9 ℃，每昼夜波动上下幅度不超过 1 ℃。清晨 6 点体温最低，下午 4～6 点体温最高。人体温度存在性别、年龄差异。女性的平均体温略高于男性。由于体温调节障碍或散热障碍及产热器官功能异常等，体温调节机制不能将体温控制在与调定点相适应的水平上，故把这类体温升高称为过热(hyperthermia)，又称为非调节性体温升高。如甲状腺功能亢进、中暑、出血等。

在某些生理状态下也能出现体温升高，如剧烈运动时、女性排卵期、妊娠期、心理应激时等，这些属于生理性反应，故称为生理性体温升高。体温升高的类型如图 6-1 所示。

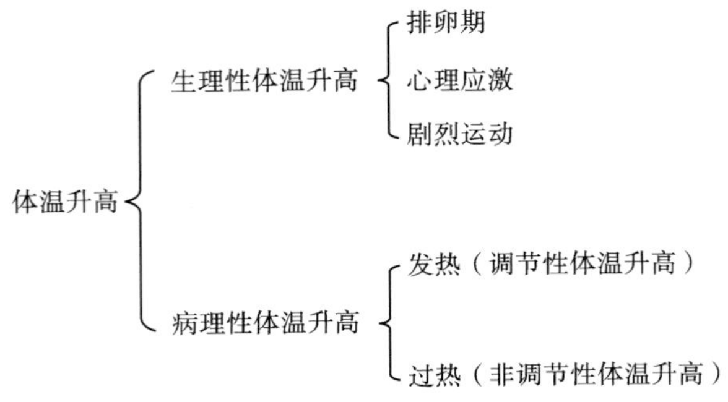

图 6-1　体温升高的类型

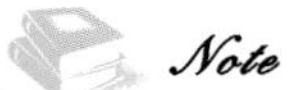

第二节　发热的原因及发生机制

通常把能引起人体或实验动物发热的物质称为致热原(pyrogen),致热原包括发热激活物和内生致热原。

一、发热激活物与内生致热原

凡能激活产内生致热原细胞产生和释放内生致热原的物质都称为发热激活物(pyrogenic activator),包括外源性致热原(exogenous pyrogen)和某些体内产物。发热激活物并不直接作用于下丘脑体温调节中枢,而是刺激产致热原细胞产生致热性细胞因子,作用于体温调节中枢引起发热,这些致热性细胞因子被称为内生致热原(endogenous pyrogen,EP)。

(一) 发热激活物

1. 外源性致热原　来源于体外的致热物质称为外源性致热原。由病原微生物引起的发热称为感染性发热。

(1) 细菌:革兰阴性菌(如伤寒杆菌、大肠杆菌、脑膜炎球菌、淋球菌等)和革兰阳性菌(如金黄色葡萄球菌、溶血性链球菌等)的菌体、代谢产物和毒素均是引起发热的激活物。最重要的是革兰阴性菌细胞壁中所含的脂多糖(LPS),也称内毒素(endotoxin,ET),它有极强的致热性。内毒素耐热性强(通常需 160 ℃,干热 2 h 才能将其彻底灭活),且在自然界分布极广,是血液制品和输液过程中的主要热源污染物。

(2) 病毒:病毒包膜中有脂蛋白或糖蛋白,实验证明其具有致热性。流感、麻疹、腮腺炎、风疹、流行性乙型脑炎、出血热、柯萨奇病毒及 SARS(严重急性呼吸综合征)病毒都含有脂蛋白或糖蛋白。

(3) 真菌:常见的有白色念珠菌、球孢子菌和新型隐球菌等,真菌的致热因素是全菌体及菌体内所含的荚膜多糖和蛋白质。

(4) 其他微生物:主要包括有立克次体、衣原体、钩端螺旋体等。这些微生物的胞壁中亦含有脂多糖,其致热性可能与此有关。

2. 体内产物

(1) 免疫复合物:实验证明,免疫复合物对产内生致热原的细胞有激活作用。

(2) 类固醇:体内某些类固醇代谢产物对人体有致热性,如睾酮的中间代谢产物(本胆烷醇酮)有致热作用。

(二) 内生致热原

(1) 白细胞介素-1(IL-1):主要由单核细胞、巨噬细胞、内皮细胞、成纤维细胞、星形胶质细胞等在发热激活物的作用下所产生的多肽类物质,它是一种糖蛋白,不耐热,70 ℃ 30 min 可丧失活性。

(2) 肿瘤坏死因子(TNF):主要由巨噬细胞、淋巴细胞等分泌的一种小分子蛋白质。它也不耐热,70 ℃ 30 min 可丧失活性。

(3) 干扰素(IFN):干扰素是一种具有抗病毒、抗肿瘤作用的蛋白质,主要由淋巴细胞、NK 细胞(自然杀伤细胞)、成纤维细胞等产生。IFN 可能是病毒感染发热的重要内生致热原,此外,IFN 还具有增强 TNF、增强 NK 细胞活性的作用。

(4) 白细胞介素-6(IL-6):IL-6 由单核细胞、淋巴细胞、内皮细胞和成纤维细胞等产生,IL-6 具有明显的致热活性,能引起各种动物的发热反应。

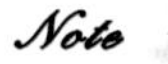

二、发热时的体温调节机制

(一) 体温调节中枢

目前认为体温调节中枢位于视前区-下丘脑前部(POAH),该区含有温度敏感神经元,对来自外周和深部温度信息起整合作用,损伤该区可导致体温调节障碍。而另外一些部位,如杏仁核、腹中膈和弓状核则对发热时的体温产生负向影响,避免发热时的体温过高。因此称为体温负调节中枢。

(二) 致热信号传入中枢的途径

(1) 内生致热原通过终板血管器作用于体温调节中枢,终板血管器(OVLT)位于视隐窝上方,紧靠视前区-下丘脑前部,是血脑屏障的薄弱部位。此途径可能是内生致热原进入体温调节中枢的主要途径。

(2) 内生致热原通过血脑屏障转运入脑,这是一种较直接的信号传递方式。另外,内生致热原也可能从脉络丛部位渗入或易化扩散入脑,通过脑脊液循环分布到视前区-下丘脑前部的神经元,引起体温调定点改变。

(3) 内生致热原通过迷走神经向体温调节中枢传递发热信号。

(三) 发热中枢调节介质

发热中枢调节介质可分为两类,即正调节介质和负调节介质。

1. 正调节介质

(1) 前列腺素 E_2(PGE_2):实验中将 PGE_2 注入猫、鼠、兔等动物脑室内可引起明显的发热反应。

(2) $[Na^+]/[Ca^{2+}]$值:实验表明,给多种动物脑室内灌注 0.9% NaCl 溶液可使其体温很快升高,灌注 $CaCl_2$ 溶液则使其体温很快下降;表明$[Na^+]/[Ca^{2+}]$值改变在发热机制中可能起重要的中介作用。

(3) 环磷酸腺苷(cAMP):cAMP 增高与发热效应呈明显正相关,可能它是更接近终末环节的发热介质。

(4) 促肾上腺皮质激素释放激素(CRH):CRH 主要分布于室旁核和杏仁核。大量的研究表明,CRH 是一种发热体温中枢正调节介质。

(5) 一氧化氮(NO):NO 作为一种新型的神经递质,广泛分布于中枢神经系统。目前的一些研究提示,NO 与发热有关。

2. 负调节介质 目前证实,负调节介质包括精氨酸加压素(AVP)、α-促黑细胞素(α-MSH)和脂皮质蛋白-1 等。负调节介质的释放,对调定点的上移和体温的上升起限制作用。故发热时,体温很少超过 41 ℃,体现了机体的自我保护功能和自我调节机制,具有重要的生物学意义。

第三节 发热的分期

发热分为三个时相:体温上升期、高温持续期和体温下降期(退热期)。

一、体温上升期

内生致热原作用于体温调节中枢,使体温调节中枢调定点上移后,体温低于调定点,调定点冷敏神经元发出神经信号使产热增加,散热减少,体温由正常值升高到调定点水平的这段时间为体温上升期。时间短者为数分钟,长者达数天。此期许多患者畏寒,并可出现“鸡皮疙瘩”、寒战和皮肤苍白等现象。其热代谢的特点是散热减少,产热增多,产热大于散热。

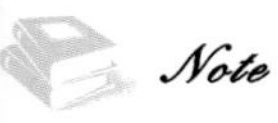

二、高温持续期

体温上升到新的调定点后，波动于较高的水平上，此时期即为高温持续期。时间短者为数小时，长者可达数周。此期产热增加主要靠升高的代谢率；同时，皮温升高，血管扩张，散热也因此增加，故患者皮肤潮红，不再感到寒冷，"鸡皮疙瘩"消失，水分蒸发增加，皮肤口唇干燥。本期的热代谢特点是产热与散热均在较高水平上保持相对平衡。

三、体温下降期(退热期)

发热的分型

发热激活物、内生致热原及发热介质得到控制和清除，调定点恢复到正常水平后，机体出现明显的散热反应，称为体温下降期(退热期)。若是几小时或 24 h 内体温降至正常者，称为骤退；一般在数天内体温逐渐恢复正常者称为渐退。此期由于汗腺分泌增加，引起大量出汗可造成患者脱水，甚至循环衰竭，应注意监护。其热代谢特点是散热多于产热，体温下降，逐渐达到与调定点相适应的水平。

第四节　发热时代谢与功能的变化

一、中枢神经系统变化

发热时神经系统兴奋性增高，特别是高热(40～41 ℃)，患者可出现烦躁、谵妄、幻觉、头痛等；小儿由于中枢神经系统尚未发育成熟而引起高热惊厥，多发生于6个月至3岁幼儿，通常 24 h 内出现，常有家族史，高热惊厥反复发作的患儿发生癫痫的危险性增加。

二、循环系统功能变化

发热时，体温每上升 1 ℃，心率约增加 18 次/分，儿童增加更快。这是血温升高刺激窦房结及交感神经-肾上腺髓质系统活动增强所致。发热患者的心输出量通常是增加的，但同时心脏的负荷也加重，对原有心功能低下的患者，发热可诱发心力衰竭，甚至循环衰竭，应及时预防。

【护考提示】体温与心功能之间关系。

三、消化功能的变化

发热时由于交感神经兴奋，消化液分泌减少和胃肠蠕动减弱，患者常出现口干、食欲不振、恶心呕吐、便秘、腹胀等。

四、物质代谢的变化

体温每升高 1 ℃，基础代谢率约升高 13%，这主要是内生致热原的作用，特别是 TNF 和 IL-1，它们可直接刺激外周组织使蛋白质、糖、脂肪分解，引起明显的分解代谢过旺。发热时物质代谢的变化特点是三大营养物质分解增加。

(一) 糖代谢

发热时由于产热的需要，能量的消耗增加，因而对糖的需要增加，肝糖原和肌糖原分解及糖异生作用加强，可引起血糖增高，患者出现糖尿。葡萄糖分解加强，氧的供应相对不足，使无氧酵解作用增强，血中乳酸含量增加。

(二) 脂肪代谢

正常情况下脂肪分解供能只占总能量的 20%～25%。发热时脂肪分解增加，大量脂肪分解氧化

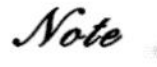

不全,患者可出现酮血症和酮尿。长期发热,体内脂肪消耗,患者日渐消瘦。

(三) 蛋白质代谢

发热时蛋白质分解量比正常时高 3～4 倍,蛋白质分解加强,血浆蛋白减少,并出现氮质血症,尿氮增加。此时若未能及时补充足够的蛋白质,则机体呈负氮平衡。机体抵抗力下降,组织修复能力降低。

(四) 维生素代谢

发热时,患者食欲不振和消化液分泌减少,可导致维生素摄入和吸收减少,又因机体代谢增强而消耗增多,患者往往出现维生素 C 和 B 族维生素的缺乏。对于长期发热患者,应适当补充维生素。

(五) 水、电解质代谢

在体温上升期和高温持续期,尿量明显减少,可致水、钠和氯在体内潴留。在体温下降期,因尿量恢复及大量出汗,加之皮肤和呼吸道水分丢失,不注意及时补充可引起脱水。因此,高热患者在体温下降期应及时补充水分和适量的电解质。

五、呼吸功能的变化

发热时,患者可表现为呼吸加快、加深。这与体温升高、CO_2 产生增多、耗氧量增加等因素对呼吸中枢的刺激有关。呼吸增快,有利于散热,但呼吸过快,CO_2 排出过多,可以引起呼吸性碱中毒。

六、免疫系统的变化

内生致热原本身是一些免疫调控因子,可刺激 T 细胞、B 细胞增殖和分化,增强吞噬细胞的杀菌活性;TNF 具有抗肿瘤活性,可增强吞噬细胞的活性,促进 B 细胞分化,并诱导其他细胞因子生成。一定程度的体温升高也可使吞噬细胞吞噬活力增强。发热时免疫功能总体是增强的,但持续高热可造成免疫系统功能紊乱。

第五节　发热的生物学意义及其防治与护理原则

一、发热的生物学意义

发热对机体有利还是有弊,应具体情况具体分析。一定程度的发热,可使吞噬细胞系统功能加强,增强抵御致炎因子的能力,但过高、过久的发热对机体不利,如会出现心脏过度负荷、脱水、胎儿发育障碍等,严重者可致器官功能障碍。

二、发热的防治与护理原则

1. 注意对高热患者体温的监测　每 4 h 测量 1 次体温,待体温恢复正常 3 天后可减至每天 2 次。同时密切观察其他生命体征,如有异常情况,应立即通知医生。

2. 饮食　给予高糖、多维生素的易消化清淡饮食,以补充发热时营养物质的消耗,增强患者抵抗力。

3. 舒适护理　协助患者取舒适体位,做好皮肤护理,观察患者皮肤是否因发热而发生压疮、感染等;注意做好口腔护理,减少并发症的发生。

4. 其他　注意纠正水、电解质及酸碱平衡紊乱,尤其注意补充水分,预防脱水。

三、常用的解热措施

1. 药物解热　其机制可能如下：①抑制致热性细胞因子生成，如糖皮质激素可以抑制 TNF、IL-6的合成；②抑制前列腺素(PGE)合成，如吲哚美辛(消炎痛)、乙酰水杨酸类等。

2. 中药退热　清热解毒中药有退热作用。

3. 针刺退热　针刺大椎、曲池、合谷、内关等穴有退热作用。

4. 物理降温　在体温调定点未降之前，用物理方法(如冷敷、酒精擦浴等)强行降低血温，会引起机体更明显的产热反应，但体温过高将损害中枢神经系统时，头部的局部性物理降温有助于保护大脑。

直通护考
在线答题

课后思考

1. 发热、发热激活物的概念是什么？常见的内生致热原有哪些？
2. 比较发热三个时相的临床表现及热代谢特点。
3. 简述发热的护理原则。

(温路生)

第七章　炎　　症

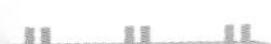

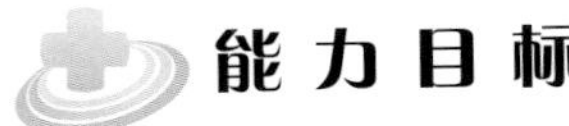

能力目标

1. 掌握：炎症、炎症介质、趋化作用、假膜性炎、脓肿、瘘管、炎性息肉和肉芽肿性炎的概念；炎症的基本病理变化、分类；渗出性炎症的常见类型及其病变特征。

2. 熟悉：炎症的局部表现、全身反应及炎症的结局。

3. 了解：炎症的原因和护理原则。

导言

本章 PPT

各种内外源性损伤因子作用于机体，可引起组织细胞出现各种损伤性变化，同时机体局部和全身会发生一系列复杂的反应，以局限和消灭损伤因子，清除和吸收坏死组织和细胞，并修复损伤，机体这种复杂的以防御为主的反应称为炎症。炎症是一种集损伤、抗损伤和修复为一体的基本病理过程。

第一节　炎症的概述

一、炎症的概念

炎症是具有血管系统的活体组织对损伤因子的刺激所引发的以防御性反应为主要特征的病理过程。在此过程中，一方面，损伤因子直接或间接地损伤局部组织细胞；另一方面，机体通过一系列血管反应，比如液体渗出、白细胞的渗出及炎性增生等局部和(或)全身反应，以稀释、中和、局限和杀伤损伤因子，吸收和处理坏死组织，促进实质和间质细胞的修复和愈合。炎症局部组织的基本病理变化为变质、渗出和增生。临床上常有红、肿、热、痛和功能障碍等局部表现，同时常伴有不同程度的发热、白细胞改变、代谢增强和单核吞噬细胞系统增生等全身反应。

炎症在临床上十分常见，可发生在机体的不同部位和组织，如皮肤的疖和痈、支气管炎、肺炎、胆囊炎、阑尾炎、风湿病、肾炎、结核病以及其他各种传染病、感染性疾病等，其基本病理过程都属于炎症。

二、炎症的原因

引起炎症的原因称为致炎因子。凡是能引起组织损伤的因子都可成为致炎因子。致炎因子的种类繁多，一般可归纳为以下几类。

1. 生物性因子　包括细菌、病毒、立克次体、支原体、衣原体、螺旋体、真菌和寄生虫等病原体。它们在人体内可以繁殖、扩散，或释放毒素、代谢产物，损伤组织、细胞引起炎症。某些生物病原体还

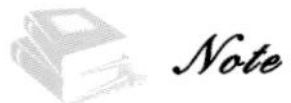

可通过其抗原性诱发变态反应性炎症。在临床上通常把由生物性致炎因子引起的炎症，称为感染，它是最常见和最重要的一类炎症。某些病原体可经一定的传播途径在易感人群中造成流行引起相应的炎症性疾病，称为传染病。生物性因子的致病作用，主要取决于病原体的数量和毒力。

2. 物理性因子　包括高温、低温、放射线、电击、机械损伤（如切割、挤压）等。物理性因子的致炎作用与其作用的种类、强度和时间等有关。

3. 化学性因子　这类因子主要包括外源性化学物质（如强酸、强碱等）和内源性化学物质（如组织崩解产物、异常增多的代谢产物等）两个方面。

4. 坏死组织　缺血或缺氧、中毒等原因可引起组织细胞坏死，坏死组织是潜在的致炎因子，可引起炎症反应。如肾梗死灶周围出现的充血出血带就是一个例证。

5. 变态反应或异常免疫反应　这类致炎因子可引起组织损伤或各种变态反应性炎症性疾病。例如，机体受到链球菌感染后所形成的免疫复合物可引起风湿病或肾小球肾炎；自身免疫反应可引起诸如系统性红斑狼疮、结节性多动脉炎等；花粉可引起支气管哮喘、过敏性鼻炎等。

三、炎症介质

在致炎因子作用下，由局部组织或血浆产生和释放的、参与或引起炎症反应的生物性化学活性物质，称炎症介质，又称化学介质。炎症介质包括内源性炎症介质和外源性炎症介质（细菌及其产物）两个方面。内源性炎症介质又可分为血浆源性炎症介质和细胞源性炎症介质两大类。血浆源性炎症介质是以前体形式存在于血浆中，需经蛋白酶裂解后才能激活。细胞源性炎症介质则以颗粒的形式储存于细胞内，需要时释放到细胞外，或在某些致炎因子刺激下新合成产生。在炎症过程中，炎症介质对某些病理变化的发生发展起着重要的介导作用。常见的细胞源性炎症介质有血管活性胺、前列腺素、白细胞三烯、溶酶体成分和淋巴因子等；常见的血浆源性炎症介质包括激肽系统、补体系统、凝血系统和纤溶系统中的活性物质。炎症介质的主要作用是使血管扩张、血管壁通透性增高以及对炎症细胞的趋化作用，导致炎性充血和渗出等变化，有的炎症介质还可以引起发热、疼痛和组织损伤等。

主要炎症介质的作用及其种类见表 7-1。

致炎因子引发炎症的机制

表 7-1　主要炎症介质的作用及其种类

主要作用	炎症介质种类
血管扩张	组胺和 5-羟色胺、缓激肽、PGE_2、PGE_1、PGD_2、PGI_2、NO
管壁通透性增高	组胺和 5-羟色胺、缓激肽、C_{3a}、C_{5a}、LTC_4、LTD_4、LTE_4、PAF、活性氧代谢产物、P 物质
趋化作用	C_{5a}、LTB_4、细菌产物、中性粒细胞阳离子蛋白、细胞因子（IL-8、TNF、IL-1 等）
发热	细胞因子（IL-1、IL-6、TNF 等）、PG
疼痛	前列腺素、缓激肽、P 物质
组织损伤	氧自由基、溶酶体成分、NO

直通护考
在线答题

第二节　炎症的基本病理变化

炎症的基本病理变化包括变质、渗出和增生。不同的炎症或炎症的不同阶段，其基本病理变化的程度和组成方式不相同。通常，急性炎症或炎症早期以变质和渗出改变为主，在慢性炎症或炎症的后期则多以增生改变为主。另外，不同类型的炎症在一定条件下还可以互相转化。一般而言，变

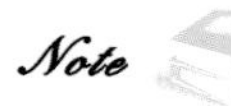

质是组织损伤性变化，而渗出和增生则是对损伤做出的防御性反应和修复过程。

一、变质

炎症局部组织细胞发生变性、坏死的改变，称为变质。变质可以发生在实质细胞和间质。其原因主要是致炎因子的直接作用或炎症过程中出现的局部血液循环障碍和炎症反应产物的间接作用造成的损伤。

（一）形态变化

变质在实质细胞常表现为细胞水肿、脂肪变性以及凝固性坏死或液化性坏死等；在间质常表现为黏液样变性、纤维素样变性和坏死等。

（二）代谢变化

1. 局部酸中毒 产生的原因和机制主要如下：①炎症早期血流加快，糖、脂肪、蛋白质分解代谢增强，局部组织耗氧量增加；②炎症灶内血液循环障碍和酶系统受损，有氧氧化过程无法正常进行，氧化不全的代谢产物(如乳酸、酮体等)堆积，炎症区内氢离子浓度增高。

2. 组织渗透压增高 产生的原因和机制主要如下：①由于炎症局部分解代谢增强，组织坏死崩解，蛋白质等大分子物质分解为小分子物质增多，分子浓度增高，导致局部胶体渗透压增高；②局部酸中毒使盐类解离过程增强，致使炎症灶内晶体渗透压增高。

二、渗出

炎症局部组织血管内的液体和细胞成分及纤维蛋白原等蛋白质通过血管壁进入组织间隙、体腔或抵达体表、黏膜表面的过程，称为渗出。渗出的液体和细胞等成分，称为渗出物。渗出物具有消除病原体和有害物质的重要防御作用。渗出过程是在充血、血管壁通透性增高的基础上发生发展的，炎症介质的形成和释放在其中起着重要作用。

渗出是炎症的主要特征，其全过程包括血管反应、液体渗出和白细胞渗出。

（一）血管反应

当组织受到致炎因子刺激时，首先通过神经反射或在炎症介质的作用下，迅速出现短暂性动脉痉挛，持续数秒钟至数分钟；接着细动脉和毛细血管转为扩张，血流加快，血流量增多，形成动脉性充血，即炎性充血，可持续数分钟至数小时不等。随着炎症的继续发展，血流由快变慢，导致静脉性充血(淤血)，甚至在扩张的小血管内挤满红细胞而发生血流停滞(图 7-1)，同时伴有白细胞的游出。

上述血管反应性变化与致炎因子的种类和机体受刺激的严重程度密切相关。即极轻度刺激所引起的血流加快仅持续 10～15 min；轻度刺激所引起的血流加快可持续几小时；较重的刺激可在 15～30 min 出现血流停滞；而严重损伤仅需数分钟就可发生血流停滞。此外，在不同部位的炎症灶内发生的血流动力学改变可不相同。

（二）液体渗出

在炎性充血、细静脉淤血、血管壁通透性增高的基础上，血管内的液体成分通过细静脉和毛细血管壁渗出到血管外的过程，称为液体渗出。由炎症区血管内液体渗出到组织间隙所引起组织间隙液体增多的现象，称为炎性水肿；渗出的液体潴留于浆膜腔(胸腔、腹腔、心包腔)或关节腔，可引起浆膜腔或关节腔积液。炎症时渗出的液体称为渗出液。渗出液的成分可因致炎因子、炎症部位和血管壁受损伤程度的不同而有所差异。血管壁受损轻微时，渗出液中主要为水、盐类和分子较小的白蛋白；血管壁受损严重时，分子较大的球蛋白甚至纤维蛋白原也能渗出。渗出的纤维蛋白原在坏死组织释放出的组织因子的作用下，可形成纤维蛋白即纤维素。

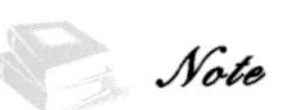

炎症时因血管壁通透性增高所形成的渗出液与非炎症时所形成的漏出液的主要区别见表 7-2。

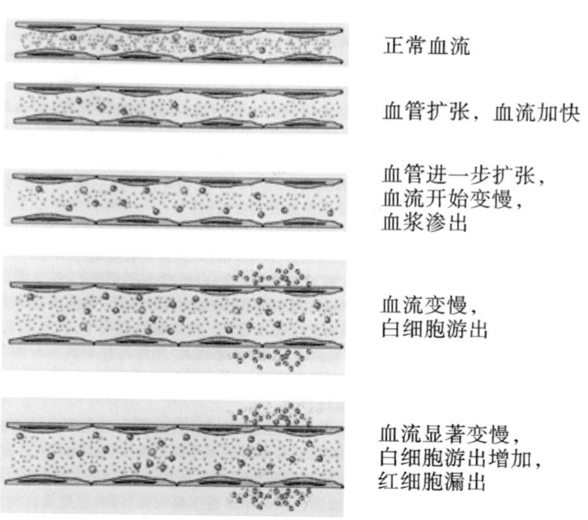

图 7-1　血流动力学变化示意图

正确地将它们区别开来具有重要的临床意义。

表 7-2　渗出液与漏出液的区别

主要区别点	渗　出　液	漏　出　液
原因	炎症	非炎症
外观	混浊	澄清或淡黄
蛋白质的含量	30 g/L 以上	30 g/L 以下
比重	＞1.018	＜1.018
细胞数	$>0.50\times10^9$/L	$<0.10\times10^9$/L
Rivalta 试验	阳性	阴性
凝固	常自行凝固	不自凝

渗出过程与血管壁通透性增高、微循环内流体静压升高和组织渗透压升高等因素有关。

1. 渗出的原因和机制

（1）血管壁通透性增高：毛细血管和细静脉的内皮细胞是一种半透膜，正常情况下，水分和小分子的物质可以自由通过血管壁，而血浆蛋白等大分子则不易通过。炎症时，由于致炎因子、炎症介质的作用，局部组织淤血缺氧、酸中毒，使细静脉和毛细血管扩张、血管内皮细胞收缩，内皮细胞间缝隙增宽、内皮细胞受损及基底膜损伤，导致血管壁通透性增高，血管内的液体和较大分子的物质得以渗出（图 7-2）。造成血管壁通透性增高的主要原因如下：①内皮细胞收缩，使内皮细胞连接处间隙增大。由内皮细胞收缩引起的血管壁通透性增高称为速发短暂反应。②严重的致炎因子（如创伤、低温、高热等）可直接导致小血管内皮细胞损伤、坏死脱落，血管壁通透性因此而迅速增高，直到内皮细胞再生修复为止。内皮细胞损伤引起的血管壁通透性增高一般发生于损伤的当时，并可持续一段时间，称速发持续反应。由中度热、细菌毒素、紫外线、X 射线等引起的血管内皮损伤、通透性增高的现象发生较

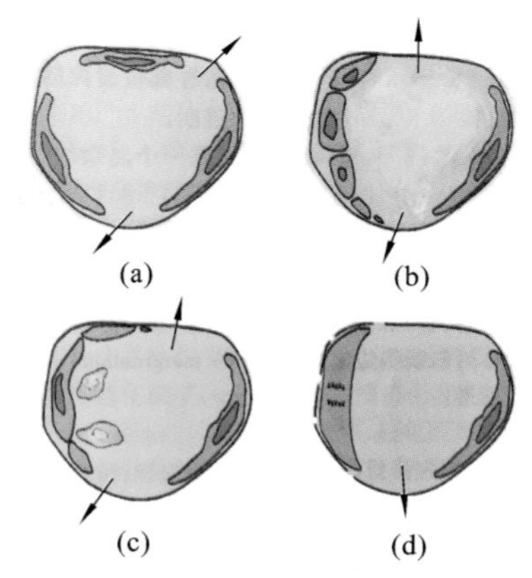

图 7-2　血管壁通透性增加的几种主要机制模式图

注：(a)内皮细胞收缩累及细静脉；(b)直接损伤内皮细胞；(c)白细胞介导的内皮损伤；(d)再生内皮细胞。

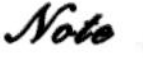

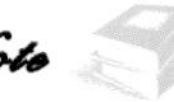

迟,常在损伤因子作用数小时后才引起血管壁通透性增高并持续较长时间,称迟发延长漏出,该类血管内皮损伤通常是继发性的,如细胞因子介导的血管内皮损伤。③白细胞介导的内皮损伤,白细胞黏附于内皮细胞,释放毒性氧自由基和蛋白水解酶,引起内皮细胞损伤和脱落,致使血管壁通透性增高。④内皮细胞穿膜通道开放。内皮细胞胞质中有许多穿膜通道,穿膜通道是由一些胞质的囊泡相互连接所形成的。血管内皮生长因子可通过增加穿膜通道的数目和大小来促进这一过程,使血管壁通透性增高。⑤新生的毛细血管结构不完善。新生的毛细血管内皮细胞之间的连接结构尚未发育完善,孔隙较大,且有丰富的炎症介质受体,因而新生的毛细血管具有较高的通透性。

(2) 微循环内流体静压升高:由于炎症区的细动脉和毛细血管扩张,细静脉淤血、血流缓慢,毛细血管内流体静压升高,促进了血管内液体的渗出。

(3) 组织渗透压升高:炎症局部组织变性坏死、分解代谢增强及局部酸中毒,血管壁通透性增高导致的血浆蛋白渗出等可使炎症区的分子浓度升高,胶体渗透压和晶体渗透压均升高,加速血管内液体向血管外渗出。

2. 渗出液的意义 渗出液的产生具有重要的防御作用。主要体现在以下几个方面:①可稀释炎症灶内的毒素和有害物质,减轻毒素对组织的损伤;②渗出液中含有抗体、补体及溶菌物质,有利于杀灭病原体;③渗出的纤维蛋白原可转变为纤维蛋白(纤维素),纤维蛋白交织成网,可限制病原体的扩散,并有利于吞噬细胞发挥吞噬作用;④纤维素能形成支架,促进组织的修复;⑤渗出液中的病原体可随淋巴液抵达局部淋巴结,可刺激机体产生细胞免疫和体液免疫。

但有时渗出液也会给机体带来一定的危害,如渗出液过多,可压迫周围组织,加剧局部血液循环障碍;体腔积液过多,可影响器官的功能,如心包腔、胸膜腔大量积液可压迫、限制心脏的搏动和影响呼吸活动的正常进行;渗出液中如含纤维蛋白过多而不能完全吸收时,可发生机化,使组织、器官发生粘连,如胸膜炎后的胸膜粘连、闭塞性心包炎等。

(三) 白细胞渗出

炎症时,血液中的各种白细胞通过血管壁到达血管外的过程,称为白细胞渗出。此时,渗出的白细胞称为炎症细胞(简称炎细胞)。炎细胞进入并聚集于局部组织间隙内的现象,称为炎细胞浸润,它是炎症反应中最重要的形态学特征,也是构成炎症防御反应的主要环节。白细胞渗出是一个复杂的、主动的、连续的动态过程,包括白细胞边集、滚动和附壁、黏着、游出等环节,随后在趋化因子的影响下运动到炎症区并在局部发挥其重要的防御作用。

1. 白细胞边集、滚动和附壁 炎症时,由于炎症区的血管扩张,血流变慢,轴流变宽,白细胞由轴流进入边流,靠近血管壁,即所谓白细胞边集。边集的白细胞沿着血管壁内皮表面缓慢滚动,其中有些白细胞黏附在血管内皮上,此现象称白细胞附壁。

细胞黏附分子

2. 白细胞黏着 在白细胞渗出过程中,白细胞与内皮细胞的黏着极为重要。其黏着是靠细胞表面的黏附分子相互识别、相互作用来实现的。目前认为,黏附分子主要有选择素家族、免疫球蛋白超家族和整合素家族等物质。在内皮细胞和白细胞中都存在着某些黏附因子。白细胞在黏附分子的作用下与内皮细胞间发生的黏着过程为白细胞渗出奠定了基础。

3. 白细胞游出 白细胞与内皮细胞黏着后,其胞质突起形成伪足,以阿米巴样的运动方式插入内皮细胞之间的缝隙,进入内皮细胞和基底膜之间,穿过内皮细胞的白细胞可分泌胶原酶,降解血管基底膜,进入到血管周围组织,这个过程称为白细胞游出。电子显微镜能追踪白细胞游出的整个过程(图 7-3)。一个白细胞常需 2～12 min 才能完全通过血管壁。各型白细胞都能游出,但其游走能力和游出的快慢有很大差别。中性粒细胞和单核细胞游走能力强,淋巴细胞最弱。中性粒细胞一般在急性炎症的早期(6～24 h)游出,嗜酸性粒细胞和单核细胞则在 24～48 h 游出,淋巴细胞游出则更晚。此外,不同的致炎因子所引起的白细胞渗出的种类也不一样。如葡萄球菌和链球菌感染时以中性粒细胞浸润为主;病毒感染时以淋巴细胞浸润为主;某些过敏性炎症时以嗜酸性粒细胞浸润为主。

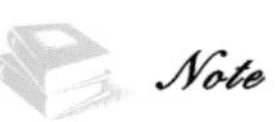

另外，在某些炎症过程中，由于血管损伤严重，血管壁通透性增加显著，红细胞也可以通过血管壁移出血管外，称为红细胞漏出。红细胞因无游走能力，其漏出是被动的。若在渗出物中见到大量红细胞，则提示炎症反应剧烈或血管壁受损严重。

4. 趋化作用　白细胞从局部血管内游出以后，以阿米巴样的运动方式定向游走，其游走速度为5～20 μm/min，最后向炎症区集中，这一现象称为趋化作用(图 7-4)。其机制是炎症区内有能吸引白细胞定向游走的化学刺激物，即趋化因子。常见的内源性趋化因子有补体成分、白细胞三烯(LTB_4)、细胞因子(如 IL-8)等；常见的外源性趋化因子有细菌产物等。

趋化作用主要依靠趋化因子与细胞表面的趋化因子受体的特异性结合来实现。趋化因子具有特异性以及不同炎细胞对趋化因子的反应性不同，所以，浸润于不同炎症类型组织中的白细胞种类不同。此外，趋化因子对白细胞还具有激活作用。

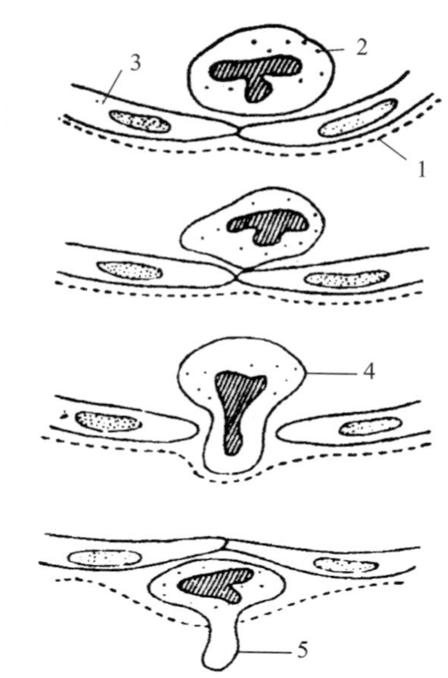

图 7-3　白细胞游出示意图

注：1. 基底膜；2. 白细胞；3. 血管内皮细胞；4. 正在游出的白细胞；5. 已经游出血管外的白细胞。

5. 炎细胞的作用　炎症局部组织中的炎细胞一方面可发挥吞噬作用和免疫作用，体现其极其重要的防御价值；另一方面，炎细胞也可对局部组织产生损伤、破坏等不利影响。

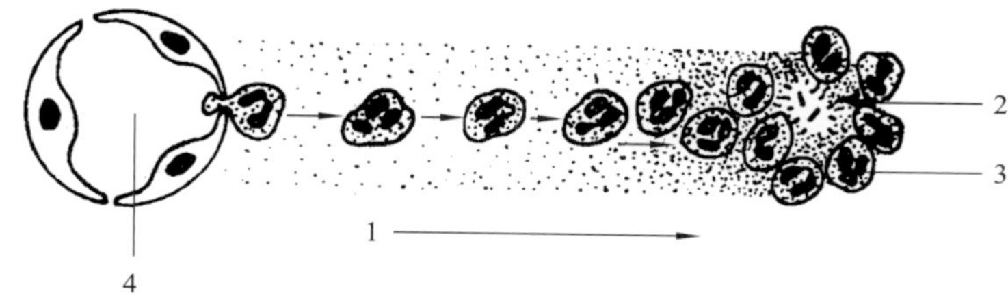

图 7-4　趋化作用示意图

注：1. 白细胞游走方向；2. 细菌；3. 炎细胞聚集炎症病灶中心；4. 血管。

(1) 吞噬作用：白细胞游到炎症区后，吞噬病原体及组织崩解碎片等异物。完成此过程的吞噬细胞主要是中性粒细胞和单核巨噬细胞，它们都具有很强的吞噬能力。嗜酸性粒细胞也具有一定的吞噬功能。吞噬过程包括对吞噬物的识别及黏着、包围吞入和杀灭或降解三个阶段。吞噬细胞借其表面 Fc 和 C_{3b}受体，能识别被调理素(抗体或补体等)包被的异物(如细菌)，通过抗体或补体与其相应受体结合，细菌就附着在吞噬细胞的表面；此时吞噬细胞膜内褶和外翻形成伪足将其包围，并摄入胞质内形成吞噬体；吞噬体与胞质内的溶酶体融合形成吞噬溶酶体，细菌在吞噬溶酶体内被杀伤、降解。

炎症时，吞噬细胞膜上 Fc 受体受刺激和吞噬细胞吞噬时出现的代谢加强，耗氧量增加，使氧自由基生成系统被激活而产生大量的超氧负离子、过氧化氢、次氯酸和羟自由基等，它们通过卤化或氧化细胞成分或蛋白质和脂质破坏病原体，在体内发挥强有力的杀菌作用。此外，白细胞还可通过激活的磷脂酶、溶菌酶杀伤病原体。被杀死的病原体在溶酶体水解酶的作用下进一步被降解(图7-5)。

(2) 免疫作用：发挥免疫作用的细胞主要是巨噬细胞、淋巴细胞和浆细胞。巨噬细胞首先对抗原进行处理，然后把抗原信息传给 T 细胞和 B 细胞。免疫活性的淋巴细胞分别产生淋巴因子和抗体，对病原体产生杀伤作用。自然杀伤细胞(natural killer cell，NK 细胞)占外周血液循环中淋巴细胞的10%～15%。NK 细胞无须先致敏即可溶解受病毒感染的细胞，使其成为抗病毒感染的第一道

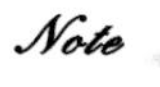

防线。

(3) 组织损伤作用:炎细胞在吞噬病原体的过程中所产生的物质除对病原体产生杀菌作用外,还可引起内皮细胞和局部组织细胞的损伤(如白细胞释放溶酶体酶、活性氧自由基、前列腺素和白细胞三烯等物质),导致一定范围内组织被溶解和破坏,加重初始致炎因子的损伤作用,从而给机体带来不利的影响。

6. 炎细胞的种类、功能及临床意义 炎细胞包括由血管渗出而来的中性粒细胞、单核细胞、淋巴细胞和嗜酸性粒细胞等和来自组织内增生的巨噬细胞、浆细胞以及由巨噬细胞转化而来的上皮样细胞、多核巨细胞等。常见炎细胞的形态、功能及临床意义详见图 7-6 和表 7-3。

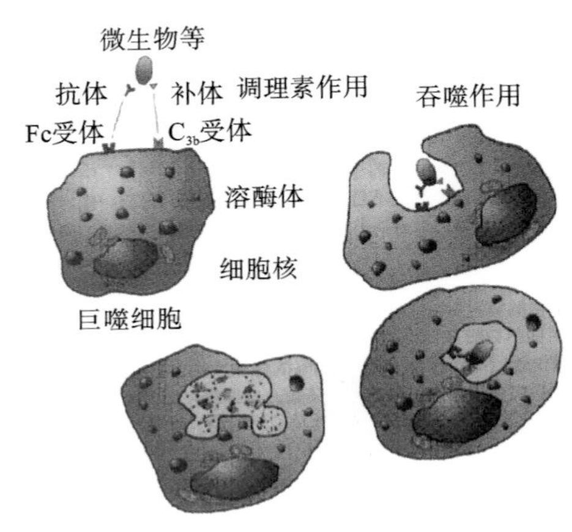

图 7-5 白细胞吞噬过程示意图

注:图示吞噬过程包括对吞噬物的识别及黏着、包围吞入和杀灭或降解三个阶段。

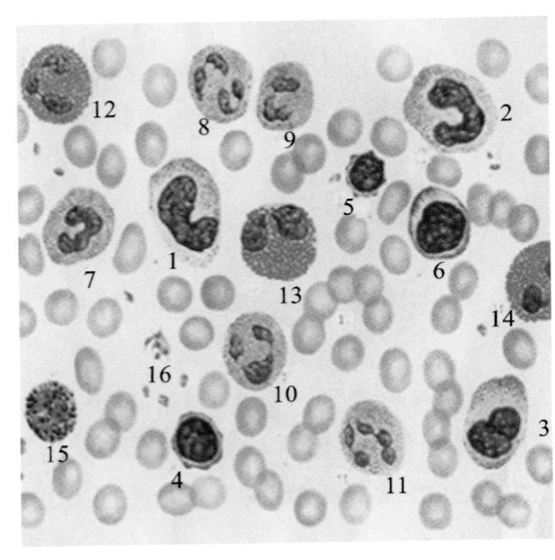

图 7-6 几种常见炎细胞形态

注:1、2,巨噬细胞;3,浆细胞;4～6,淋巴细胞;7～11,中性粒细胞;12～14,嗜酸性粒细胞;15,嗜碱性粒细胞。

表 7-3 常见炎细胞的种类、功能及临床意义

炎细胞名称	来源	主要功能	临床意义
中性粒细胞	血液	运动活跃,吞噬力强,可吞噬细菌、组织碎片、免疫复合物,崩解后释放蛋白溶解酶,能溶解细胞碎片、纤维素等	常见于急性炎症特别是化脓性炎时,称为急性炎细胞,寿命短,只有 3～4 天,变性坏死后成为脓细胞
单核细胞及巨噬细胞	血液及单核吞噬细胞系统	运动及吞噬力很强,能吞噬中性粒细胞不易吞噬的非化脓菌、较大组织碎片、异物,可演变为上皮样细胞、多核巨细胞等;能将抗原信息传递给免疫活性细胞,发挥免疫效应;能释放内生致热原	常见于急性炎症后期、慢性炎症、非化脓性炎(结核、伤寒等)以及病毒、寄生虫感染时
嗜酸性粒细胞	血液	吞噬能力弱,能吞噬免疫复合物。其颗粒中含有对寄生虫有毒性的蛋白,也可造成上皮细胞崩解	具有抗过敏作用,见于寄生虫感染、变态反应性疾病及急性炎症后期

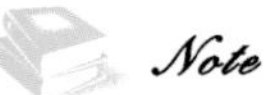

续表

炎细胞名称	来　源	主要功能	临床意义
淋巴细胞及浆细胞	血液及淋巴组织	T细胞参与细胞免疫过程，致敏后产生淋巴因子，杀伤靶细胞； B细胞在抗原刺激下转变为浆细胞，产生抗体参与体液免疫过程	常见于慢性炎症，称为慢性炎细胞；亦见于病毒、立克次体和某些细菌感染时；与机体免疫反应关系密切
嗜碱性粒细胞和肥大细胞	血液组织	无明显游走和吞噬能力。胞质中含嗜碱性颗粒，脱颗粒可释放组胺、5-羟色胺和肝素	主要见于变态反应性炎症

三、增生

炎症过程中出现的增生性变化称为炎性增生，它是指在致炎因子和组织崩解产物或某些理化因素的刺激下，炎症局部细胞增殖、细胞数目增多的现象。增生包括实质细胞和间质细胞的增生，其中以巨噬细胞、血管内皮细胞和成纤维细胞较为常见。在某些情况下，炎症灶周围的上皮细胞或实质细胞也可增生。炎性增生主要见于炎症后期或慢性炎症，少数炎症在早期也有明显的增生现象，如伤寒早期可有大量巨噬细胞增生，急性肾小球肾炎时肾小球的血管内皮细胞和系膜细胞明显增生等。

近年研究表明，增生的出现与某些增生因子（如表皮生长因子、成纤维细胞生长因子等）的作用有关。

炎性增生主要有限制炎症扩散和促进修复的作用，有时也可给机体带来一些不利的影响，如肝炎后的肝硬化、心肌炎后的心肌硬化等。

综上所述，任何炎症的局部都有变质、渗出和增生三种基本病变，损伤与抗损伤反应的对立统一贯穿于整个炎症过程中，共同构成了一个复杂的、以防御为主的病理过程。其中，变质多属于损伤性改变，而渗出和增生多属于抗损伤反应，但这种区分不能绝对化，因为损伤与抗损伤的界定有时是很难的，而且两者间还可以互相转化。因此，在临床工作中必须对炎症性疾病有清醒的认识，尽量做到严密观察，仔细分析，积极消除致炎因子，充分调动机体防御能力，采取正确的防治措施来促进炎症性疾病的早日康复。

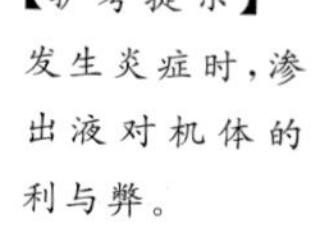

直通护考
在线答题

第三节　炎症局部的临床表现和全身反应

一、炎症局部的临床表现

炎症局部可出现红、肿、热、痛和功能障碍等临床表现，尤以体表的急性炎症最为明显。

1. 红　红是由局部充血所致。在动脉性充血时，局部血液中氧合血红蛋白增多，呈现鲜红色；在随后的静脉性充血时，局部血流变慢，甚至停滞，血液中氧合血红蛋白减少，脱氧血红蛋白增多，局部组织则呈现暗红色。

2. 肿　急性炎症时，局部充血和炎性渗出物增多，局部因炎性水肿而肿胀；慢性炎症时，局部肿胀则是由局部组织增生所致。

案例 7-1

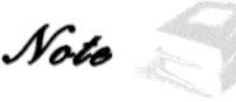

3. 热 由局部动脉性充血、血流量增多、血流加快、组织代谢增强、产热增多所致。

4. 痛 炎症时局部疼痛与多种因素有关。其常见因素包括:①渗出引起组织肿胀,张力升高,压迫或牵拉神经末梢引起疼痛;②炎症介质如前列腺素、5-羟色胺、缓激肽等致痛物质的作用;③炎症局部分解代谢增强,钾离子、氢离子积聚,刺激神经末梢,可增加局部对疼痛的敏感性。

5. 功能障碍 炎症时实质细胞变性、坏死、代谢障碍,炎性渗出物的压迫、局部肿胀或机械性阻塞等因素,均可引起组织器官的功能障碍。如急性心包炎伴心包腔积液时,患者可因心脏受压而活动受限,严重时可导致心力衰竭。

二、全身反应及表现

炎症时,患者会出现许多全身反应,常见的有以下几种。

1. 发热 病原体及其代谢产物等致炎因子可产生许多能够引起发热的物质,称为发热激活物。炎症发热激活物包括外致热原(如细菌的内毒素以及病毒、立克次体和疟原虫等)和体内产物两类。炎症时,因致炎因子的刺激,发热激活物可引起内致热原(EP)如前列腺素 E、白细胞介素-1 等形成和释放,进一步可引起体温调节中枢的调定点上移,致使产热活动增强,散热活动减弱而出现发热。

2. 白细胞改变 炎症时,骨髓受病原体、毒素、炎症区代谢产物及白细胞崩解产物的刺激,常可使白细胞生成增多,表现为外周血中的白细胞数目增多。例如,急性化脓性炎时,外周血中以中性粒细胞增多为主;慢性炎症或病毒感染时,外周血中以淋巴细胞增多为主;过敏性炎症和寄生虫感染时,外周血中以嗜酸性粒细胞增多为主。但某些炎症时,如伤寒杆菌、流感病毒感染时,外周血中的白细胞数目常减少。因此,临床上对外周血中白细胞进行计数和分类检查,有助于疾病的诊断和鉴别诊断。

此外,严重感染时外周血中除见白细胞数量增多外,还常出现幼稚的嗜中性粒细胞。在分类时,若杆状核幼稚中性粒细胞超过 5%,并且胞质内出现中毒性颗粒,称为“核左移”现象。临床上把白细胞计数达$(40\sim100)\times10^9/L$时的现象称为“类白血病反应”。

3. 单核吞噬细胞系统增生 炎症病灶内的病原体、组织崩解产物等,可经淋巴循环、血液循环到达全身单核吞噬细胞系统,使该系统内的细胞增生。临床表现为局部淋巴结、肝、脾肿大。这种变化的出现,有利于吞噬细胞发挥吞噬作用和增强机体的免疫功能,是炎症时机体防御反应的又一体现。

直通护考
在线答题

4. 实质器官的病变 炎症严重时,心、脑、肝、肾等器官的实质细胞可发生不同程度的变性、坏死和功能障碍。如:病毒性肝炎时,可因肝细胞受损而出现不同程度的肝功能障碍;乙型脑炎时,可因脑实质细胞受损而出现中枢神经系统受损的一系列表现。

第四节 炎症的类型

炎症可按其发生的病因、部位、病程以及病变的性质进行分类,本节着重介绍临床分类和病理类型。

案例 7-2

一、炎症的临床分类

临床上常依据炎症性疾病的病程长短以及起病急缓,将炎症分类如下。

(一) 超急性炎症

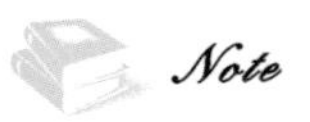

超急性炎症的特点是暴发性经过,炎症反应剧烈,短期可引起严重的组织器官损伤,甚至导致死

亡。病程为数小时至数天，多见于变态反应性炎症，如器官移植后的超急性排斥反应。

（二）急性炎症

急性炎症的特点是起病急骤，症状明显。病程多在数天至1个月，临床上多见。其局部病变以变质和渗出改变突出，病灶中以中性粒细胞浸润为主。

（三）慢性炎症

慢性炎症的特点是起病缓慢，临床症状不如急性炎症明显。病程经过多在半年以上，临床上较为常见。其局部病变以增生为主，病灶中以淋巴细胞、浆细胞和单核巨噬细胞浸润为主，常伴成纤维细胞、血管内皮细胞及局部组织细胞的增生，有时可见多核巨细胞。

（四）亚急性炎症

亚急性炎症主要指其临床表现和病程介于急性炎症、慢性炎症之间的某些炎症。如由草绿色链球菌引起的亚急性细菌性心内膜炎。

二、炎症的病理类型

案例 7-3

（一）变质性炎

变质性炎是指以组织、细胞的变性、坏死为主要改变，而渗出、增生反应较轻微的一类炎症。常见原因有重症感染、中毒及免疫变态反应等，病变主要发生在肝、肾、心、脑等实质性器官。如：急性普通型病毒性肝炎时，可见肝细胞变性；急性重型病毒性肝炎时，可见肝细胞广泛坏死；白喉外毒素引起的中毒性心肌炎时，可见心肌细胞变性、坏死；流行性乙型脑炎时，可见神经细胞变性、坏死及脑软化灶形成。该类炎症的一个显著特点是常引起严重的器官功能障碍。

（二）渗出性炎

渗出性炎是指以浆液、纤维蛋白原和中性粒细胞渗出为主的一类炎症。病灶内有大量渗出物形成，伴有不同程度的变质和轻微的增生为其特征。临床上极为常见，且种类较多，因致炎因子和机体反应性不同，渗出物的成分也不相同，故根据渗出物的主要成分及病变特点，又可将渗出性炎分为以下几种常见类型。

1. 浆液性炎　浆液性炎是以浆液渗出为其特征。浆液成分主要为血浆。其中含较多白蛋白，少量纤维素、白细胞及脱落的上皮细胞。常发生于皮肤、黏膜、浆膜（如胸膜、腹膜和心包膜等）、滑膜和疏松结缔组织等处。在不同部位的浆液性炎有其各自的特点。如：疏松结缔组织的浆液性炎（如毒蛇咬伤）时，渗出的浆液聚集于组织间隙可引起明显的炎性水肿；皮肤的浆液性炎（如皮肤Ⅱ度烫伤）时，渗出的浆液积聚于皮下或表皮内可形成水疱；黏膜的浆液性炎（如感冒初期）时，黏膜可产生大量浆液性分泌物；浆膜的浆液性炎（如结核性渗出性胸膜炎）时，可引起胸腔积液；滑膜的浆液性炎（如风湿性关节炎）时，可引起关节腔积液等。浆液性炎通常病变轻微，多在消除病因后吸收消退，预后较好。但少数浆液性炎亦可对机体产生严重的影响，甚至危及生命，如浆液性胸膜炎或浆液性心包炎时，浆膜腔内的大量积液可限制肺、心功能。

2. 纤维素性炎　纤维素性炎是以纤维蛋白原渗出为主，继而形成以纤维素渗出为特征的渗出性炎症。毛细血管和小静脉的损伤较重，通透性明显增高，大量纤维蛋白原渗出到血管外，在坏死组织释出的组织因子的作用下，转化为纤维素。在HE染色的切片中见纤维素呈红染并交织成网状、条索状或颗粒状，其中混有中性粒细胞和坏死组织碎片。白喉杆菌、痢疾杆菌、肺炎链球菌等感染以及尿酸、尿素和升汞中毒为其常见的原因。通常发生于黏膜、浆膜和肺。发生于黏膜者（如白喉、细菌性痢疾患者），渗出的纤维素、白细胞和坏死的黏膜组织及病原菌等，在黏膜表面可形成一层灰黄色的假膜，故这种炎症称为假膜性炎（图7-7）。发生于咽部的假膜，因其与深部组织结合牢固而不易脱落，在强行剥离时可发生出血和溃疡。发生于气管的假膜，因与其下组织结合疏松而易于脱落，脱

Note

落后可阻塞支气管而引起窒息。发生于浆膜者，如纤维素性心包炎(图 7-8)，由于心脏不停跳动，心包的脏、壁两层互相摩擦，致使心包脏、壁层间形成绒毛状渗出物(纤维素)，称为“绒毛心”。发生于肺者，如大叶性肺炎的红色和灰色肝样变期，肺泡腔内大量纤维素渗出可使肺组织实变。

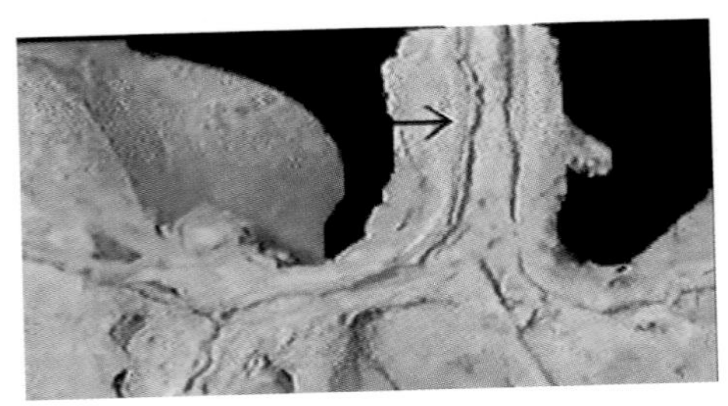

图 7-7 假膜性炎(气管白喉)

注:气管黏膜面可见灰黄色渗出物(假膜)。

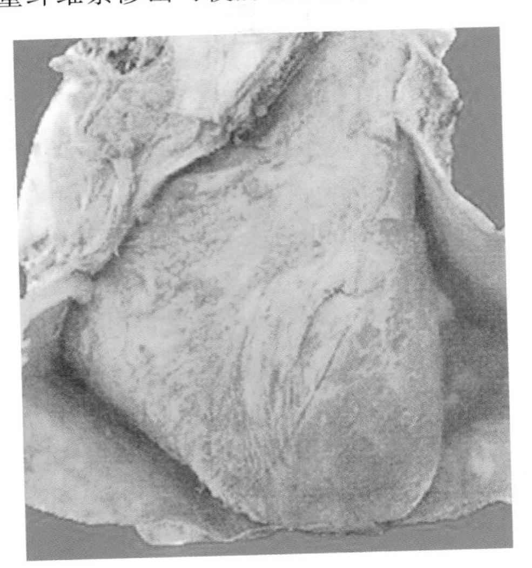

图 7-8 纤维素性心包炎

注:心包脏、壁层间可见灰黄色绒毛状渗出物(纤维素)。

渗出的纤维素可通过渗出物内中性粒细胞释出的蛋白溶解酶将其溶解液化，随痰咳出或经淋巴管吸收。若渗出的纤维素过多、渗出的中性粒细胞过少或组织内抗胰蛋白酶过多时，可因纤维素吸收不良，继而发生机化，使浆膜的脏、壁层间发生纤维粘连，甚至使浆膜腔闭塞，在肺组织可引起肺肉质变。

3. 化脓性炎 化脓性炎是以大量中性粒细胞渗出伴有不同程度组织坏死和脓液形成为特征的一类炎症，也是临床上最常见的一类炎症。常由葡萄球菌、链球菌、脑膜炎球菌、淋球菌、大肠杆菌等化脓菌感染所致。炎症局部组织内的大量中性粒细胞破坏崩解后释放的溶酶体酶将坏死组织溶解液化的过程称为化脓，所形成的液状物称为脓液。脓液呈灰黄色或黄绿色，混浊凝胶状，质浓稠(如由葡萄球菌感染引起)或稀薄(如由链球菌感染引起)。脓液主要由渗出的大量中性粒细胞和脓细胞、溶解的坏死组织、少量浆液及化脓菌组成。脓液中变性、坏死的中性粒细胞称为脓细胞。脓液中的纤维素因已被中性粒细胞释出的蛋白水解酶所溶解，所以脓液一般不凝固。

化脓性炎又依其发生原因、部位及病变特点的不同，可分为以下几种常见类型。

(1) 表面化脓和积脓：表面化脓是指发生于黏膜或浆膜表面的化脓性炎。其特点是脓液主要向黏膜或浆膜表面渗出。例如，化脓性尿道炎和化脓性支气管炎时，渗出的脓液可通过尿道、气管排出体外。当表面化脓发生在浆膜或胆囊、输卵管黏膜时，脓液则在浆膜腔积存，称积脓，如胸腔积脓、阑尾积脓、胆囊积脓和输卵管积脓等。

(2) 脓肿：为器官或组织的局限性化脓性炎，其特点是组织发生液化性坏死伴脓腔形成，脓腔中充满大量脓液(图 7-9)。致病菌主要为金黄色葡萄球菌，该菌可产生毒素引起局部组织坏死，随后有大量中性粒细胞浸润，其中的中性粒细胞可释放蛋白溶解酶将组织液化并形成脓液。金黄色葡萄球菌还能产生血浆凝固酶，使渗出的纤维蛋白原转化为纤维素，以及在脓肿形成后，脓肿周围的肉芽组织增生，围绕着脓腔形成脓肿壁，这些变化具有限制细菌蔓延和使病灶局限化的作用。小的脓肿可经吸收消散；较大的脓肿则难以吸收，临床上常需切开排脓或穿刺抽脓。脓肿时产生的脓腔最后由肉芽组织填充、包裹和修复。

在某些情况下，脓肿形成后，病灶可向外破溃，形成溃疡、窦道、瘘管等并发症(图 7-10)。

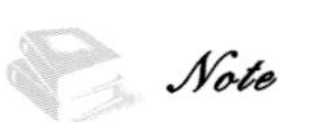

①皮肤、黏膜较浅的脓肿，可向表面破溃，形成脓性溃疡；②深部组织的脓肿，向体表或向空腔脏

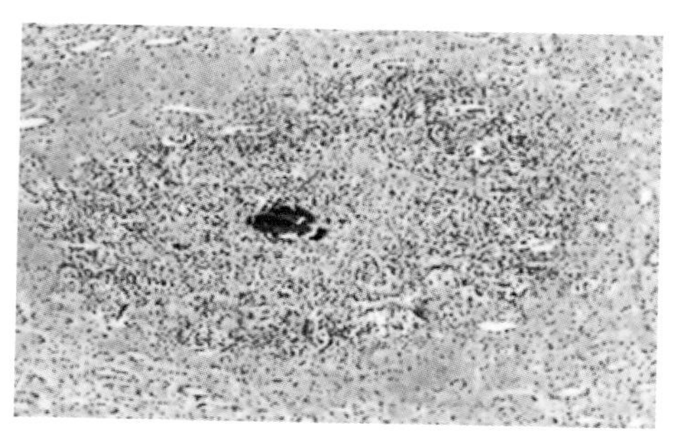

图 7-9　脓肿

注：镜下见脓肿内组织坏死、液化，大量脓细胞聚集；脓肿内可查见细菌。

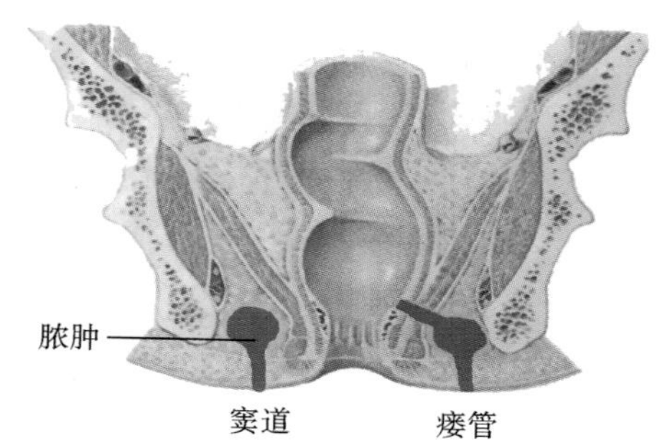

图 7-10　肛管直肠周围脓肿伴窦道、瘘管形成

器穿破，形成只有一个开口的病理性排脓通道，即窦道；③深部脓肿的一端向体表穿破，另一端向空腔脏器穿破，或两个空腔器官之间形成有两个或两个以上开口的病理性通道时，称为瘘管。例如，肛管直肠周围脓肿可向皮肤穿破，形成肛旁窦道；若同时又穿破直肠壁，使肠腔与体表皮肤相通，则形成肛瘘。瘘管也可由组织损伤所引起。窦道或瘘管因长期排脓而难于愈合，多需手术治疗。

皮肤的化脓性炎极为常见，且颇具特色。①疖是单个毛囊、皮脂腺及其周围组织发生的脓肿，好发于颈、头、面部及背等部位；②痈是多个疖相互融合而成的皮肤化脓性病变，好发于颈项、肩背等部位。在皮下脂肪、筋膜组织中形成许多互相连通的脓腔时，必须及时切开排脓。

（3）蜂窝织炎：发生于皮下、黏膜下、肌肉和阑尾等疏松组织内的弥漫性化脓性炎。其主要致病菌为溶血性链球菌，该菌能分泌透明质酸酶，溶解结缔组织基质中的透明质酸，使基质崩解；还能分泌链激酶溶解纤维素，故细菌易于在组织内沿组织间隙和淋巴管向周围蔓延扩散。炎症病灶内组织高度水肿和大量中性粒细胞弥漫性浸润，与周围正常组织分界不清（图 7-11）。但局部组织一般不发生明显的坏死和溶解，因此单纯性蜂窝织炎痊愈后可不留痕迹。严重者，病变进展迅速，范围广泛，局部淋巴结肿大，全身中毒症状明显。

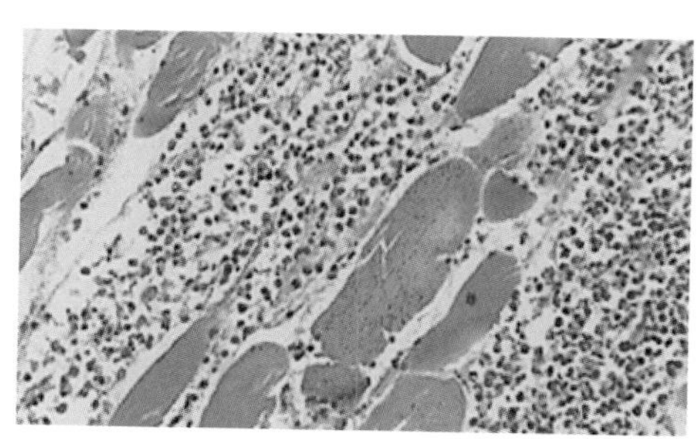

图 7-11　横纹肌蜂窝织炎

注：大量中性粒细胞弥漫性浸润于组织间隙，并有组织坏死液化和脓液形成，病灶边界不清。

4. 出血性炎　在流行性出血热、钩端螺旋体病、鼠疫、炭疽等传染病时，由于血管壁损伤严重，渗出物中含有大量红细胞，这类炎症称为出血性炎。

【护考提示】
根据渗出物不同，渗出性炎的分类及其常见疾病。

上述各种渗出性炎是根据渗出物的主要成分进行分类的，但不是绝对的。有时渗出物中可以有两种主要成分同时并存；有时一种类型可以转变为另一种类型；有时两种或两种以上的渗出性炎可以混合存在。

（三）增生性炎

炎症中，以组织和细胞增生为主的炎症称为增生性炎。这类炎症多为慢性炎症，但也可见于少数急性炎症（如急性肾小球肾炎、伤寒等）。其基本病变以细胞增生改变为主，而变质和渗出改变相

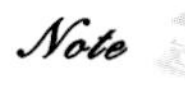

对较轻。它包括非特异性增生性炎和特异性增生性炎(肉芽肿性炎)两种。

1. 非特异性增生性炎 多见于慢性炎症时,其主要特点如下:①增生的细胞以毛细血管内皮细胞和成纤维细胞为主。常伴有血管、上皮、腺体以及实质细胞增生,局部形成肉芽组织,并逐渐演变为瘢痕组织;②炎症病灶中常伴有淋巴细胞、浆细胞、单核细胞的浸润;③由炎症细胞引起的组织破坏性病变多见。在黏膜,可形成由被覆上皮、腺上皮和纤维组织增生为主的、向黏膜表面突出的、根部带蒂的淡红色肉样肿块,称为炎性息肉。在肺部或其他脏器可形成肉眼及X线观察与肿瘤表现相似的、边界清楚的肿瘤样结节,称为炎性假瘤。在某些腺体(如扁桃体)或组织可形成增生性肥大。

2. 特异性增生性炎(肉芽肿性炎) 肉芽肿性炎是一种特异性增生性炎,炎症局部以巨噬细胞增生为主,形成边界清楚的结节状病灶为其特征,故又称炎性肉芽肿。炎性肉芽肿的形成主要是由巨噬细胞及其演化的细胞局限性浸润和增生所致,其病灶较小,直径一般为0.5～2 mm。依据其致炎因子的不同,炎性肉芽肿性可分为感染性肉芽肿和异物性肉芽肿两类。

(1) 感染性肉芽肿:由生物病原体如结核分枝杆菌、伤寒杆菌、麻风杆菌、梅毒螺旋体、真菌和寄生虫等引起,能形成具有特殊结构的肉芽肿。临床上可根据镜下肉芽肿的形态特点做出病理诊断。如:结核病——结核性肉芽肿(结核结节,图7-12);伤寒——伤寒肉芽肿(伤寒小结);风湿病——风湿小体等。对另一些肉芽肿形态不典型的病变,可通过抗酸染色、细菌培养、血清学检查和聚合酶链式反应(PCR)检测等辅助检查协助确诊。

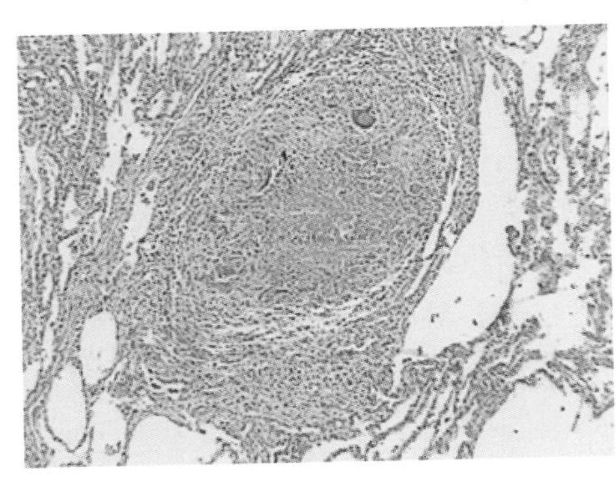

图7-12 结核性肉芽肿(结核结节)

注:病灶中央为干酪样坏死,周围有大量上皮样细胞和多个朗汉斯巨细胞,外层有淋巴细胞浸润。

直通护考
在线答题

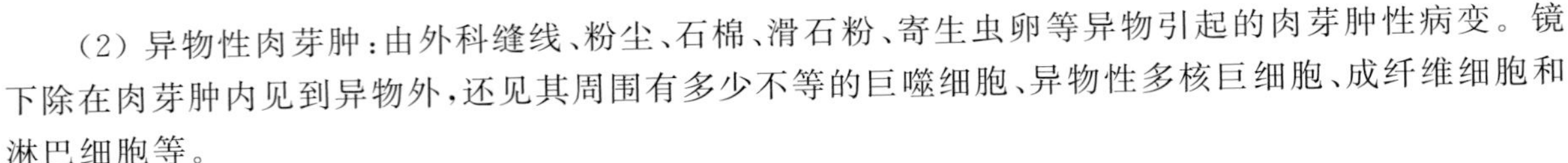

(2) 异物性肉芽肿:由外科缝线、粉尘、石棉、滑石粉、寄生虫卵等异物引起的肉芽肿性病变。镜下除在肉芽肿内见到异物外,还见其周围有多少不等的巨噬细胞、异物性多核巨细胞、成纤维细胞和淋巴细胞等。

第五节 炎症的结局

炎症过程中,致炎因子引起的损伤与机体抗损伤反应的相互作用,决定着炎症的发生、发展和结局。如损伤占优势,则炎症加重,并向全身扩散;如抗损伤反应占优势,则炎症逐渐趋向痊愈。炎症时可能的结局有以下几种。

一、痊愈

(一) 完全痊愈

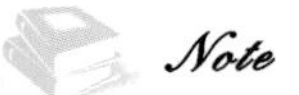

多数情况下,若机体抵抗力较强或经过适当的治疗,病原体被消灭,炎症区坏死组织及渗出物被

溶解吸收，通过周围健康细胞的再生、修复，炎症区最后完全恢复其正常的结构和功能，称为完全痊愈。例如大叶性肺炎时，渗出物被溶解、吸收消散后，肺组织的原有结构和功能可完全恢复。

（二）不完全痊愈

少数情况下，若机体抵抗力较弱，炎症区坏死范围较大，周围组织、细胞再生能力有限，或渗出的纤维素较多，难于完全被溶解吸收，则由增生的肉芽组织增生修复，而不能完全恢复其原有的结构和功能，称为不完全痊愈。如风湿性心内膜炎最后导致的风湿性心瓣膜病。

二、迁延不愈或转为慢性

如果机体抵抗力低下或治疗不彻底，致炎因子持续或反复作用于机体，则可引起炎症迁延不愈，急性炎症可转化为慢性炎症，病情亦时好时坏。如慢性病毒性肝炎、慢性肾盂肾炎等。

三、蔓延扩散

极少数情况下，在机体抵抗力低下或（和）病原体数量大、毒力强时，病原体可大量繁殖，并沿周围组织间隙蔓延或经淋巴道、血道扩散到全身组织器官，引起严重后果。

（一）局部蔓延

炎症病灶内的病原体可沿着组织间隙或器官的自然腔道向周围组织或器官蔓延扩散。例如，肾结核蔓延扩散后可在肾内形成更多的结核性干酪性坏死灶，并向下蔓延而引起输尿管、膀胱、尿道等部位的结核病灶。

（二）淋巴道扩散

病原体侵入淋巴管，随淋巴液引流到局部淋巴结，引起淋巴结炎。如手部化脓性炎可引起同侧腋下淋巴结炎。

（三）血道扩散

炎症病灶内的病原体侵入血液循环或其毒素被吸收入血，可引起菌血症、毒血症、败血症或脓毒血症。

炎症介质与全身炎症反应综合征

1. 菌血症　炎症病灶内的细菌侵入血液，血液检查时可在血液中查到细菌，但无全身中毒症状出现，称为菌血症。例如，伤寒、流行性脑脊髓膜炎以及大叶性肺炎早期均可发生菌血症。

2. 毒血症　细菌的毒素及其代谢产物吸收入血，引起全身中毒症状，称为毒血症。临床上可出现高热、寒战等中毒症状，甚至发生中毒性休克。同时心、肝、肾等实质细胞可发生变性、坏死，并可出现相应的功能障碍的表现。单纯性毒血症时血培养找不到细菌。

【护考提示】炎症发生血道扩散时引起的后果。

3. 败血症　炎症病灶内的细菌侵入血液中并大量生长繁殖，产生毒素，引起全身中毒症状，称为败血症。临床上常有高热、寒战、皮肤黏膜出血斑点、脾肿大及全身淋巴结肿大等表现，严重者可并发中毒性休克。此时进行血培养，可查到细菌。

4. 脓毒血症　实际上是由化脓菌引起的败血症。细菌可作为细菌栓子随血流到达全身，在肺、肾、肝、脑等处引起多发性细菌栓塞性脓肿或迁徙性脓肿时，称为脓毒血症。

直通护考在线答题

第六节　炎症的预防与护理原则

炎症是临床上最常见的病理过程，其发生、发展及转归主要受以下因素的影响。①致炎因子的数量、毒力以及发挥作用的时间；②机体的免疫状态、营养状态、内分泌状态、年龄等因素；③局部的

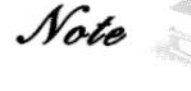

血液循环、炎性渗出物的多少以及异物被清除的程度等因素。因此,正确认识这些因素对炎症的影响,在实际工作中积极清除致炎因子,采取有效措施减轻组织细胞的损伤,阻止和控制炎症反应对机体产生的不利影响,均对促进炎症性疾病的康复等具有重要的指导意义。

过强的致炎因子和过强的机体防御反应都会给机体带来严重的后果甚至危及生命。因此,对炎症患者的护理的基本原则是消除致炎因子和控制过强的炎症反应。临床上,护理工作者遇到炎症患者出现红、肿、热、痛和功能障碍或(和)伴有发热和外周血白细胞升高等临床表现时,应该明白其相应的病理变化以及发病机制,分门别类、有针对性地按照护理程序正确开展护理工作。对发热的防御作用的深入认识,将有助于因炎症所致发热患者的正确护理;对红、肿、热、痛和功能障碍病理学基础的深入认识,将有助于炎症患者局部病灶的处置;对渗出液和漏出液的深入认识,将有助于疾病的诊断和鉴别诊断;对炎症性渗出成分深入观察和认识,将有助于对疾病性质、发生、发展及转归的判断;对炎症结局规律的深入认识,将有助于炎症局部病变的护理和早期发现炎症的蔓延和扩散;对炎症患者的炎症性动态变化的深入认识,将有助于护理效率的提升。

课后思考

1. 名词解释:炎症、感染、假膜性炎、绒毛心、脓肿、蜂窝织炎、炎性息肉、炎性假瘤。
2. 简述炎症的病因。
3. 炎症的局部临床表现有哪些?其病理学基础是什么?
4. 临床上如何根据白细胞的数目和种类判断病变的原因?
5. 简述渗出液和漏出液的区别。
6. 简述浆液性炎、纤维素性炎、假膜性炎、脓肿、蜂窝织炎和一般慢性炎症的病理特点。

(陈雅静)

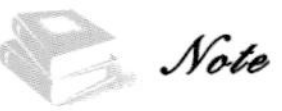

第八章　肿　　瘤

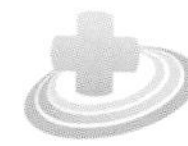

能力目标

1. 掌握：肿瘤、原位癌、癌前病变、异型性、转移的概念；良性肿瘤、恶性肿瘤的区别，癌与肉瘤的区别；肿瘤的生长方式和转移途径。

2. 熟悉：肿瘤的一般形态、肿瘤对机体的影响、肿瘤的命名原则、肿瘤的分级与分期、肿瘤的防治原则。

3. 了解：肿瘤的代谢特点、肿瘤的分类、常见肿瘤的类型、肿瘤的病因和发病机制。

肿瘤（tumor，neoplasm）是一种常见病、多发病，根据肿瘤的生物学特性及其对机体的危害程度，分为良性肿瘤和恶性肿瘤两大类。恶性肿瘤（癌症）是危害人类健康最严重的疾病。2017 年，我国年癌症发病约 380.4 万人，发病率 278.07/10 万，年癌症死亡约 229.6 万人，死亡率 167.89/10 万，近 15 年来发病率增幅约 3.9%，死亡率年增幅 2.5%。我国癌谱中上消化道癌症如食管癌、胃癌、肝癌等居高不下，肺癌、结直肠癌、乳腺癌等迅速上升。在癌症发病排名中，男性癌症发病前三位依次是肺癌、胃癌和肝癌，女性为乳腺癌、肺癌和结直肠癌。

导言

本章 PPT

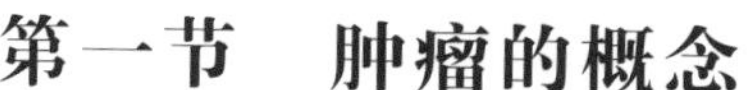

第一节　肿瘤的概念

肿瘤是机体在各种致瘤因素作用下，局部组织的细胞在基因水平上对其生长失去了正常调控，导致异常增生所形成的新生物，常表现为局部肿块。有些肿瘤性疾病并不一定形成局部肿块，如白血病；当然，临床表现为“肿块”者也并非都是肿瘤，如炎性息肉、结核球、炎性假瘤等增生性炎和结节性甲状腺肿、前列腺增生症、乳腺增生症等适应性增生。

当正常细胞转化为肿瘤细胞后，表现出新的生物学特征：①丧失分化成熟的能力，表现为细胞分化不成熟或分化障碍；②相对无限制地生长：细胞失控性增生或异常增生；③恶性肿瘤细胞具有侵袭性和转移的特性。肿瘤性增生与非肿瘤性增生有着本质的区别（表 8-1），非肿瘤性增生多见于正常细胞更新、损伤后修复、适应性增生与增生性炎等。

世界癌症日

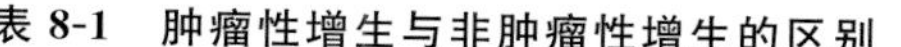

表 8-1　肿瘤性增生与非肿瘤性增生的区别

	肿瘤性增生	非肿瘤性增生
诱发因素	致瘤因素	生理性更新、炎症、组织修复
细胞亲缘	单克隆性	多克隆性
异型性	高，不同程度上丧失了细胞分化成熟的能力	低，细胞分化成熟（保持原有形态、代谢和功能）

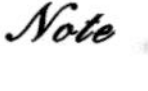

续表

	肿瘤性增生	非肿瘤性增生
增生性	不受机体调控，失去接触抑制，生长旺盛，原因消除后仍持续性生长	受机体调控，有接触抑制，生长有一定的限度，原因消除后增生停止
对机体的影响	与机体生长发育不协调，对机体有害无益	与机体生长发育相协调，符合机体需要，对机体有利

直通护考
在线答题

机体任何部位、任何细胞均可发生肿瘤，肿瘤种类繁多。肿瘤的形成过程极其复杂，目前认为，肿瘤形成是细胞生长与增殖的调节和控制发生紊乱的结果。细胞生长和增殖受许多调节因子的控制，致瘤因素引起这些调节因子基因发生改变，使其产物表达异常，造成调控紊乱，这些基因或其产物的异常是肿瘤发生的分子基础。从本质上说，肿瘤是一种基因病。

第二节　肿瘤的形态

一、肿瘤的大体形态

肿瘤的形态多种多样，由于肿瘤的生长部位、肿瘤性质、肿瘤来源等不同，肿瘤的数目、大小、形状、颜色和质地等在一定的程度上有差异，可有助于判断肿瘤的良、恶性。

1. 数目　一个原发肿瘤通常称为单发瘤；若同时或先后出现多个原发性肿瘤，称为多发瘤，如多发性子宫平滑肌瘤、结直肠家族性腺瘤性息肉病和神经纤维瘤病等。多发者恶性肿瘤少见，如同一患者体内同时或先后发生一个以上原发性恶性肿瘤时，称为多原发性癌，它们的原发部位和组织学类型可以相同，也可以不相同。在对肿瘤进行检查时，应全面仔细，注意肿块之间的联系，分清原发性和继发性肿瘤之间的关系。

2. 大小　肿瘤大小差别很大。小者肉眼不易发现，只有在显微镜下才能发现，如原位癌、结肠和甲状腺微小癌等；大者肿瘤直径可达数十厘米，重量可达数千克乃至数十千克，如卵巢囊腺瘤等。这与肿瘤的生长时间、发生部位和肿瘤的良、恶性等有关。一般生长在体表或体腔（如腹腔）内的肿瘤可长得很大；生长在狭小、密闭腔道（如颅脑、椎管）内的肿瘤一般较小。一般良性肿瘤生长缓慢，对机体危害小，当生长时间较长时，可长得很大；恶性肿瘤生长迅速，对机体损伤大，短期内即可发生转移或致死，故一般长得不大。

3. 形状　肿瘤形状与其发生部位、组织来源、生长方式和肿瘤的良、恶性有密切关系。通常发生于深部组织和器官内的良性肿瘤多呈结节状、分叶状、哑铃状或囊状；发生于体表和空腔器官内的肿瘤常突出于皮肤、黏膜表面，呈息肉状、蕈伞状、乳头状或菜花状；恶性肿瘤则大多呈浸润包块状、弥漫肥厚状或因坏死脱落而呈溃疡状（图 8-1）。

4. 颜色　肿瘤的颜色与其起源组织、血液供应状况等因素有关。通常良性肿瘤的颜色与起源组织的颜色相近，如纤维瘤呈灰白色、血管瘤呈红色、脂肪瘤呈淡黄色等；间质血管丰富的肿瘤多呈粉红色；恶性肿瘤的切面一般呈灰白色，但其肿瘤成分也会影响肿瘤颜色，如黑色素瘤呈黑色；间叶组织肉瘤多呈鱼肉状。但当肿瘤继发变性、坏死、出血或发生钙化、骨化等时，肿瘤可呈现斑驳色彩。

5. 硬度　肿瘤的硬度一般与其起源组织、实质和间质的比例以及有无变性、坏死等继发改变有关。不同起源组织的肿瘤软硬度有差异，比如脂肪瘤、腺瘤质地较软，纤维瘤、平滑肌瘤质地较韧，骨瘤则质地较硬；同一组织的肿瘤，实质多于间质的较软，反之则较硬；当肿瘤继发玻璃样变性、钙化、

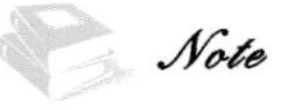

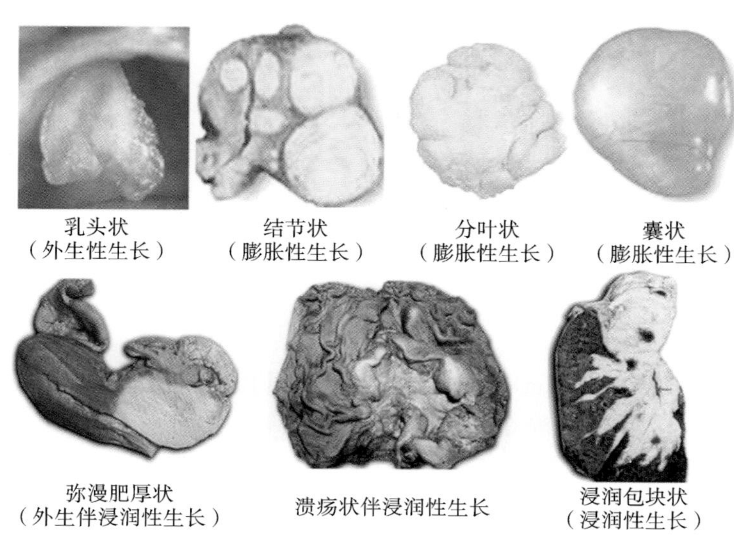

图 8-1　肿瘤的外形与生长方式模式图

骨化时，肿瘤质地变硬；而当肿瘤继发坏死、液化、囊性变时，肿瘤的质地则变软。

6. 包膜　一般良性肿瘤表面常有完整包膜，与周围组织分界清楚，容易完整摘除；而恶性肿瘤呈树根样浸润性生长，大多无包膜，与周围组织分界不清，不易完整摘除，术后易复发。

二、肿瘤的组织结构

肿瘤组织分为实质(parenchyma)和间质(stroma)两部分(图 8-2)。

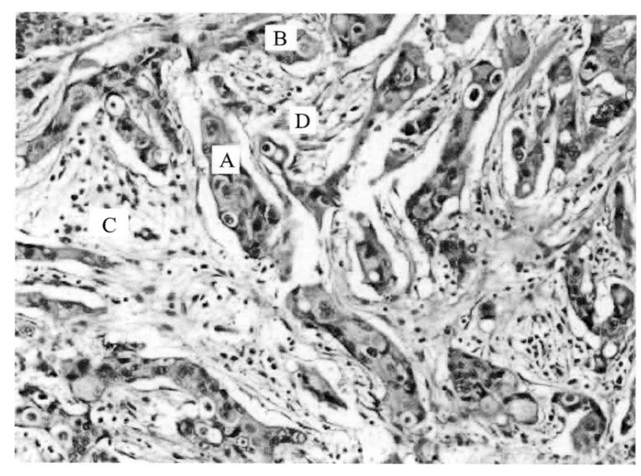

图 8-2　肿瘤的实质和间质

注：A、B，肿瘤实质；C、D，肿瘤间质。

1. 实质　肿瘤的实质即肿瘤细胞的总称，是肿瘤的主要成分和特异成分。不同组织来源的肿瘤，其实质是各不相同的。根据肿瘤细胞的形态、排列结构或其产物，可识别肿瘤的组织来源，判断肿瘤的生物学特性；根据肿瘤细胞的分化成熟程度和异型性，可判断肿瘤的良、恶性。大多数肿瘤只有一种实质成分，如腺瘤的实质是分化较好的腺上皮。少数肿瘤可含有两种或两种以上实质成分，如乳腺纤维腺瘤、癌肉瘤、畸胎瘤等。

2. 间质　肿瘤的间质成分不具特异性，主要由结缔组织和脉管组成，对肿瘤实质起支持和营养的作用，目前认为间质血管的多少与肿瘤生长的速度有关。肿瘤间质中可有淋巴细胞和单核细胞浸润，这是机体对肿瘤组织的免疫反应，具有积极意义。此外，肿瘤间质中还可见成纤维细胞和肌成纤

直通护考
在线答题

维细胞，可能通过增生、收缩和形成胶原纤维包绕肿瘤细胞而限制肿瘤细胞的活动，遏制肿瘤细胞沿血管、淋巴管的播散。少数肿瘤无间质，如原位癌、白血病。

第三节　肿瘤的分化与异型性

一、肿瘤的分化

在胚胎学中，分化（differentiation）是指由幼稚细胞或原始细胞发育到成熟细胞的过程。肿瘤的分化是指肿瘤细胞与其起源的正常细胞比较，在组织形态、功能、细胞生长和增殖等生物学行为上的相似程度。两者相似程度高，说明肿瘤的分化水平高（分化好或分好较成熟）；反之，两者相似程度低，说明肿瘤的分化程度低（分化差或分化不成熟）；两者缺乏相似之处，说明为未分化（undifferentiation）肿瘤，有的也称为间变性肿瘤（anaplastic tumor），几乎都是高度恶性肿瘤。

二、肿瘤的异型性

由于分化异常，肿瘤组织无论在细胞形态还是组织结构上都与其起源的正常组织有不同程度的差异，这种差异称为异型性（atypia）。肿瘤的异型性反映了肿瘤组织的分化程度。两者的组织形态（细胞形态和组织结构）差异越大，即与其起源的正常组织相似度越小，说明异型性越大，细胞分化程度越低，肿瘤恶性程度也就越高（图 8-3）；反之亦然。肿瘤异型性高低是判断肿瘤的分化程度，区别肿瘤性增生与非肿瘤性增生，诊断肿瘤的良、恶性以及判断恶性肿瘤的恶性程度的重要形态学依据。明显的异型性称为间变，是指“退性发育”，即去分化，返回原始的幼稚状态。因此，有时很难确定其组织来源。

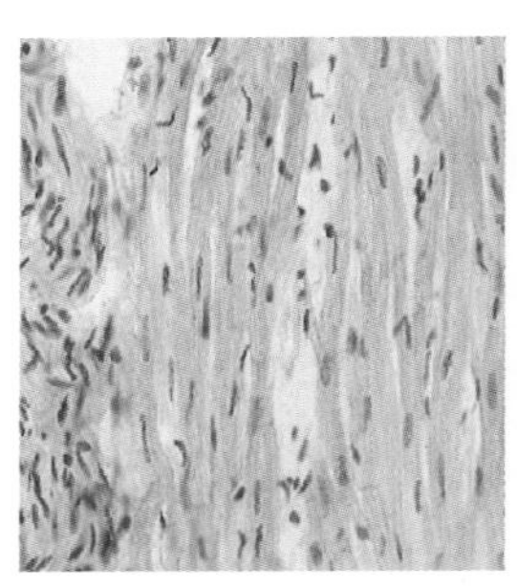 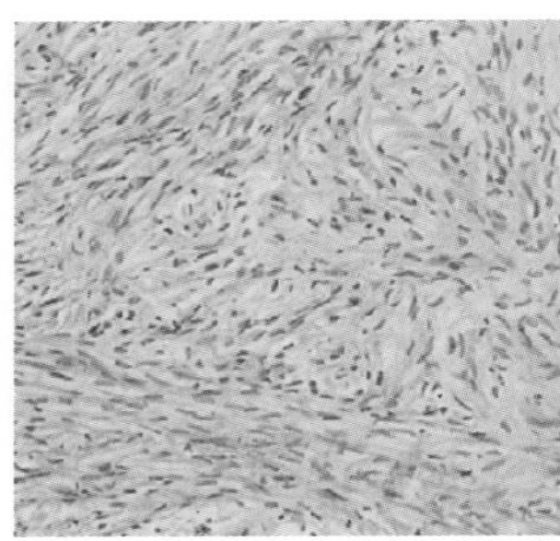 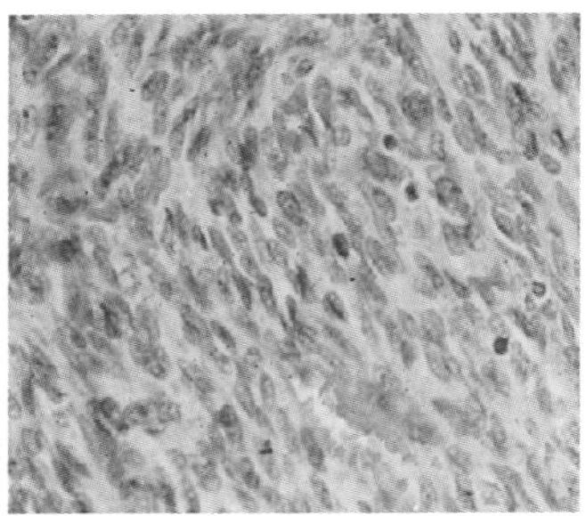

图 8-3　正常纤维组织、纤维瘤、纤维肉瘤的异型性

（一）细胞的异型性

良性肿瘤细胞的异型性小，一般与其起源的正常组织相似度高，而恶性肿瘤细胞具有高度异型性，具有以下特点（图 8-4）。

1. 细胞的多形性　恶性肿瘤细胞的形态各异、大小不一，较正常细胞大，可出现瘤巨细胞。少数分化差的肿瘤细胞可较正常细胞小、圆，大小比较一致，如肺小细胞癌。

2. 细胞核的多形性　恶性肿瘤细胞细胞核体积较正常细胞明显增大（核肥大），核质比例增大（正常为 1∶4～1∶6）。核大小、形态和染色不一致，可见双核、多核、分叶核、巨核、奇异形核等，呈明显的多形性；核染色加深，染色质常呈颗粒状、粗大，分布不均，堆积在核膜下使核膜增厚；核仁肥大，数目增多，可达 3～5 个；核分裂象增多，可见不对称性、三极或多极、顿挫型等病理性核分裂象，对诊断恶性肿瘤具有重要意义，但并非所有恶性肿瘤均出现病理性核分裂象。

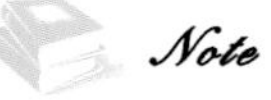
Note

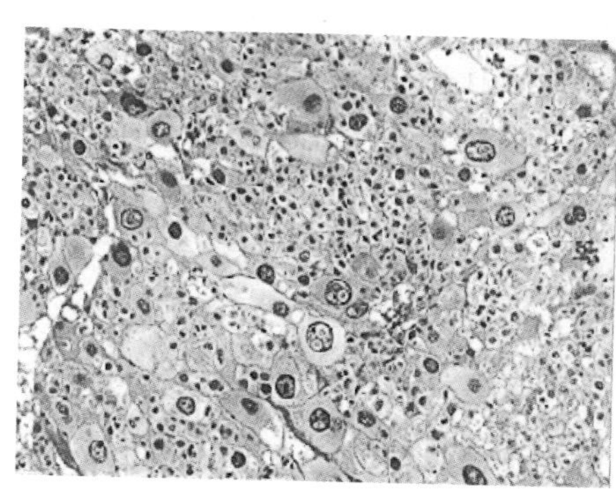
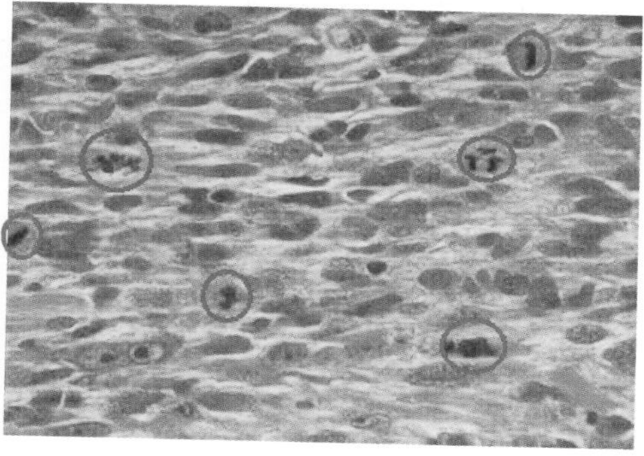

图 8-4　恶性肿瘤细胞与病理性核分裂象

3. 细胞质的改变　恶性肿瘤细胞质内由于核糖体及 RNA 增多，染色呈嗜碱性。有些肿瘤细胞可产生异常分泌物或代谢产物(如激素、黏液、糖原、脂质、角蛋白和色素等)，使胞质呈现不同的染色特点。

上述肿瘤细胞的形态的变化，特别是细胞核的多形性是恶性肿瘤的重要形态特征，对区别良、恶性肿瘤具有重要意义。细胞质内的特异性产物可有助于判断肿瘤细胞的来源。

(二) 组织结构的异型性

肿瘤组织结构的异型性是指肿瘤组织在空间排列方式上与其起源相同正常组织的差异，主要表现为结构紊乱，即肿瘤细胞的极性、排列结构、与间质的关系等方面的无序状态。良、恶性肿瘤均可出现组织结构的异型性。

1. 良性肿瘤　一般异型性不明显，细胞分化较成熟，与其起源的正常细胞形态相似。一般仅表现为细胞数量增多、层次增加、排列紊乱等。如纤维瘤的细胞与正常纤维细胞的形态很相似，只是其排列与正常纤维组织不同，呈束状或编织状排列。

【护考提示】肿瘤的异型性对肿瘤的意义。

2. 恶性肿瘤　组织结构异型性明显，肿瘤细胞的排列更为紊乱，失去正常的排列结构、层次和极向。如发生腺癌，其腺体大小及形态极不一致，数目异常增多，腺体拥挤，可呈“背靠背”“共壁”“筛状”等结构；腺癌低分化时，腺样结构可消失，以致难以辨认其组织来源。

课后思考

正确判断肿瘤异型性对肿瘤的治疗、预后有何影响？

直通护考
在线答题

第四节　肿瘤的生长与扩散

一、肿瘤的生长

肿瘤生长基础是肿瘤细胞不断分裂增殖。肿瘤性质不同，其生长速度和生长方式也不同，这是初步判断肿瘤良、恶性的重要依据之一。

(一) 肿瘤的生长速度

肿瘤的生长速度取决于肿瘤细胞的分化程度。一般来说，分化好、异型性小的良性肿瘤生长缓慢，病程可达数年甚至数十年。若短期内良性肿瘤体积突然增大，则有恶变的可能。分化差、异型性大的恶性肿瘤生长较快，短期内可形成明显的肿块，并且在血管形成滞后、营养供应相对不足时，易

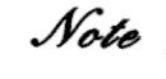

发生坏死、出血等继发性改变。生长速度快是恶性肿瘤的生物学特性之一。

多数恶性肿瘤细胞的倍增时间(一个细胞分裂为两个子细胞所需的时间)并不比正常细胞快,而是与正常细胞相似或更慢。肿瘤的生长速度主要与以下因素有关。

1. 肿瘤的生长分数(growth fraction) 肿瘤细胞群体中处于增殖阶段(S 期+G2 期)的细胞所占的比例。生长分数越高,肿瘤生长越迅速;反之亦然。恶性肿瘤初期,生长分数较高,但是随着肿瘤的持续增长,多数肿瘤细胞处于 G0 期,即使是生长迅速的肿瘤,生长分数也只有 20%。目前化疗药物多针对处于增殖阶段细胞,发挥抑制肿瘤生长的作用。因此生长分数高低,也影响肿瘤对化疗药物的敏感程度。

2. 肿瘤细胞的增殖与死亡 肿瘤在生长过程中,营养供应不足、坏死脱落、机体抗肿瘤反应等因素会使肿瘤细胞死亡(坏死或凋亡),肿瘤细胞的增殖与死亡共同影响着肿瘤能否进行性长大及其长大的速度。因此,临床治疗时如何促进肿瘤细胞的死亡或者抑制肿瘤细胞增殖,成为治疗肿瘤的关键,可采用介入治疗和放射治疗等。

3. 肿瘤血管生成 研究发现,肿瘤细胞本身和浸润到肿瘤组织内、肿瘤组织周围的炎症细胞可产生一类血管生成因子,具有促进血管内皮细胞分裂增生和毛细血管出芽生长的作用。肿瘤细胞还可诱导形成多种抗血管生成因子,抑制肿瘤的血管形成。可见,肿瘤生长是通过血管生成因子和抗血管生成因子共同调控的。抑制血管生成因子的形成,促进抗血管生成因子产生,从而抑制肿瘤新生血管的形成,对遏制肿瘤生长和转移,具有重要意义。因此,以抗肿瘤血管形成或堵塞肿瘤血管为目的的治疗应运而生。

(二) 肿瘤的生长方式

肿瘤的生长方式与其生长部位和肿瘤的良、恶性有关,主要有以下三种:膨胀性生长(expansive growth)、浸润性生长(invasive growth)、外生性生长(exophytic growth)。

1. 膨胀性生长 膨胀性生长是良性肿瘤的常见生长方式,主要发生在器官或深部组织内。肿瘤细胞分化良好,生长缓慢,肿瘤体积逐渐增大,推挤而不侵袭周围正常组织,瘤体似吹气球样生长,推开或挤压周围组织。因此,肿瘤常有完整的包膜,与周围组织分界清楚(图 8-5),触诊时肿瘤可以推动,手术易完全摘除,不易复发。膨胀性生长的肿瘤对周围组织器官有压迫和阻塞作用。

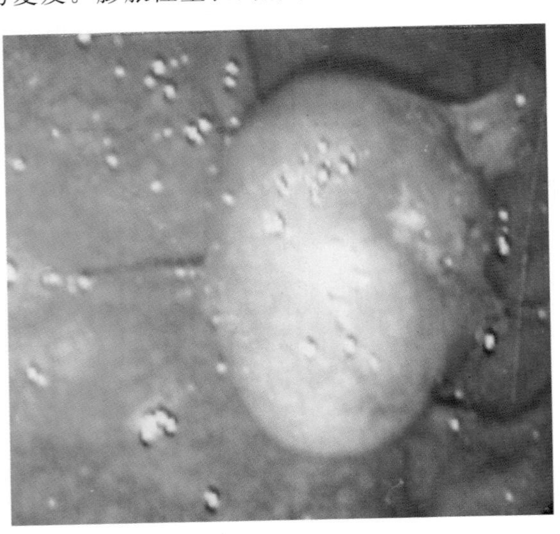

图 8-5 良性肿瘤膨胀性生长

2. 浸润性生长 浸润性生长是大多数恶性肿瘤的主要生长方式。恶性肿瘤分化差,生长迅速,细胞分裂增殖,侵入周围组织间隙、淋巴管和血管内,犹似树根长入泥土一样,侵袭和破坏周围组织,此种现象称为肿瘤的浸润(invasion)(图 8-6)。肉眼观肿瘤常无包膜,与周围组织紧密连接,分界不

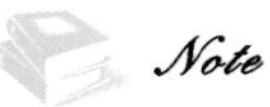

清，触诊时肿瘤移动性差或固定。手术难以切干净，应扩大切除，否则术后易复发。

3. 外生性生长　发生在体表、体腔或管道器官（如消化道、泌尿生殖道）腔面的肿瘤，常向表面生长，形成乳头状、息肉状、蕈伞状、菜花状肿物。良性肿瘤、恶性肿瘤均可呈现外生性生长（图 8-5 和图 8-7），但恶性肿瘤在向表面生长的同时，还可向基底部呈浸润性生长，由于其生长迅速，血液供应不足，易发生坏死、脱落而形成边缘隆起的恶性溃疡。

【护考提示】良性肿瘤和恶性肿瘤生长方式的不同。

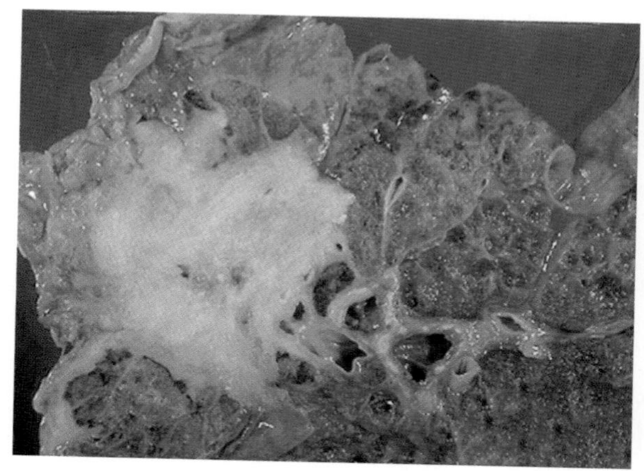

图 8-6　恶性肿瘤浸润性生长

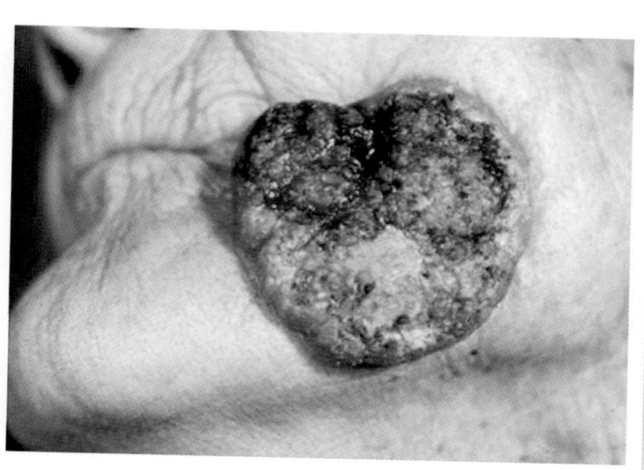

图 8-7　恶性肿瘤外生性生长

二、肿瘤的扩散

以浸润性生长方式生长的恶性肿瘤，不仅可以在原发部位继续生长，还可累及周围组织器官，甚至通过多种途径扩散到身体其他部位继续生长。肿瘤的扩散是恶性肿瘤重要的生物学特征之一，也是其引起严重损害和死亡的重要原因。肿瘤的扩散方式有直接蔓延和转移两种。

（一）直接蔓延

恶性肿瘤细胞沿着组织间隙、血管、淋巴管或神经束膜浸润性生长，破坏邻近的正常器官或组织，这种现象称为直接蔓延（direct spreading）。如晚期子宫颈癌局部浸润到直肠、膀胱、宫旁组织或骨盆壁。恶性肿瘤发生直接蔓延，使肿块范围扩大，周围组织器官受累，易造成癌性粘连，增加了手术切除的难度，并为转移创造了条件。

（二）转移

恶性肿瘤细胞从原发部位侵入血管、淋巴管或体腔，被带到其他部位继续生长，形成与原发瘤同样类型的肿瘤，这个过程称为转移（metastasis）。原发部位的肿瘤称为原发瘤，转移部位所形成的肿瘤称为转移瘤或继发瘤，转移瘤与原发瘤的性质和类型相同。转移是恶性肿瘤重要的生物学特性之一，常见的转移途径有以下三种。

1. 淋巴道转移　淋巴道转移是癌主要的转移途径。肿瘤细胞首先从原发部位侵入毛细淋巴管，大多按淋巴液引流方向到达局部淋巴结，在淋巴结内转移。肿瘤细胞达到局部淋巴结后，聚集于包膜下的边缘窦，继续生长增殖并逐渐累及整个淋巴结，使受累的淋巴结增大、变硬，表现为淋巴结无痛性肿大，切面呈灰白色。严重时，肿瘤细胞浸出淋巴结被膜或多个淋巴结受累时，可见相邻淋巴结互相融合，粘连成团，质硬。局部淋巴结发生转移后，肿瘤细胞可再经输出淋巴管到达远处各组淋巴结形成转移瘤，最后可经胸导管进入血流，从而继发血道转移（图 8-8）。临床应注意，并非局部淋巴结肿大都是癌转移，也可能是机体局部免疫反应或炎症反应的结果。

2. 血道转移　血道转移是肉瘤主要的转移途径，间质富含薄壁血管的癌（如肝癌、肺癌）、绒毛膜上皮癌及各种恶性肿瘤晚期也易发生血道转移。肿瘤细胞从原发部位侵入毛细血管与小静脉直

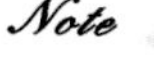

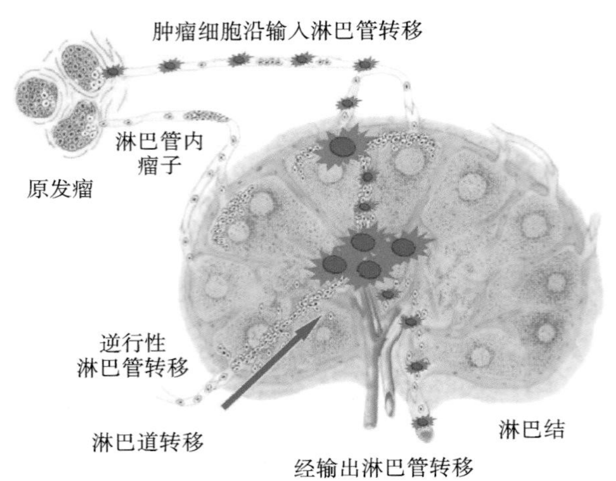

图 8-8　癌的淋巴道转移模式图

接入血，亦可经淋巴管-胸导管或经淋巴-静脉通路入血，这些肿瘤细胞常与纤维蛋白、血小板黏聚成团，称为瘤栓(tumor embolus)，可阻留于靶器官的小血管内，肿瘤细胞穿过血管壁，侵入组织中继续生长，形成转移瘤(图 8-9)。转移瘤常多位于器官表面，呈多发性、散在分布，边界清楚的结节状(图 8-10)。有的由于结节中央出血、坏死而下陷，可形成"癌脐"。

血道转移的途径常与瘤栓运行途径相同。①侵入体循环静脉的肿瘤细胞经右心可转移到肺，如肝癌引起肺转移；②侵入肺静脉的肿瘤细胞经左心可转移至全身各器官，以肾、脑、骨等处多见；③侵入门静脉系统的肿瘤细胞可转移到肝，如胃癌、肠癌的肝转移；④侵入胸、腰、骨盆静脉的肿瘤细胞，可经吻合支到达脊椎静脉丛，如前列腺癌可经此途径转移至脊椎甚至到脑。总体来讲，血道转移常见的转移部位是肺，其次是肝和骨。因此，在临床上对恶性肿瘤患者进行肺和肝的影像学检查，有助于临床判断病理分期和治疗方案。

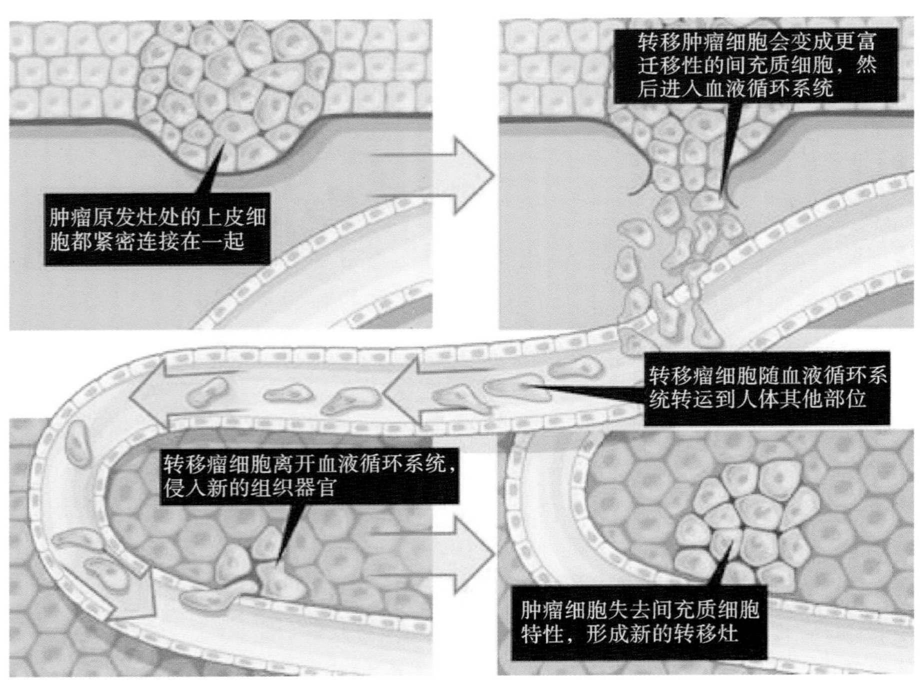

图 8-9　恶性肿瘤浸润和血道转移机制示意图

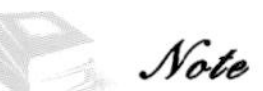

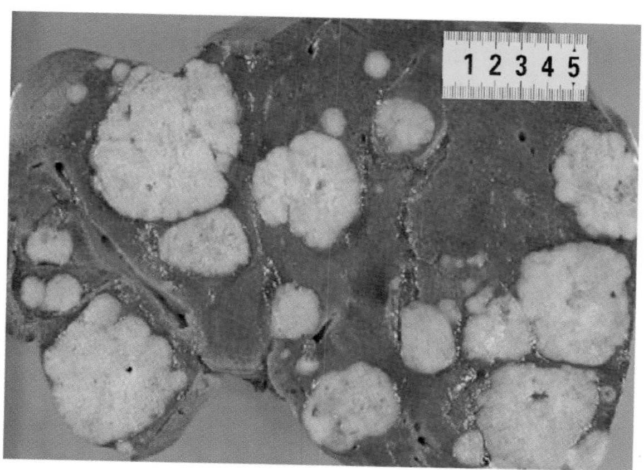

图 8-10　胰腺癌肝转移

3. 种植性转移　体腔内器官的恶性肿瘤蔓延至器官表面时，肿瘤细胞脱落像播种一样种植在体腔其他器官的表面，形成转移瘤，称为种植性转移。如胃癌浸润浆膜后，可种植到大网膜、腹膜、肠浆膜面以及卵巢表面等处（图 8-11）。若胃肠道黏液癌转移至卵巢，常表现为双侧卵巢结节状增大并伴腹腔积液形成，称为 Krukenberg 瘤。此外，因手术操作不慎可导致医源性种植性转移。种植性转移可致体腔积液，一般呈血性，可含有肿瘤细胞，穿刺做细胞学检查，有助于诊断。

【护考提示】
肿瘤转移途径，肿瘤转移对机体的影响。

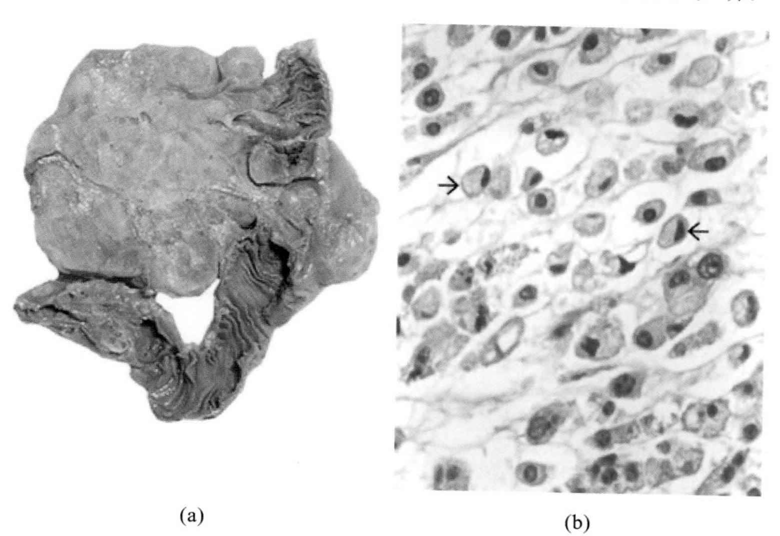

(a)　(b)

图 8-11　种植性转移

注：(a)胃腺癌（印戒细胞癌）种植性转移至肠浆膜面，右侧及下部显示肠管，左侧胶冻样肿块即为转移瘤。(b)左图转移瘤的镜下标本，箭头示印戒细胞（肿瘤细胞），印戒细胞是由于黏液分泌过多挤压细胞核至细胞膜下，呈印戒状。

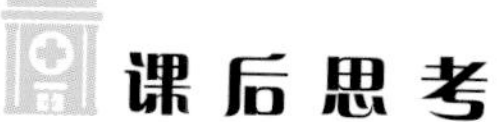

课后思考

肿瘤从何处吸收营养，对肿瘤生长有何影响？

直通护考
在线答题

第五节　肿瘤的分级和分期

一、肿瘤的分级

恶性肿瘤的分级依据肿瘤的组织结构、异型性及核分裂象的数目来确定。常采用简单易掌握的三级分级法，即Ⅰ级为高分化，属于低度恶性；Ⅱ级为中等分化，属于中度恶性；Ⅲ级为低分化，属于高度恶性。这种分级法虽有优点，对临床治疗和判断预后有一定参考价值，但缺乏定量的标准，易受主观因素的影响。

二、肿瘤的分期

肿瘤的分期一般用于恶性肿瘤，是指恶性肿瘤的浸润范围与播散程度，有助于临床医生制订治疗方案及判断肿瘤的预后。

恶性肿瘤的分期的主要依据是原发肿瘤的大小、浸润深度和范围、侵及邻近器官情况、局部和远处淋巴结有无转移、有无血源性或其他远处转移等，一般分为早、中、晚期。不同的肿瘤，具体的分期标准也不完全相同。

直通护考
在线答题

国际上广泛采用 TNM 系统。T(tumor)指原发瘤的大小、体积和浸润范围，用 T_1～T_4 表示；N(node)代表有无淋巴结转移，N_0 表示无淋巴结转移，N_1～N_3 表示淋巴结转移的程度和范围；M(metastasis)代表血道转移，M_0 表示无血道转移，M_1、M_2 表示血道转移的不同程度。

第六节　肿瘤对机体的影响

肿瘤对机体的影响取决于其性质、肿瘤大小、生长时间及生长部位等。

(一) 良性肿瘤对机体的影响

良性肿瘤分化较好，生长缓慢，不浸润，不转移，对机体的影响一般较小。但若发生部位特殊或有继发性改变，也可致严重后果。

(1) 一般对机体无严重影响，少数患者出现局部症状，如压迫、堵塞。发生在腔道器官内的良性肿瘤，如消化道肿瘤可引起腔道狭窄、梗阻；发生在重要器官的良性肿瘤，如颅内的脑膜瘤、星形胶质细胞瘤，可压迫脑组织、阻塞脑脊液循环引起颅内高压等相应的神经系统症状。

(2) 内分泌肿瘤或产生激素类物质的非内分泌良性肿瘤，常因某种激素或激素类物质分泌过多，出现相应的临床表现。如垂体嗜酸性腺瘤可分泌促生长激素，引起巨人症、肢端肥大症；胰岛细胞瘤分泌过多的胰岛素，可引起低血糖综合征等。

(3) 当肿瘤生长较快或供血不足时，可发生如黏液变、囊性变及出血、坏死等各种继发性改变。如子宫黏膜下肌瘤伴继发性改变，可引起出血和感染。

(二) 恶性肿瘤对机体的影响

恶性肿瘤由于分化差，生长迅速，呈浸润性生长，常发生转移，对机体的危害更为严重。一般恶性肿瘤除了出现良性肿瘤的危害症状以外，还会对机体产生以下影响。

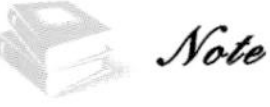

1. 功能异常　肿瘤侵袭周围正常组织，破坏其组织结构，引起功能障碍。如肝细胞癌可致肝功

能障碍、骨肉瘤可致病理性骨折。

2. 出血和感染　恶性肿瘤常因肿瘤细胞侵袭破坏血管或生长过快而引起缺血性坏死，发生出血。如鼻咽癌出现鼻涕带血、肺癌出现痰中带血、大肠癌出现血便、膀胱癌出现无痛性血尿等。肿瘤组织坏死、出血，局部组织抵抗力降低，常继发感染，排出大量恶臭分泌物，如晚期子宫颈癌、阴茎癌等。消化道发生的恶性肿瘤更易并发溃疡、出血，甚至穿孔，引起急性腹膜炎。

3. 疼痛　恶性肿瘤晚期，肿瘤浸润和压迫神经可引起顽固性疼痛。如肝癌的肝区疼痛，鼻咽癌侵犯三叉神经引起的头痛，胃癌引起的上腹部疼痛等。

4. 发热　肿瘤代谢产物、坏死分解产物或继发感染等毒性产物被吸收可引起发热，常表现为不规则热型。

5. 恶病质　恶性肿瘤晚期，患者出现进行性消瘦、食欲降低、倦怠乏力、严重贫血等全身衰竭的状态，称恶病质(cachexia)。

6. 副肿瘤综合征　少数肿瘤主要为癌，可因肿瘤产物(如异位激素)、其他生物活性物质或不明原因的毒素及异常免疫性反应，使机体出现内分泌、神经、肌肉、骨关节、皮肤及肾等系统损害，并常伴血液、代谢和免疫功能异常等一系列复杂的临床表现，称为副肿瘤综合征(paraneoplastic syndromes，PNS)，也称肿瘤相关综合征或肿瘤伴随综合征，如肺小细胞癌、肝细胞癌、肾癌、卵巢癌等均可见 PNS。PNS 症状常出现在肿瘤本身症状之前，因此，其有助于肿瘤的早发现、早诊治，具有重要的临床意义。

7. 肿瘤的复发(relapse)　肿瘤的复发是指恶性肿瘤经过正规治疗，获得一段消退或缓解期，之后又重新出现同样肿瘤。如胃癌手术后吻合口复发，白血病化疗后缓解复发等。引起复发的因素是多方面的，主要与手术切除肿瘤不尽、切口种植和隐性转移灶的存在等有关。

直通护考
在线答题

第七节　良性肿瘤与恶性肿瘤的区别

良性肿瘤、恶性肿瘤的生物学特性和对机体的影响差别很大，因此正确区分肿瘤的良、恶性是确定肿瘤治疗方案的重要依据，对患者的治疗效果和预后判断具有重要实际意义。一旦把良性肿瘤误诊为恶性肿瘤，必然要进行一些不恰当的破坏性治疗，将给患者带来不应有的痛苦、损害、精神与经济负担。反之，将恶性肿瘤误诊为良性肿瘤，就会延误治疗时机，或者因治疗不彻底导致复发、转移，危及生命。区别肿瘤的良、恶性具有重要的临床意义，必须根据肿瘤的病理形态改变并结合其临床表现，进行综合分析，才能做出客观、正确的诊断。现将良性肿瘤、恶性肿瘤的区别简要归纳，见表8-2。

需要指出的是，良性肿瘤与恶性肿瘤的区分是相对的，并无绝对界限，需综合分析做出准确判断。如血管瘤虽为良性肿瘤，但可呈侵袭性生长，无包膜；发生在颅内等要害部位的良性肿瘤也可危及患者的生命。在恶性肿瘤中，因分化程度不同，其恶性程度也各不相同，例如，甲状腺滤泡癌分化较好，恶性程度相对较低。肿瘤良、恶性不同，其转移情况也不尽相同，如基底细胞癌几乎不转移、鼻咽癌早期即有转移、子宫内膜癌转移较晚。有的良性肿瘤如不及时治疗，可发生恶变，如结肠息肉状腺瘤可恶变为结肠腺癌；而黑色素瘤可因机体免疫力增强等原因而停止生长，甚至自行消退。

有些肿瘤的组织形态和生物学特性介于良性肿瘤、恶性肿瘤之间，称交界性肿瘤(borderline tumor)，具有潜在恶性表现，应采取相应的治疗措施，以免恶变或复发，临床常见的有膀胱乳头状瘤、卵巢浆液性交界性囊腺瘤和卵巢黏液性交界性囊腺瘤等。

Note

【护考提示】
良性肿瘤、恶性肿瘤对机体的影响。

直通护考
在线答题

表 8-2　良性肿瘤、恶性肿瘤的区别

	良性肿瘤	恶性肿瘤
分化程度	分化好，异型性小，与起源组织的正常形态相似	分化差，异型性大，与起源组织的正常形态差异大
核分裂象	无或少，不见病理性核分裂象	多见，并可见病理性核分裂象
生长速度	缓慢	较快
生长方式	膨胀性生长和外生性生长	浸润性生长和外生性生长
大体表现	常有包膜形成，一般与周围组织分界清楚，活动度好	无包膜，一般与周围组织分界不清楚，活动度差
继发性改变	少见	常发生出血、坏死、溃疡形成等
转移	不转移	可有转移
复发	不复发或很少复发	易复发
对机体影响	较小，主要为局部压迫或阻塞作用	较大，除压迫、阻塞外，还可破坏原发处和转移处的组织，引起坏死、出血合并感染，甚至恶病质

第八节　肿瘤的命名和分类

几乎机体的任何组织都可能发生肿瘤，其肿瘤的组织学类型繁多。但生物学行为和临床表现各异，所以科学命名和分类对临床正确的诊断和治疗十分重要。

一、肿瘤的命名

肿瘤的命名原则一般体现肿瘤组织的来源和肿瘤的性质。

（一）良性肿瘤的命名

良性肿瘤的命名原则是在其起源组织名称之后加“瘤”字，“瘤”一般表示肿瘤是良性的。具体命名方法如下：起源组织名称＋瘤，如起源于纤维组织的良性肿瘤称为纤维瘤，起源于腺上皮的良性肿瘤称为腺瘤，起源于脂肪组织的良性肿瘤称为脂肪瘤，起源于平滑肌的良性肿瘤称为平滑肌瘤。有时结合肿瘤的形态特点命名，如乳头状瘤、囊腺瘤、息肉状腺瘤等。

（二）恶性肿瘤的命名

根据组织来源不同，恶性肿瘤通常分为癌和肉瘤两大类。

1. 癌　起源于上皮组织的恶性肿瘤称为癌（carcinoma），其命名是在起源组织名称之后加“癌”字。具体命名方法如下：起源组织名称＋癌，如起源于鳞状上皮的恶性肿瘤称为鳞状细胞癌，起源于腺体及导管上皮的恶性肿瘤称为腺癌。部分癌还可结合其形态特点来命名，如乳头状癌、囊腺癌等。

2. 肉瘤　起源于间叶组织的恶性肿瘤称为肉瘤（sarcoma），其命名是在起源组织名称之后加“肉瘤”二字。具体命名方法如下：起源组织名称＋肉瘤，如起源于脂肪组织的恶性肿瘤称脂肪肉瘤，起源于纤维组织的恶性肿瘤称为纤维肉瘤，起源于平滑肌组织的恶性肿瘤称为平滑肌肉瘤等。未分化肉瘤（undifferentiated sarcoma）是指形态或免疫表型可以确定为肉瘤，但缺乏特定间叶组织分化特征的肉瘤。

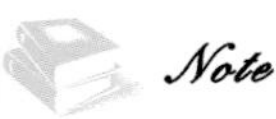

如果恶性肿瘤实质既有癌的成分，又有肉瘤的成分，则称为癌肉瘤(carcinosarcoma)。

一般人所说的"癌症"(cancer)，习惯上常泛指所有的恶性肿瘤，包括癌、肉瘤，但两者的生物学特性、临床表现及病理变化均不相同。区别癌与肉瘤，对临床诊断和治疗有着重要的作用。癌与肉瘤的区别见表 8-3。

表 8-3　癌与肉瘤的区别

	癌	肉　瘤
组织来源	上皮组织	间叶组织
发病率、年龄	较常见，约为肉瘤的 9 倍，多发生于 40 岁以上的中老年人	较少见，多发生于青少年
大体特点	切面质地较脆，灰白色，干燥，呈粗颗粒状，常伴坏死	切面质地较软，灰红色，湿润，细腻似鱼肉状，常伴出血
组织学特点	癌细胞呈实性条索、团块状结构(癌巢)，实质与间质分界清楚，纤维组织常有增生	肉瘤细胞弥漫分布，实质与间质分界不清，间质中有丰富的血管，纤维组织较少
网状纤维	癌巢被网状纤维包绕，癌细胞间无网状纤维	肉瘤细胞间有网状纤维
免疫组化	上皮组织标记如角蛋白、上皮细胞膜抗原等呈阳性	间叶组织标记如波形蛋白、结蛋白呈阳性
转移	多经淋巴道转移	多经血道转移

3. 转移瘤　在转移部位后加"转移性"再加原发瘤的命名，如肺转移性绒毛膜癌等。

(三) 特殊命名

有少数肿瘤不按上述原则命名，而采用以下特殊的命名法。

1. 以"母细胞瘤"命名　起源于幼稚组织及神经组织的肿瘤称为"母细胞瘤"，多数为恶性，如神经母细胞瘤、髓母细胞瘤、肾母细胞瘤等；少数为良性，如骨母细胞瘤、脂肪母细胞瘤等。

2. 冠以"恶性"的肿瘤　有些恶性肿瘤成分复杂或习惯沿袭，称为"恶性××瘤"，如恶性淋巴瘤、恶性脑膜瘤、恶性畸胎瘤等。

3. 以"瘤"或"病"命名的恶性肿瘤　如黑色素瘤、精原细胞瘤、无性细胞瘤、多发性骨髓瘤、白血病、蕈样霉菌病等。

4. 以"人名"命名的恶性肿瘤　如尤文肉瘤、霍奇金淋巴瘤。

5. 以"瘤病"命名的肿瘤　表示肿瘤的多发性，如神经纤维瘤病、脂肪瘤病、血管瘤病等。

6. 以瘤细胞形态命名　如肺燕麦细胞癌、印戒细胞癌、透明细胞肉瘤。

二、肿瘤的分类

通常根据组织来源将肿瘤分为五大类，每类又根据其分化成熟程度和生物学特性，分为良性肿瘤与恶性肿瘤两大类。常见各种组织来源的肿瘤列于下表(表 8-4)。

表 8-4　常见肿瘤分类

组织来源	良性肿瘤	恶性肿瘤	好发部位
上皮组织			
基底细胞	—	基底细胞癌	头面部皮肤
鳞状上皮	乳头状瘤	鳞状细胞癌	乳头状瘤见于皮肤、鼻、喉等；鳞状细胞癌见于皮肤、子宫颈、食管、肺、鼻窦和阴茎等

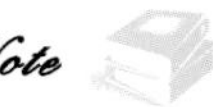
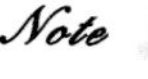

续表

组织来源	良性肿瘤	恶性肿瘤	好发部位
腺上皮	腺瘤	腺癌	腺瘤多见于乳腺、甲状腺、胃、肠；腺癌见于胃、肠、乳腺、甲状腺等
	囊腺瘤	囊腺癌	卵巢
	多形性腺瘤	恶性多形性腺瘤	唾液腺
移行上皮	乳头状瘤	移行细胞癌	膀胱、肾盂
间叶组织			
纤维组织	纤维瘤	纤维肉瘤	四肢
纤维组织细胞	纤维组织细胞瘤	恶性纤维组织细胞瘤	四肢
脂肪组织	脂肪瘤	脂肪肉瘤	脂肪瘤多见于背、肩、颈等皮下组织；脂肪肉瘤多见于下肢和腹膜后深部软组织
平滑肌组织	平滑肌瘤	平滑肌肉瘤	子宫、胃肠
横纹肌组织	横纹肌瘤	横纹肌肉瘤	横纹肌肉瘤多见于头颈、生殖泌尿道及四肢
血管组织	血管瘤	血管肉瘤	皮肤和皮下组织
淋巴管组织	淋巴管瘤	淋巴管肉瘤	舌、唇等
骨组织	骨瘤	骨肉瘤	骨瘤多见于颅骨、长骨；骨肉瘤多见于长骨上下端，以膝关节上下尤为多见
软骨组织	软骨瘤	软骨肉瘤	软骨瘤多见于手足短骨；软骨肉瘤多见于盆骨、肋骨、股骨、肱骨及肩胛骨等
滑膜组织	滑膜瘤	滑膜肉瘤	膝、踝、腕、肩和肘等关节附近
间皮	间皮瘤	恶性间皮瘤	胸膜、腹膜
淋巴造血组织			
造血组织	—	白血病	淋巴造血组织
淋巴组织	—	淋巴瘤	颈部、纵隔、肠系膜和腹膜后淋巴结
神经组织			
神经鞘膜组织	神经纤维瘤	神经纤维肉瘤	全身皮肤、四肢、腹膜后神经
神经鞘组织	神经鞘瘤	恶性神经鞘瘤	头、颈、四肢等处神经
胶质细胞	胶质细胞瘤	恶性胶质细胞瘤	大脑
原始神经细胞	—	髓母细胞瘤	小脑
脑膜组织	脑膜瘤	恶性脑膜瘤	脑膜
交感神经节	节细胞神经瘤	神经母细胞瘤	节细胞神经瘤多见于纵隔和腹膜后；神经母细胞瘤多见于肾下腺髓质
其他肿瘤			
黑色素细胞	—	黑色素瘤	皮肤
胎盘组织	葡萄胎	绒毛膜上皮癌、恶性葡萄胎	子宫
性索	支持细胞、间质细胞瘤	恶性支持细胞、间质细胞瘤	卵巢、睾丸

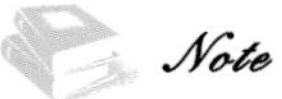

直通护考
在线答题

续表

组织来源	良性肿瘤	恶性肿瘤	好发部位
生殖细胞	—	无性细胞瘤	卵巢
		精原细胞瘤	睾丸
		胚胎性癌	卵巢、睾丸
三个胚层组织	畸胎瘤	恶性畸胎瘤	卵巢、睾丸、纵隔和骶尾部

第九节　癌前疾病及其相关病变

早期正确判断癌前病变及其相关病变是防止肿瘤发生、发展及早期诊断和早期治疗的重要环节，具有十分重要的临床意义。

一、癌前病变

案例 8-1

某些疾病（或病变）具有明显癌变的潜在危险，若长期存在或不及时治愈，疾病即有可能转变为相关恶性肿瘤，这些疾病（或病变）称为癌前疾病（precancerous disease）或癌前病变（precancerous lesions）。从癌前疾病发展为恶性肿瘤是一个逐渐演进的过程。在上皮组织的癌前疾病，可先出现非典型增生（atypical hyperplasia），再进展为原位癌（carcinoma in situ），然后发展为浸润性癌。但应注意癌前疾病并不是一定会发展为恶性肿瘤。早期发现、及时治疗癌前疾病，对降低肿瘤的发病率有着重要的意义。常见的癌前疾病如下。

1. 慢性子宫颈炎伴宫颈糜烂　妇女常见疾病。慢性子宫颈炎时，子宫颈阴道部鳞状上皮被子宫颈管柱状上皮替代，呈粉红色或鲜红色，称子宫颈糜烂（假性糜烂）。随后病变处又可被再生的鳞状上皮替代，称糜烂愈复。上述过程反复进行，少数病例可转变为鳞状细胞癌。

2. 慢性萎缩性胃炎及胃溃疡　慢性萎缩性胃炎可致胃黏膜腺体肠上皮化生，慢性胃溃疡时溃疡边缘黏膜因受刺激而不断增生，经久不愈时，二者均可癌变。

3. 黏膜白斑　常发生在口腔、外阴、子宫颈、食管处的黏膜。主要病变为黏膜鳞状上皮过度增生和角化，伴一定的异型性。肉眼观呈白色斑块，故称白斑。若长期不愈，可转变为鳞状细胞癌。

4. 纤维囊性乳腺病（乳腺囊性增生病）　常见于 40 岁左右妇女，由内分泌失调所致。主要病变为乳腺小叶内导管和腺泡上皮细胞增生，大汗腺化生及导管囊性扩张，间质纤维组织也有增生。伴有导管内乳头状增生者，较易发生癌变。

5. 大肠绒毛状腺瘤、结肠及直肠的腺瘤性息肉、家族性多发性结肠息肉病　可以单发或多发，均可癌变。多发者常有家族史，为常染色体显性遗传病，癌变率更高。

6. 乳头状瘤　外耳道、膀胱、阴茎及喉的乳头状瘤，易发生癌变。

7. 肝硬化　由慢性乙型、丙型病毒性肝炎所致的肝硬化，有一部分进展为肝细胞性肝癌。

8. 慢性溃疡性结肠炎　在反复溃疡伴黏膜上皮增生的基础上可发生癌变。

9. 皮肤慢性溃疡　经久不愈的皮肤溃疡或瘘管，尤其是小腿皮肤的慢性溃疡，因长期慢性炎症刺激，表皮鳞状细胞增生，有的可发生癌变。

10. 其他　慢性血吸虫病、隐睾、日光角化病及交界痣等。

恶性肿瘤患者的主要死亡原因

二、非典型增生

非典型增生（atypical hyperplasia），又称异型增生（dysplasia），是指上皮细胞过度增生，并具一

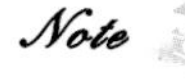

定程度的异型性。表现为增生的细胞大小不一、形态多样、层次增多；细胞排列紊乱，极向丧失；核大而浓染，核质比例增大，核分裂增多，但多属正常，尚不具备癌的诊断标准。

非典型增生常发生于鳞状上皮或黏膜表面被覆的腺上皮。根据异型性的程度和累及范围，可分为轻度、中度、重度三级。轻度非典型增生只累及上皮层下部的 1/3 以内；中度非典型增生累及上皮层下部的 1/3 以上，但不超过 2/3。当病因消除后，轻、中度非典型增生可恢复正常。非典型增生超过 2/3 但未达上皮全层时，称重度非典型增生。

三、原位癌

原位癌（carcinoma in situ）是指癌细胞仅局限于上皮全层，尚未突破基底膜的癌，故又称为非浸润性癌（图 8-12）。如食管、子宫颈和乳腺小叶原位癌。原位癌可长期保持不变，也可自行消退，或发展为浸润性癌。因上皮或表皮内无血管和淋巴管，故原位癌不发生转移，如能早期发现，积极治疗，完全可以治愈。原位癌是早期癌，早期发现和积极治疗原位癌，可防止其发展为浸润性癌，从而提高治愈率。

四、上皮内瘤变

近年来，临床上较多使用上皮内瘤变（intraepithelial neoplasia）这一概念来描述上皮从非典型增生到原位癌这一连续的过程，将轻度非典型增生和中度非典型增生分别称为上皮内瘤变Ⅰ级和上皮内瘤变Ⅱ级，重度非典型增生和原位癌称为上皮内瘤变Ⅲ级（图 8-12）。例如，子宫颈上皮内瘤变（cervical intraepithelial neoplasia，CIN）就可分为Ⅰ级、Ⅱ级和Ⅲ级（CINⅠ、CINⅡ、CINⅢ）。

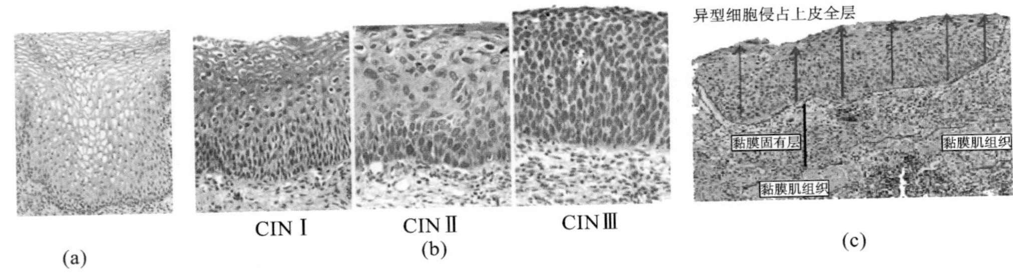

图 8-12　子宫颈上皮内瘤变、原位癌

注：(a)正常组织；(b)上皮内瘤变；(c)癌细胞侵及上皮层，但未向下累及。

直通护考
在线答题

目前，较多使用上皮内瘤变（intraepithelial neoplasia）这一术语来描述上皮的异型增生、原位癌，且多采用两级分类法。例如，胃肠道黏膜上皮内瘤变可分为低级别上皮内瘤变（轻度异型增生和中度异型增生）、高级别上皮内瘤变（重度异型增生和原位癌）。

第十节　肿瘤的病因和发病机制

近年来随着分子生物学研究的不断深入，人们对一些肿瘤的病因和发病机制有了进一步的认识，但仍未能完全阐明，还需进一步深入研究。

一、肿瘤的病因

肿瘤的病因十分复杂，包括外环境致癌因素（外因）和影响肿瘤发生、发展的内在因素（内因）两个方面，并往往由多种因素的综合作用导致。

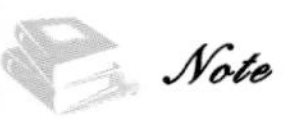

（一）外环境致癌因素

1. 化学性致癌因素　目前已知的化学致癌物质有1100种以上，据世界卫生组织所属机构资料显示，经流行病学调查证实对人类有致癌作用的有21种，还有18种被怀疑对人类有致癌作用。随着现代化工业的发展和科技的进步，一些新的化学致癌物质不断产生，据估计，人类癌症的80%～85%与化学致癌物质有关。因此，保护环境已成为刻不容缓的事情。

（1）多环芳烃类化合物：致癌性强的物质包括3,4-苯并芘、1,2,5,6-双苯并蒽、甲基胆蒽等。这类物质主要存在于煤焦油、工厂排出的煤烟、汽车的尾气、烟草燃烧的烟雾中，这也与肺癌发病率的居高不下密切相关，吸烟与大气的工业污染是公认的危险因素。其次，熏烤的鱼类、肉类等食品中也含有多环芳烃类化合物。

（2）亚硝胺类化合物：这类物质具有强烈的致癌作用，并且致癌谱广。亚硝胺类物质在自然界中不多，但合成亚硝胺的前身物质亚硝酸盐和二级胺，普遍存在于动物食品的保存剂、着色剂和腐败的蔬菜中，可在胃内酸性环境中合成亚硝胺。亚硝胺与消化系统恶性肿瘤、鼻咽癌、肺癌有密切关系。

（3）真菌毒素：以黄曲霉毒素研究较多，在霉变的花生、玉米、豆类和谷类物质中含量很高，主要与肝癌、食管癌的发生有关。我国肝癌高发地区的致癌因素可能是乙型肝炎病毒（HBV）感染和黄曲霉毒素协同作用的结果。

（4）其他化学致癌物质：氨基偶氮染料，如曾在食物中使用的奶油黄、猩红等与肝癌发生有关；芳香胺类化合物，如乙萘胺、联苯胺、品红等化工原料与膀胱癌发生有关；微量元素中的砷可引起皮肤癌、肝癌，铬可引起肺癌等。

2. 物理性致癌因素　物理性致癌因素主要通过损伤细胞的染色体，使细胞癌基因激活和肿瘤抑制基因失活，从而导致肿瘤发生。

（1）电离辐射及紫外线照射：长期接触X射线及镭、钴、铀、氡等放射性同位素，白血病和皮肤癌的发病率明显升高。紫外线长期照射，易引起皮肤鳞状细胞癌、基底细胞癌和黑色素瘤。日本长崎、广岛原子弹爆炸后幸存居民因受到辐射影响，慢性粒细胞白血病、甲状腺癌、乳腺癌等肿瘤发生率明显增高。

（2）慢性刺激与损伤：慢性刺激与损伤可致细胞增生，在此基础上可发生癌变，如慢性皮肤溃疡、慢性胃溃疡、慢性胆囊炎、慢性子宫颈炎等可由异型增生发展为癌。临床上骨肉瘤、睾丸肿瘤和脑瘤等患者常有局部外伤史。

（3）异物：有证据表明，长期接触大量石棉或石棉制品可导致胸膜间皮瘤的发生。此外，动物实验证明，植入体内的塑料、金属、玻璃纤维等可诱发各种肉瘤。

3. 生物性致癌因素

（1）病毒：虽然迄今不能明确肯定病毒能直接诱发人类肿瘤，但越来越多的证据显示人类某些恶性肿瘤可能与病毒有关。已知能引起人类或动物肿瘤的病毒有上百种，其中2/3为RNA病毒，1/3为DNA病毒。DNA病毒致癌机制主要表现在两个方面：①直接作用：病毒感染细胞后，其基因不整合到细胞基因组内，病毒的复制不会受到干扰，大量的病毒复制最终导致细胞死亡。②引起肿瘤细胞转化：病毒感染细胞后，其基因整合到宿主的DNA中去，改变了细胞的生长分化，导致肿瘤的发生。如EB病毒，可能与Burkitt淋巴瘤和鼻咽癌有关，人类乳头状瘤病毒可能与子宫颈癌有关，乙型肝炎病毒可能与肝癌有关；人类T细胞白血病和淋巴瘤的发生也与病毒有关。

（2）幽门螺杆菌：幽门螺杆菌引起的慢性胃炎与胃低度恶性B细胞性淋巴瘤的发生有关，但机制未明。绝大多数胃淋巴瘤伴有幽门螺杆菌的感染，对胃淋巴瘤患者采用抗生素治疗可以使部分淋巴瘤消退。

（3）寄生虫：已知日本血吸虫病与结肠癌的发生有关，华支睾吸虫病与胆管细胞性肝癌的发生

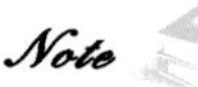

有关,埃及血吸虫病与膀胱癌的发生有关。

(二) 影响肿瘤发生、发展的内在因素

1. 遗传因素 大量流行病学和临床资料显示,5%～10%的人类肿瘤的发生与遗传因素有关。但就绝大多数肿瘤发生的易感性和倾向性而言,与直接遗传有关的只有少数不常见的肿瘤。

(1) 常染色体显性遗传的肿瘤:遗传因素在肿瘤发生中起决定作用,其特点是有明显家族史,以常染色体显性遗传的规律遗传,常早年发病,呈多发性。如视网膜母细胞瘤、神经母细胞瘤、结直肠家族性多发性腺瘤病等,其发病学基础是肿瘤抑制基因的突变或缺失。

(2) 常染色体隐性遗传的肿瘤:着色性干皮病患者经紫外线照射后易患皮肤癌;Bloom 综合征(先天性毛细血管扩张性红斑及生长发育障碍)患者易患白血病和淋巴组织肿瘤,其发病学基础是 DNA 修复基因突变,导致 DNA 修复缺陷。

(3) 多基因遗传的肿瘤:多基因遗传的肿瘤大多是一些常见的恶性肿瘤,这些肿瘤的发生是遗传因素与外环境致癌因素协同作用的结果。如乳腺癌、胃癌、肺癌、前列腺癌、子宫颈癌等,患者的一级亲属的发病率显著高于群体的发病率。

2. 免疫因素 机体免疫功能状态在肿瘤的发生、发展中起着十分重要的作用。各种致癌因素引起的基因突变或基因表达异常,是导致肿瘤发生的关键步骤。基因表达异常必然导致肿瘤细胞表达异常的肿瘤蛋白,宿主免疫系统可以识别并消灭它,这种识别并消灭"非己"或"外来"的转化细胞的功能,称为机体免疫监视。机体产生抗肿瘤的免疫反应主要是细胞免疫,就是正常细胞恶性转化后,有些异常基因表达的蛋白可以引起免疫系统的反应,参与杀伤肿瘤细胞。T 细胞在肿瘤免疫中起着重要作用,它可以直接杀伤肿瘤细胞或释放淋巴因子杀伤肿瘤细胞;除 T 细胞外,K 细胞、NK 细胞、巨噬细胞和 B 细胞在破坏和溶解肿瘤细胞方面也起着一定的作用。所以,临床上如先天性免疫缺陷,大量应用免疫抑制剂或获得性免疫缺陷综合征(AIDS)患者,恶性肿瘤的发病率明显增高。病理组织学观察也表明,恶性肿瘤组织内淋巴细胞浸润较多者比淋巴细胞浸润较少者的预后要好。另外,恶性肿瘤细胞可以破坏机体免疫系统,从而阻止机体免疫系统对肿瘤细胞的识别和攻击。

3. 种族和地理因素 有些肿瘤在不同种族和地区的发病率有明显差别,如我国广东人鼻咽癌发生率较高;欧美国家乳腺癌患者的年死亡率较高,约为日本的 5 倍;而日本胃癌的年死亡率比美国高 7 倍。这说明种族和地理因素与肿瘤的发病率有一定的相关性。

4. 性别和年龄因素 乳腺癌、胆囊癌、甲状腺癌、膀胱癌等女性的发生率高于男性,而肺癌、食管癌、胃癌、肝癌、结肠癌、鼻咽癌等则以男性居多。年龄对肿瘤的发生也有一定影响。如神经母细胞瘤、肾母细胞瘤、髓母细胞瘤等好发于儿童;骨肉瘤、横纹肌肉瘤好发于青年人;而大部分癌则以老年人多见。一般说来,肿瘤的发病率随年龄的增大而增加,这种现象是体细胞突变积累的结果。

5. 内分泌因素 在疾病或某种原因引起内分泌失调的情况下,因激素不平衡,能使某些激素持续作用于敏感组织,可能导致细胞的增殖与癌变。如乳腺癌的发生与雌激素持续增高有明显依赖关系;垂体与甲状腺之间的激素不平衡,多是人类甲状腺癌的一种病因。

6. 心理、社会因素 心理、社会因素在致癌中的作用越来越引起重视,并有资料表明,心理、社会因素(如精神创伤、情绪抑制、精神紧张等)影响着肿瘤的发生、发展及预后。心理、社会因素可以通过引起神经-内分泌-免疫系统的功能紊乱,进而影响组织的代谢和生长过程,和(或)削弱机体的抗肿瘤免疫防御功能,从而为肿瘤的发生、发展提供有利条件。

二、肿瘤的发病机制

肿瘤的发病机制是一个非常复杂的过程,迄今尚未完全阐明。近年来随着分子生物学研究的迅速发展,特别是对癌基因和肿瘤抑制基因的研究,人们初步揭示了某些肿瘤的病因及发病机制,提出了各种各样的学说和假设。目前认为,肿瘤是一种基因病、分子病,而恶性肿瘤的发生是一个长期、

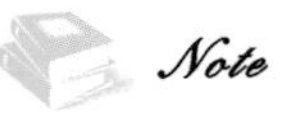

多因素作用、分阶段的过程。简述如下。

（一）癌基因活化

癌基因(oncogene)是指恶性肿瘤细胞中能促使细胞发生恶性转化并自主生长的基因。根据其来源不同可分为病毒癌基因(viral oncogene，v-onc)和细胞癌基因(cellular oncogene，c-onc)。病毒癌基因根据其来自 RNA 肿瘤病毒或 DNA 肿瘤病毒的不同，又分别称为 RNA 病毒癌基因和 DNA 病毒癌基因。细胞癌基因是在正常细胞内的 DNA 中发现与病毒癌基因几乎完全相同的 DNA 序列，对细胞的增殖、分化起正调控作用，其在正常情况下以非激活形式存在，故又称为原癌基因(proto-oncogene)。原癌基因在多种因素的作用下被激活可转变为癌基因。原癌基因的活化可以通过结构改变(基因突变)，也可以通过基因表达调节的改变(原癌基因过度表达)，从而产生癌蛋白，调节其靶细胞的代谢，促使正常细胞逐步转化为肿瘤细胞。因此，原癌基因的激活是肿瘤发生过程中的一个关键步骤。

（二）肿瘤抑制基因的失活

肿瘤抑制基因(tumor suppressor gene)是指一类存在于细胞基因组内，能够抑制肿瘤发生的核苷酸序列，又称抗癌基因(antioncogene)。肿瘤抑制基因的产物能抑制肿瘤细胞的增长。一旦肿瘤抑制基因失活，正常细胞可转变为肿瘤细胞。

（三）凋亡调节基因和 DNA 修复调节基因的改变

肿瘤的生长不仅与细胞增殖和细胞死亡的比例密切相关，而且与凋亡调节基因和 DNA 修复调节基因的稳定性改变有关。正常细胞内有 DNA 轻微损伤时，可通过 DNA 修复调节基因予以修复，但当 DNA 修复调节基因功能障碍时，DNA 损伤持续在肿瘤发生中起作用，可增加恶性肿瘤的发生率。

细胞的完全恶性转化，一般需要多个基因的改变，如数个癌基因的激活和(或)肿瘤抑制基因的失活，以及凋亡调节基因和 DNA 修复调节基因的改变等。目前，对结肠癌的发生过程研究得比较清楚，其发生过程如下：从肠上皮增生到癌的演进过程中，发生多步骤的癌基因突变和肿瘤抑制基因失活；这些分子事件与形态学改变有很好的关联(图 8-13)。一个细胞要积累这些基因改变，一般需要较长的时间。所以，癌症在年龄较大的人群中发生率较高。

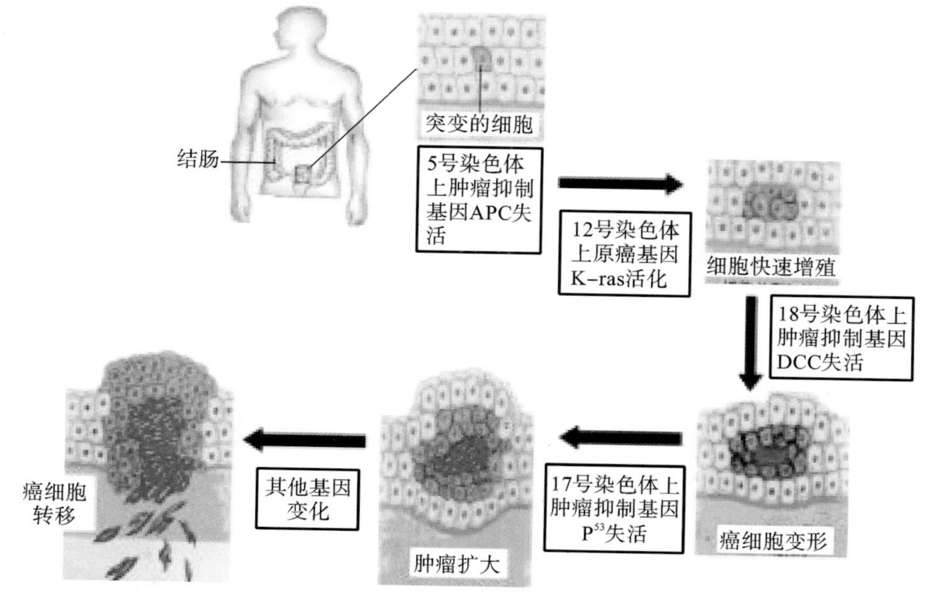

图 8-13　结肠癌的形成过程

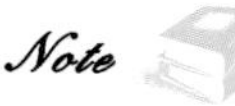

综上所述,肿瘤的发生是一个非常复杂的多步骤的过程,是多种癌基因和肿瘤抑制基因等共同参与的事件。目前认为肿瘤发生的基本模式如下:致瘤因素引起基因损伤,激活癌基因和(或)灭活肿瘤抑制基因,可能还累及凋亡调节基因和(或)DNA 修复调节基因,使细胞呈多克隆性增生,在促进因子作用下,基因进一步损伤,发展为单克隆性增生,通过演进和异化,形成具有不同生物学特性的亚克隆,获得无限制生长的能力,并可发生浸润和转移(图 8-14)。

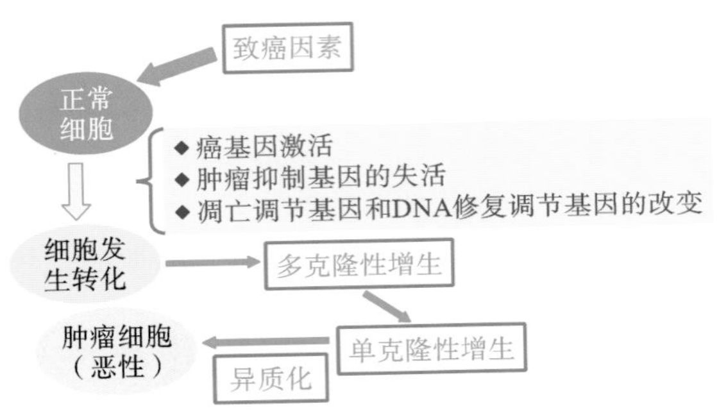

图 8-14　恶性肿瘤形成的基本模式

直通护考
在线答题

第十一节　常见肿瘤举例

一、常见上皮组织肿瘤

发生在上皮组织(包括被覆上皮与腺上皮)的肿瘤较常见。

(一) 良性上皮组织肿瘤

1. 乳头状瘤(papilloma)　来源于被覆上皮,常发生于皮肤、咽喉、外耳道、阴茎、膀胱等处,瘤体向体表或腔面呈外生性生长。肉眼观,肿瘤形成手指样或乳头状突起,有时可见菜花状或绒毛状外观,肿瘤的根部常有细蒂与正常组织相连(图 8-15(a))。镜下观,每一乳头表面覆盖增生的上皮细胞,分化良好,乳头的轴心由血管和结缔组织间质构成(图 8-15(b))。乳头状瘤切除后一般不复发,但发生于外耳道、膀胱及阴茎者易复发或癌变。

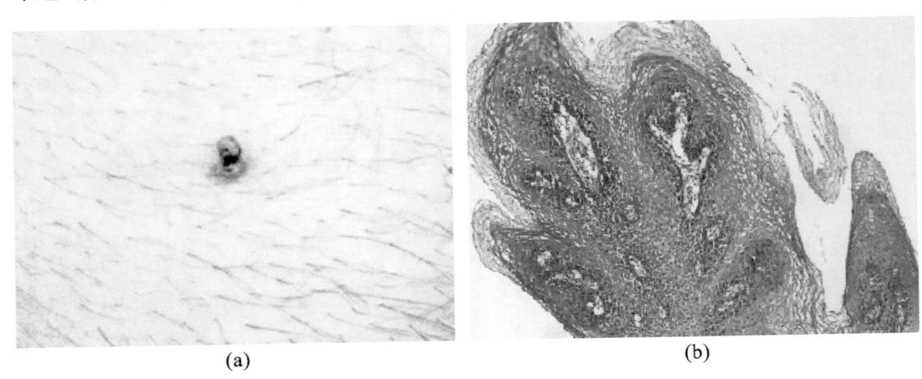

(a)　(b)

图 8-15　皮肤乳头状瘤

2. 腺瘤(adenoma)　来源于腺上皮,常发生于甲状腺、乳腺、胃肠道、卵巢、唾液腺等处的腺体。腺瘤的腺体与其来源的腺体在结构上相似,也具一定的分泌功能,细胞分化良好。肉眼观,腺器官的腺瘤呈结节状,常有完整包膜,黏膜腺的腺瘤多呈息肉状。镜下观,肿瘤细胞分化良好,肿瘤细胞构

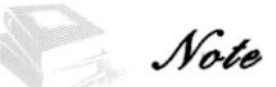
Note

成的腺体与其来源腺体不同之处在于腺体大小不一，形态不规则，排列疏密不一致。根据腺瘤的成分和形态特点，又可分为以下几类。

（1）息肉状腺瘤：多发生于胃肠黏膜，尤其是直肠和结肠，外生性生长，呈息肉状，有蒂与黏膜相连，可单发或多发。其中结肠绒毛状腺瘤和家族性多发性结肠息肉病易癌变（图 8-16）。

（2）纤维腺瘤：腺上皮细胞和纤维结缔组织同时增生构成肿瘤的实质。常见于女性乳腺，多为单个，结节状或分叶状。

（3）多形性腺瘤：瘤体由腺组织、鳞状上皮、黏液样和软骨样组织等多种成分混合构成，因而得名。多见于唾液腺，尤多见于腮腺，可能是闰管上皮和肌上皮发生的腺瘤。该瘤切除后易复发，为交界性肿瘤。

（4）囊腺瘤：常发生于卵巢、胰腺和甲状腺。肿瘤细胞分泌大量黏液或浆液并形成潴留，使腺腔扩大，形成单房或多房的囊腔。浆液性囊腺瘤伴乳头增生时，易癌变。

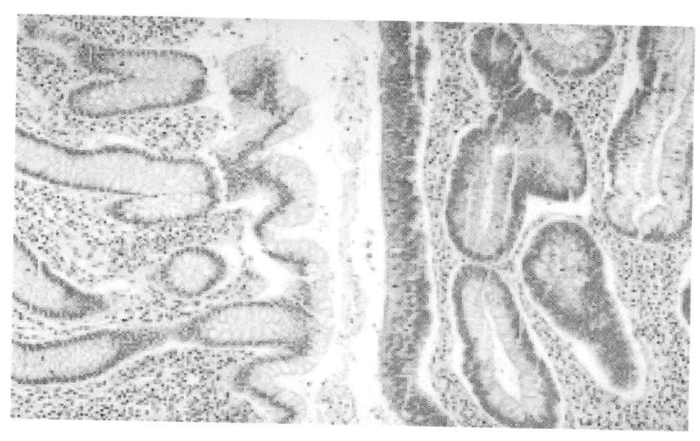

图 8-16　息肉状腺瘤

注：右边腺瘤性息肉与左边正常的结肠上皮相比较，细胞核深染，形态不规则，排列紧密，但总体区别不大。

（二）恶性上皮组织肿瘤

【护考提示】常见良性上皮组织肿瘤的类型及各类型的发病特点、好发部位。

发生于上皮组织的恶性肿瘤称为癌，多见于中老年人，是临床上最常见的一类恶性肿瘤。癌的常见类型有以下几种。

1. 鳞状细胞癌(spuamous cell carcinoma)　简称鳞癌，主要发生于有鳞状上皮被覆的部位，如皮肤、口腔、食管、唇、子宫颈、阴道、阴茎等处，也可发生于有鳞状上皮化生的部位，如支气管、肾盂、子宫内膜等处。肉眼观，肿瘤常呈菜花状或溃疡状，切面灰白色、较干燥，质较硬。镜下观，癌组织突破基底膜向深层组织浸润生长、破坏，常见异型性明显的上皮样癌细胞聚集成不规则的条索、片块状癌巢，与间质分界清楚。根据分化程度可分为三级，鳞癌Ⅰ级：癌巢清楚（癌巢即癌细胞呈团块状或条索排列的结构）。癌细胞间可见细胞间桥，中央常出现同心圆状的角化珠（癌珠）（图 8-17）。鳞癌Ⅲ级：癌细胞异型性明显，无角化珠，甚至无细胞间桥。鳞癌Ⅱ级，形态改变介于鳞癌Ⅰ级和鳞癌Ⅲ级之间。

2. 基底细胞癌(basal cell carcinoma)　来源于基底细胞，多见于中老年人面部，如眼睑、颊和鼻翼等处。镜下观，癌巢主要由深染的多角形或梭形的基底细胞样的癌细胞构成。肿瘤生长缓慢，常向表面破坏形成不规则性溃疡，并向深部组织浸润生长，但很少转移。临床上呈低度恶性经过，对放射治疗敏感，预后较好。

3. 尿路上皮癌(urothelial carcinoma)　来源于膀胱、输尿管、肾盂的移行上皮，常呈多发性乳头状，乳头纤细而质脆，可形成溃疡或广泛浸润膀胱壁。镜下观，癌细胞呈多层排列，分化好者癌细胞异型性小，似移行上皮，分化差者异型性明显。临床表现为无痛性血尿，易广泛侵袭和早期转移。

4. 腺癌(adenocarcinoma)　来源于腺上皮的恶性肿瘤，多发生在胃肠道、乳腺、子宫体、甲状腺

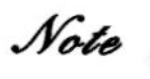
Note

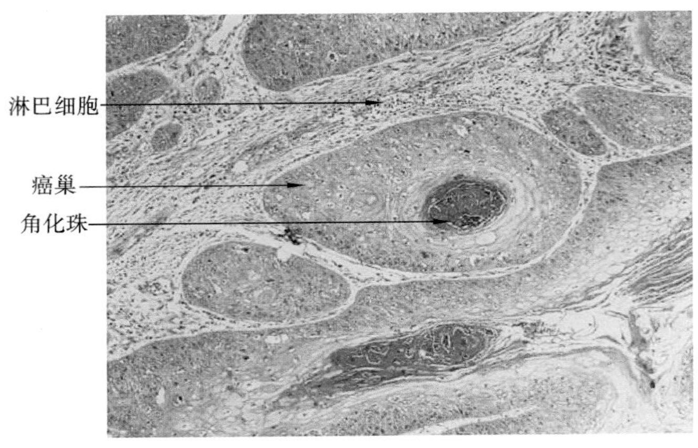

图 8-17　鳞状细胞癌

注：癌细胞巢状排列，中间有同心圆状的角化珠，间质中有淋巴细胞。

等处，浸润性生长。肉眼观，肿瘤因生长部位不同，可呈息肉状、结节状或溃疡状。镜下观，癌细胞可形成大小不等、形态不规则的腺样结构，可呈"背靠背""共壁""筛状"等结构；癌细胞排列紧密、重叠或层次增多，常失去极向，异型性明显。根据癌细胞分化程度和组织形态可分为：①管状或乳头状腺癌(tubular or papillary adenocarcinoma)：分化程度高，癌细胞构成大小不等、形状不一的腺体样结构，癌细胞多层排列、极性紊乱。多见于胃、肠、甲状腺、胆囊、子宫体和卵巢等处。当腺癌的癌细胞呈乳头状增生，形成较多乳头状结构时，称乳头状腺癌(图 8-18(a))；腺腔高度扩张呈囊状时，称囊腺癌；伴乳头状生长的囊腺癌，称为乳头状囊腺癌。②实性癌(solid carinoma)：分化程度低，癌细胞多不构成腺体结构，而形成实体性团块状或条索状癌巢，异型性明显。若癌巢小而少、纤维结缔组织占优势时，癌组织质地硬，称为硬癌(scirrhous carcinoma)(图 8-18(b))。反之，当大片癌巢占优势，间质少，癌组织质地软如脑髓者，称为髓样癌(medullary carcinoma)(图 8-18(c))。当癌巢与间质两者相当时，则称为单纯癌(carcinoma simplex)。③黏液癌(mucoid carcinoma)：此型腺癌癌细胞能分泌大量黏液，聚积在细胞内，将核挤向一侧，使该细胞形如戒指，称印戒细胞(signet-ring cell)。印戒细胞分泌黏液逐渐聚积在腺腔内，形成黏液池。腺腔不断扩张破裂而释放黏液进入间质，形成黏液湖，称为黏液癌。肉眼观，癌组织呈灰白半透明的胶冻状，故又称胶样癌(colloid carcinoma)。当印戒细胞为主要成分，呈广泛性浸润时则称印戒细胞癌(signet-ring cell carcinoma)(图 8-18(d))。

【护考提示】
常见恶性上皮组织肿瘤的病理特点。

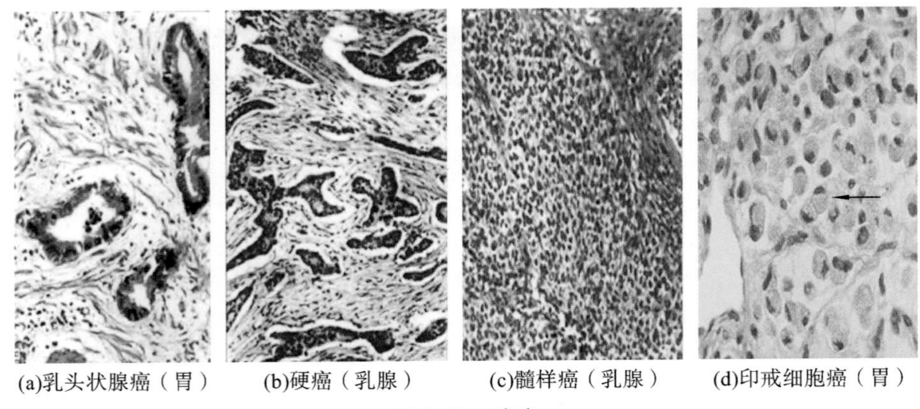

(a)乳头状腺癌（胃）　(b)硬癌（乳腺）　(c)髓样癌（乳腺）　(d)印戒细胞癌（胃）

图 8-18　腺癌

二、常见间叶组织肿瘤

(一) 良性间叶组织肿瘤

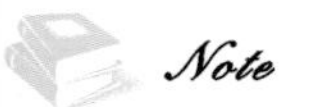

1. 脂肪瘤(lipoma)　来源于脂肪组织，常发生在躯干和四肢近端的皮下组织。肉眼观，多为单

发，呈分叶状或结节状，有薄而完整的包膜，质地柔软，切面淡黄色，似正常脂肪组织（图 8-19(a)）。镜下观，肿瘤由分化成熟的脂肪细胞构成，在间质内有少量纤维组织和血管。与正常脂肪组织的区别不明显（图 8-19(b)）。脂肪瘤一般除局部压迫外，常无明显症状，切除后不易复发，极少恶变。

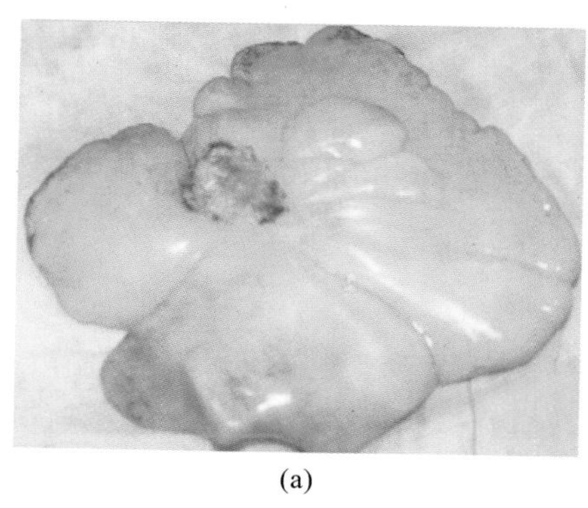
(a)

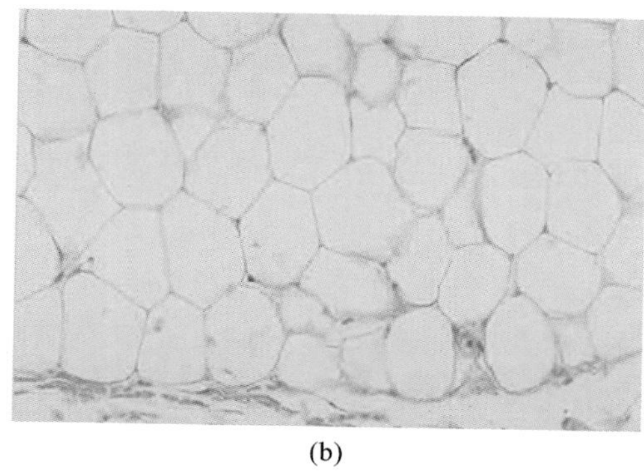
(b)

图 8-19　脂肪瘤

2. 纤维瘤(fibroma)　来源于纤维组织，常发生在四肢及躯干的皮下纤维组织。肉眼观，为结节状，有包膜，切面灰白色，并见纵横交错编织状条纹，质地韧硬。镜下观，肿瘤由分化好的成纤维细胞、纤维细胞和胶原纤维构成，胶原纤维相互编织呈束状排列；间质为血管及疏松结缔组织。肿瘤生长缓慢，切除后一般不复发。

3. 平滑肌瘤(leiomyoma)　来源于平滑肌组织。多见于子宫（图 8-20(a)）、胃肠道等处，可单发，亦可多发。肉眼观，肿瘤呈球状或结节状，界限清楚，有或无包膜，切面灰白色，编织状。镜下观，肿瘤由形态较一致的梭形平滑肌样瘤细胞构成，排列呈束状或栅栏状，细胞核为长杆状，两端圆钝，状如腊肠，可作为与纤维瘤相鉴别的依据（图 8-20(b)）。术后不易复发，预后好。

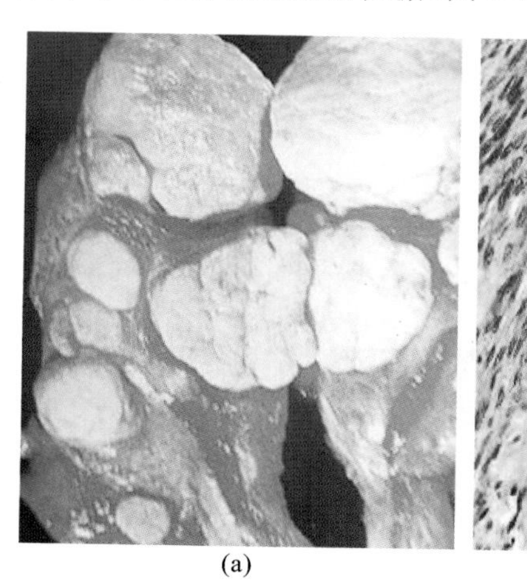
(a)

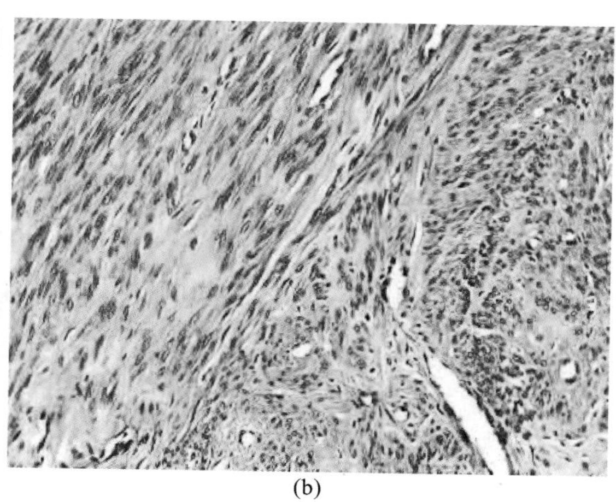
(b)

图 8-20　多发子宫平滑肌瘤

4. 脉管瘤　脉管瘤可分为血管瘤(hemangioma)及淋巴管瘤(lymphangioma)两类，其中以血管瘤最常见，两者均多见于婴儿及儿童。血管瘤好发于面部、颈部、皮下、肝、脾等处。肉眼观，呈鲜红色或紫红色，无包膜，边界不清，呈浸润性生长。皮肤或黏膜血管瘤呈斑块状，内脏血管瘤多呈结节状。镜下观，可分为毛细血管瘤（由多数密集的毛细血管组成）、海绵状血管瘤（由扩张的血窦组成）及混合型血管瘤（两者兼有）三种类型。淋巴管瘤由增生的淋巴管构成，内含淋巴液，好发于唇、舌、颊、口底、腋窝及腹腔等处，界限清楚或不清楚，呈蜂窝状或囊状，可分为毛细淋巴管瘤、海绵状淋巴管瘤、囊状淋巴管瘤三种类型。

5. 骨瘤(osteoma)　好发于颅面骨，常为单发，常见无痛性局部隆起，生长缓慢，界限清楚。肿瘤

主要由成熟的板层骨和编织骨构成,但骨小梁排列紊乱,缺乏正常的骨质结构和排列方向,间质为纤维组织,有时可见脂肪及造血细胞。发生于颅骨内板、眼眶、鼻窦、颌骨的骨瘤,可引起相应部位的压迫症状。

6. 软骨瘤(chondroma) 主要成分为透明软骨,自软骨膜发生向外生长者,称外生性软骨瘤或骨膜软骨瘤;发生于骨髓腔内者称为内生性软骨瘤,使骨膨胀,外有薄层骨壳。肉眼观,肿瘤切面呈银白色或淡蓝色,半透明,可伴有钙化和骨化。镜下观,由分化成熟的软骨细胞和软骨基质构成,呈不规则分叶状结构。发生在手、足短骨者多为良性,不易恶变;发生在胸骨、肋骨、盆骨、椎骨及四肢长骨者易发生恶变。

(二)恶性间叶组织肿瘤

1. 纤维肉瘤(fibrosarcoma) 肉瘤中最常见的一种。来源于纤维组织,好发于四肢和躯干的深部组织。发生在婴儿的纤维肉瘤,预后较成年人纤维肉瘤好。肉眼观,瘤体多呈结节状或不规则形状,可有假包膜,切面呈灰红色,质地均匀,鱼肉样外观。镜下观,分化好者肿瘤组织由梭形瘤细胞和胶原纤维组成,束状或交织排列,似正常纤维组织;分化差者肿瘤细胞丰富,异型性明显,胶原纤维、网状纤维少见(图 8-21),生长快,易复发和转移。

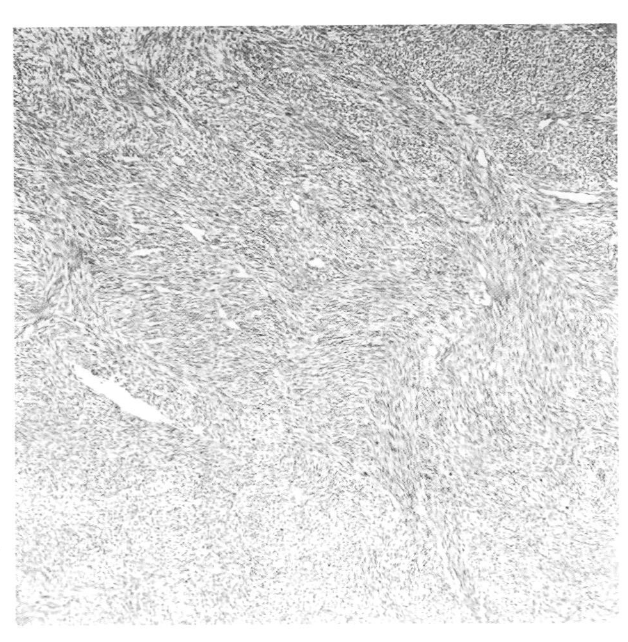

图 8-21 纤维肉瘤

2. 脂肪肉瘤(liposarcoma) 来源于原始间叶组织,极少由皮下脂肪层发生或由脂肪瘤恶变而来。好发于中老年人的大腿、腹膜后的深部软组织,是肉瘤中的常见类型。肉眼观,肿瘤呈结节状或分叶状,有假包膜;切面分化好者呈淡黄色,分化差者呈胶冻状或鱼肉状。镜下观,肿瘤细胞形态多样,以出现脂肪母细胞为特点,可见不同异型程度的脂肪细胞和脂肪母细胞(星形、梭形、小圆形或多形性脂肪母细胞),胞质内有多少不等、大小不一的脂肪空泡。

3. 横纹肌肉瘤(rhabdomyosarcoma) 较常见,恶性程度较高,生长迅速,易早期经血道转移,预后极差。多见于 10 岁以下儿童和婴幼儿。好发于头、颈、泌尿生殖道及腹膜后,偶可见于四肢。根据细胞的分化程度、排列结构和大体特点可分为胚胎性横纹肌肉瘤、腺泡状横纹肌肉瘤、多形性横纹肌肉瘤三种类型。

4. 平滑肌肉瘤(leiomyosarcoma) 多发生于中老年人,好发于子宫及胃肠道,偶见于腹膜后、肠系膜、大网膜及皮下软组织。肉眼观,肿瘤呈不规则结节状,可有假包膜。镜下观,分化较好者肿瘤

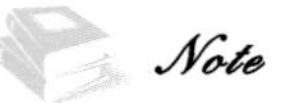

细胞呈梭形，异型性不明显，相互交织状排列；分化差者呈显著异型性，排列紊乱，核分裂象多见。核分裂象的多少对判断平滑肌肉瘤的恶性程度有重要意义。

5. 骨肉瘤(osteosarcoma)　来源于骨母细胞，是最常见的骨的恶性肿瘤，多见于青少年男性。好发于四肢长骨干骺端，尤其是股骨下端和胫骨上端。肉眼观，肿瘤呈梭形肿块，质软硬不一，常见出血、坏死，侵犯、破坏骨组织，并向周围组织侵犯，切面灰白色或灰红色，鱼肉状(图 8-22)。瘤组织侵犯破坏骨皮质，将骨膜掀起，在肿瘤上、下端的骨皮质和掀起的骨膜之间形成三角形隆起，在 X 线上称 Codman 三角(图 8-22)。由于骨膜掀起，在骨膜和骨皮质之间形成与骨长轴垂直的放射状反应性增生的骨组织，X 线上显示日光放射状阴影，上述 X 线显示的两种特征，对骨肉瘤的诊断具有重要意义。镜下观，肿瘤细胞呈圆形、梭形或多角形，异型性明显，肿瘤细胞可形成肿瘤性骨样组织或骨组织，是诊断骨肉瘤最重要的组织学依据。骨肉瘤生长快，侵袭破坏能力强，常经血道转移到肺，预后差。

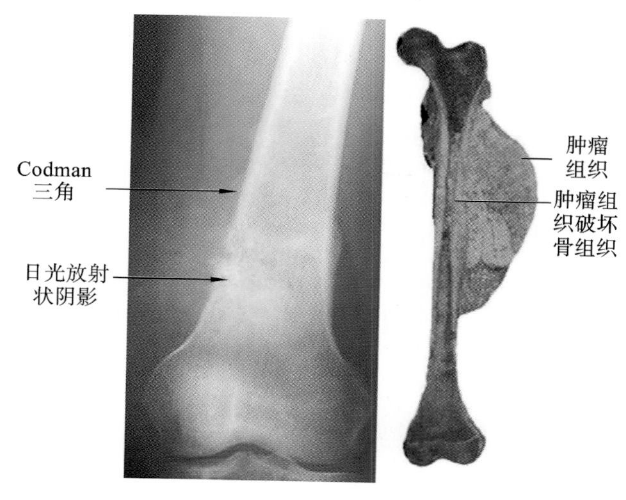

图 8-22　骨肉瘤

三、其他组织肿瘤

1. 恶性淋巴瘤(malignant lymphoma)　来源于淋巴结和淋巴结外的淋巴组织的恶性肿瘤，是青少年最常见的恶性肿瘤，多发生于颈部、纵隔、腹膜后等淋巴组织。临床主要表现为淋巴结无痛性肿大。随着病变发展可出现发热、衰弱、消瘦、贫血和局部压迫症状，可伴有肝、脾肿大。根据肿瘤细胞特点及其组织结构特点可分为以下几类。

(1) 霍奇金淋巴瘤(Hodgkin lymphoma，HL)：其特点为肿瘤细胞形态多样，其中有一独特的瘤巨细胞称为 Reed-Sternberg 细胞(R-S 细胞)，R-S 细胞体积较大，胞质丰富，嗜酸性或嗜碱性，核圆形或椭圆形、双核或多核、核膜厚，中央有一红染较大的核仁。双核的 R-S 细胞，形如镜中之影，故称镜影细胞(mirror image cell)，对疾病具有诊断意义。肿瘤组织内还伴有多少不等的淋巴细胞、浆细胞、中性粒细胞、嗜酸性粒细胞、组织细胞浸润及纤维组织增生。

霍奇金淋巴瘤有四种组织学类型，包括：①淋巴细胞为主型，淋巴结内淋巴细胞和组织细胞大量增生，呈弥漫性浸润或结节状分布，典型的 R-S 细胞较少。此型预后最好。②淋巴细胞消减型，淋巴细胞显著减少，R-S 细胞相对较多。此型预后较好。③混合细胞型，由淋巴细胞、组织细胞及较多的 R-S 细胞混合组成。此型预后较前两型差。④结节硬化型，淋巴结内纤维组织增生，将淋巴结分隔成许多大小不等、分界清楚的结节，结节内有少量典型的 R-S 细胞和较多的陷窝细胞(变异的 R-S 细胞)。此型预后最差。

(2) 非霍奇金淋巴瘤(non-Hodgkin lymphoma，NHL)：非霍奇金淋巴瘤由增生的淋巴细胞样和

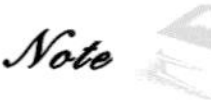

淋巴母细胞样的肿瘤细胞所代替。肿瘤细胞形态单一，以一种细胞类型为主，根据其来源可分为B细胞、T细胞和组织细胞型三大类型及不同亚型。

2. 白血病(leukemia) 白血病是骨髓造血干细胞发生的恶性肿瘤。其特征为骨髓内异常增生的白细胞取代了正常骨髓组织。这种增生的异常白细胞侵入血液，浸润到肝、脾、淋巴结和其他器官。临床上常有贫血，出血，肝、脾、淋巴结肿大。周围血液检查白细胞总数增多，幼稚的白细胞增多。骨髓涂片原始和幼稚的白细胞增多。根据病情缓急，白细胞成熟程度分为急性与慢性白血病；根据来源组织分为粒细胞性和淋巴细胞性白血病。

3. 黑色素瘤(melanoma) 黑色素瘤是黑色素细胞发生的高度恶性肿瘤，一般预后较差。多发生于皮肤，尤其是足底部，可以起病即为恶性，也可以由交界痣转变而来。黑痣迅速增大，颜色加深，伴有出血、溃疡常为恶变征象。镜下观，肿瘤细胞呈多边形或梭形，核大，核仁红染，胞质内可见黑色素颗粒。

直通护考
在线答题

4. 畸胎瘤(teratoma) 畸胎瘤是发生于具有多分化潜能的生殖细胞的肿瘤，常由含有两个以上胚层的多种组织成分构成。畸胎瘤常发生在卵巢和睾丸，也可发生在纵隔、腹膜后、骶尾部等处。畸胎瘤分为良性和恶性。良性畸胎瘤好发于卵巢，多为囊性，囊内可见大量的毛发及油脂，以及分化成熟的鳞状上皮、皮脂腺、平滑肌、支气管上皮、肠上皮、脑组织，甚至可见牙齿、甲状腺组织等。恶性畸胎瘤好发于睾丸，多呈实性，常伴有出血、坏死，此型易发生转移，预后差。

第十二节　肿瘤的防治与护理原则举例

一、肿瘤的防治

世界卫生组织认为40%的癌症是可以预防的，随着科技进步和更多科学证据的发现，有专家认为人类可以预防癌症的比例可提高到70%。但是对于普通人而言，要想正确理解这个数字，首先应该认识到，这里所谓的“可以预防”，并不是“绝对不患癌症”那么简单。癌症的预防，一般包括三级。

世界卫生组织
癌症行动计划

1. 一级预防 一级预防包括：①病因预防，消除和避免致癌因素，改善生活习惯(如戒烟)，注意保护环境(避免大气、水源、土壤和农作物等污染)，减少和避免与职业性致癌物的接触；②积极开展健康教育，建立科学的生活和饮食习惯，如减少霉变食品的摄入、不吸烟等；③增强机体抗肿瘤的能力，如加强锻炼、合理饮食、保持良好的心理和精神状态等。

2. 二级预防 二级预防是指发病学预防，对肿瘤采取“三早”原则，即早期发现、早期诊断、早期治疗。广泛开展防癌普查，积极治疗癌前病变，发现不明原因的肿块、进行性消瘦、咯血、血尿、便血、阴道不规则出血等症状应及时就诊。

3. 三级预防 三级预防是指以延长生存期及提高生活质量为目的而进行积极的综合性、特异性治疗，通过治疗，提高治愈率、生存率和生存质量，减轻痛苦，延长寿命等。

目前国内外普遍认为，对病因尚不十分明确的大部分癌症而言，二级预防最为关键。所以，对于个人而言，定期的专门体检是极其必要的。

二、肿瘤的护理原则

肿瘤已成为一大类常见病和多发病，严重危害着人类的健康、心理和生命，随着肿瘤研究的不断深入，肿瘤的诊断、治疗和预防等相关内容已构成医学中特殊的重要部分。肿瘤护理是一门多学科的护理专科。做好肿瘤护理需要有良好的肿瘤病理学的基础，只有掌握肿瘤病理学的基本知识，才有利于指导肿瘤护理，同时也有利于积极开展防癌普查、咨询讲座和科普宣传。加强肿瘤患者的专

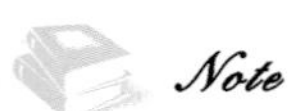

科护理，对于提高肿瘤患者的治疗质量和生存率十分重要。肿瘤护理工作者除了在外科治疗、化学药物治疗、放射治疗和免疫治疗中起重要作用外，还应加强肿瘤患者的心理护理、社会护理、康复护理、临终关怀等方面的护理。因此，肿瘤护理工作者要掌握和了解肿瘤的相关知识，并运用于临床实践，提高肿瘤的诊治和护理水平。

课后思考

1. 名词解释：肿瘤、癌、肉瘤、癌前疾病、上皮内瘤变、原位癌、转移、复发。
2. 试述炎性增生与肿瘤性增生的区别。
3. 试举例说明良性肿瘤和恶性肿瘤的鉴别方法。
4. 简述癌与肉瘤的区别。
5. 什么是癌前疾病？常见的癌前病变有哪些？

（陈雅静）

第九章　休　　克

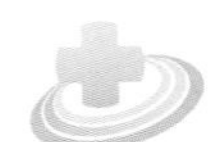

能力目标

1. 掌握：休克的分期；休克时微循环的变化特点。

2. 熟悉：休克的概念、原因和分类；休克发生的始动环节；神经、体液及细胞因素在休克中的作用；休克时细胞与器官的功能变化。

3. 了解：休克的防治原则。

本章 PPT

对休克的认识

休克(shock)是指机体在各种强烈致病因子的作用下，出现以循环系统，尤其是微循环系统功能紊乱、组织细胞灌流不足为主要特征，并可能导致多器官功能障碍甚至衰竭等严重后果的复杂的全身调节紊乱性病理过程。休克患者的临床主要表现为面色苍白、皮肤湿冷、血压下降、心率加快、脉搏细速、尿量减少、烦躁不安或表情淡漠，甚至昏迷等。休克是涉及临床各科的常见的、严重威胁生命的病理过程。

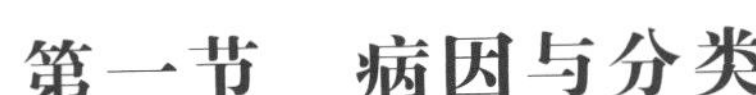

第一节　病因与分类

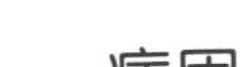

一、病因

1. 失血与失液

(1) 失血：大量失血可引起失血性休克，常见于外伤出血、上消化道出血、宫外孕破裂、产后大出血等急性大出血。休克的发生取决于血液丢失的速度和丢失量：若 15 min 内失血量少于全血量的 10%时，机体一般可通过代偿使血压和组织灌流量保持稳定；若快速失血，失血量超过全血量的 20%，即可引起休克；超过总血量的 50%，往往迅速死亡。

(2) 失液：常因腹泻、剧烈呕吐、大汗淋漓等导致水分大量丢失又未能及时补充，可引起有效循环血量的锐减而引起休克。

2. 烧伤　大面积烧伤早期多由疼痛及血浆大量丢失而致有效循环血量不足引起烧伤性休克，晚期可因继发感染而发展为感染性休克。

3. 创伤　严重创伤可致创伤性休克，尤其是在战争时期、自然灾害、意外事故中多见。休克的发生与疼痛和失血有关。

4. 感染　细菌、病毒、立克次体等引起的严重感染，特别是革兰阴性菌感染常可引起感染性休克。其中细菌内毒素起着重要作用，静脉注入内毒素可引起内毒素休克。如细菌性痢疾、流脑等发生的感染性休克常伴有败血症，故又称为败血症休克。

Note

5. 过敏　注射某些药物(如青霉素)、血清制剂或疫苗,甚至进食某些食物时可致过敏体质者发生过敏性休克。这与过敏造成外周血管紧张性下降,血管床容量增加,毛细血管通透性增加有关。

6. 神经刺激　常见于剧烈疼痛、高位脊髓麻醉或损伤等,可引起神经源性休克。患者血管平滑肌舒张,血管床容量增大,回心血量减少,血压下降。

7. 急性心力衰竭　大面积心肌梗死、心脏压塞、急性心肌炎及严重的心律失常(房颤与室颤),引起心输出量显著减少,有效循环血量和灌流量下降,发生心源性休克。

二、分类

休克的分类方法,至今尚未统一。常见的分类如下。

1. 按病因分类　最常用的分类方法,因为其有利于针对病因进行抢救性治疗。主要分为失血性休克、失液性休克、烧伤性休克、创伤性休克、感染性休克、过敏性休克、神经源性休克和心源性休克等。

2. 按休克发生的起始环节分类　虽然引起休克的原因不同,但休克发生的起始环节主要是血容量减少、心输出量急剧减少和外周血管容积增大。其中任何一个环节发生改变均可使有效循环血量减少,从而引起微循环血液灌流量不足而导致休克。休克据此可分为三类。

(1) 低血容量性休克:失血与失液因素所致休克的起始环节。急性大出血或大量液体丢失,可造成血液、血浆或水分大量、迅速丢失,若不能及时进行补充,将造成血容量急剧减少,使有效循环血量、回心血量和心输出量减少,血压下降,组织有效灌流量急剧降低。

(2) 心源性休克:各种心脏疾病引起急性心功能衰竭或严重的心律失常而导致的休克。心输出量急剧减少是其起始环节。心输出量急剧减少与有效循环血量严重不足,使组织有效灌流量严重不足。

(3) 血管源性休克:血管床的总容量很大,但正常毛细血管是交替开放的,大部分处于关闭状态,毛细血管血量仅占总血量的6%左右。如果全部开放,仅肝毛细血管就可以容纳全身血量。不同病因通过内源性或外源性血管活性物质的作用,使小血管特别是腹腔内脏的小血管舒张,血管床容积扩大,导致血液分布异常,大量血液淤滞在舒张的小血管内,使有效循环血量减少。

另外,还可按休克时血流动力学变化的特点分类:①低排高阻型休克,血流动力学特点是心输出量降低,总外周阻力增高,平均动脉压降低可不明显,但脉压差明显缩小,皮肤血管收缩,血流减少使皮温降低,又称为冷休克,常见于低血容量性休克和心源性休克。②高排低阻型休克,血流动力学特点是总外周阻力降低,心输出量增高,血压稍降低,脉压差可增大,皮肤血管扩张或动-静脉吻合支(亦称动-静脉短路)开放,血流增多使皮温升高,又称为暖休克,多见于感染性休克的早期。③低排低阻型休克,血流动力学特点是心输出量降低,总外周阻力也降低,故收缩压、舒张压和平均动脉压均明显降低,实际上是失代偿的表现,常见于各种类型休克的晚期阶段。

直通护考
在线答题

第二节　发展过程及发病机制

尽管各类休克发生的始动环节不同,但在其发展过程中都将引起微循环障碍。以典型的失血性休克为例,根据休克时血流动力学和微循环变化的规律,可将休克的过程分为以下三个时期。

一、微循环缺血缺氧期

1. 微循环变化特点　在休克早期,皮肤与内脏的微动脉、后微动脉、毛细血管前括约肌和微静脉、小静脉都发生持续痉挛,其中后微动脉和毛细血管前括约肌收缩更显著。毛细血管前阻力明显

Note

增加，大量真毛细血管网关闭，开放的毛细血管减少，毛细血管血流限于直捷通路，血液经动-静脉短路直接流回小静脉，使微循环灌流量急剧减少，出现“少灌少流，灌少于流或无灌”的现象，致使组织缺血、缺氧(图 9-1)。该期又称为缺血性缺氧期。

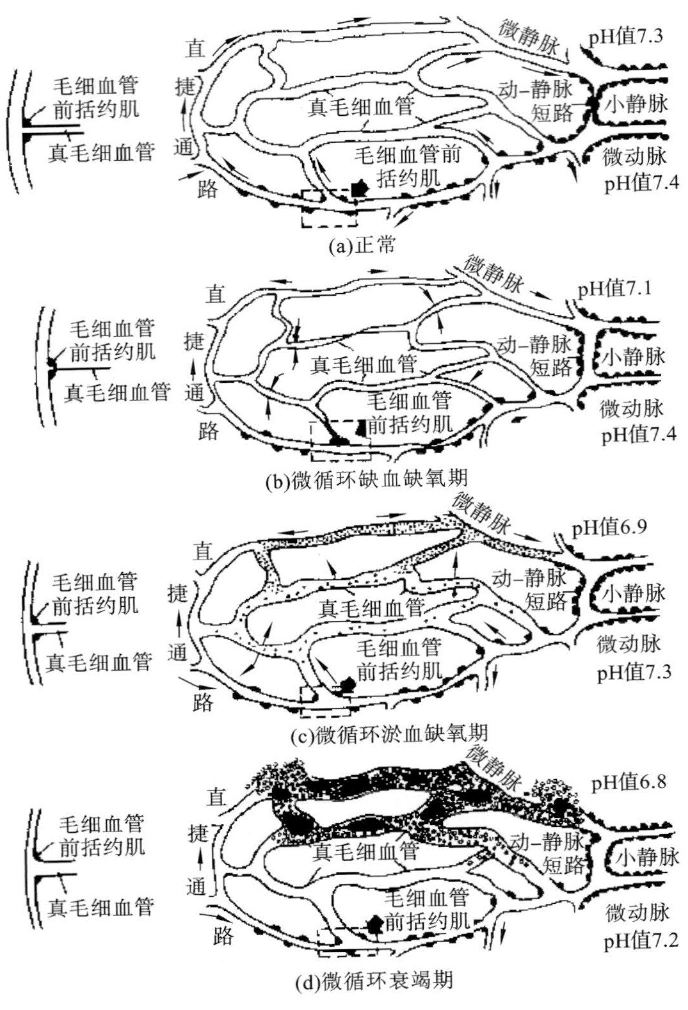

图 9-1　休克各期微循环变化示意图

2. 微循环改变的发生机制　①交感-肾上腺髓质系统兴奋，是引起微循环血管持续痉挛的始动因素。已证明休克时血中儿茶酚胺含量比正常高数十倍甚至几百倍，且不同类型的休克可通过不同的机制引起交感-肾上腺髓质系统的兴奋。交感-肾上腺髓质系统强烈兴奋，使儿茶酚胺大量释放，既刺激 α 受体造成皮肤、内脏血管持续痉挛收缩，又刺激 β 受体引起大量动-静脉短路开放，使器官微循环血液灌流锐减。②其他体液因子的释放：休克时体内产生较多体液因子，如血栓素(TXA_2)、血管紧张素Ⅱ、血管加压素、内皮素、心肌抑制因子、白三烯等，都有缩血管作用。

3. 微循环变化的代偿意义　休克早期为代偿期，主要表现在以下几个方面。

(1) 血液重新分布：不同器官对儿茶酚胺反应不一，其血管收缩的情况也不完全一样。皮肤、内脏、骨骼肌、肾的血管中 α 受体密度高，对儿茶酚胺敏感性高，收缩明显；而脑动脉和冠状动脉收缩不明显；这种血液的重新分布，使心、脑血液供应暂时得到保证，对机体具有重要的代偿意义。

(2) 自身输血：静脉系统为容量血管，可容纳循环总血量的 60%～70%。因此，毛细血管后微静脉和小静脉收缩、肝脾储血库收缩时，可使回心血量快速而短暂增加，这种代偿起到了“自身输血”的作用，是休克时增加回心血量的“第一道防线”。

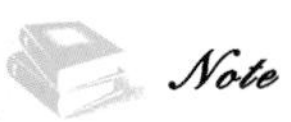

（3）自身输液：微循环毛细血管前阻力大于后阻力，毛细血管中流体静压下降，使组织液进入血管起到“自身输液”作用，是休克时增加回心血量的“第二道防线”。

4. 临床表现　该期患者面色苍白、四肢厥冷、心率加快、脉搏细速、少尿或无尿、烦躁不安（图9-2）。血压可骤降（如大失血），也可略降，甚至正常，脉压差明显减小，所以血压下降并不是判断早期休克的指标。而且，血液重新分布可使心脑灌流正常，常不出现神志不清的症状。

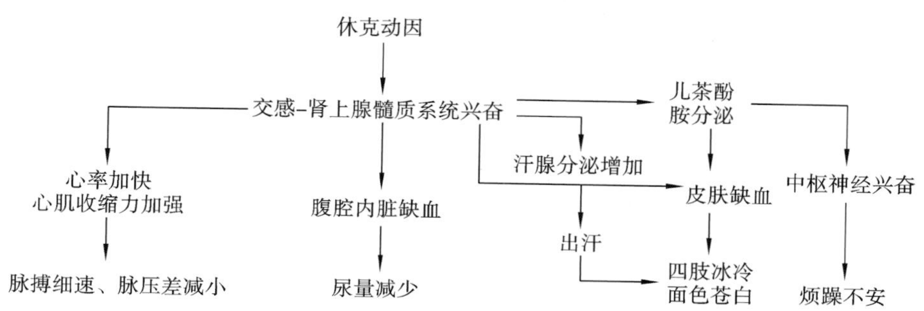

图9-2　休克早期机体病理生理变化机制与临床表现

此期为休克的可逆期，如能及时消除休克的动因，控制病情发展的条件，采取恰当的治疗措施，可防止休克的进一步发展。

二、微循环淤血缺氧期

1. 微循环变化特点　微动脉、后微动脉及毛细血管前括约肌痉挛减轻甚至转为舒张，血液经过毛细血管前括约肌大量涌入真毛细血管网；微静脉端血流缓慢，红细胞及血小板聚集，白细胞滚动、黏附、贴壁嵌塞，血黏度增加等，使毛细血管后阻力大于前阻力，内脏微循环内出现“灌而少流，灌大于流”的现象，血液淤滞。组织处于严重的低灌流状态，缺氧更为严重，故又称淤血性缺氧期。

2. 微循环改变的发生机制　①淤血、缺氧导致组织酸性代谢产物堆积。在酸性环境下，微动脉、毛细血管前括约肌对儿茶酚胺的反应性降低，发生松弛、舒张。②局部扩血管物质增多：如组织缺氧可使毛细血管周围肥大细胞释放过多的组胺，组胺可通过 H_2 受体使小动脉和毛细血管舒张；同时，组胺又可使毛细血管壁通透性升高，大量血浆渗出，致使血液浓缩、血浆黏度增大等的改变发生，进一步加重微循环障碍。随着组织细胞缺血、缺氧的加重，ATP 分解产物腺苷以及从细胞内释出的 K^+ 也增多，在局部不断聚积。这些物质具有较强的扩血管作用，同时还可造成局部组织间液的渗透压增高。③内毒素的作用：除感染性休克时机体内存在内毒素外，其他类型休克时肠道菌丛产生的内毒素，也可通过缺血的肠黏膜吸收入血。内毒素还可激活白细胞、凝血因子或补体系统，使毛细血管扩张，通透性升高。④血液流变学的改变在微循环淤滞的发展中起重要作用。休克期白细胞滚动、贴壁、黏附于内皮细胞上，加大了毛细血管的后阻力。休克期的血液流变学改变还包括血液浓缩、血浆黏度增大、血细胞比容增大、红细胞聚集、血小板黏附聚集等，都可造成微循环血流变慢，血液泥化、淤滞，甚至血流停止。

3. 微循环失代偿　此期微循环血管床大量开放，血液淤滞在内脏器官，有效循环血量和回心血量减少，“自身输血”的效果丧失，引起心输出量减少和血压进行性下降。此时交感-肾上腺髓质系统更为兴奋，血液灌流量进一步下降，组织缺氧日趋严重，形成恶性循环。另外，微循环淤滞使流体静压升高，“自身输液”停止，血浆外渗到组织间隙；而且组胺、激肽等引起毛细血管通透性增高也促进了血浆外渗，血管外组织间水分被封闭和分隔在组织间隙，导致血液浓缩、血液黏度增大，促进红细胞聚集，有效循环血量进一步减少，加重了恶性循环。

4. 临床表现　血压进行性下降，脉压差减小，脉搏细速；随着血压下降，动脉血灌流量减少，可致心、脑、肾供血不足，患者出现抑制状态，表现为表情淡漠、反应迟钝，皮肤由苍白转为发绀，并出现

花斑,尿量进一步减少或无尿(图 9-3)。如不及时抢救,则转入难治期。

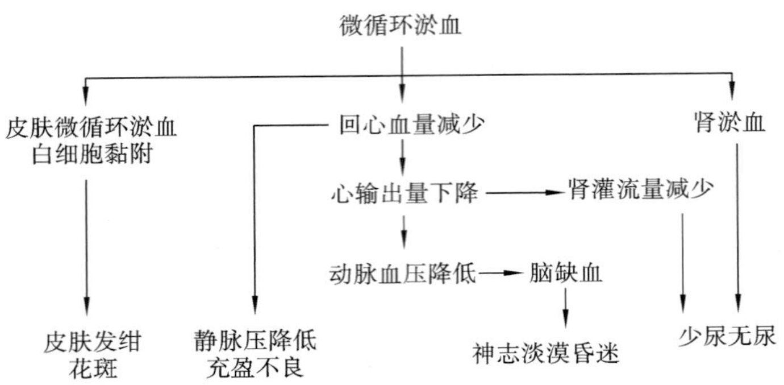

图 9-3　休克期病理生理变化机制与临床表现

三、微循环衰竭期

1. 微循环变化特点　本期微血管平滑肌麻痹,对任何血管活性物质都失去反应,微血管舒张,微循环血流停止,“不灌不流”,故称微循环衰竭期。该期可发生弥散性血管内凝血(DIC),故又称为 DIC 期。

【护考提示】休克的概念以及各期微循环改变的发生机制和临床表现。

2. 微循环改变的发生机制　促使 DIC 发生的因素如下:①血流缓慢、血液淤滞,可导致血浆渗出、血液黏度增大,血液处于高凝状态,红细胞和血小板易于凝集。②缺氧和酸中毒进一步加重,使血管内皮损伤、内皮下胶原暴露,启动内源性凝血系统。③烧伤、创伤、外科手术等严重的创伤性休克时,由于大量组织破坏,组织因子大量释放入血,启动外源性凝血系统。④其他促凝物质的释放,如红细胞大量破坏,可释放 ADP 和红细胞素,易引发 DIC。

直通护考
在线答题

3. 临床表现　①血压进行性下降,给予升压药仍难以恢复。脉搏细速,中心静脉压低,静脉塌陷,出现循环衰竭,可致患者死亡;②出现 DIC 的相关表现,如出血、溶血性贫血、器官功能障碍。

上述为休克时微循环障碍的一般规律,而临床上各型休克常各具特点。以各型休克发展的阶段性来说,失血性休克和失液性休克常呈现典型的三期改变;感染性休克与创伤性休克,由于凝血系统激活较快,常提前进入 DIC 期;过敏性休克则由于开始即有毛细血管前阻力显著降低,微循环缺血缺氧期常不明显。

第三节　机体代谢和功能变化

一、机体代谢变化及细胞损伤

休克时细胞代谢障碍和细胞损害,既是组织低灌流、微循环血液流变学改变和(或)各种毒性物质作用的结果,又是引起各重要器官功能障碍和造成不可逆性休克的原因。

1. 细胞代谢障碍

(1) 物质代谢的变化:休克时细胞内最早发生的代谢变化是从优先利用脂肪酸供能转向优先利用葡萄糖供能。代谢变化总的趋势为耗氧减少、糖酵解加强,脂肪和蛋白分解增强、合成减少。

(2) 能量不足、钠泵失灵:休克时由于 ATP 供应不足,细胞膜上的钠泵运转失灵,因而细胞内 Na^+ 增多,而细胞外 K^+ 增多,导致细胞水肿和高钾血症。

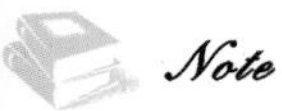

(3) 局部酸中毒:细胞无氧酵解增强使乳酸生成增多;灌流障碍,CO_2 不能及时清除和肾功能受

损，代谢产物不能顺利排出，加重酸中毒。

2. 细胞损伤

（1）细胞膜的变化：休克时最早发生损伤性变化的部位是细胞膜。缺氧、ATP不足、高钾、酸中毒及溶酶体酶释放、自由基引起的脂质过氧化、细胞因子及炎症介质等，都可造成细胞膜损伤，导致细胞膜上离子泵运转失灵，造成细胞水肿，跨膜电位下降。

（2）线粒体的变化：缺氧时首先发生变化的细胞器是线粒体。休克时线粒体出现不同程度肿胀，较重时可见嵴崩解、线粒体膜断裂等病理变化。线粒体损伤可造成呼吸链障碍，通过氧化磷酸化而产生的能量物质进一步减少。

（3）溶酶体的变化：休克时随着缺氧、酸中毒的加重，溶酶体肿胀、体积增大，并在溶酶体内有空泡形成。最终溶酶体膜破裂，溶酶体酶释放，引起组织细胞自溶。

二、休克时主要器官的功能变化

1. 肾功能的变化　肾是休克时最早受损害的器官。各种类型的休克常有急性肾功能衰竭，称为休克肾。临床表现有少尿或无尿、氮质血症、高钾血症及代谢性酸中毒等。一般来说，最初没有发生肾小管坏死时，恢复肾血液灌流后可使肾功能立刻恢复，称为功能性肾衰竭；休克持续时，严重而长时间的肾缺血或肾毒素可导致急性肾小管坏死，即使肾血液灌流恢复后，肾功能也不会立刻逆转，只有在肾小管上皮修复再生后，肾功能才能恢复，称为器质性肾功能衰竭。

2. 肺功能的变化　严重休克患者可出现进行性缺氧和呼吸困难，导致低氧血症性呼吸功能衰竭，称为休克肺，属于急性呼吸窘迫综合征（ARDS）之一。临床表现为呼吸困难进行性加重，动脉血氧分压、血氧含量均降低，有明显发绀，可出现呼吸性酸中毒，肺部可有干、湿啰音。

休克肺

休克肺是休克患者死亡的重要原因之一，约1/3休克死亡者是休克肺引起的。休克肺的主要病理变化如下：严重间质性肺水肿和肺泡水肿、肺淤血、肺出血、局部肺不张、微血栓及肺泡内透明膜（由毛细血管逸出的蛋白和细胞碎片等凝成的一层膜样物，覆盖在肺泡膜表面）形成等。这些变化导致气体弥散障碍，通气血流比例失调，动脉血氧分压和血氧含量降低，从而导致急性呼吸衰竭甚至死亡。

3. 心功能的变化　在心源性休克中，原发性心功能障碍、心肌收缩力减弱是休克的原因；其他类型休克的晚期，由于心肌长时间缺血、缺氧，加之其他损害因素的影响，也可发生急性心力衰竭。

休克时心功能不全的发生机制如下：①休克时血压进行性下降，特别是舒张期血压下降，或心跳加快使心室舒张期缩短，可使冠状动脉血流量减少致心肌供血不足。②缺氧、酸中毒使心肌代谢发生障碍，ATP生成减少，导致心肌收缩力减弱和心输出量减少。③心肌内微血管DIC形成，引起局灶性心肌坏死，致使心肌收缩力减弱。④心肌抑制因子（myocardial depressant factor，MDF）的产生，使心肌收缩力减弱。⑤酸中毒、高钾血症使心肌收缩力减弱，细菌毒素可直接损伤心肌。

4. 脑功能的变化　休克早期，由于血液重新分布和脑循环的自身调节，脑血流量得到相对保证，没有明显的脑功能障碍表现，患者仅有应激所致的烦躁不安。随着休克的发展，动脉血压下降或脑循环出现DIC时，脑血管灌流量减少，患者可出现表情淡漠、神志不清甚至昏迷的脑组织缺血、缺氧症状。有时由于脑组织缺氧和毛细血管通透性增高，可发生脑水肿和颅内高压。

5. 胃肠和肝功能的变化　休克时，血压下降及有效循环血量减少，引起肝及胃肠道缺血、缺氧，继之发生淤血、出血及微血栓形成，导致胃肠和肝功能障碍。主要表现为胃肠运动减弱，黏膜糜烂或形成应激性溃疡，消化液分泌减少，肠道内细菌大量繁殖产生的内毒素因黏膜屏障功能削弱而大量入血，使病情加重。

肝功能障碍导致肝屏障功能降低，使来自门静脉的肠腔细菌的内毒素不能被充分解毒，导致内毒素血症，促使休克恶化。

6. 多器官功能障碍　多器官功能障碍综合征（MODS）是指患者在严重创伤、感染和休克时，原

Note

无器官功能障碍的患者同时或在短时间内相继出现2个或2个以上器官的功能障碍以致机体内环境的稳定必须靠临床干预才能维持的综合征。MODS是休克晚期致死的重要原因。

临床上MODS有两种表现形式，一种是创伤与休克直接引起的速发型，又称单相型，即病变的进程只有一个高峰。此型发展迅速，发病后很快出现肝、肾及呼吸功能障碍，常在短期内死亡或恢复。另一种是创伤、休克后继发感染引起的迟发型，又称双相型，即病变进程中有两个高峰出现。此型患者常有一个相对稳定的间歇期（1～2天），以后迅速发生败血症，败血症发生后才相继出现多器官功能衰竭。

案例9-1

发生MODS的原因如下：①重症感染：如败血症和严重感染，有70%～80%MODS由重症感染引起。败血症病原菌主要为大肠杆菌和铜绿假单胞菌，老年人以肺部感染作为原发病因者为多，青壮年腹腔脓肿或肺部急性感染后MODS发生率高。②非感染性严重病变：如大手术、严重创伤及休克等，至今仍认为MODS是大手术后的一个重要并发症。急性坏死性出血性胰腺炎也是引起MODS的一个重要原因。休克时组织较长时间的低灌流和交感神经的剧烈反应，尤其在机体免疫功能和单核吞噬细胞系统功能减弱时，或因未及时纠正组织低灌流、酸碱平衡紊乱以及过多、过快输血输液，过量应用镇静剂、麻醉剂等时，更易发生MODS。

直通护考
在线答题

MODS的发病机制尚不明确。现认为其发病可能与多环节的障碍有关，除了休克时组织低灌流所致的缺血、缺氧和酸中毒外，近年来，十分重视炎症失控学说。众所周知，炎症本质是活体组织对损伤的反应，一般来说，炎症是局限在局部组织中的，但如果炎症失控，炎症介质泛滥，则可对组织器官造成严重损伤。

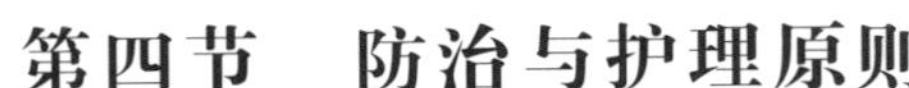

第四节　防治与护理原则

在临床上休克是一种危重的综合征，对休克患者必须紧急抢救。休克的防治应该在去除病因的前提下，采取综合措施。

一、去除病因，及早预防

积极防治原发疾病，去除休克的始动因素，如控制感染、止血、输血、输液及镇痛等。在注射一些易引起过敏反应的药物或血清制剂前应认真做好皮肤试验，输血前认真做好交叉配血试验等，降低休克发生率。

二、改善微循环，纠正酸中毒

1. 扩充血容量　各种休克都存在有效循环血量绝对或相对不足，最终都导致组织灌流量减少。除了心源性休克外，补充血容量是提高心输出量和改善组织灌流的根本措施。输液强调及时和尽早。关于补液量，正确的输液原则是“需多少，补多少”，因为低血容量性休克发展到休克期，微循环淤血，血浆外渗，补充的量应大于失液量；感染性休克和过敏性休克虽然无明显的失液，但血管床容量扩大，有效循环量也显著减少，所以也应采取充分扩容的方法。充分扩容不等于超量输液，超量输液会带来肺水肿。

2. 合理使用血管活性药物　血管活性药物分为缩血管药物和扩血管药物。应根据不同类型的休克选择不同的血管活性药物。血管活性药物必须在纠正酸中毒的基础上使用，其目的是提高组织微循环血液灌流量。

3. 纠正酸中毒　休克时缺血和缺氧，必然导致乳酸酸中毒。临床应根据酸中毒的程度及时补碱纠酸。如酸中毒不纠正，由于H^+和Ca^{2+}的竞争作用，将直接影响血管活性药物的疗效，也影响心

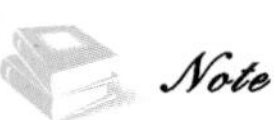

肌收缩力。酸中毒还可导致高钾血症。

三、改善细胞代谢，防止细胞损害

改善微循环、去除病因是保护细胞、防止细胞损伤的主要措施之一。此外，临床上还采用能量合剂和稳膜治疗来减轻细胞损害。

四、加强护理，防治器官功能衰竭

密切观察患者的血压、心率、呼吸、神志状态、尿量等；根据需要可做中心静脉压、血气分析、动脉血乳酸盐、血细胞比容等监测。积极改善心功能，改善肾血流，防治再灌注损伤及 DIC 的发生，防治器官功能衰竭。

直通护考
在线答题

课后思考

1. 名词解释：休克、休克肺、MODS。
2. 什么叫休克？各型休克的始动环节是什么？
3. 休克分为几期？各期微循环的变化特点及临床表现是什么？
4. 休克早期机体是如何代偿的？其代偿有何意义？
5. 休克期机体是如何发展为失代偿的？其与休克早期比较临床表现有何区别？
6. 休克晚期为何难以治疗？
7. 休克与 DIC 有何关系，为什么？
8. 在休克的护理过程中，应注意观察哪些重要指标？主要采取哪些护理措施？
9. 案例分析

患者，男，45 岁，因车祸送医院急诊。体格检查：患者面色苍白，口唇发绀，呼吸急促，脉搏细速，四肢湿冷，血压 50/0 mmHg，脉搏 120 次/分，腹胀，压痛，腹肌紧张，叩诊呈浊音。

思考：

(1) 该患者属于何种休克？

(2) 该患者送医院时处于休克哪一阶段？此阶段微循环变化的特点是什么？

（许　燕）

第十章　弥散性血管内凝血

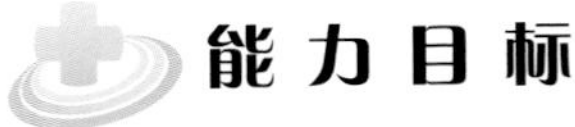

1. 掌握：DIC 的概念、常见病因和发病机制；DIC 时功能代谢变化和临床表现。
2. 熟悉：影响 DIC 发生发展的因素；DIC 的分期。
3. 了解：DIC 的分型；DIC 的防治原则。

导言

本章 PPT

弥散性血管内凝血(disseminated intravascular coagulation，DIC)是指在某些致病因子作用下，大量促凝物质入血，凝血因子和血小板被激活，使凝血酶增多，微循环中形成广泛微血栓，继而因凝血因子和血小板大量消耗，引起继发性纤维蛋白溶解功能增强，机体出现以止血、凝血功能障碍为特征的病理生理过程。此过程的早期是由于凝血因子和血小板被激活、凝血酶增加，使血液凝固性增高，微循环中形成广泛微血栓，由此消耗了大量凝血因子和血小板，继而出现血液凝固性降低，同时因继发性纤维蛋白溶解亢进，临床上出现出血、休克、器官功能障碍和贫血等危重的临床综合征。

弥散性血管内凝血并不是一种独立的疾病，而是许多疾病发展的中间环节，为临床各科常见的基本病理过程。弥散性血管内凝血起病急骤，早期不易诊断，且治疗复杂，一旦发生，将使原发病的病情进一步恶化，病死率高达 50%～60%。

第一节　DIC 的常见病因和发生机制

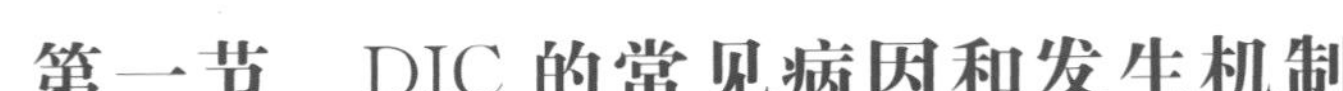

一、DIC 的常见病因和发生机制

引起 DIC 的原发病病种很多，几乎在临床各科都能见到，其中以感染、产科意外、大手术、严重创伤、烧伤、恶性肿瘤、急性早幼粒细胞白血病等较为常见(表 10-1)。

表 10-1　DIC 的常见病因

类　型	主要疾病
感染性疾病	革兰阳性菌或阴性菌感染、败血症等；病毒性肝炎、流行性出血热、病毒性心肌炎等
肿瘤性疾病	胰腺癌、结肠癌、食管癌、胆囊癌、肝癌、胃癌、肾癌、膀胱癌、前列腺癌、绒毛膜上皮癌、卵巢癌、子宫颈癌、恶性葡萄胎、白血病等
妇产科疾病	流产、不全流产、妊娠中毒症、绒毛膜炎、子痫及先兆子痫、胎盘早期剥离、羊水栓塞、子宫破裂、宫内死胎、腹腔妊娠、剖宫产等

Note

续表

类　型	主要疾病
创伤及手术	大面积烧伤，严重软组织创伤，挤压综合征，多发性开放性骨折，断肢，肝、脑、肺、胰腺、前列腺等脏器大手术、器官移植、体外循环等

DIC 发生、发展的机制十分复杂，许多方面至今仍未完全清楚。DIC 发病的中心环节是凝血系统激活，导致血液凝固性增强。其发生机制如下。

1. 组织严重损伤　组织损伤引起 DIC 的关键环节是组织因子(TF)的释放。TF 又称凝血因子Ⅲ，广泛存在于机体各部位组织细胞，以脑、肺、胎盘等组织较为丰富。当人体组织或血管内皮细胞受到损伤(如大手术、严重创伤、感染等)时，TF 从损伤细胞的内质网中释放入血，然后与血液中因子Ⅶ及 Ca^{2+} 形成复合物。此复合物可使因子Ⅹ活化为因子Ⅹa，从而启动凝血反应。临床上，严重创伤、烧伤、宫内死胎、大手术等促使 TF 大量进入血液循环，启动外源性凝血系统，这是 DIC 发生的重要途径。除Ⅶa-TF 复合物激活因子Ⅹ(传统途径)外，TF 与因子Ⅶ的复合物也能激活因子Ⅸ(选择通路)，启动内源性凝血系统。

【护考提示】DIC 的发生机制。

2. 血管内皮广泛受损　血管内皮损伤在严重感染、创伤、内毒素血症、酸中毒、持续性缺血缺氧等情况下比较常见。当血管内皮细胞损伤时，内皮下大量含负电荷的胶原纤维暴露，血液中无活性的凝血因子Ⅻ与之接触后，即被激活成有活性的因子Ⅻ(即因子Ⅻa)，从而启动内源性凝血系统(图 10-1)。与此同时，因子Ⅻ或Ⅻa 经酶水解生成Ⅻ碎片(Ⅻf)。Ⅻf 进一步激活激肽释放酶原(PK)，使之转变为激肽释放酶(K)，而加速因子Ⅻ活化。因子Ⅻ激活后可以触发内源性凝血系统、纤溶系统和形成激肽。同时血管内皮损伤，TF 释放入血，亦可启动外源性凝血系统。

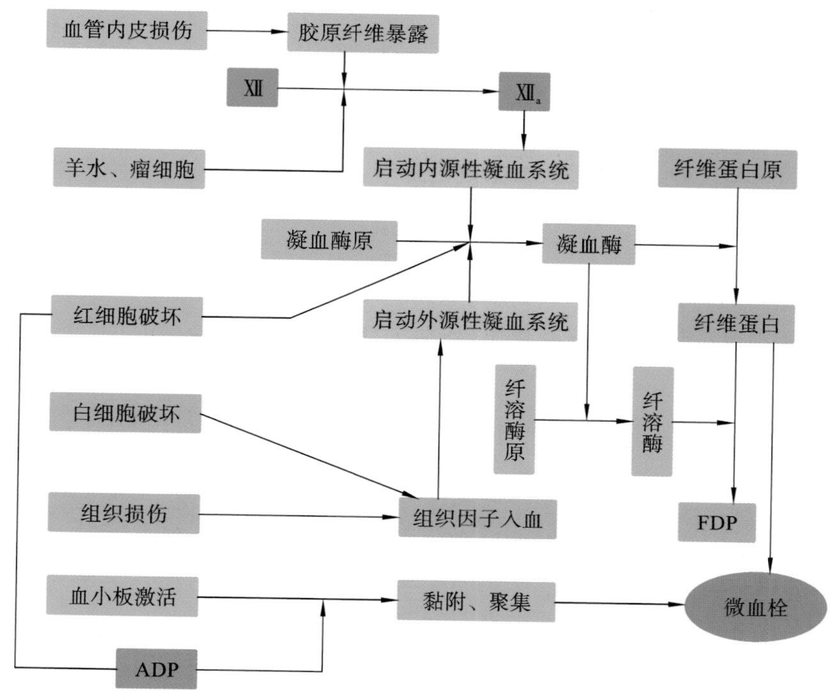

图 10-1　DIC 的发生机制

3. 血细胞大量破坏

(1) 红细胞破坏：如发生异型输血、恶性疟疾等溶血性疾病时，红细胞大量破坏可释放出 ADP 等促凝物质，促进血小板黏附、聚集，导致凝血。同时，红细胞膜磷脂则可浓缩，局限因子Ⅶ、Ⅸ、Ⅹ及凝血酶原等，产生凝血反应，生成大量凝血酶，促进 DIC 的发生。

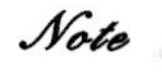

(2) 白细胞破坏:正常白细胞中促凝物质活性较弱,但内毒素作用后的白细胞促凝活性明显加强。白细胞中的单核细胞和中性粒细胞受到内毒素作用后,会引起组织因子合成增加。凝血因子Ⅶ和Ⅶa对内毒素激活的单核细胞具有较强的亲和力,当有TF、因子Ⅶa和Ca^{2+}存在时,即能激活因子Ⅹ,从而触发凝血过程。

(3) 血小板的激活:血小板的激活、黏附、聚集在止血过程中具有重要作用。在DIC的发生发展中,血小板起到了很重要的作用,但多为继发性作用,只有在少数情况下,如血栓性血小板减少性紫癜时,可能起原发性作用。

4. 其他促凝物质的作用 某些恶性肿瘤细胞不但能表达TF,而且能分泌其特有的促凝蛋白,可直接激活因子Ⅹ;出血性胰腺炎时,可因大量胰蛋白酶进入循环使凝血酶原直接被激活;外源性毒素如蛇毒能直接激活因子Ⅹ,促使凝血酶原转变为凝血酶,或作用于纤维蛋白原使其转变为纤维蛋白而引起凝血。

直通护考
在线答题

第二节 影响DIC发生发展的因素

临床上某些疾病虽然存在引起DIC的发病原因,但患者并不一定发生DIC;若患者同时又存在一些诱发因素,则可促进DIC的发生或加重DIC的程度。如能及时防止、延缓或排除这些诱发因素,就可预防、延缓或避免DIC的发生和发展。

一、单核吞噬细胞系统功能受损

单核吞噬细胞系统可吞噬、清除循环血液中的凝血酶、组织因子、纤维蛋白原及其他促凝物质,也可清除纤溶酶、纤维蛋白降解产物(FDP)以及内毒素等物质。因此,单核吞噬细胞系统有防止凝血和避免纤溶亢进的双重作用,如其功能严重障碍会促进DIC的形成。例如,在内毒素性休克中,单核吞噬细胞系统可因吞噬大量坏死组织、细菌或内毒素而使其功能受损;或严重酮血症酸中毒时,吞噬细胞可因吞噬大量脂质而使其功能受损,这时机体再与内毒素接触则易发生DIC。

二、肝功能严重障碍

肝脏能合成凝血因子,又能合成抗凝物质,还能灭活某些活化的凝血因子,因此肝功能严重障碍时,凝血、抗凝和纤溶作用失衡,易发生DIC。此外,肝细胞大量坏死本身可释放TF,启动外源性凝血系统;肝功能障碍时,机体处理乳酸的能力降低,酸中毒又可损伤血管内皮细胞和促进血小板聚集等,均可启动凝血过程。

三、血液的高凝状态

妊娠三周开始,孕妇血液中血小板和凝血因子逐渐增加,而抗凝物质常明显减少,机体表现为高凝和低纤溶状态,到妊娠末期最为明显。因此,当孕妇发生产科意外时,极易诱发DIC。

酸中毒所致的血液高凝状态,是促进DIC发生发展的重要原因之一。一方面,酸中毒可损伤血管内皮细胞,启动凝血过程,引起DIC的发生。另一方面,血液pH值减小,凝血因子的酶活性升高,而肝素的抗凝活性减弱,促进血小板的聚集,这些均可使血液处于高凝状态,促进DIC的发生发展。

四、微循环障碍

休克等原因导致的微循环严重障碍,常有血细胞聚集性增强、血液淤滞甚至可呈“泥化”淤滞,局部被激活的凝血因子不易被清除;巨大血管瘤时,毛细血管中血流极度缓慢,血流出现涡流,有利于

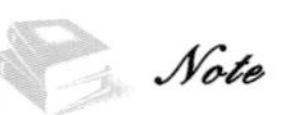

DIC 的发生。微循环衰竭时，由于肝、肾等脏器处于低灌流状态，机体无法及时清除某些凝血或纤溶产物，也可促进 DIC 的发生发展。

直通护考
在线答题

第三节　DIC 的分期与分型

一、分期

根据发展过程和病理生理特点，一般可将典型的 DIC 分为三期（表 10-2）。

1. 高凝期　该期的表现主要是血液处于高凝状态，各脏器微循环中可有程度不同的微血栓形成。这是由于各种原因导致凝血系统被激活，凝血酶含量升高。

2. 消耗性低凝期　该期的表现是有出血症状，也可有休克或某些脏器功能障碍的临床表现。这是由于产生大量微血栓，使血液中的凝血因子和血小板被大量消耗而减少，加上纤溶系统被激活，血液处于低凝状态。

3. 继发性纤溶亢进期　该期的表现是出血症状十分明显。本期由于纤溶系统被激活，纤溶酶大量产生，继而 FDP 形成，进一步增强了纤溶和抗凝作用。

【护考提示】
DIC 的分期以及各期的特点。

表 10-2　DIC 的分期与表现

分　期	凝血状态	表　现
高凝期	凝血酶增多，微血栓形成	血液高凝状态
消耗性低凝期	凝血因子、血小板因消耗而减少 纤溶系统激活	血液低凝 出血
继发性纤溶亢进期	纤溶系统活跃 纤溶酶大量产生，FDP 形成	出血明显

二、分型

按发生的速度，习惯上将 DIC 分为急性、亚急性和慢性三种类型。

1. 急性　当 DIC 病因作用迅速而强烈时，通常表现为急性。此型 DIC 可在数小时或 1～2 天发病，患者的临床表现明显，以休克和出血为主，病情迅速恶化，分期不明显。实验室检查明显异常。常见于严重感染（特别是革兰阴性菌感染）、异型输血、严重创伤、移植排斥等情况。

3P 试验

2. 亚急性　常见于恶性肿瘤转移、宫内死胎、胎盘早期剥离、羊水栓塞等。DIC 在几天内逐渐形成，其临床表现介于急性与慢性之间。

3. 慢性　此型发病缓慢，病程较长，临床表现不明显或较轻，常以局部栓塞引起的器官功能不全为主，易与原发病混淆，诊断较困难。有的患者在存活时不易发现，往往要到死后尸检时才明确。本型在一定条件下可转化为急性。慢性 DIC 多见于肿瘤性疾病、慢性溶血性贫血等疾病。

直通护考
在线答题

第四节　DIC 的功能代谢变化

DIC 患者的功能代谢变化与临床表现因原发病的性质、DIC 的进程以及机体的状态等因素而复

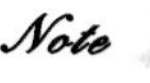
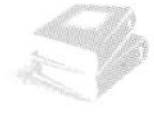

杂多样。一般来说,DIC 患者的主要临床表现为出血、休克、器官功能障碍和微血管病性溶血性贫血四个方面。DIC 各种变化的基础是机体凝血活性增强而形成大量微血栓,凝血物质消耗和继发性纤溶亢进,凝血和抗凝血过程失衡。

一、出血

出血是 DIC 患者最常见的表现,也是 DIC 诊断的一项重要依据。其主要临床特点如下:①发生率高,约 80%DIC 患者以不同程度的出血为最初的症状。②出血原因不能用原发病解释。③出血形式多种多样,表现为皮肤淤点、紫癜、淤斑(图 10-2)、牙龈出血、鼻出血、咯血、呕血、便血、尿血、阴道出血等。出血严重程度轻重不等,严重者可多处大量出血不止,危及生命;轻者可能仅表现为局部伤口或注射针头部位渗血。④普通止血药物治疗效果不佳。

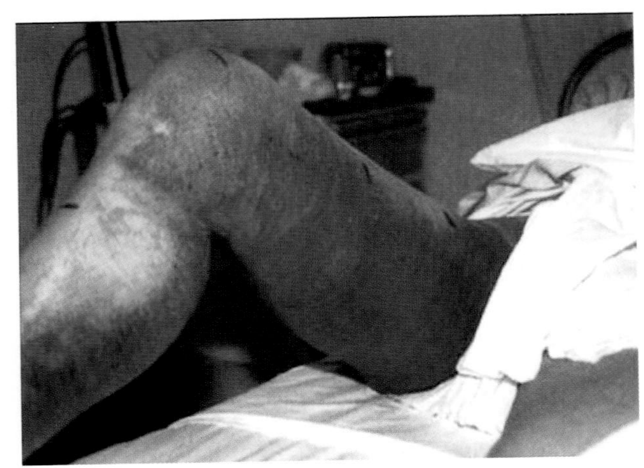

图 10-2　腹主动脉瘤术后大出血

引起 DIC 出血的机制见图 10-3。

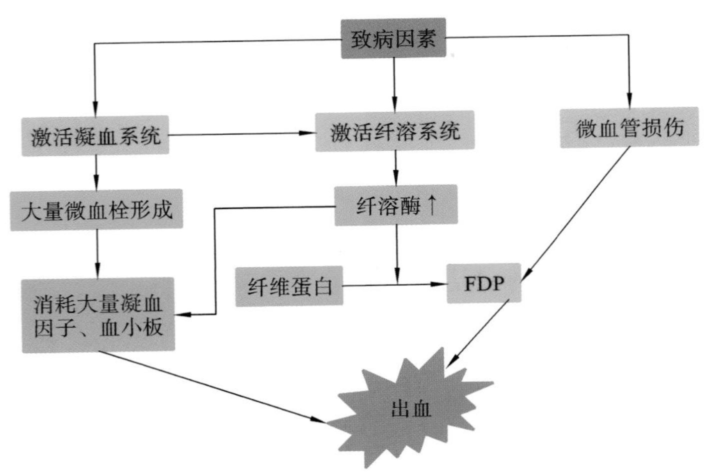

图 10-3　DIC 时出血机制

1. 凝血物质大量消耗　DIC 发生发展过程中,大量的凝血因子和血小板被消耗。如果消耗过多,肝脏和骨髓代偿不足时,就会出现凝血因子和血小板水平显著降低,凝血功能障碍,导致出血。

2. 纤溶系统激活　DIC 时纤溶系统发生继发性激活由以下原因引起:①当血液中因子Ⅻ激活成为因子Ⅻa 时,会激活激肽系统,产生激肽释放酶,激肽释放酶将纤溶酶原转变为纤溶酶,从而激活纤溶系统。②有些组织、器官,如子宫、前列腺、肺等含有丰富的纤溶酶原激活物,当这些器官的微血管

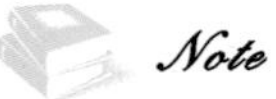

中形成大量微血栓，造成组织缺血、缺氧，引起变性、坏死之后，能释放大量纤溶酶原激活物，从而激活纤溶系统。③内皮细胞损伤时，释放纤溶酶原激活物增多，从而激活纤溶系统，导致大量纤溶酶产生。纤溶酶能使纤维蛋白降解，还可水解凝血因子Ⅴ、Ⅷ、Ⅻa 及凝血酶等。

3. FDP 形成　纤溶酶产生之后，可以水解纤维蛋白原和纤维蛋白而产生各种片段，统称为纤维蛋白降解产物(FDP)。①纤溶酶水解纤维蛋白原产生纤维肽 A(FPA)和纤维肽 B(FPB)，余下的 X 片段继续降解成 D 片段和 Y 片段，而 Y 片段进一步降解成 D 片段和 E 片段。②纤溶酶水解纤维蛋白，产生 X、Y、D、E 及各种二聚体、多聚体等片段。FDP 的各种片段具有强大的抗凝血作用，如 X、Y、D 片段能妨碍纤维蛋白聚合；Y、E 片段具有抗凝血酶作用；这些片段大多能和血小板膜结合，降低血小板的黏附、聚集和释放功能。因此，纤溶系统的激活和 FDP 形成是 DIC 患者出血倾向进一步加强的重要原因。

各种 FDP 片段的检查在 DIC 的诊断中具有重要意义，其中主要有以下几个方面。

(1) 3P 试验：血浆鱼精蛋白副凝试验：主要是检查 X 片段的存在，DIC 患者呈阳性反应。

(2) D-二聚体检查：D-二聚体是纤溶酶分解纤维蛋白的产物，目前认为其是 DIC 诊断的重要指标。

二、休克

DIC 和休克两者互为因果，形成恶性循环。主要机制有以下几点。①DIC 时由于大量微血栓阻塞了微循环，回心血量减少。②DIC 形成和发展过程中，凝血因子Ⅻ激活后，可以进一步激活激肽系统、补体系统和纤溶系统，从而产生激肽、C3a、C5a 和 FDP 等物质。其中 C3a、C5a 能使嗜碱性粒细胞和肥大细胞产生释放组胺，组胺和激肽能使微血管平滑肌舒张，通透性增高，使外周阻力降低，回心血量减少。FDP 能加强这一作用。③DIC 患者广泛出血引起血容量减少。以上这些因素引起急性循环衰竭，轻者表现为低血压，重者发生休克。DIC 时休克发生机制见图 10-4。

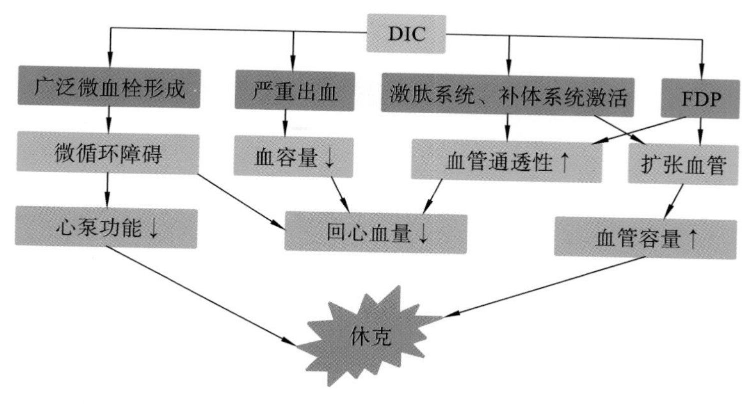

图 10-4　DIC 时休克发生机制

三、器官功能障碍

DIC 时的器官功能障碍主要是由于微循环中微血栓形成，阻塞微血管，造成器官微循环灌流障碍，严重者因缺血坏死导致功能衰竭。

DIC 患者尸检或活检时，常发现体内微循环的毛细血管内有微血栓形成，此种微血栓大部分为纤维蛋白性。有时患者有典型的 DIC 症状，但病理检查却无微血栓，这可能是继发性纤溶系统激活使血栓溶解的结果。各器官微血栓的表现不同，与原发病、栓塞部位和栓塞发生速度有关。表浅部位的栓塞主要表现为皮肤、黏膜缺血坏死。脏器的栓塞因各器官的不同而表现各异：如心肌微血管栓塞造成心功能不全；肝血窦或汇管区微血栓形成可引起黄疸和肝功能不全；胃肠道黏膜及黏膜下

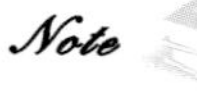
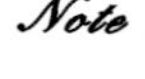

小血管微血栓形成，引起局部胃肠组织溃疡和缺血性坏死，患者常有恶心、呕吐、腹泻和消化道出血等；肺微血管栓塞常造成肺部淤血、出血、水肿、透明膜形成和肺不张，患者因此而出现呼吸困难、发绀和低氧血症等呼吸功能不全症状；肾脏是 DIC 时最易受损的器官，患者常有肾小球入球小动脉和毛细血管丛微血栓形成，严重时可导致双侧肾皮质坏死和急性肾功能衰竭，出现少尿、无尿、蛋白尿、血尿等，肾功能衰竭常是 DIC 患者死亡的原因；肾上腺皮质出血性坏死可导致华-弗综合征，累及垂体发生坏死，可致席汉综合征；神经系统受累可出现神志模糊、嗜睡、昏迷、惊厥等，这可能是脑组织淤血、出血、水肿、颅内压升高的结果。

四、微血管病性溶血性贫血

【护考提示】
DIC 的主要临床表现及其发生机制。

案例 10-1

微血管病性溶血性贫血是 DIC 等一些疾病时，可以见到的一种特殊类型的贫血，该贫血属溶血性贫血。其特征是外周血涂片可见一些特殊的形态各异的红细胞，称为裂体细胞（图 10-5），外形呈新月形、盔形、星形等。这些细胞脆性高，极易破裂溶解。这种主要由微血管病变引起的溶血称为微血管病性溶血性贫血。引起此种贫血的主要机制如下：①微血管内有纤维蛋白性微血栓形成，纤维蛋白呈网状，当循环着的红细胞黏着在网状的纤维蛋白丝上以后，由于血流的不断冲击，红细胞破裂（图 10-6）。②缺氧、酸中毒使红细胞变形能力降低，此种红细胞通过纤维蛋白网时更易受到机械性损伤。③微循环血管内有纤维蛋白性微血栓形成，血流障碍，红细胞有可能通过毛细血管内皮细胞的裂隙被挤压出血管外，这种机械作用可能使红细胞发生扭曲、变形、碎裂。患者常有发热、黄疸、血红蛋白尿和少尿等溶血症状及面色苍白、全身乏力等贫血症状。

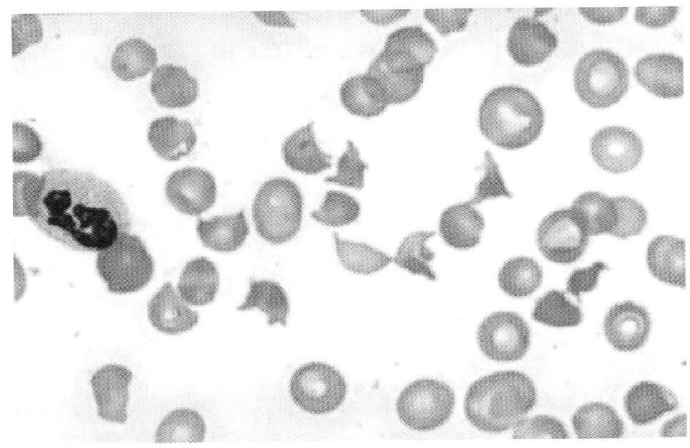

图 10-5　裂体细胞

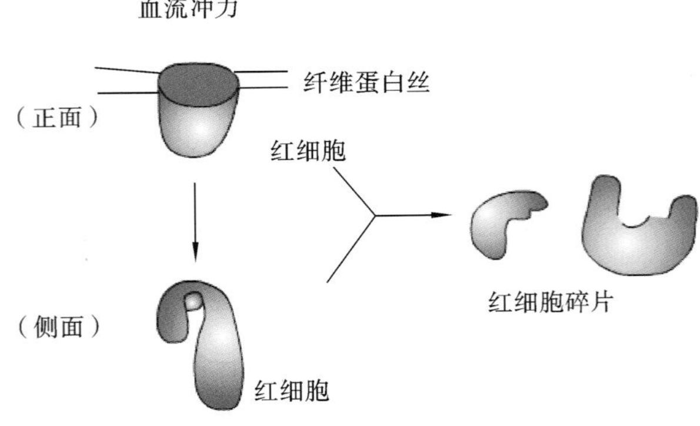

图 10-6　红细胞碎片的形成机制

直通护考
在线答题

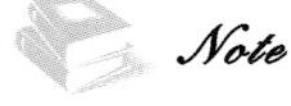

第五节　DIC 的防治与护理原则

一、治疗原发病

积极治疗原发病可预防和去除引起 DIC 的病因，这是防治 DIC 的根本措施。如及时有效地控制住严重的感染病灶，对 DIC 的预防和治疗具有非常重要的作用。某些轻度 DIC，如去除病因则可迅速恢复。

二、改善微循环

疏通被微血栓阻塞的微循环，增加其灌流量等，在防治 DIC 的发生、发展中具有重要作用；通常采取扩充血容量、解除血管痉挛等措施。此外，也有人应用阿司匹林、双嘧达莫等抗血小板药，稳定血小板膜、减少 TXA_2 的生成，对抗血小板的黏附和聚集，对改善微循环也可取得一定的效果。

三、建立新的凝血纤溶间的动态平衡

在 DIC 的高凝期和消耗性低凝期，常用肝素抗凝。有人认为，同时应用 AT-Ⅲ可增强肝素抗凝作用。但 DIC 后期伴有继发性纤溶亢进时要慎用或不用。在 DIC 恢复期可酌情输新鲜全血，或补充凝血因子、血小板等。

课后思考

1. 名词解释：DIC、微血管病性溶血性贫血。
2. 引起 DIC 的主要病因有哪些？
3. DIC 的起始环节和发生机制是什么？
4. 影响 DIC 发生、发展的因素有哪些？
5. DIC 患者出血的发生机制是什么？
6. DIC 与休克的关系如何？
7. 案例分析

患者，女，30 岁。因胎盘早期剥离急诊入院。体格检查：患者昏迷，牙关紧闭，手足强直，眼球结膜有出血斑，身体多处有淤点、淤斑，消化道出血，有血尿，血压 80/50 mmHg(10.67/6.67 kPa)，脉搏 93 次/分、脉细数，尿少。

实验室检查(括号内是正常值)：血红蛋白 68 g/L(110～150 g/L)，红细胞 2.5×10^{12}/L(($3.5\sim5.0)\times10^{12}$/L)，外周血见裂体细胞，血小板 82×10^{9}/L($(100\sim300)\times10^{9}$/L)，纤维蛋白原 1.68 g/L(2～4 g/L)，凝血酶原时间 21.5 s(12～14 s)，鱼精蛋白副凝试验(3P 试验)为阳性(阴性)，尿蛋白＋＋＋，红细胞＋＋。4 h 后复查血小板计数为 72×10^{9}/L，纤维蛋白原为 1.58 g/L。

思考：

(1) 该患者发生 DIC 的机制是什么？其诱发因素是什么？

(2) 哪些实验室检查和临床表现可诊断为 DIC？

(3) 患者属于 DIC 哪个时期？

(许　燕)

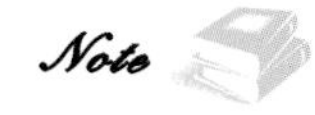

第十一章　缺　　氧

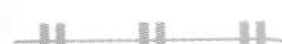

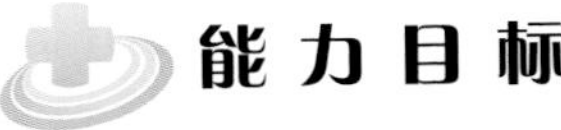

能力目标

1. 掌握：缺氧的概念；反映血氧变化情况的常用指标；四种类型的缺氧的概念、原因及血氧变化特点。

2. 熟悉：缺氧时机体的功能和代谢的变化。

3. 了解：缺氧的治疗原则。

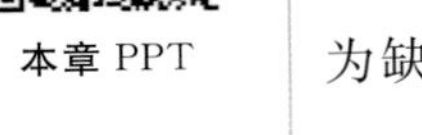

本章 PPT

氧是人体所必需的物质之一，缺氧在临床多种疾病中极为常见，也是处在低压环境、低氧环境和高空中所必然出现的现象。生命的重要器官如脑、心等的缺氧是死亡的重要原因之一。

我们将组织细胞因供氧减少或利用氧障碍，机体发生功能代谢甚至形态结构改变的病理过程称为缺氧(hypoxia)。

第一节　常用的血氧指标

血液中的血氧分压、血氧容量、血氧含量、血红蛋白氧饱和度是反映血氧变化的几个常用指标。

一、血氧分压

血氧分压(PO_2)是指物理溶解于血浆中的氧分子所产生的张力。在海平面静息状态下，正常成年人动脉血氧分压为 100 mmHg，主要取决于吸入气体的氧分压和外呼吸的功能。

二、血氧容量

液体气体分析

血氧容量(CO_{2max})是指在血氧分压为 100 mmHg、温度为 38 ℃时，体外每 100 mL 血液中血红蛋白完全氧合后的最大携氧量，即 100 mL 血液最大限度的含氧量。在血红蛋白(Hb)完全氧合时，每克血红蛋白约可结合 1.34 mL 氧，如按 15 g/dL 计算，则动脉血和静脉血所能结合的氧量约为 $1.34 \times 15 \approx 20$ mL/dL，即血氧容量为 20 mL/dL。血氧容量的高低主要取决于血液中血红蛋白的性质(与氧结合的能力)和数量。

三、血氧含量

血氧含量(CO_2)是指 100 mL 血液中实际含有的氧量，包括物理溶解的氧量和与血红蛋白结合的氧量。正常动脉血氧含量(CaO_2)约为 19 mL/dL，静脉血氧含量约为 14 mL/dL。血氧含量主要取决于血氧分压及血氧容量。

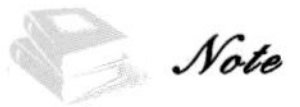

四、血红蛋白氧饱和度

血红蛋白氧饱和度(SO_2)指血红蛋白与氧结合的百分数，又称血氧饱和度。正常动脉血氧饱和度约为95%，静脉血氧饱和度约为75%。动脉血氧饱和度高低主要取决于动脉血氧分压(PaO_2)的高低，两者的关系可用氧解离曲线表示(图11-1)。由于血红蛋白结合氧的生理特点，氧解离曲线呈"S"形。

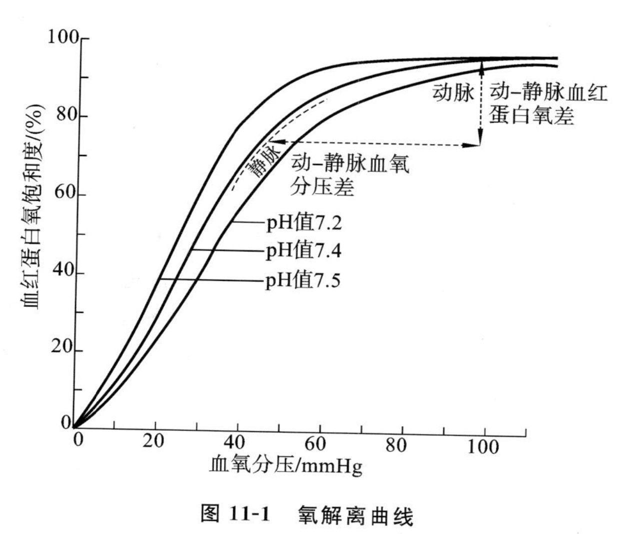

图 11-1　氧解离曲线

第二节　缺氧的类型、原因和血氧变化的特点

按照缺氧的原因不同，可将缺氧分为低张性缺氧、血液性缺氧、循环性缺氧和组织性缺氧；也可根据缺氧的原因和血氧变化的特点，将其分为低张性缺氧、等张性缺氧、低动力性缺氧、氧利用障碍性缺氧四种类型。

一、低张性缺氧

低张性缺氧(hypotonic hypoxia)是指由于肺泡气氧分压降低，或静脉血分流入动脉，以血液动脉血氧分压降低为基本特征的缺氧，又称为乏氧性缺氧。

(一) 原因

(1) 吸入气体中氧分压降低：见于攀登高山、进入高原、高空飞行、减压舱作业及坑道内通风不良时，也可发生于吸入低氧混合气体(如吸入气体中混入高浓度的氮气、氢气)等。

(2) 外呼吸功能障碍：肺通气不足、气体弥散障碍以及肺通气与肺血流的比例失调而导致机体缺氧，此类呼吸障碍引起的缺氧又称呼吸性缺氧。

(3) 静脉血分流入动脉：常见于有血液向左分流的先天性心脏病患者，如房间隔或室间隔缺损、法洛四联症等，因室间隔缺损伴有肺动脉狭窄或肺动脉高压，右心的压力高于左心，未经氧合的静脉血可直接掺入左心的动脉血中，导致 PaO_2 降低。

(二) 血氧变化的特点

(1) 动脉血氧分压、血氧含量及血氧饱和度均降低，导致组织供氧不足，组织对氧的利用代偿性增强，因而静脉血氧含量也随之降低。当动脉血氧含量明显降低时，动-静脉血氧含量差可以减小，

Note

若慢性缺氧使组织利用氧的能力代偿性增强,则动-静脉血氧含量差的变化可不明显。低张性缺氧时,血红蛋白与氧结合的能力并未改变,因此血氧容量正常。如果为慢性缺氧,则可因代偿机制使单位容积血液内红细胞和血红蛋白量增加,从而使血氧容量增加(图 11-2)。

(2) 当毛细血管中脱氧血红蛋白达到或超过 5 g/dL 时,可使皮肤、黏膜呈紫色,这种现象称为发绀(cyanosis),这也是该型缺氧的特点之一。

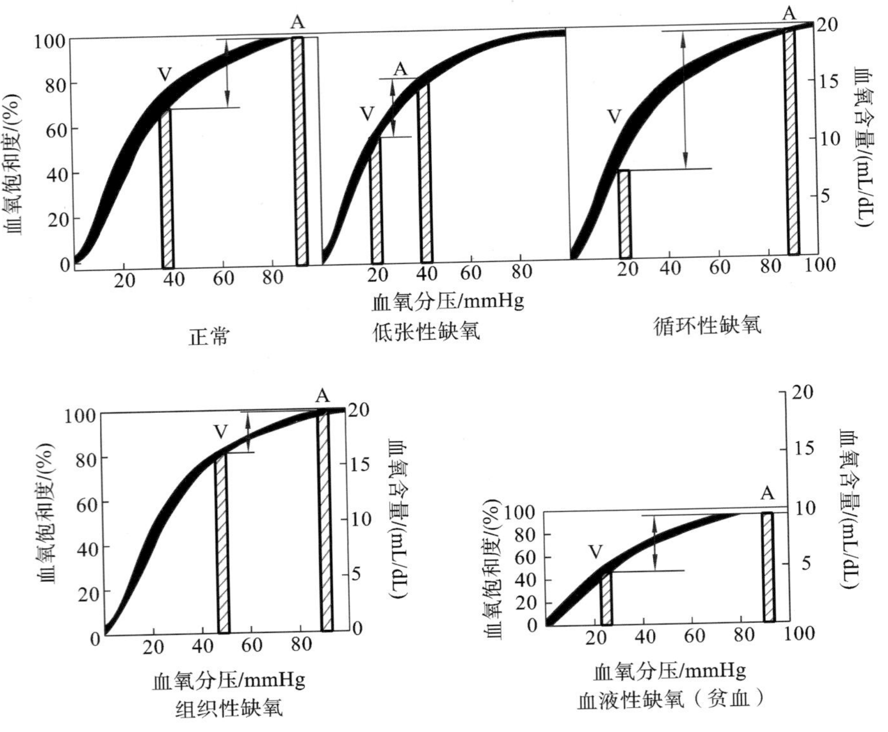

图 11-2 各型缺氧的血氧变化特点

二、血液性缺氧

血液性缺氧(hemic hypoxia)是指血红蛋白数量减少或血红蛋白的性质发生改变,致使血液携带氧的能力降低或血红蛋白结合的氧不易释出所引起的缺氧。这型缺氧由于以物理状态溶解在血液中的氧不受血红蛋白的影响,故动脉血氧分压(PaO_2)常正常,故又称等张性缺氧。

(一) 原因

(1) 贫血:各种原因的贫血,其单位容积血液中血红蛋白的量减少,血液携带的氧降低,以致细胞的供氧不足,出现贫血性缺氧。

(2) 高铁血红蛋白血症:正常血红蛋白含有二价铁,可与氧结合而形成氧合血红蛋白,只有很少一部分被氧化成为高铁血红蛋白。而过多的高铁血红蛋白中的三价铁会失去结合氧的能力,所以高铁血红蛋白血症造成的缺氧比贫血造成的缺氧更为严重。高铁血红蛋白含量如超过血红蛋白总量的 10%,就可有缺氧表现,如果达到 30%~50%,则可发生严重缺氧。新腌制的咸菜、变质的剩菜中含有较多的亚硝酸盐,大量食用后可在肠道经细菌作用将硝酸盐还原为亚硝酸盐,亚硝酸盐可使血红蛋白变成高铁血红蛋白,从而失去与氧结合的能力,导致缺氧的发生。高铁血红蛋白呈棕褐色,高铁血红蛋白含量较高时,患者皮肤、黏膜呈咖啡色,这称为肠源性发绀。

(3) 碳氧血红蛋白血症:吸入的一氧化碳(CO)可以与血红蛋白结合而成为碳氧血红蛋白(HbCO),血红蛋白则不能再与氧结合而失去携氧能力。CO 与血红蛋白的亲和力约是氧与血红蛋白亲和力的 210 倍。动脉血中只要含有极少量的 CO,就可形成大量的碳氧血红蛋白(HbCO),可表

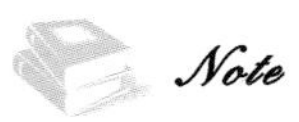

现为头痛、头晕、恶心等，此类患者如能及时吸入新鲜空气，症状则会迅速消失。当煤、汽油等燃烧不完全时，可产生大量 CO，尤其在密闭环境中燃烧时，更易造成 CO 聚积。

（二）血氧变化的特点

（1）血液性缺氧时，因吸入气体氧分压正常和外呼吸功能正常，故动脉血氧分压（PaO_2）正常。因血氧饱和度主要取决于 PaO_2，故血氧饱和度也正常。血红蛋白数量减少或性质改变，致使血氧容量和动脉血氧含量降低。CO 中毒患者的血液中 HbCO 增加，血氧含量降低，将其血液在体外用氧充分氧合后，血红蛋白结合的 CO 会被氧取代，测得的血氧容量可正常，故其动脉血氧含量也可能正常。多数患者动脉血氧含量降低，但组织摄取氧能力正常，故动-静脉血氧含量差减小（图 11-2）。

（2）因血红蛋白减少引起的缺氧，血红蛋白有正常携氧能力；而高铁血红蛋白血症和碳氧血红蛋白血症引起的缺氧，其不受影响的血红蛋白也有正常携氧能力，因而上述情况并不出现发绀现象，但贫血、高铁血红蛋白血症和碳氧血红蛋白血症引起的血液性缺氧患者均出现特殊的颜色：贫血者皮肤、黏膜呈苍白色，高铁血红蛋白血症者皮肤、黏膜呈咖啡色，碳氧血红蛋白血症者皮肤、黏膜呈樱桃红色。

三、循环性缺氧

循环性缺氧（circulatory hypoxia）是指由于血液循环发生障碍，组织血流量减少导致组织供氧不足而引起的缺氧，又称低动力性缺氧。

循环障碍可以是局部的（如血管狭窄或阻塞），也可以是全身的（如心力衰竭、休克等）。

（一）原因

（1）全身血液循环障碍：主要见于心力衰竭和休克。

（2）局部血液循环障碍：出现血管痉挛、血栓形成或动脉粥样硬化时，各器官、组织局部供血不足，因而该血管所营养的区域出现缺血缺氧的变化。

（二）血氧变化的特点

（1）循环性缺氧时，动脉血氧分压（PaO_2）、血氧容量、血氧含量以及血氧饱和度一般均是正常的。由于血流缓慢，组织从单位体积血液内摄取的氧增多，静脉血氧分压、血氧饱和度和血氧含量均降低，因而动-静脉血氧含量差加大（图 11-2）。

（2）由于缺氧伴有组织代谢产物堆积不能及时运出，因而此型缺氧比低张性缺氧时的发绀程度明显。

四、组织性缺氧

组织性缺氧（histogenous hypoxia）是指在组织供氧正常的情况下，因细胞不能有效利用氧而引起的缺氧，也称氧利用障碍性缺氧。

（一）原因

（1）毒物如氰化物、硫化氢、磷等可引起组织性缺氧。各种氰化物如 HCN、KCN、NaCN 等可通过消化道、呼吸道和皮肤进入体内，氰离子（CN^-）可迅速与氧化型细胞色素氧化酶中的三价铁结合为氰化高铁细胞色素氧化酶，使之不能被还原为还原型细胞色素氧化酶，以致呼吸链中断，组织不能利用氧。所以氰化物均有剧毒，大量吸入 HCN 可使呼吸停止。

（2）某些维生素（如维生素 B_1、维生素 B_2）缺乏，某些物理因素（如放射性损伤、过热）、生物学因素（如重症感染）等均可使细胞利用氧的能力降低。

（二）血氧变化的特点

（1）组织性缺氧时，动脉血氧分压（PaO_2）、血氧容量、血氧含量以及血氧饱和度均可以正常，由

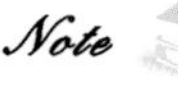

于组织利用氧发生障碍,故静脉血氧含量高于正常,动-静脉血氧含量差减小(图 11-2)。

(2) 组织性缺氧时,由于组织、细胞利用氧发生障碍,毛细血管中氧合血红蛋白含量高于正常,皮肤、黏膜多呈玫瑰红色。

【护考提示】缺氧的类型以及各型血氧指标的变化。

缺氧虽可分为上述四种类型,但实际见到的往往是混合型的。例如失血性休克时,由于微循环障碍导致组织灌流不足而引起循环性缺氧;但若在休克复苏过程中大量输液,使血液过度稀释,又可引起血液性缺氧;休克若伴有肺功能障碍,则又可出现低张性缺氧。各型缺氧的血氧变化特点见表 11-1。

表 11-1　各型缺氧的血氧变化特点

缺氧类型	动脉血氧分压	动脉血氧饱和度	血氧容量	动脉血氧含量	动-静脉血氧含量差
低张性缺氧	↓	↓	N	↓	↓或 N
血液性缺氧	N	N	↓或 N	↓或 N	↓
循环性缺氧	N	N	N	N	↑
组织性缺氧	N	N	N	N	↓

注:↓降低;↑升高;N 正常。

直通护考
在线答题

第三节　缺氧对机体的影响

缺氧时机体的功能代谢变化,既包括机体克服和适应缺氧的代偿性变化,又包括缺氧导致的机体损害性变化。不同类型的缺氧所引起的变化不尽相同,现主要以低张性缺氧为例,说明缺氧时机体的功能代谢变化。

一、呼吸系统的变化

(一) 代偿性变化

动脉血氧分压降低,作用于颈动脉体和主动脉体化学感受器,反射性引起呼吸中枢兴奋,表现为呼吸运动加强,肺通气量增加。如果同时伴有高碳酸血症和 H^+ 浓度增加,则呼吸增强更为明显。呼吸深快时胸廓运动幅度增大,胸腔负压增加,回心血量增多,促使肺血流量和心输出量增加,有利于气体在肺内的交换和氧在血液内运输。但久居高原者,由于颈动脉体化学感受器对缺氧的敏感性下降,呼吸加深加快相对不明显。

(二) 损害性变化

正常呼吸运动增强时,呼吸肌做功稍增大,即可获得较大的通气增强效应。但在通气功能障碍的情况下,即使加强呼吸运动,也不能相应增加肺泡通气量,而呼吸肌耗氧量的增加,反而加重缺氧。严重缺氧时,呼吸中枢会由兴奋转为抑制,缺氧更加严重。同时,缺氧时血液系统代偿过强,导致红细胞增多症,则可引起血液黏性增强、流动性降低,从而加重组织缺氧。

二、循环系统的变化

(一) 代偿性变化

主要表现为心率加快、心收缩力增强、心输出量增加。

(1) 心率加快:动脉血氧分压降低或动脉血氧含量减少都可致心率加快。心率加快的机制如下:①动脉血氧分压降低,使颈动脉体和主动脉体化学感受器兴奋,通过反射作用引起心跳加快;

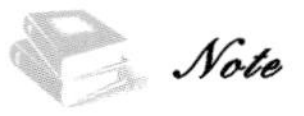

②缺氧引起过度通气，刺激肺牵张感受器，反射性抑制迷走神经及其对心脏的影响，从而发生心率加快。

（2）心收缩力增强：缺氧引起交感神经兴奋，心收缩力可增强。

（3）心输出量增加：缺氧初期心输出量增加，其原因除与心率加快、心收缩力增强有关外，也与缺氧时呼吸深快、胸内负压增大、静脉回流增加有关。

（二）损害性变化

主要表现为肺动脉高压、心肌舒缩功能降低和回心血量减少。

长期缺氧使肺小动脉平滑肌肥大，管壁增厚，肺动脉收缩压持续升高，造成肺动脉高压，最终可引发肺源性心脏病。缺氧导致的心肌供能不足、酸中毒和高血钾，使心肌舒缩功能降低，严重缺氧会发生心肌细胞变性坏死，导致心力衰竭。严重缺氧时，乳酸、腺苷等代谢产物在体内蓄积，舒张外周血管，回心血量减少，使心输出量减少。

三、血液系统的变化

（一）代偿性变化

主要表现为红细胞增多和氧解离曲线右移。慢性缺氧可使外周血液中红细胞数和血红蛋白量增多，这是促红细胞生成素作用于骨髓，促进红细胞生成的结果。红细胞数和血红蛋白量的增多，可以提高血液的血氧容量和血氧含量，增加携氧能力，有利于氧向组织弥散。缺氧时，糖酵解加强，酸性产物蓄积，红细胞 2,3-DPG 增加，引起氧解离曲线右移，即血红蛋白与氧的亲和力降低，有利于从血液向组织内释放氧。

（二）损害性变化

红细胞过多，则使血液黏性增强，血液流动阻力增大，促进肺源性心脏病的发生。同时，心脏负担加重，易于形成血栓。当肺泡氧分压过低时，氧解离曲线右移会导致血液通过肺泡时结合的氧量减少，进而加剧缺氧。

四、中枢神经系统的变化

脑的重量为体重的 2%，而脑血流量却占心输出量的 15%，脑的耗氧量为总耗氧量的 23%。因此，中枢神经系统对缺氧极为敏感，但不同部位的脑组织和脑组织的不同成分对缺氧的敏感性不同。急性轻度缺氧时，脑兴奋过程相对占优势，引起头痛，情绪激动，记忆力、判断力降低或丧失以及运动不协调等；严重者以中枢神经抑制为主，如反应迟钝、淡漠、昏迷甚至死亡。中枢神经系统功能障碍的发生机制，主要与缺氧引起脑能量不足、脑水肿、脑细胞损伤有关。

五、组织细胞的变化

（一）代偿性反应

案例 11-1

直通护考
在线答题

毛细血管与组织细胞的接触面积增多，有利于血氧向细胞内弥散。慢性缺氧时，肌红蛋白量增加，其可与氧充分结合，以储备较多的氧，因而，有利于氧的储备和释放。此外，细胞内线粒体的数目增加，氧化还原酶活性增强，可增加组织利用氧的能力。代谢方面由于糖酵解增强，同时缺氧使细胞的耗能过程减弱，细胞处于低代谢状态，有利于其在缺氧环境下生存。

（二）损害性变化

缺氧时能量生成不足，Na^+-K^+ 泵转运失灵，使细胞内 Na^+ 增加、K^+ 减少，进而细胞内渗透压增高，水分渗入细胞内而引起细胞水肿。严重缺氧超过细胞代偿和适应能力时将导致细胞的损伤。有膜的亚细胞结构如线粒体、内质网等也可发生肿胀，溶酶体稳定性下降甚至破裂，导致细胞变性、坏死。

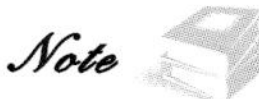

第四节　影响机体对缺氧耐受性的因素

机体在不同条件下对缺氧的耐受性不同。因此，缺氧的发生和发展，除取决于引起缺氧的直接原因、缺氧的发生速度、程度和持续时间外，还受不同因素的影响。

一、年龄

缺氧与
氧自由基

幼年动物较成年动物对缺氧的耐受性大，这可能与幼年动物中枢神经系统代谢率低，脑组织的代谢需氧量少，以及缺氧时幼年动物脑组织内糖代谢转为无氧糖酵解的能力比成年动物强有关。

二、中枢神经系统功能状态及机体代谢情况

中枢神经系统兴奋性时，机体对缺氧的耐受性低，中枢神经系统抑制时，机体对缺氧的耐受性增强。机体代谢率高(如甲状腺功能亢进或发热)时，对缺氧的耐受性低；机体代谢率低(如低温麻醉)时，对缺氧的耐受性高。

直通护考
在线答题

三、锻炼适应情况

适当的锻炼和适应可使肺通气量增加，心输出量增加，红细胞和血红蛋白量增加，骨骼肌、心肌内毛细血管密度增加，以及组织内氧化酶系统活性增强，进而使缺氧的耐受性增强。

第五节　缺氧的防治与护理原则

一、去除引起机体缺氧的原因

防治呼吸系统疾病，积极治疗贫血，控制心力衰竭，改善血液循环等。

二、氧疗

各种类型缺氧的治疗方法除了消除引起缺氧的原因以外，均可给患者吸氧，但氧疗的效果因缺氧的类型而异。氧疗对低张性缺氧的效果最好，但因分流造成的低张性缺氧，分流的血液未经肺泡直接掺入动脉血，故吸氧对其作用不大；血液性缺氧、循环性缺氧和组织性缺氧者吸入高浓度的氧后，虽然可与血红蛋白结合的氧量很有限，但可以增加物理溶解在血浆中的氧量。此外，一氧化碳中毒者吸入纯氧，血液的氧分压可增高，氧可与CO竞争性结合血红蛋白，从而促进CO排出，故氧疗效果好。

三、氧中毒

氧中毒(oxygen intoxication)是指因吸入气氧分压过高(大于0.5个大气压)或吸高浓度氧过久所致的一种临床综合征。它的发生主要取决于氧分压，根据临床表现的不同，氧中毒可分为以下两种类型。

1. 脑型氧中毒　脑型氧中毒是指以脑功能障碍为主，吸入2个以上大气压的氧所致的氧中毒，主要表现为面色苍白、出汗、恶心、眩晕、抽搐、晕厥等，严重者可昏迷、死亡。

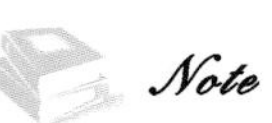

2. 肺型氧中毒　肺型氧中毒是指以肺的损害为主，发生于吸入 1 个大气压左右的氧 8 h 以后，主要表现为胸骨后不适、烧灼或刺激感，胸痛，不能控制地咳嗽，呼吸困难，肺活量减小等。

氧中毒的发生机制尚不完全清楚，一般认为与活性氧的产生及其毒性作用有关。

直通护考
在线答题

课后思考

1. 名词解释：缺氧、发绀、低张性缺氧、循环性缺氧、血液性缺氧、组织性缺氧。
2. 缺氧分为哪几种类型？各型血氧变化的特点是什么？
3. 简述碳氧血红蛋白血症的主要机制。
4. 缺氧时呼吸系统和循环系统是如何代偿的？
5. 缺氧时组织与细胞可出现何种变化？

（许　燕）

Note

第十二章　呼吸系统疾病

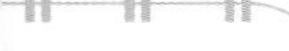

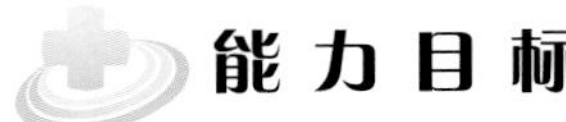

能力目标

1. 掌握:慢性支气管炎的概念、病变过程及临床表现;慢性支气管炎、慢性阻塞性肺气肿、慢性肺源性心脏病的关系;肺癌的病因及早期表现;呼吸衰竭的机体代谢和功能变化。

2. 熟悉:慢性支气管炎的发病机制;大叶性肺炎与小叶性肺炎的特点及两者之间的区别;呼吸衰竭的防治与护理原则。

3. 了解:慢性支气管炎的发展及结局;肺癌的分型;大叶性肺炎、小叶性肺炎并发症的特点;呼吸衰竭的病因和发病机制。

本章 PPT

呼吸系统是人体与外界相通并进行气体交换的主要门户。呼吸系统由鼻、咽、喉、气管、支气管和肺组成,它与外界相通,以喉环状软骨为界将呼吸道分为上下两个部分。

上呼吸道黏膜血供非常丰富,可对吸入的空气起到加温和湿润的作用。黏膜分泌的黏液和浆液能够黏附较大的粉尘和颗粒。在气体交换的过程中,空气中的粉尘颗粒进入或者病原体沉积黏附于气管、支气管表面的黏液层,在纤毛的摆动作用下,直至咳出而被清除。

下呼吸道自气管逐级分支分为支气管、小支气管、细支气管至终末细支气管,共同构成了气管出入的传导部分;继终末细支气管之后的管壁有肺泡开口的呼吸性细支气管、肺泡管、肺泡囊直至肺泡,构成了肺的呼吸部分。终末细支气管直径小于 1 mm,3～5 个终末细支气管连同它们的分支肺泡构成肺小叶(pulmonary lobule),肺小叶内的Ⅰ级呼吸性细支气管及其远端肺组织成为肺腺泡(pulmonary acinus),是肺的基本功能单位。肺泡由肺泡上皮细胞覆盖,其中Ⅰ型肺泡上皮细胞覆盖肺泡内表面的 95%以上。该细胞胞体扁阔,与毛细血管内皮细胞和基底膜共同构成的气血屏障是肺组织气血交换的场所。Ⅱ型肺泡上皮细胞数量较少,镶嵌于Ⅰ型肺泡上皮细胞间,通过分泌表面活性物质降低肺泡表面张力,组织肺泡塌陷。进入肺泡腔内的小粉尘颗粒及病原微生物由肺泡腔内巨噬细胞吞噬、降解。当上述清除、防御功能受损或进入的病原微生物、有害粉尘数量较多、毒力过强或肺处于高敏状态时,将导致呼吸系统疾病发生。

本章着力介绍其中几种常见的呼吸系统疾病。

第一节　慢性阻塞性肺疾病

慢性阻塞性肺疾病(chronic obstructive pulmonary disease,COPD)是一组慢性气道阻塞性疾病的统称,其共同特点为肺实质与小气道受损,导致慢性气道阻塞、呼气阻力增加和肺功能不全,主要包括慢性支气管炎、支气管哮喘、支气管扩张症和肺气肿等疾病。

Note

一、慢性支气管炎

慢性支气管炎(chronic bronchitis)是指发生于气管、支气管黏膜及周围组织的慢性非特异性疾病，是一种常见病、多发病，中老年人群中发病率达15%～20%。本病常于冬季或感冒后加重，由于气候原因，北方较南方多见。慢性支气管炎的患者常伴有长期的肺气肿。其主要临床表现和诊断标准为反复的咳嗽发作、咳痰或伴有喘息症状，且症状每年至少持续3个月，连续2年以上。

（一）病因和发病机制

案例 12-1

慢性支气管炎是多种因素长期作用，最终引发的疾病。目前研究已确定的致病因素有以下几个。

1. 细菌和病毒感染　研究显示，在冬春季节好发的慢性支气管炎的发病或病情加重与感冒有非常密切的关系。凡是能引起呼吸道感染的病毒和细菌，在慢性支气管炎病变的发展过程中都可能有明显的作用。病毒感染可能会引起支气管黏膜损伤和防御功能削弱，为寄生在呼吸道内的细菌继发感染创造了条件。鼻病毒、腺病毒和呼吸道合胞病毒是主要致病因素；呼吸道常驻细菌如流感嗜血杆菌、肺炎链球菌、奈瑟球菌和甲型链球菌是主要的致病菌。

2. 吸烟　众所周知，吸烟在慢性支气管炎的发病过程中也起到至关重要的作用，吸烟者较不吸烟者患病率高2～10倍。明确的数据显示，该病的患病率与吸烟量呈正相关，烟雾中的焦油、尼古丁和镉等有害物质能够直接损害呼吸道黏膜，降低其局部抵抗力，同时，烟雾也可对小气道产生刺激进而使其产生痉挛，进一步加大气道阻力。

3. 大气污染与过敏　大气污染与慢性支气管炎之间也存在明显的因果关系，特别是工业烟雾、粉尘等造成的大气污染。烟雾和粉尘的反复刺激可使支气管黏膜发生损伤；过敏性因素与慢性支气管炎也存在一定的联系，研究发现，喘息型慢性支气管炎患者大多都有过敏史。

4. 其他因素　特指机体的内在因素，比如机体抵抗力下降、呼吸系统防御功能受损及内分泌功能失调等，这些因素都与本病的发生有关。40%～60%慢性支气管炎患者有自主神经功能紊乱的表现，如自汗、夜间睡眠中流涎；内分泌功能的变化，如肾上腺皮质激素分泌减少，可引起呼吸道黏膜萎缩，肺组织弹性降低。

（二）病理变化及临床病理联系

1. 病理变化　慢性支气管炎是呼吸系统管道部分的炎症，病变早期多发生于较大的支气管，随着病情的进展将会逐渐累及较小的支气管和细小的支气管。

(1) 上皮的损伤与修复：炎性渗出物和黏液分泌增多，使纤毛粘连、倒伏甚至脱落，纤毛柱状上皮细胞发生变性、坏死、脱落；但通过上皮的再生，可完全修复，若刺激过强或持续时间过久，杯状细胞增多，也可伴有鳞状上皮化生(图12-1)。

(2) 腺体增生、肥大、黏液化和退变：大气道黏液腺增生、肥大、浆液腺泡部分黏液化，小气道杯状细胞增多，导致黏液分泌增多。这种腺体分泌功能亢进是患者出现咳嗽、咳痰症状的病理学基础。慢性支气管炎后期，分泌亢进的细胞逐渐转向衰竭。此时，黏膜变薄，腺泡萎缩、消失，气道内黏液减少，表现为少痰或无痰。

(3) 支气管壁的其他病变：早期支气管壁充血、水肿，淋巴细胞和浆细胞浸润。晚期支气管壁平滑肌断裂、萎缩，软骨萎缩、变性，发生纤维化、钙化，甚至骨化。

(4) 管壁周围炎：反复发作导致累及的细支气管不断增多，管壁结构破坏并发生纤维化增生修复，管壁纤维性增厚，管腔狭窄甚至发生闭锁，发生纤维闭塞性细支气管炎，同时支气管壁炎症波及周围肺组织时引起管壁周围炎。管壁周围炎及纤维闭塞性细支气管炎是引起慢性阻塞性肺气肿的病变基础。

2. 临床病理联系　慢性支气管炎反复发作，累及的细支气管引起支气管壁纤维性增厚，管腔狭

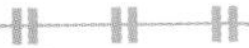

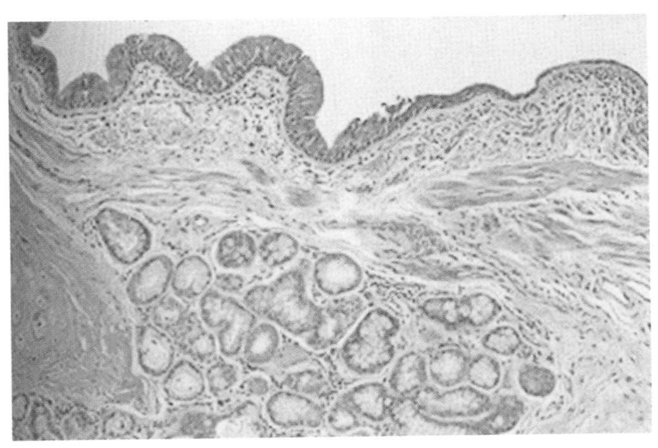

图 12-1 慢性支气管炎

注:纤毛柱状上皮增生并发生鳞状上皮化生,支气管壁大量慢性炎症细胞浸润,黏液腺增生。

窄,黏膜受炎症细胞的浸润形成支气管炎症。因此,患者因炎症的刺激及分泌物增多,表现为咳嗽、咳痰的症状,痰液一般为白色的黏液泡沫状,黏稠不易咳出。支气管痉挛、狭窄或黏液分泌物阻塞气管时,常表现为喘息、呼吸费力。听诊双肺可闻及哮鸣音和干、湿啰音。急性发作伴有感染时,咳嗽加重,痰量增多,痰液多为黄色脓性痰。某些患者疾病晚期可因支气管黏膜和腺体萎缩,分泌物减少而表现为干咳。

3. 结局与并发症 慢性支气管炎的早期如能积极预防,防止复发,多数可以痊愈。但是若反复发生,因支气管病变和管壁周围炎的累及程度,导致小气道狭窄甚至阻塞,最终会出现阻塞性通气障碍并发慢性阻塞性肺气肿,进而并发为慢性肺源性心脏病。

(三) 防治与护理原则

慢性支气管炎患者的护理原则是控制感染、促进排痰和解痉平喘。

(1) 控制感染:在急性期,遵照医嘱,选择有效的抗菌药物治疗,并观察疗效。在急性感染控制后,及时停用抗菌药物,以免长期应用引起副作用。

(2) 环境护理:注意家庭环境卫生和空气流通,保持室内适宜的温度和湿度,控制和消除各种有害气体和烟尘。在气候变化以及寒冷季节里,注意及时添、减衣服,避免受凉感冒,预防流感。

(3) 促使排痰:观察痰液颜色、性状、黏稠度、气味及量的改变,如痰量增加,呈脓性痰,偶有痰中带血时,应及时通知医生,控制感染。急性期患者应使用镇咳、祛痰药物。对年老体弱、无力咳痰的患者或痰量较多的患者,应以祛痰为主,不宜选用强烈镇咳药,以免抑制中枢神经加重呼吸道炎症,导致病情恶化。帮助危重患者定时变换体位,辅助叩背以利于排痰;痰液较黏稠不易咳出时给予雾化吸入。

【护考提示】COPD 概念、慢性支气管炎的临床表现、诊断标准、好发人群。

(4) 解痉平喘:因支气管痉挛、支气管狭窄、黏液或渗出物阻塞气管引起喘息时,可选用解痉平喘类药物。

(5) 健康教育:加强体育锻炼,增强体质,提高耐寒能力和机体抵抗力,加强戒烟的宣教力度。

二、肺气肿

肺气肿(pulmonary emphysema)是指末梢肺组织(呼吸性细支气管、肺泡管、肺泡囊和肺泡等)因含气量过多伴肺泡间隔破坏,肺组织弹性减弱,导致肺体积膨大、通气功能降低的一种疾病状态,是支气管和肺部疾病最常见的并发症。肺气肿常继发于其他非阻塞性疾病,其中最常见的是慢性支气管炎。

(一) 病因及发病机制

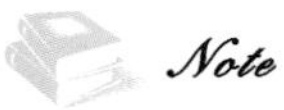

该病的发病机制是多种综合因素的结果,末梢肺组织含气量不断增多,引起压力不断升高,导致

细支气管扩张和肺泡最终破裂融合成含气的大囊泡，形成肺气肿。

1. 阻塞性通气障碍　慢性支气管炎时，小支气管和细支气管管壁增厚、管腔狭窄，同时黏液性渗出物的增多和黏液栓的形成，进一步加剧了小气道的通气障碍，使肺呼气不畅，残气量过多。

2. 细支气管和肺泡壁弹性降低　一方面，长期慢性炎症，破坏大量弹力纤维，使细支气管和肺泡的回缩力减弱，导致排除残气量功能障碍；另一方面，阻塞性通气障碍使细支气管和肺泡长期处于高张力状态，弹性降低，进而使残气量进一步增多。

3. α_1-抗胰蛋白酶水平降低　α_1-抗胰蛋白酶（α_1-antitrypsin，α_1-AT）是弹性蛋白酶的抑制物。炎症时，白细胞释放的氧自由基可使 α_1-AT 失去活性，从而使弹性蛋白酶的活性增强，过多地降解细支气管和肺泡壁中的弹性蛋白、Ⅳ型胶原及糖蛋白，破坏肺组织结构，使得肺泡弹性回缩力减弱，从而导致残气量增加。临床资料也表明，遗传性 α_1-AT 缺乏时，肺水肿的发病率较一般人高 15 倍。

4. 吸烟　长期吸烟者多由慢性支气管炎进一步发展为肺气肿。吸烟可使肺组织内的中性粒细胞和单核细胞渗出，并释放大量弹性蛋白酶和氧自由基，氧自由基又能抑制肺组织中的 α_1-AT 活性。

上述诸因素的综合作用，使细支气管和肺泡腔残气量不断增多，压力升高，导致细支气管扩张，肺泡最终破裂融合成含气的大囊泡，形成肺气肿。

根据病变部位、范围和性质的不同，可将肺气肿分为以下类型。

1. 肺泡性肺气肿　病变部位为肺腺泡内，常合并有小气道阻塞性通气障碍，因此也称为阻塞性肺气肿，根据发生部位和范围的不同，将其分为腺泡中央型肺气肿（最常见）、腺泡周围型肺气肿、全腺泡型肺气肿。

2. 间质性肺气肿　当机体发生肋骨骨折、胸壁穿刺外伤或剧烈咳嗽引发肺内压突然增高，均可导致细支气管或者肺泡间隔破裂，空气进入肺间质形成间质性肺气肿。

3. 其他类型肺气肿　包括瘢痕旁肺气肿、代偿性肺气肿、老年性肺气肿。

（二）病理变化

肉眼观察：肺体积明显膨胀，边缘变钝，色灰白，肺组织柔软缺乏弹性，指压后压痕明显不易消退，肺表面可见肋骨压痕，切面可见肺组织呈现蜂窝状（图 12-2）。

镜下观察：肺泡明显扩张，肺泡间隔变窄断裂，相邻肺泡融合形成较大的囊腔，肺泡壁毛细血管受压且数量减少，肺间质内小动脉内膜纤维性增厚，小支气管和细支气管可见慢性炎症改变（图 12-3）。

（三）病理临床联系

患者除咳嗽、咳痰等慢性支气管炎的症状外，常会因为阻塞性通气障碍而出现呼气性呼吸困难，如气促、胸闷、发绀等缺氧的症状。严重者因长期处于过度吸气状态使肋骨上抬，肋间隙增宽，胸廓前后径加大，形成肺气肿患者特有的体征“桶状胸”。肺气肿病程进展缓慢，临床表现分为以下几点。

（1）缺氧、酸中毒：轻度及早期肺气肿时，因阻塞性通气障碍，出现呼气性呼吸困难并进行性加重、胸闷、气短、气促和发绀等。

（2）桶状胸：典型体征，因长期过度吸气使肋骨上抬，肋间隙增宽、胸廓前后径增大，横膈下降，形成“桶状胸”，重度肺气肿患者多见。

（3）叩诊呈过清音，触觉语颤减弱，听诊呼吸音减弱。

（4）X 线检查两侧肺野透明度增加。

肺气肿一旦形成，则难以恢复正常，最终导致慢性肺源性心脏病。另外，在肺膜下有肺大泡形成者，剧烈咳嗽或过度用力时，肺大泡破裂可发生自发性气胸。

（四）结局与并发症

（1）自发性气胸：多因胸膜下肺大泡破裂，空气进入胸膜腔所致。

（2）呼吸衰竭：阻塞性肺气肿患者往往呼吸功能严重受损，在某种诱因如呼吸道感染、分泌物阻

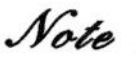

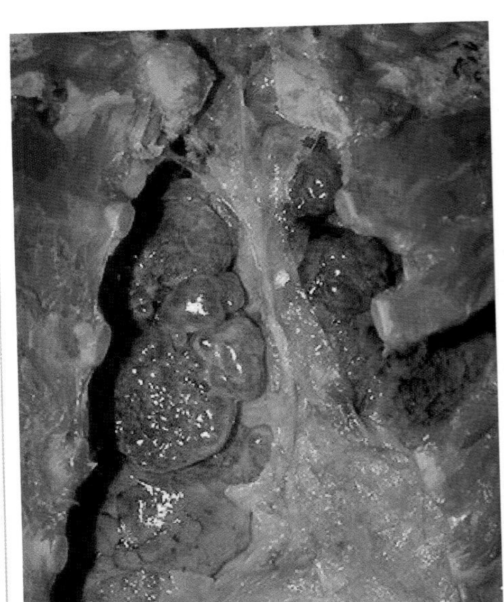

图 12-2　肺气肿(肉眼)

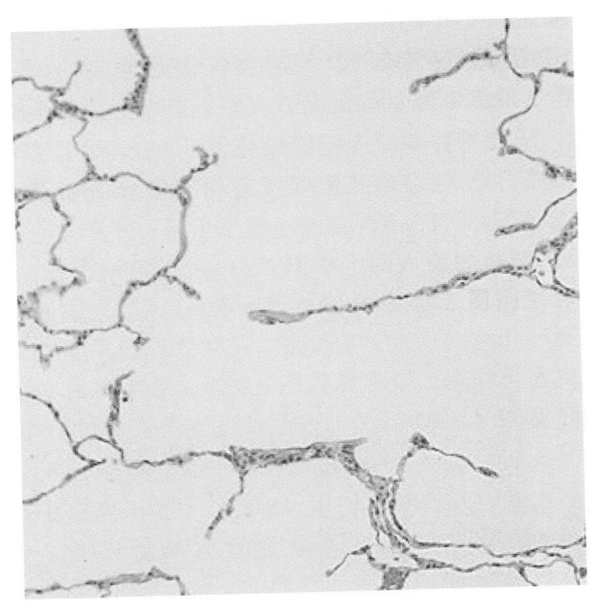

图 12-3　肺气肿(镜下)

注:肺泡明显扩张,肺泡间隔变窄断裂,相邻肺泡融合成较大的囊腔。

塞、不适当氧疗和外科手术等的影响下,通气和换气功能障碍进一步加重,可诱发呼吸衰竭。

(3) 慢性肺源性心脏病:阻塞性肺气肿伴有低氧血症和二氧化碳潴留,肺泡毛细血管床破坏等,均可引起肺动脉高压。心功能代偿期,并无右心衰竭表现。当呼吸系统病变进一步加重,肺动脉压显著增高,心脏负荷加重,加上心肌缺氧和代谢障碍等因素,可诱发右心衰竭。

(4) 睡眠呼吸障碍:正常人睡眠通气可以稍有降低,而阻塞性肺气肿患者清醒时通气功能已经降低,睡眠中进一步降低,更为危险,可出现心律不齐和肺动脉高压等。

(五) 防治与护理原则

(1) 一般护理:保持空气新鲜,注意保暖,避免感冒,给予清淡营养饮食,鼓励患者戒烟,并适当进行体育运动,增强机体免疫力。

(2) 卧位:出现"桶状胸"的患者可有气短症状,宜给予半卧位,有利于呼吸。

(3) 吸氧:呼气性呼吸困难、气促、胸闷、发绀和呼吸性酸中毒等阻塞性通气障碍导致低氧血症时,应遵医嘱给予持续低流量吸氧,注意观察氧疗效果。

(4) 指导并鼓励患者有效咳痰,避免痰液潴留。

(5) 呼吸功能锻炼:指导患者进行腹式呼吸和缩唇呼吸。

(6) 药物治疗:肺部感染时,遵医嘱给予抗生素、解痉平喘和祛痰药物治疗,并观察疗效。

三、支气管扩张症

支气管扩张症(bronchiectasis)是以肺内小支气管管腔持久性扩张伴管壁纤维性增厚为特征的慢性呼吸道疾病。临床表现为慢性咳嗽、大量脓痰及反复咯血等症状。

(一) 病因和发病机制

支气管管壁的炎症破坏和支气管阻塞是本病的发病基础,支气管扩张症多继发于慢性支气管炎、麻疹和百日咳之后,是肺内细小支气管管腔持久性扩张,伴有管壁纤维性增厚的一种慢性呼吸道疾病。扩张的支气管常因分泌物潴留而继发化脓菌感染。同时,反复感染,特别是化脓性炎常导致管壁平滑肌、弹性纤维和软骨等支撑结构破坏;支气管外周肺组织慢性炎症形成的纤维瘢痕组织的牵拉及咳嗽时支气管内压的增加,最终可导致支气管管壁持久性扩张。临床表现为慢性咳嗽、咳大

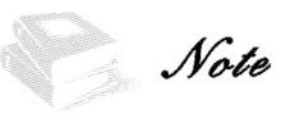

Note

量脓痰及反复咯血等症状。

先天性及遗传性的支气管发育不良或出现异常时，也会因为支气管管壁的平滑肌、弹性纤维和软骨薄弱缺失，甚至是管壁的弹力不足而好发支气管扩张症，如巨大气管支气管扩张症。

【护考提示】支气管扩张症的病因及病理改变。

（二）病理变化

肉眼观察：病变支气管呈管状或囊状扩张，可单发也可多发。扩张的小支气管和细支气管可连续延伸至胸膜下，呈节段性扩张（图 12-4）。管腔内含有黏液脓性渗出物，有时为血性渗出物，常因继发腐败菌感染而带臭味。支气管黏膜因平滑肌萎缩、破坏及黏膜增生肥厚而形成纵行皱襞。周围肺组织有不同程度的萎陷、纤维化和肺气肿。囊状扩张可发展为肺脓肿。炎症若波及胸膜，可引起胸膜炎。

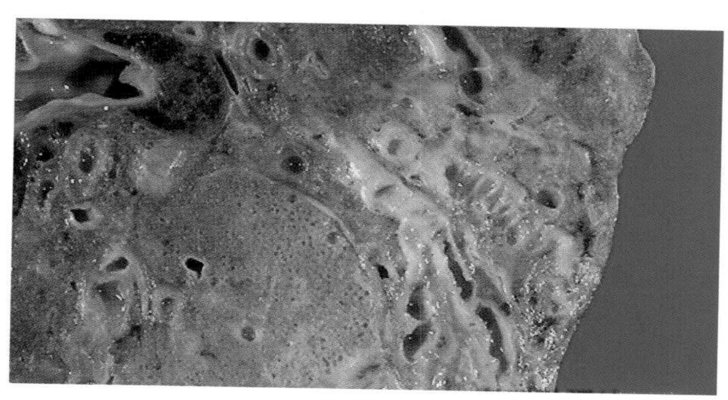

图 12-4　支气管扩张症

注：肺切面可见显著扩张的支气管。

镜下观察：黏膜水肿、上皮脱落，形成深浅不等的溃疡。残存的柱状上皮可发生鳞状上皮化生。支气管管壁平滑肌、弹性纤维和软骨减少，有时甚至完全消失。管壁被肉芽组织或纤维组织取代，并见淋巴细胞、浆细胞或中性粒细胞浸润。

（三）临床病理联系

表现为长期咳大量脓痰、反复咯血等症状。患者多有肺部化脓，且常合并肺脓肿、脓气胸等，故可引起发热、盗汗、食欲减退、消瘦等全身症状。部分患者，由于长期呼吸困难、慢性缺氧，可发生杵状指（趾）。晚期可并发慢性肺源性心脏病。临床可借助支气管造影或 CT 确诊。

（四）防治与护理原则

（1）一般护理：保持环境的清洁、安静，空气新鲜，急性患者应卧床休息。

（2）控制感染：支气管扩张症感染严重时，遵医嘱给予对支气管分泌物和肺组织穿透力强的抗生素，并注意用药效果。患者咳嗽、痰多且黏稠时可选用局部抗生素治疗。抗生素及糜蛋白酶可经超声雾化吸入，达到消炎、稀释痰液的目的。

（3）痰液的观察：支气管扩张症患者常伴发化脓性感染，导致咳嗽和咳大量脓痰。观察痰液的性状、量、气味和分层，及时采取痰标本送化验。痰液可分为三层：上层为泡沫，中层为混浊黏液，底层为坏死组织沉淀物。感染急性发作时，黄绿色脓痰明显增加。厌氧菌反复感染时，痰液有恶臭气味。

（4）保持呼吸道通畅：因反复的支气管慢性炎症刺激，分泌物增多，应遵医嘱给予祛痰剂，同时辅助叩背排痰，特别注意指导患者进行正确的体位引流。

（5）咯血护理：咯血是因支气管管壁的血管遭受炎症破坏所致，严重的大咯血可因失血过多及血块阻塞导致窒息而危及生命。所以大咯血时，可采取患侧卧位，头偏向一侧，尽量把血咯出，必要时可用吸痰管吸引。咯血不畅出现窒息症状时，备好抢救器械，做好气管插管和气管切开的配合工作。

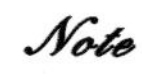

四、支气管哮喘

支气管哮喘(bronchial asthma)是指一种由呼吸道过敏引起的以支气管可逆性发作性痉挛为特征的慢性阻塞性炎症性疾病，简称哮喘。患者大多具有特异性变态反应体质。哮喘是由多种细胞(嗜酸性粒细胞、肥大细胞、T细胞等)和细胞组分参与的气道慢性炎症性疾病。其特征是慢性炎症导致气道高反应性和广泛的可逆性气流受限，并引起反复发作的呼气性呼吸困难，常在夜间和(或)清晨发作和加重，多数患者可自行缓解和治疗后缓解。如诊治不及时，随病程的延长可产生气道不可逆性狭窄和气道重塑。

(一) 病因和发病机制

本病的病因复杂，诱发哮喘的过敏原种类较多，如花粉、尘埃、动物毛屑、真菌、某些食品和药品等。这些物质主要经呼吸道吸入，也可食入或经其他途径进入人体。呼吸道感染和精神因素亦可诱发哮喘发作。

过敏原

支气管哮喘发病机制复杂，尚未完全明了。除了过敏原方面的影响和机体本身的状态外，其发病过程主要涉及多种细胞(嗜酸性粒细胞、肥大细胞、T细胞等)表面受体及它们各自合成和分泌的多种介质和细胞因子，并经过信息的接收、传递和调控等复杂步骤共同完成全部反应过程。此外，机体的特应性、气道壁的炎性增生和气道的高反应性均导致气道对过敏原的敏感性增高，以致轻微的刺激即可使气道发生明显的收缩，引起气道阻力显著增高，这也是哮喘发病的重要环节。

(二) 病理变化

肺因过度充气而膨胀，常伴有灶性萎缩。支气管管腔内可见黏液栓，偶尔可见支气管扩张。镜下见黏膜上皮局部脱落，基底膜显著增厚及玻璃样变性，黏膜下水肿，黏液腺增生，杯状细胞增多，管壁平滑肌增生肥大。管壁各层均可见嗜酸性粒细胞、单核细胞、淋巴细胞和浆细胞的浸润。在管壁及黏液栓中常可见嗜酸性粒细胞的崩解产物。

(三) 临床病理联系

哮喘发作时，因细支气管痉挛和黏液栓阻塞，引起呼气性呼吸困难并伴有哮鸣音。症状可自行缓解或经治疗后缓解。长期反复的哮喘发作可致胸廓变形及弥漫性肺气肿，有时可合并自发性气胸。

典型哮喘症状：发作性呼气性呼吸困难或发作性胸闷或咳嗽，伴哮鸣音。大多有季节性，日轻夜重，常与吸入外源性过敏原有关。常突然发作。先有鼻部刺激症状，随后出现呼吸困难，严重时出现端坐呼吸和发绀。

体征：发作时胸部呈过度充气征象，双肺可闻及广泛的哮鸣音，呼气音延长。

并发症：发作时可并发气胸、纵隔气肿、肺不张；哮喘长期反复发作和感染时，可并发慢性支气管炎、支气管扩张症、肺气肿、肺纤维化和慢性肺源性心脏病。

(四) 防治与护理原则

(1) 去除诱发病因：患者所处环境应清洁、舒适，温度和湿度适宜，保持空气流畅，避免花草、尘螨等诱因的接触，并从心理上减轻患者的紧张情绪。

(2) 饮食护理：给予患者营养丰富、高维生素、清淡流质或半流质饮食，让患者多食用水果、蔬菜，避免鱼、虾、蛋等可能诱发哮喘的食物。

(3) 卧床休息：患者哮喘发作，呼吸困难呈端坐呼吸时，应给予患者适宜的靠背架或过床桌，请患者伏桌而卧，以帮助患者用力呼吸保持舒适。

(4) 补液：鼓励患者饮水，稀释痰液，防止便秘。重症静脉补液时，注意补液速度。

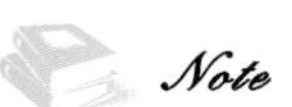

（5）控制急性发作：保持呼吸道通畅，哮喘发作时，遵医嘱采取解痉、抗炎、去除气道黏液栓等综合治疗，并观察疗效和药物副作用。例如，茶碱类药物治疗浓度和中毒浓度接近，所以补液速度不宜过快，补液过程中应观察恶心、呕吐、头痛、烦躁等不良反应，及时向医生汇报治疗后患者的情况，避免心律失常、血压降低、抽搐甚至死亡等恶性中毒症状的出现。

（6）促进排痰：遵医嘱给予祛痰药物、超声雾化、更换体位及叩背排痰等措施。

（7）氧疗：一般使用双鼻吸氧管低流量、持续、湿化吸氧，一般流量为 3～5 L/min。

【护考提示】支气管哮喘的临床病理联系

直通护考
在线答题

课后思考

最易继发肺气肿的疾病是什么？雾霾天气适不适合在户外进行晨练？

第二节　肺　　炎

肺炎（pneumonia）是指肺的急性渗出性炎症，是呼吸系统的常见疾病。按照病因分类有细菌性肺炎、病毒性肺炎、支原体肺炎、真菌性肺炎、寄生虫性肺炎。按照病变范围和累及部位分类，可分为发生于肺间质的间质性肺炎、以肺小叶为病变单位的小叶性肺炎和累及一个或多个肺大叶的大叶性肺炎。按照病变性质分类，可分为浆液性肺炎、纤维素性肺炎、化脓性肺炎、出血性肺炎、干酪性肺炎及肉芽肿性肺炎等不同类型。临床上常综合上述分类进行诊断。本节主要介绍较为常见的细菌性肺炎、病毒性肺炎和支原体肺炎。

一、细菌性肺炎

案例 12-2

（一）大叶性肺炎

大叶性肺炎（lobar pneumonia）是主要由肺炎链球菌引起的以肺泡内弥漫性纤维蛋白渗出为主的炎症，病变通常累及肺大叶的全部或大部，故称大叶性肺炎。本病多见于青壮年，起病较急，病变始于局部肺泡，迅速扩展到一个肺乃至整个肺大叶。临床表现为起病急骤，以寒战、高热开始，继而胸痛、咳嗽、咳铁锈色痰，严重者可有呼吸困难及发绀，伴有白细胞增多。本病呈自限性病程，经过 7～10 天，患者体温下降，症状消失。

1．病因和发病机制　绝大多数的大叶性肺炎都是由肺炎链球菌引起，其中以 1 型、2 型、3 型和 7 型较多见，但 3 型毒力最强。此外，肺炎克雷伯菌、金黄色葡萄球菌、流感嗜血杆菌、溶血性链球菌也是引起大叶性肺炎的常见原因。肺炎链球菌定居于正常人鼻咽部，传播源常为带菌的正常人。当各种原因，包括风寒、酗酒、疲劳及麻醉时，呼吸道的防御功能随之降低，机体的抵抗力减弱，易使细菌入侵肺泡而引发疾病。进入肺泡内的病原菌迅速生长繁殖会引起肺组织的超敏反应，而引发肺泡间隔毛细血管的扩张、通透性的升高，浆液和纤维蛋白原也会随之大量渗出，通过支气管向邻近的肺组织蔓延，波及大部分或者整个肺大叶。

2．病理变化及临床病理联系　大叶性肺炎为肺泡腔内的纤维素性炎，常见于单侧肺，特别是左肺下叶，或先后发生于两个或多个肺叶。大致可分为四期。

（1）充血水肿期：发病第 1～2 天的变化。肉眼观察，病变肺叶肿胀、暗红色。镜下观察，肺泡壁毛细血管扩张充血，肺泡腔内有大量的浆液性渗出物，其内有少量红细胞、中性粒细胞和巨噬细胞（图 12-5）。此期患者因毒血症而出现寒战、高热及外周血白细胞计数升高等，咳嗽、咳痰、痰中或带有血丝，听诊可闻及湿啰音。肺部 X 线检查呈片状模糊阴影，渗出物中常可检出肺炎链球菌。

Note

【护考提示】
大叶性肺炎的病理变化及临床病理联系。

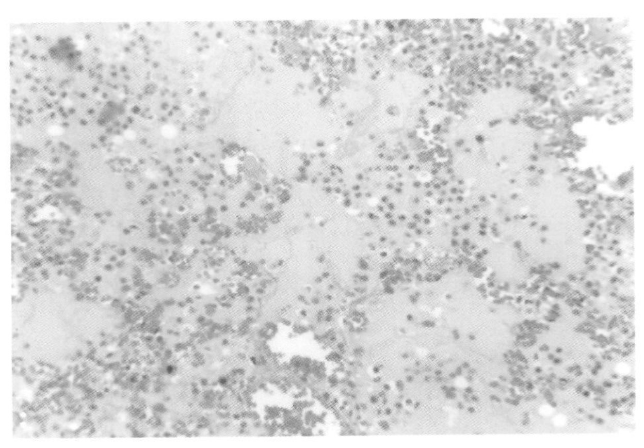

图 12-5　大叶性肺炎(充血水肿期)

(2) 红色肝样变期:一般于发病后第 3～4 天的变化。肿大的肺叶充血呈暗红色,质地变实,切面灰红色,似肝外观,故称红色肝样变期(图 12-6)。镜下观察,肺泡壁毛细血管仍扩张充血,肺泡腔内有大量的纤维素渗出及红细胞漏出,夹杂少量中性粒细胞及巨噬细胞。纤维素连接成网,可穿过肺泡间孔与相邻的肺泡中的纤维素网相连。肺泡腔内的红细胞被巨噬细胞吞噬,崩解后形成含铁血黄素混入痰中。患者咳铁锈色痰,为本病特征性体征。此期渗出物中仍能检测出大量的肺炎链球菌,病变波及胸膜时,可引起纤维素性胸膜炎,患者出现胸痛,并随呼吸和咳嗽而加重,可闻及胸膜摩擦音,X 线检查可见大片致密阴影。

(3) 灰色肝样变期:发病后第 5～6 天进入此期。肉眼观察,病变肺叶肿大,但由于充血消退,红色转变为灰白色,质实如肝,所以称为灰色肝样变期(图 12-7)。镜下观察,肺泡腔内纤维素性渗出物增多,相邻肺泡纤维素经肺泡间孔互相连接的现象更为多见(图 12-8)。纤维素网中有大量中性粒细胞,肺泡壁毛细血管受压,肺泡腔内几乎很少见到红细胞。

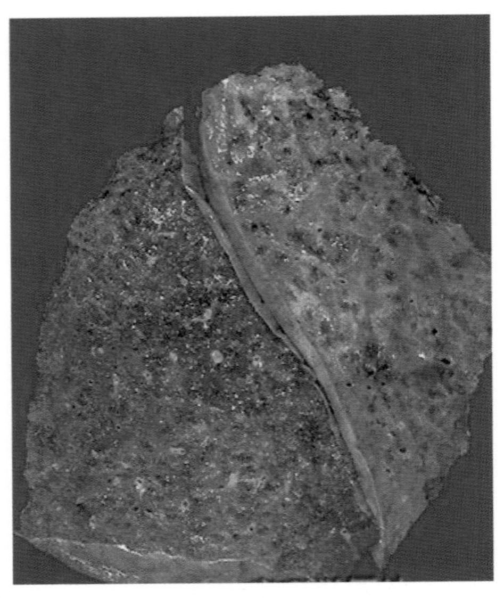

图 12-6　大叶性肺炎实变(红色肝样变期)

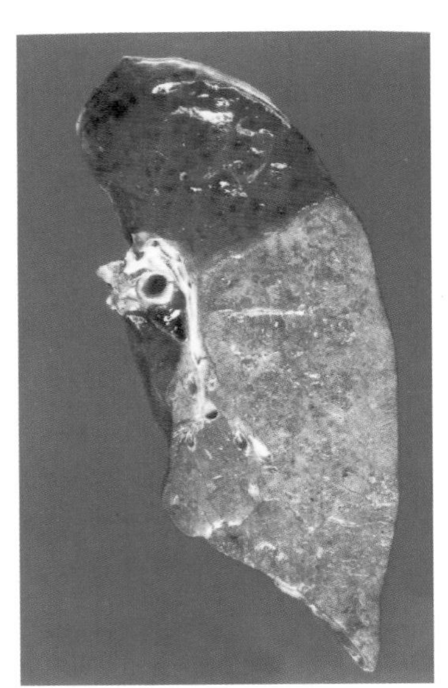

图 12-7　大叶性肺炎(灰色肝样变期)

注:病变肺叶肿胀,色灰白,质实如肝。

此期肺泡仍不能充气,但病变肺组织内,肺泡间隔毛细血管受压,血流量显著减少,故缺氧症状有所缓解。患者咳出的铁锈色痰逐渐转为黏液脓痰,渗出物中的病原菌被中性粒细胞吞噬杀灭,故不易检出。肺实变体征与红色肝样变期基本相同。

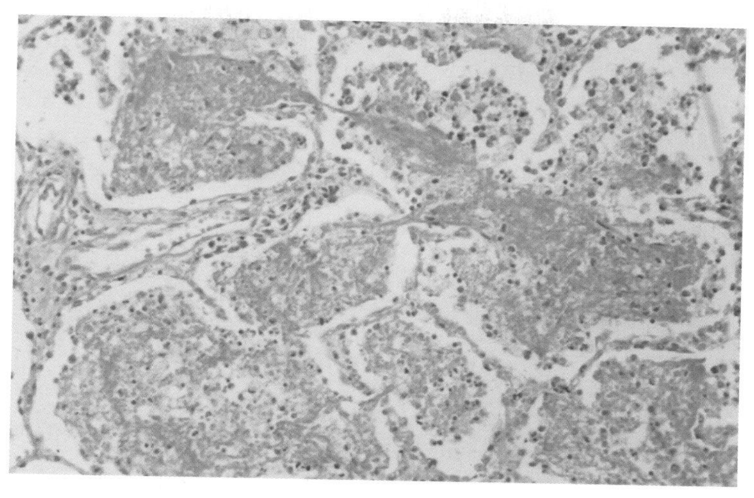

图 12-8　灰色肝样变期(镜下)

注:肺泡腔内充满渗出的纤维素及中性粒细胞。

(4) 溶解消散期:发病后一周左右进入该期。此时机体的防御功能显著增强,病原菌消失。肺泡腔内中性粒细胞变形坏死,释放大量的蛋白水解酶,并将渗出物中的纤维素溶解,由淋巴管吸收或经气管咳出。肺内实变病灶消失,病变肺组织质地较软。肺内炎症病灶完全溶解消散后,肺组织结构和功能恢复正常,胸膜渗出物也被吸收和机化。患者体温会下降,临床症状和体征逐渐减轻、消失,肺泡重新充气,又可闻及湿啰音。胸部 X 线检查恢复正常。此期经历 1～3 周。

大叶性肺炎的上述病理变化是一个连续的过程,彼此无绝对的界限,同一病变肺叶的不同部位亦可呈现不同阶段的病变。现今,常在疾病的早期患者即开始使用抗生素类药物,干预疾病的自然经过,故已很少见到典型的四期病变过程。病变常表现为节段性肺炎,病程也明显缩短。

3. 并发症　大叶性肺炎的并发症现已少见。

(1) 肺肉质变:亦称机化性肺炎。由于肺内炎性病灶中中性粒细胞渗出过少,释放的蛋白酶量不足以溶解渗出物中的纤维素,大量未能被溶解吸收的纤维素被肉芽组织取代而机化。病变肺组织呈褐色肉样外观,故称肺肉质变(图 12-9)。

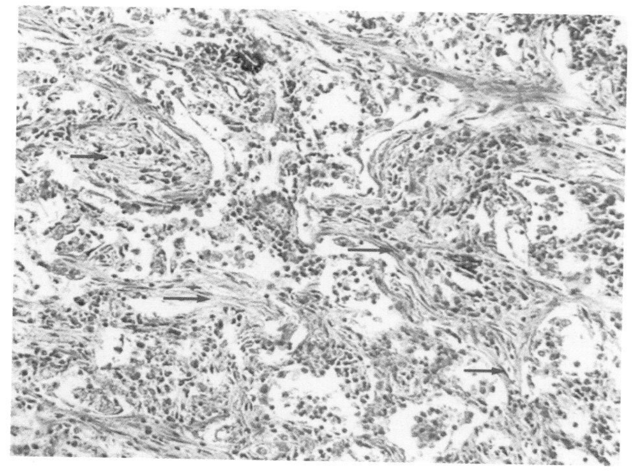

图 12-9　肺肉质变

注:肺泡腔内纤维素性渗出物被结缔组织取代。

(2) 胸膜肥厚和粘连:大叶性肺炎时,病变常累及局部胸膜伴发纤维素性胸膜炎,若胸膜及胸膜腔内的纤维素不能被完全溶解吸收发生机化,则致胸膜增厚或粘连。

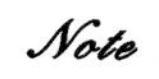

(3) 肺脓肿及脓胸:当病原菌毒力强大或机体抵抗力低下时,由金黄色葡萄球菌和肺炎链球菌混合感染者,易并发肺脓肿,并常伴有脓胸。

(4) 败血症或脓毒败血症:严重感染时,细菌侵入血液并大量繁殖产生毒素所致。

(5) 感染性休克:见于重症病例,是大叶性肺炎的严重并发症。主要表现为严重的全身中毒症状和微循环衰竭,故又称中毒性或休克性肺炎。临床上死亡率较高。

(二) 小叶性肺炎

小叶性肺炎(lobular pneumonia)是主要由化脓性细菌引起,以肺小叶为病变单位的急性化脓性炎,又称支气管肺炎。主要发生于小儿、体弱老年人及久病卧床者。冬春寒冷季节发病率增高。临床主要表现为发热、咳嗽、咳痰等症状,肺部可闻及分散的湿啰音。

1. 病因和发病机制

(1) 病因:小叶性肺炎主要由细菌感染引起,常见的病原菌有肺炎链球菌、葡萄球菌、流感嗜血杆菌、肺炎克雷伯菌、铜绿假单胞菌及大肠杆菌等,小叶性肺炎的发病常与上述细菌中致病力较弱的菌群有关,常是多种病原菌混合感染。它们通常是口腔或者上呼吸道内的常驻菌。其中致病力较弱的 4 型、6 型、10 型肺炎链球菌是常见的病原菌。

(2) 发病机制:当患有传染病或营养不良、恶病质、昏迷、麻醉和手术后等情况下,机体抵抗力下降,呼吸系统防御功能受损,上述细菌就可能侵入通常无细菌的细支气管及末梢肺组织生长繁殖,引起小叶性肺炎。因此,小叶性肺炎常是某些疾病的并发症,如麻疹后肺炎、手术后肺炎等。

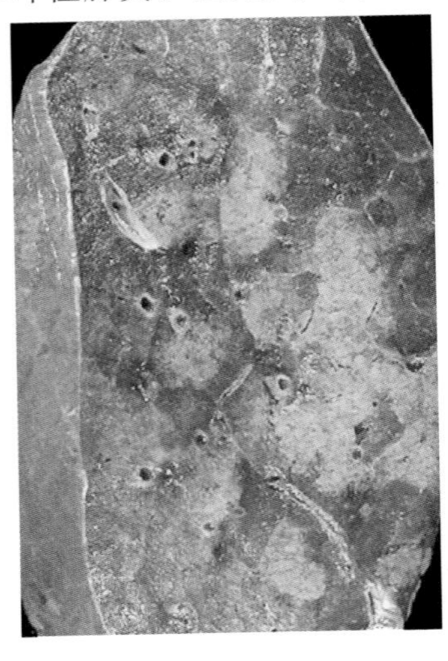

图 12-10 小叶性肺炎(肉眼)

长期卧床患者,由于肺下叶或背侧的坠积淤血,病原菌易于在该处生长繁殖而引起小叶性肺炎,称坠积性肺炎;全身麻醉或昏迷患者及溺水者或胎儿发生宫内呼吸等,误将上呼吸道分泌物、呕吐物及羊水等吸入肺内,引起的吸入性肺炎亦属于小叶性肺炎。

2. 病理变化及临床病理联系

(1) 病理变化:小叶性肺炎是以细支气管为中心的肺组织化脓性炎。

肉眼观察:双肺表面和切面散在分布灰黄色、质实病灶,以下叶和背侧多见。病灶大小不一,直径多在 0.5～1.0 cm(相当于小叶范围),形状不规则,病灶中央常可见病变细支气管的横断面。严重病例,病灶可相互融合成片,甚至累及整个大叶,发展为融合性支气管肺炎,一般不累及胸膜(图 12-10)。

镜下观察:早期病变的细支气管黏膜充血、水肿,表面附着黏液性渗出物,周围肺组织无明显改变或肺泡间隔仅有轻度充血。随病情进展,病灶中支气管、细支气管管腔及其周围的肺泡腔内出现较多中性粒细胞、少量红细胞及脱落的肺泡上皮细胞(图 12-11)。病灶周围肺组织充血,可有浆液渗出,部分肺泡过度扩张。严重时,病灶内中性粒细胞渗出增多,支气管和肺组织遭破坏,呈完全化脓性炎改变。

(2) 临床病理联系　因小叶性肺炎多为其他疾病的并发症,原发疾病常会掩盖其病情发展,发热、咳嗽和咳痰是常见的症状。肺实变体征一般不明显,由于病变部位细支气管和肺泡腔内含有渗出物,听诊可闻及湿啰音。X 线检查,可见肺内散在的、小片状或斑点状模糊阴影。

(3) 结局和并发症:经及时有效治疗,本病大多可痊愈。婴幼儿、年老体弱者,特别是并发其他严重疾病者,预后不良。

小叶性肺炎与大叶性肺炎相比,该病的发病率较高,且危险性大,常见的有呼吸功能不全、心力衰竭、呼吸衰竭、脓毒败血症、肺脓肿及脓胸等。

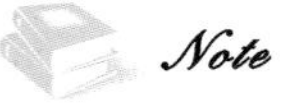

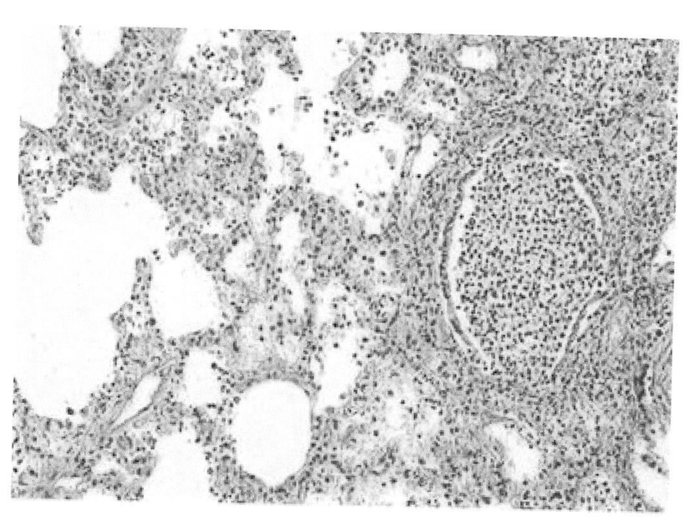

图 12-11　小叶性肺炎(镜下)

二、病毒性肺炎

病毒性肺炎(viral pneumonia)是常由上呼吸道病毒感染向下蔓延至间质的肺炎。常见的病毒有流感病毒，其次是呼吸道合胞病毒，除此之外有腺病毒、麻疹病毒等，其中除流感病毒所致肺炎多见于成年人外，其余病毒所致肺炎均见于儿童。此类肺炎发病可为一种病毒感染，也可为多种病毒混合感染或继发于细菌感染。临床症状差别较大，一般为散发，偶尔流行，如甲型 H1N1 流感病毒、甲型 H5N1 流感病毒等引起的肺炎。除有发热和全身中毒症状外，病毒性肺炎还表现为频繁咳嗽、气急和发绀等。

（一）病理变化

主要表现为弥漫性间质性肺炎。

肉眼观察：病变不明显，病变肺组织因充血、水肿致体积轻度肿大。

镜下观察：①肺泡间隔明显增宽，肺间质内血管充血、水肿以及淋巴细胞、单核细胞浸润，肺泡腔内一般无明显渗出物。②透明膜形成，有些病毒性肺炎(如流感病毒性肺炎、麻疹病毒性肺炎、腺病毒性肺炎)肺泡腔渗出较明显，渗出物凝结成一层红染的膜样物，黏附于肺泡内表面，即透明膜形成。③可见病毒包涵体。在增生的上皮细胞和多核巨细胞的细胞质和(或)细胞核内可见病毒包涵体(图 12-12)。病毒包涵体常呈圆形或椭圆形，约红细胞大小，其周围常有一清晰的透明晕。检查到病毒包涵体是病理组织学诊断病毒性肺炎的重要依据。④出现多核巨细胞，细支气管上皮细胞和肺泡上皮可增生、肥大，并形成多核巨细胞。如麻疹病毒性肺炎时出现的多核巨细胞较多，又称巨细胞肺炎。

某些重症病毒性肺炎患者，尚可出现坏死性支气管炎和坏死性支气管肺炎的改变。

（二）临床病理联系

由于病毒血症，患者可有发热及全身中毒症状。因炎症刺激，患者可出现剧烈咳嗽，但无痰。由于肺泡壁增厚，患者出现呼吸困难及发绀等缺氧症状。早期，由于肺泡腔内渗出物少，肺部不出现啰音及实变体征；严重病例，全身中毒症状和缺氧症状明显，甚至导致心力衰竭、呼吸衰竭和中毒性脑病。

（三）严重急性呼吸综合征

严重急性呼吸综合征(SARS)是 2003 年由世界卫生组织命名的以呼吸道传播为主的急性传染病。根据主要临床症状，曾称为“非典型肺炎”。本病传染性极强，已确定本病的病原体为一种新型

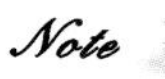

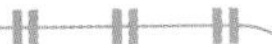

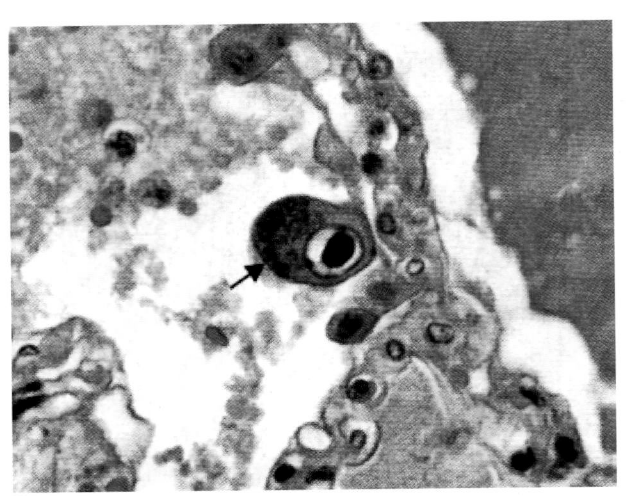

图 12-12　病毒包涵体

的冠状病毒。SARS 病毒以近距离空气飞沫传播为主，直接接触患者粪便、尿液和血液等也会感染，故医务人员为高发人群，发病有家庭和医院聚集现象。发病机制尚未阐明，可能与病毒直接损伤呼吸系统及免疫器官有关。SARS 起病急，以发热为首发症状，体温一般高于 38℃，偶有畏寒，可伴头痛，肌肉和关节酸痛；干咳，少痰，严重者出现呼吸窘迫。外周血白细胞计数一般不升高或降低，常有淋巴细胞计数减少。X 线检查，肺部常有不同程度的块状、斑块状浸润性阴影。

现有部分 SARS 死亡病例尸检报告显示：该病以肺和免疫系统的病变突出；心、肝、肾和肾上腺等实质性器官也有不同程度受累。

1. 肺部病变　病变介绍如下。

肉眼观察：双肺呈斑块状实变，严重者双肺完全性实变；表面暗红色，切面可见肺出血灶及出血性梗死灶。

镜下观察：以弥漫性肺泡损伤为主，肺组织重度充血、出血和肺水肿，肺泡腔内充满大量脱落和增生的肺泡上皮细胞及渗出的单核细胞、淋巴细胞和浆细胞。部分肺泡上皮细胞胞质内可见典型的病毒包涵体，电镜证实为病毒颗粒。肺泡腔内可见广泛透明膜形成，部分病例肺泡腔内渗出物出现机化，呈肾小球样机化性肺炎改变。肺小血管呈血管炎改变，部分管壁可见纤维素样坏死，伴血栓形成，微血管内可见纤维素性血栓。

2. 脾和淋巴结病变　病变如下。

肉眼观察：脾体积略小，质软。

镜下观察：脾小体高度萎缩，脾动脉周围淋巴鞘内淋巴细胞减少，红髓内淋巴细胞稀疏。白髓和被膜下淋巴组织大片灶状出血坏死。肺门淋巴结及腹腔淋巴结固有结构消失，皮髓质分界不清，皮质区淋巴细胞数量明显减少，常见淋巴组织呈灶状坏死。

心、肝、肾及肾上腺等器官除小血管炎症性病变外，均有不同程度变性、坏死和出血。

本病若能及时发现并有效治疗，大多可治愈；不足 5%的严重病例可因呼吸衰竭而死亡。其并发症及后遗症有待进一步观察确定。

三、支原体肺炎

支原体肺炎(mycoplasmal pneumonia)是由肺炎支原体引起的一种急性间质性肺炎，占各种肺炎的 5%～10%。寄生于人体的支原体有数十种，其中仅肺炎支原体对人体致病。儿童和青少年发病率较高，秋、冬季发病较多，主要经飞沫传播，常为散发，偶尔流行。

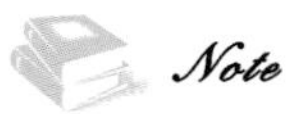

（一）病理变化

病变主要发生在肺间质，病灶呈节段性或局灶性分布。

肉眼观察：肺细胞呈暗红色，切面可有少量红色泡沫状液体溢出，气管或支气管管腔可有黏液性渗出物，胸膜一般不被累及。

镜下观察：病变区域肺泡间隔明显增宽，血管扩张、充血，间质水肿伴大量淋巴细胞、单核细胞和少量浆细胞浸润。肺泡腔内无明显的渗出物。

（二）临床表现

患者起病较急，多有发热、头痛、全身不适等一般症状。支气管和细支气管的急性炎症引起剧烈咳嗽，初为干咳，之后咳黏液痰。肺泡内渗出物较少，故很少有湿啰音及实变体征。

（三）结局

大多数支原体肺炎预后良好，自然病程约 2 周，患者可痊愈。

各类型肺炎的比较见表 12-1。

表 12-1　各类型肺炎的比较

项　目	大叶性肺炎	小叶性肺炎	间质性肺炎
病因	肺炎链球菌	多种细菌混合感染，多为其他疾病并发症	病毒或肺炎支原体
病变性质	以肺泡纤维素性炎为主	以细支气管为中心的化脓性炎	肺间质慢性炎症细胞浸润
好发人群	青壮年	幼儿、老年人、久病体弱者	儿童、青年
大体形态	左肺下叶多见，肺实变、肺大叶暗红色或灰白色	双肺下叶或背侧多见，灰黄色散在病灶	病变常位于一侧肺，主要为支气管管壁病变
镜下形态	肺泡腔内大量纤维素渗出	以细支气管为中心的中性粒细胞渗出	肺泡壁充血、水肿、慢性炎症细胞浸润
临床特点	突然寒战、高热、胸痛、咳铁锈色痰	发热、咳嗽、咳黏液脓性痰	发热、乏力、刺激性干咳
X 检查	肺下叶大片密度均匀的阴影	散在的不规则小片状和斑点状阴影	肺纹理增粗
结局和并发症	大多痊愈，少数并发肺肉质变和感染性休克	多数痊愈，少数并发心力衰竭和呼吸衰竭而死亡	支原体肺炎预后好，病毒性肺炎易并发心力衰竭、呼吸衰竭和呼吸窘迫综合征

四、肺炎的防治与护理原则

（1）一般护理：急性期时应卧床休息，并保持室内一定的湿度、温度和通风。呼吸困难、发绀、胸痛患者应采取半卧位。

（2）发热护理：观察体温热型，高热寒战期注意保暖；高热期头部、腋下和腹股沟处用冰袋降温或采用药物退热；退热期注意液体补充，遵医嘱补液时不宜太快，以防肺水肿。

（3）改善呼吸：给氧前应注意清除呼吸道分泌物，保证呼吸道通畅，有效给氧，给予氧疗时流量为2～4 L/min。

（4）促进排痰：鼓励患者多饮水，或采用蒸汽和超声雾化治疗，也可遵医嘱予以祛痰药物稀释痰

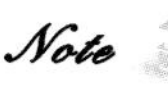

液,配合拍背促进痰液排出。观察痰液性状,及时汇报异常情况,指导患者准确留取痰液培养标本的方法。

(5) 遵医嘱给予抗生素治疗,并观察疗效。

(6) 鼓励患者说出胸痛的部位和性质,疼痛时指导患者使用放松技术;可采取患侧卧位,在放松状态下固定患侧胸部;双手举起,置于床垫上,以助胸部扩张。胸痛明显者可予以小剂量止痛针。

(7) 密切观察生命体征、神志和尿量,预防休克性或中毒性肺炎。休克性或中毒性肺炎的抢救和护理:患者应平卧,头部抬高 15°;保温、给氧;迅速建立两条静脉通道,保证液体及药物的输入,可根据中心静脉压调整输液速度;严密观察生命体征、神志和尿量,协助医生进行抗休克和抗感染治疗。

(8) 健康教育:宣传锻炼耐寒的重要性;指导患者进食高蛋白、高热量、高维生素、易消化的流质和半流质饮食;每日饮水量为 1500～2000 mL;指导患者用药、复诊;鼓励患者戒烟和注射疫苗。

直通护考
在线答题

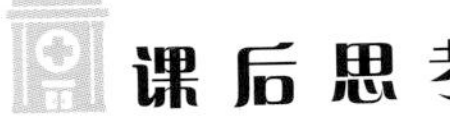

课后思考

1. 大、小叶性肺炎的区别是什么?
2. 简述慢性支气管炎患者出现咳、痰、喘的病理学基础。

第三节　肺尘埃沉着病

肺尘埃沉着病(pneumoconiosis),简称尘肺,是指因长期吸入生产性粉尘,沉着于肺组织所引起的一种常见的职业病。临床常伴有慢性支气管炎、肺气肿和肺功能障碍。按沉着粉尘的性质将其分为无机尘肺和有机尘肺两大类。国内最常见的无机尘肺主要有硅肺、石棉肺和煤矿工人的肺尘埃沉着病。有机尘肺是吸入各种具有抗原性的有机尘埃,如含真菌孢子的植物粉尘、细菌产物和动物蛋白等可诱发的肺组织变态反应性炎症,如农民肺、蔗尘肺、皮毛尘肺等。

硅沉着病(silicosis),简称硅肺病,是长期吸入含游离二氧化硅的粉尘(简称硅尘)沉着于肺组织所引起的一种常见的职业病。长期从事开矿、采石、坑道作业及在石英粉厂、玻璃厂、耐火材料厂、陶瓷厂生产作业的工人易患本病。患者多在接触硅尘多年后发病,病程进展缓慢,即使脱离硅尘接触环境后,肺部病变仍继续发展。晚期重症病例呼吸功能严重受损,常并发肺源性心脏病和肺结核病。

一、病因及发病机制

吸入空气中游离的二氧化硅粉尘是硅肺病发病的主要原因。发病与否与吸入二氧化硅的数量、形状及其颗粒大小密切相关。当吸入硅尘数量超出正常肺的清除能力或肺清除能力受呼吸道疾病的影响降低时,均能使硅尘沉积于肺内。研究表明,不同形状的二氧化硅结晶都可致病,但以四面体的石英结晶致纤维化的作用最强。硅尘颗粒的大小是致病的又一决定因素,硅尘颗粒越小致病力越强,其中以 1～2 μm 者致病性最强。

硅尘颗粒引起硅肺病的发病机制目前认为主要与二氧化硅的性质和巨噬细胞有关。当吸入肺组织的硅尘被巨噬细胞吞入后,二氧化硅与水聚合形成硅酸,这是一种强的氢键化合物,其羟基与吞噬溶酶体膜上的磷脂或脂蛋白上的氢原子形成氢键,使溶酶体膜通透性升高或破裂;被激活的巨噬细胞形成的氧自由基也可以直接损伤细胞膜。溶酶体破裂后释放的多种溶酶体酶导致巨噬细胞崩解自溶,同时释放出硅尘,游离的硅尘也可被其他吞噬细胞再吞噬。另外,崩解的和已被激活的巨噬细胞均可释放多种细胞因子和炎症介质,引起肺组织的炎症、成纤维细胞增生和胶原沉积,导致肺纤

Note

维化。反复吸入并沉积在肺内的硅尘，特别是因巨噬细胞破裂再释放出的硅尘让肺部病变不断发展和加重。即便患者在脱离硅尘接触环境后，肺部疾病仍会继续发展。现有研究显示，在该病患者的血清中可以发现较多的免疫球蛋白和抗核抗体等异常，因此，推断免疫因素在硅肺病的发病中也可能发挥作用。

二、病理变化

硅肺病的基本病变是硅结节(silicotic nodule)的形成和肺组织的弥漫性纤维化。

肉眼观察：硅结节边界清楚，直径为 2～5 mm，呈圆形或椭圆形，呈灰色，质硬，触之有砂样感。

镜下观察：病变早期由吞噬硅尘的巨噬细胞聚集组成，形成细胞性结节；继而成纤维细胞增生，使之发生纤维化，形成纤维性结节，结节内增生的纤维组织常呈同心圆式排列；当胶原沉积较多时，则发生同心圆状或旋涡状排列的玻璃样变性，形成玻璃样结节(图 12-13)，结节中央往往可见内膜增厚的血管。肺内还有不同程度的弥漫性纤维化，可能与肺间质内散在性分布的吞噬硅尘的巨噬细胞有关。随着病变的发展，硅结节与纤维化的肺组织融合成团块状。在团块的中央，常因缺血、缺氧发生坏死、液化，形成硅肺性空洞。此外，胸膜也因纤维组织弥漫增生而广泛增厚。

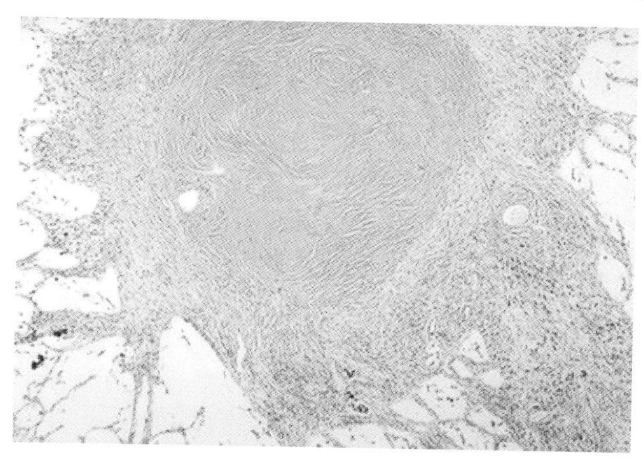

图 12-13 硅结节(玻璃样结节)

三、并发症

1. 肺结核 硅肺病患者易并发肺结核病，称硅肺结核病。可能是因病变组织对结核分枝杆菌的防御能力降低。硅肺病病变越严重，肺结核病发病率越高，重度硅肺病患者并发肺结核病的概率高达 70%以上。硅肺病病灶与肺结核病病灶可以单独分开存在，也可以混合存在。此类患者结核病变的发展速度和累及范围均比单纯肺结核病患者更快、更广，也更易形成空洞，导致大出血而死亡。

2. 慢性肺源性心脏病 有 60%～75%的晚期硅肺病患者并发肺源性心脏病。肺组织弥漫性纤维化使肺毛细血管床减少，肺小动脉闭塞性脉管炎及缺氧引起的肺小动脉痉挛等均可导致肺循环阻力增大，肺动脉压升高，最终发展为慢性肺源性心脏病。患者可因右心衰竭而死亡。

3. 肺部感染和阻塞性肺气肿 患者抵抗力低下，呼吸道防御功能减弱，易继发严重的细菌感染和病毒感染，导致死亡。晚期硅肺病患者常合并不同程度的阻塞性肺气肿或自发性气胸。

四、防治与护理原则

(1) 饮食：给予患者容易消化的低盐或无盐饮食。

(2) 合并肺源性心脏病患者出现胸闷、气短、呼吸困难，活动后可出现心悸、发绀症状。在护理中要注意安排患者休息，限制活动，避免过劳。患者出现心力衰竭时应绝对卧床休息，呼吸困难者取

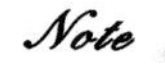

半坐位或坐位。

(3) 保持患者居室的适宜温度,环境整洁及空气新鲜,注意保暖,避免患者因感冒引发上呼吸道感染、肺内感染等。

(4) 对长期卧床患者要预防压疮。

(5) 准确记录液体出入量,密切观察患者体温、脉搏、呼吸、血压的变化,有变化时及时报告医生。

直通护考
在线答题

第四节　慢性肺源性心脏病

慢性肺源性心脏病(chronic cor pulmonale),简称慢性肺心病,是因慢性肺疾病、肺血管及胸廓的病变引起肺循环阻力增加,肺动脉压升高而导致的以右心室壁肥厚、心腔扩大甚或发生右心衰竭的心脏病。患病率接近 0.5%,北方地区更为常见,且多在寒冷季节发病。患者年龄多在 40 岁以上,且随年龄增长患病率增高。

一、病因及发病机制

各种慢性肺疾病所导致的肺循环阻力增加和肺动脉高压是引起慢性肺心病的关键环节。

1. 肺疾病　引起慢性肺心病最常见的是慢性阻塞性肺疾病(包括慢性支气管炎、支气管扩张症及慢性阻塞性肺气肿等),其次有硅肺病、慢性纤维空洞型肺结核等肺疾病。患有这些疾病时,肺内毛细血管床减少,小血管纤维化、闭塞,肺动脉高压,肺循环阻力增大。由于肺阻塞性通气障碍,换气不足及肺气血屏障破坏致使气体交换面积减少等均可使动脉血氧分压下降和二氧化碳分压升高,肺小动脉反射性痉挛。另外,缺氧不仅能引起肺小动脉痉挛,还能使肺内血管重构,即发生无肌型细动脉肌化、肺小动脉中膜增生肥厚等变化,加重肺动脉高压的发生,继而发展为右心肥大、扩张。

2. 胸廓运动障碍性疾病　较少见。

3. 肺血管疾病　甚少见。

二、病理变化

1. 肺部病变　除原有肺疾病所表现的多种肺部病变外,如慢性支气管炎、慢性阻塞性肺气肿的病变,肺内的主要病变是肺小动脉的变化,肺小动脉硬化,管壁增厚、管腔狭窄。还可发生肺小动脉炎,有时可见肺动脉分支内血栓形成和机化。这些病变都能使肺循环阻力增加而引起肺动脉压升高。特别是肺腺泡内小血管的构型重建。

2. 心脏病变　以右心室病变为主。

肉眼观察:右心室因肺动脉压升高而发生代偿性肥厚,这是肺心病最重要的病理形态标志。心脏体积明显增大,肺动脉圆锥显著膨隆,心尖钝圆(图 12-14)。右心室明显肥厚,后期右心室扩张,心脏重量增大,可达 850 g,通常以肺动脉瓣下 2 cm 处右心室前壁肌层厚度超过 5 mm(正常为 3～4 mm)作为诊断慢性肺心病的病理形态标准。

镜下观察:心肌细胞肥大,核增大深染。也可见缺氧所导致的心肌纤维萎缩、肌质溶解、横纹消失、间质水肿和胶原纤维增生等现象。

案例 12-3

三、临床病理联系

慢性肺心病发展缓慢,患者除了原有肺疾病的临床症状和体征外,逐渐出现呼吸功能不全、呼吸困难、气急、发绀、心悸、心率加快、全身淤血、颈静脉怒张、肝脾肿大、下肢水肿、浆膜腔积液,甚至是

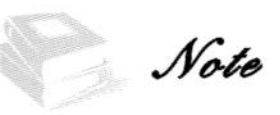

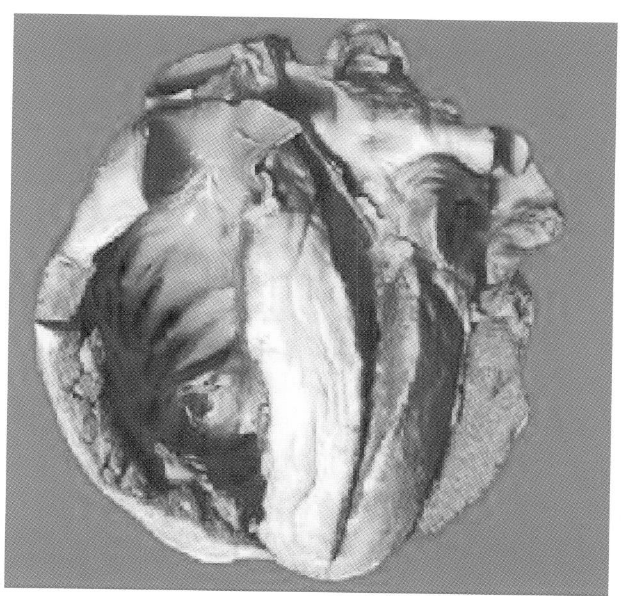

图 12-14　慢性肺源性心脏病

右心衰竭症状。严重者并发肺性脑病的临床表现，表现为缺氧和二氧化碳潴留、呼吸性酸中毒等，如出现头痛、烦躁不安、抽搐、嗜睡甚至昏迷等症状，应格外注意，并立即采取紧急措施。

四、防治与护理原则

（1）一般护理：急性期时患者应绝对卧床休息，呼吸困难者取半卧位；协助患者进行日常活动，鼓励患者咳嗽、给予拍背，促进痰液排出，改善肺泡通气功能；神志不清需机械吸痰者，需注意进行无菌操作，动作应轻柔。

（2）氧疗：根据患者呼吸功能状况合理吸氧，一般给予低浓度、低流量的氧，持续给氧，一般氧浓度为25%～30%，氧流量为1～2 L/min，并观察吸氧疗效。

（3）药物使用：遵医嘱正确使用抗生素、利尿剂、强心剂和血管扩张剂。利尿时间应以白天为宜，避免夜间多尿影响睡眠。

（4）饮食护理：给予患者高蛋白、高维生素、易消化、清淡饮食，少食多餐。

（5）鼓励患者采用腹式呼吸和缩唇呼气，加强呼吸肌肌力和耐力；用冷水洗脸和洗鼻，提高机体耐受力。

（6）遵医嘱使用呼吸兴奋剂时，注意药物疗效和不良反应；切勿随意使用安眠药和镇静剂，以免诱发或加重肺性脑病。

直通护考
在线答题

预防慢性肺心病的发生和发展主要是要对于引起该病的肺部疾病进行早期治疗，后期并发的右心衰竭也应及时治疗，控制呼吸道感染是控制右心衰竭的关键。

第五节　肺　　癌

肺癌(carcinoma of the lungs)是常见的恶性肿瘤之一，几十年以来肺癌的发病率和死亡率一直呈现上升趋势。据统计，在多数发达国家肺癌的发病率排在恶性肿瘤的首位。肺癌是我国城市居民发病率和死亡率最高的恶性肿瘤。90%以上肺癌患者年龄超过40岁，男女之比为4∶1～5∶1。近

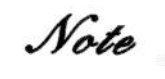

年来,女性吸烟者不断增多,男女患者比例约为1.5∶1。

一、病因

肺癌的病因复杂,目前认为主要与以下因素有关。

1. 吸烟 现在世界公认吸烟是引起肺癌的最危险因素,尤其吸纸烟是引起肺癌的重要危险因素。大量研究已证明,吸烟者肺癌的发病率比普通人高20～50倍,且与吸烟的量和吸烟时间的长短呈正相关,戒烟后患肺癌的危险性随戒烟时间的延长而逐渐降低。烟雾中含有多种有害的化学物质,如3,4-苯并芘等多环芳烃化合物在酶的作用下,转变为环氧化物,成为终致癌物,可引起基因突变而发生肺癌。

2. 空气污染 大城市和工业区肺癌的发病率和死亡率都较高,主要与交通工具或工业排放的废气或粉尘污染空气密切相关,污染的空气中含有3,4-苯并芘、砷等致癌物质。

3. 职业因素 从事某些职业的人群,如长期接触放射性物质(铀)或吸入含石棉、镍、砷等化学致癌粉尘的工人,肺癌发病率明显增高。

目前认为,各种致癌因素主要通过引起基因改变而导致正常细胞的癌变。现已查明肺癌中约有20种癌基因发生突变或抑癌基因失活。

二、病理变化

1. 大体类型 根据肺癌的发生部位及大体形态特点将其分为三个主要类型。这种分型与临床X线分型是一致的。

(1) 中央型(肺门型):最常见,占肺癌总数的60%～70%。发生于主支气管或叶支气管黏膜上皮,在肺门部形成肿块。癌组织常破坏支气管并向周围浸润,以致在肺门或其附近逐渐形成不规则的灰白色巨大肿块,无包膜(图12-15)。同时,癌细胞经淋巴管转移至支气管和肺门淋巴结,肿大的淋巴结经常与肺门肿块融合。

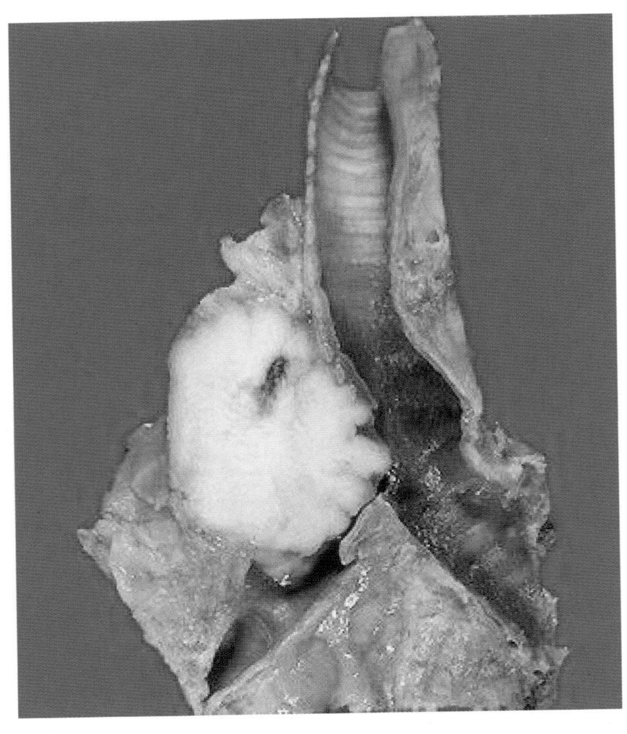

图12-15 中央型肺癌

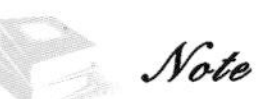
Note

(2) 周围型：此型起源于肺段及肺段以下支气管，肿块位于肺叶的周边部，呈界限不清的结节状或球状，无包膜，直径多在 2～8 cm，可侵犯胸膜，与支气管的关系不明显(图 12-16)。其发生率仅次于中央型。手术切除效果较好。该类型占肺癌总数的 30%～40%。

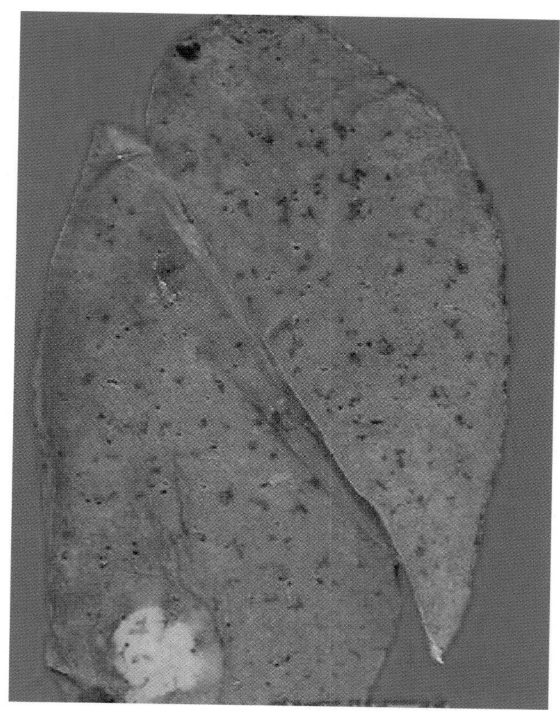

图 12-16　周围型肺癌

(3) 弥漫型：该型较少见，仅占全部肺癌的 2%～5%。起源于末梢肺组织，沿肺泡呈弥漫性、浸润性生长，很快侵犯肺大叶的一部分或整个肺大叶，甚至一侧肺，形成多数粟粒大小结节，易与肺转移癌混淆。

2. 组织学类型　根据 WHO 关于肺癌的分类，肺癌组织学分型分为六种基本类型。

(1) 鳞状细胞癌：为肺癌中最常见的类型，约占手术切除病例的 60%，绝大多数属于中央型。在致癌因子长期作用下，支气管黏膜经鳞状上皮化生、不典型增生和原位癌等阶段发展成浸润性癌。患者以老年男性居多，多有吸烟史。该类型多发生于大支气管，纤维支气管镜检查易被发现。根据分化程度的不同，可分为高、中、低三种类型的鳞状细胞癌。该类型的肿瘤生长特点为生长缓慢、转移较晚。

(2) 腺癌：多为周围型，占肺癌的 15%～20%。近 10 年来，腺癌的发病率有所上升，仅次于鳞状细胞癌。女性多见，占半数以上。可能与被动吸烟有关。肿块常位于胸膜以下，界限不清，常累及胸膜，直径多在 4 cm 以上。腺癌亦可分为高、中、低分化腺癌。肺泡细胞癌是腺癌的特殊类型，肉眼上可为弥漫型或多结节型，镜下可见肺泡管及肺泡异常扩张，内壁被覆单层或多层柱状癌细胞，形成腺样结构，其中大部分肺泡间隔仍保存。腺癌常伴有纤维化和瘢痕形成，因此有人也称其为瘢痕癌。腺癌临床治疗效果及预后比鳞状细胞癌要差，手术切除后 5 年的存活率不到 10%。

(3) 小细胞癌：又称小细胞神经内分泌癌，多为中央型，与吸烟密切相关，占肺癌的 10%～25%。患者多为中年人、老年人，绝大多数为男性患者，且与吸烟有非常密切的关系。恶性度极高，生长迅速，转移较早。多数存活期不超过 1 年。因多有早期转移，一般不适合手术切除，但对化疗及放疗敏感。癌细胞小，呈短梭形或小圆形，核浓染，胞质稀少形似裸核。有的癌细胞一端稍尖，形如燕麦，称为燕麦细胞癌。

【护考提示】肺癌常见的病理变化及组织学类型。

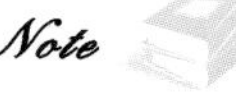

(4) 大细胞癌:属于未分化癌,其主要特点为癌细胞体积大,好发于大支气管。镜下癌组织常呈团块状或者片状,或弥漫分布,胞质丰富,呈均匀淡染,核分裂象多见。癌细胞具有高度异型性,有时可见大量瘤巨细胞。此型生长迅速,恶性度高,容易早期侵入血管发生远处转移,确诊后很少存活 1 年以上。

此外,尚有腺鳞癌、多形性肉瘤样癌等少见组织学类型。

三、扩散途径

1. 直接蔓延 中央型肺癌常直接侵入纵隔、心包及周围血管,或沿支气管蔓延。周围型肺癌可直接侵犯胸膜并侵入胸壁。

2. 转移 肺癌常较早发生转移,且扩散速度较快、较多见。沿淋巴道转移时,首先到达支气管肺门淋巴结,再扩散至纵隔、锁骨上淋巴结及颈淋巴结。血道转移常见于脑、肾上腺、骨以及肝、肾、胰、甲状腺和皮肤等处。临床上常有患者先被发现有转移癌,之后才确诊出肺癌。

四、临床病理联系

肺癌早期因症状不明显而易被忽视。患者可有咳嗽、咳痰带血及胸痛等症状,咯血是最易引起注意而就医的症状,此时疾病多已进入中晚期。患者的症状和体征与肿瘤部位、大小及扩散的范围有关。

中央型肺癌临床症状出现较早,由于肿瘤起始于大支气管内,造成对气管的刺激、阻塞或压迫,并侵犯周围组织,患者表现为咳嗽、痰中带血和胸痛等。癌肿压迫或阻塞支气管可引起远端肺组织的化脓性炎、脓肿形成。癌组织侵犯喉返神经可引起声音嘶哑;侵及食管可引起支气管-食管瘘;侵及胸膜引起癌性胸膜炎及胸腔积液;侵犯纵隔可压迫上腔静脉引起面颈部水肿及颈、胸部静脉曲张。肺尖部肿块易侵犯交感神经引起病侧眼睑下垂、瞳孔缩小和胸壁皮肤无汗等交感神经麻痹综合征。有异位分泌的肺癌,尤其是小细胞肺癌可因 5-羟色胺分泌过多而引起类癌综合征,表现为支气管哮鸣样痉挛、阵发性心动过速、水样腹泻及皮肤潮红等。此外,患者还可有肺性骨关节病、肌无力综合征和类库欣综合征等副肿瘤综合征的表现。

肺癌的早期诊断尤为重要,可根据临床早期表现、X 线检查、细胞学检查及纤维支气管镜检查等确立诊断,对 40 岁以上的人群应采取 X 线或痰液细胞学等检查手段,定期进行普查。

直通护考
在线答题

肺癌患者预后大多不良,早发现、早诊断、早治疗对于提高治愈率和生存率至关重要。40 岁以上,特别是长期吸烟者,若出现咳嗽、气急、痰中带血和胸痛或刺激性咳嗽、干咳无痰等症状,应高度警惕并及时进行 X 线、痰液细胞学检查及纤维支气管镜检查及病理活体组织检查,以期尽早发现,提高治疗效果。

第六节　呼吸功能不全

呼吸是机体摄取氧并排出二氧化碳的气体交换过程,完善的呼吸功能包括相互联系的三个环节,即外呼吸、气体运输和内呼吸。

各种原因导致肺功能储备降低,静息时血气指标和呼吸保持正常,但在体力活动、发热、感染等诱因的作用下,呼吸负荷加重,出现呼吸困难、动脉血氧分压降低等病理变化,称为呼吸功能不全(respiratory insufficiency)。

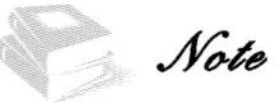

呼吸衰竭(respiratory failure)是指由外呼吸功能严重障碍,导致在海平面、静息呼吸状态下,出现动脉血氧分压(PaO_2)降低,伴有或不伴有动脉血二氧化碳分压($PaCO_2$)增高的病理过程。

根据呼吸衰竭时是否伴有动脉血二氧化碳分压升高，可将呼吸衰竭分为两种类型：Ⅰ型呼吸衰竭和Ⅱ型呼吸衰竭。Ⅰ型呼吸衰竭为低氧血症，仅表现为 PaO_2 低于 8 kPa(60 mmHg)，多由换气功能障碍引起，故又称换气障碍型呼吸衰竭；Ⅱ型呼吸衰竭为低氧血症伴高碳酸血症，表现为 PaO_2 低于 8 kPa(60 mmHg)和 $PaCO_2$ 高于 6.67 kPa(50 mmHg)，多由通气功能障碍引起，故又称为通气障碍型呼吸衰竭。

一、原因和发病机制

呼吸衰竭是由外呼吸功能障碍所致，外呼吸功能在于完成血液与外界空气之间的气体交换。外呼吸包括两个过程：一是肺通气，即肺泡内气体与外界空气进行交换的过程；二是肺换气，即肺泡腔内的气体与流经肺泡壁毛细血管网的血液进行气体交换的过程。任何原因只要能引起肺通气功能障碍和(或)肺换气功能障碍都可导致呼吸衰竭，引起低氧血症和(或)高碳酸血症。

(一) 肺通气功能障碍

正常成年人在静息时每分钟有效通气量约为 4 L/min。如果到达各级气管未参与气体交换的无效腔通气量增加、呼吸活动减弱、肺通气阻力增大，均可造成肺泡通气量不足。

1. 限制性通气不足　限制性通气不足(restrictive hypoventilation)指吸气时肺泡扩张受限引起的肺泡通气不足。常见原因如下。

(1) 呼吸中枢受损和抑制：呼吸中枢受损主要见于脑外伤、脑血管意外、脑炎、脑水肿等；呼吸中枢抑制主要是由于镇静、镇痛、安眠、麻醉等药物的过量使用。两者均可导致中枢性肺泡通气功能障碍，通气量不足。

(2) 呼吸肌收缩力减弱或麻痹：常见于多发性神经炎、脊髓灰质炎、有机磷中毒、重症肌无力等支配呼吸肌的神经或呼吸肌的病变等。慢性阻塞性肺疾病、休克、高钾血症也会导致呼吸肌的动力减弱，使肺泡通气量不足。

(3) 胸廓和肺顺应性降低：顺应性是指在外力作用下，弹性组织的可扩张性。肥胖、严重胸廓畸形、胸膜增厚或胸腔积液可使胸廓扩张受限，顺应性降低；肺叶切除、肺纤维化、肺泡表面活性物质减少等可降低肺的顺应性，导致限制性通气不足。

2. 阻塞性通气不足　阻塞性通气不足(obstructive hypoventilation)指气道狭窄或阻塞所致的通气障碍。影响气道阻力的因素有气道内径、长度和形态，气流速度和流动形式，其中最主要的原因是气道内径的缩小。根据阻塞的部位不同，可以分为中央性气道阻塞和外周性气道阻塞。

(1) 中央性气道阻塞：气管分叉处以上的气道阻塞，常见于上呼吸道感染、异物、过敏等情况。阻塞若位于胸外，如有喉头气管部位的炎症、水肿、异物和声带麻痹等情况，吸气时因气道内压力小于大气压，导致有病灶的气道狭窄加重；呼气时因气道内压力大于大气压而使气道口径略大，阻塞减轻，故患者出现明显的吸气性呼吸困难(图 12-17)。阻塞若位于胸内，如气道内出现异物，则吸气时胸膜腔内压降低，对气管往外牵拉作用加大，气道口径变大，呼气时胸膜腔内压降低，气道受压使其口径缩小，阻塞加重，所以患者往往出现明显的呼气性呼吸困难(图 12-18)。

(2) 外周性气道阻塞：多发生于内径小于 2 mm 的细小支气道的阻塞，又称小气道阻塞。吸气时胸膜腔内压降低，小气道可保持开放状态，用力呼气时胸膜腔内压增高，小气道可受压变狭窄，甚至关闭，患者主要表现为呼气性呼吸困难，常见于慢性支气管炎、支气管哮喘、慢性阻塞性肺气肿等疾病。

总之，不论是中央性气道阻塞还是外周性气道阻塞，只要阻塞部位在胸廓内，都会出现呼气性呼吸困难。急性异物阻塞时，若表现为吸气性呼吸困难，则判断阻塞仍在胸外，若转为呼气性呼吸困难，则表明异物已下移进入胸廓内。

总之，肺通气功能障碍不论是限制性的还是阻塞性的，均可导致肺泡通气量减少，氧吸入和二氧

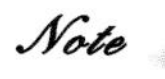

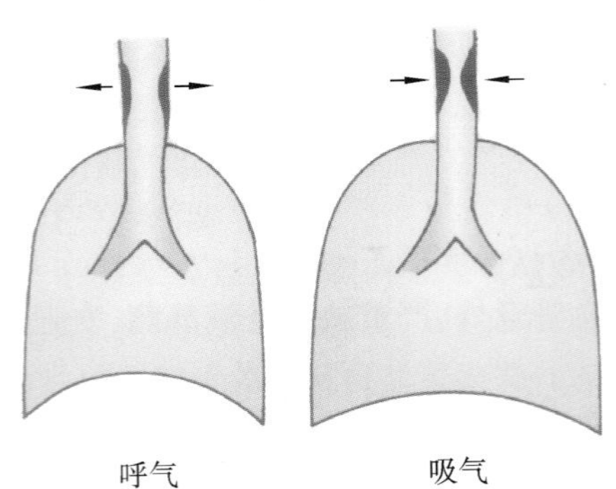

图 12-17 中央性气道阻塞引起吸气性呼吸困难

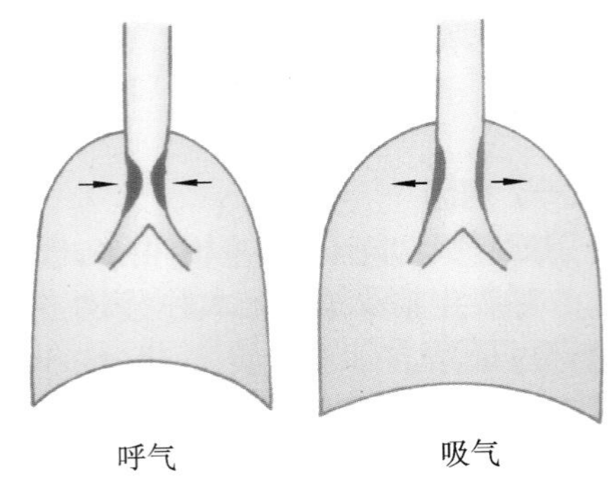

图 12-18 中央性气道阻塞引起呼气性呼吸困难

化碳排出均发生障碍,所以通气障碍性呼吸衰竭造成的血气指标的改变表现为 PaO_2 下降,同时伴有 $PaCO_2$ 升高,属于Ⅱ型呼吸衰竭。

(二) 肺换气功能障碍

肺换气功能障碍是指肺泡气与肺泡壁毛细血管血液进行气体交换的过程受限,包括气体弥散障碍和肺泡通气量与血流量比例失调。

1. 气体弥散障碍 气体弥散障碍是指肺泡内气体与血中气体进行气体交换的过程发生障碍。气体弥散量的多少主要取决于呼吸膜的面积、厚度和弥散的时间。

(1) 呼吸膜的面积减少:正常人约有 3 亿个肺泡,呼吸膜总面积约为 80 m^2。安静情况下参与换气的呼吸膜面积只需 40 m^2,活动或运动时所需呼吸膜面积增大。由此可见呼吸膜面积的储备量是比较大的,只有呼吸膜面积减少一半以上时,才会发生肺换气功能障碍。呼吸膜面积减少引起的呼吸衰竭可见于肺癌患者肺大部分切除后,以及大面积肺实变和肺不张的患者。

(2) 呼吸膜的厚度增加:呼吸膜是由肺泡上皮、毛细血管内皮及两者共有的基底膜构成的,总厚度不到 1 μm。在肺水肿、间质性肺炎、肺泡透明膜形成、肺纤维化等情况时,呼吸膜的厚度增加,气体弥散速度减慢。

(3) 弥散时间过短:正常人在静息状态下,流经肺泡壁毛细血管的血液与肺泡毛细血管膜接触的时间约为 0.75 s,而完成 O_2 气体交换所需要的时间为 0.25～0.3 s,CO_2 只需 0.1 s,所以呼吸膜面积减少和呼吸膜厚度增加的患者,虽然弥散速度减慢,但是在静息状态下仍可以在 0.75 s 内完成气体弥散。只有在体力负荷增加,心输出量增加和肺血流加快的情况下,血流与肺泡接触时间过短,才会因气体交换不充分而发生低氧血症。CO_2 的弥散速度比 O_2 快 20 倍,所以单纯的弥散障碍引起的血气指标中只有 PaO_2 下降,而不伴有 $PaCO_2$ 升高,属于Ⅰ型呼吸衰竭。

2. 肺泡通气量与血流量比例失调 血液流经肺泡时能否获得足够的氧气并充分地排出 CO_2,使静脉血(血氧分压 40 mmHg,二氧化碳分压 46 mmHg)变为真正的动脉血(血氧分压 100 mmHg,二氧化碳分压 40 mmHg),还取决于肺泡通气量与血流量的比例。正常成年人在静息状态下,肺泡通气量(V)约为 4 L/min,肺血流量(*Q*)约为 5 L/min,肺泡通气量与血流量的比例约为 0.8,能实现最有效的换气。各种原因使该比例失调,可引起气体交换障碍,发生呼吸衰竭。肺泡通气量与血流量比例失调是肺部疾病引起呼吸衰竭最常见、最重要的机制。肺泡通气量与血流量正常情况及比例失调的常见类型和原因如图 12-19 所示。

(1) 部分肺泡通气量不足:部分肺泡失去通气功能或通气不足,而血流量并未相应减少,甚至还可因炎性充血使血流量增加(如大叶性肺炎红色肝样变期),导致肺泡通气量与血流量比例明显减小,流经此处未经氧合或氧合不全的静脉血汇入动脉血,使体循环 PaO_2 下降,这种病变称为功能性分流(functional shunt)或静脉血掺杂(venous admixture)。肺实变、慢性支气管炎、支气管哮喘、阻塞性肺气肿时,功能性分流的血流量可增加到肺血流量的 30%～50%,从而严重影响换气功能。

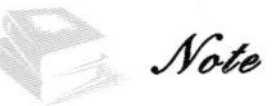

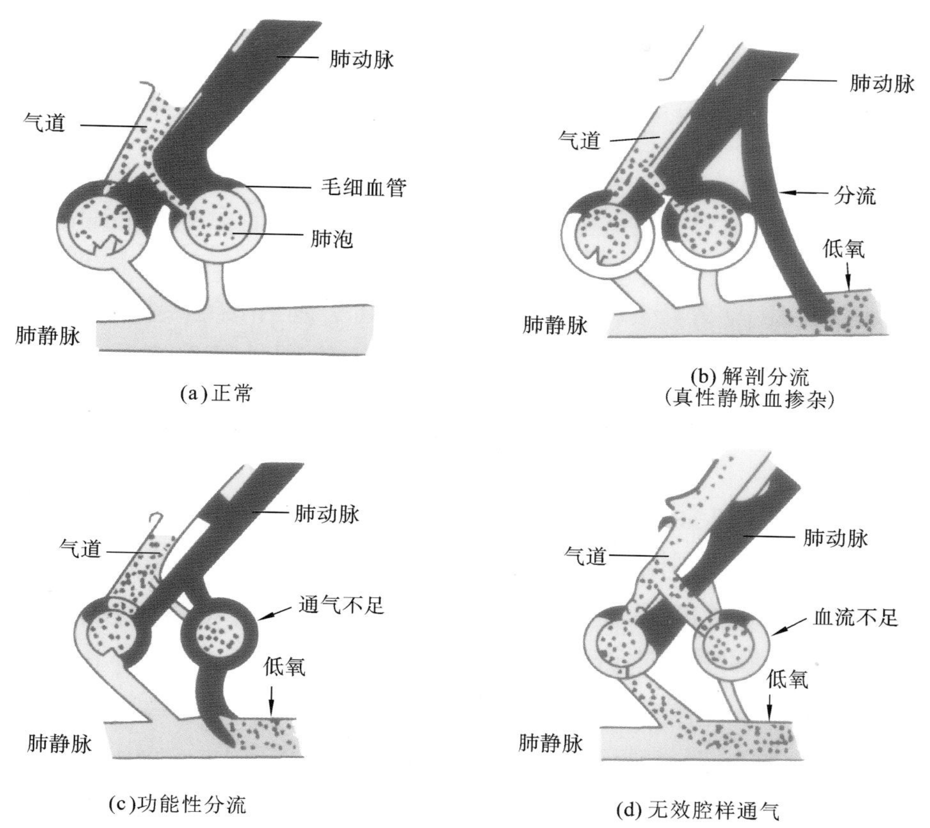

图 12-19　肺泡通气量与血流量的关系

（2）部分肺泡血流量不足：部分肺泡通气良好而血流量减少，使肺泡通气量与血流量比例增大，进入这些肺泡的气体并没有全部参与气体交换，相当于增大了无效腔，故称为无效腔样通气（dead space like ventilation），常见于肺动脉栓塞、弥散性血管内凝血、肺动脉炎、肺小血管痉挛等情况。正常人的生理无效腔样通气量约占潮气量的 30%，疾病时可高达 60%～70%，从而导致呼吸衰竭。

（3）解剖分流增加：正常情况下，人体一部分肺动脉内的静脉血不经过肺泡直接通过支气管静脉和极少的肺动-静脉吻合支直接流入肺静脉，称为解剖分流（anatomic shunt）或右-左分流。解剖分流的血流量占心输出量的 2%～3%。但支气管扩张症时，支气管血管扩张和动-静脉吻合支开放，静脉血经肺动脉或支气管静脉注入肺静脉明显增多，从而导致呼吸衰竭。另外，也可以由于肺不张、肺实变和肺气肿，导致部分肺泡完全闭塞或被渗出物完全填充，病变部位的肺泡完全无通气但仍有血流，流进这些肺泡的血液完全以静脉血状态掺入动脉血，故称为肺泡分流或肺泡毛细血管分流（alveolar capillary shunt）。以上两种情况同属于一部分肺血流完全未参与气体交换，以静脉血状态进入动脉系统，由此引起的低氧血症即使吸入 100%的氧气也不会明显改善，因此两者合称为真性分流（true shunt）或真性静脉血掺杂。

肺泡通气量与血流量比例失调时，血气指标中 PaO_2 下降。若代偿性通气强，$PaCO_2$ 也可下降，可发生Ⅰ型呼吸衰竭；若肺组织受损面积较大，代偿不足，导致 $PaCO_2$ 升高，可发生Ⅱ型呼吸衰竭。

二、机体的代谢和功能变化

呼吸衰竭引起的低氧血症和高碳酸血症可影响全身各系统的代谢和功能，机体首先出现的是代偿反应，改善组织细胞的供氧，调节酸碱平衡和改善组织器官的代谢、功能。失代偿后机体会出现全身各组织器官的功能衰竭。

Note

(一) 酸碱平衡紊乱

呼吸衰竭时,由于外呼吸功能障碍可引起呼吸性酸中毒、代谢性酸中毒、呼吸性碱中毒,还可并发代谢性碱中毒。其中以呼吸性酸中毒最为常见。

1. 呼吸性酸中毒 Ⅱ型呼吸衰竭的患者,由于肺通气功能障碍,体内二氧化碳潴留,引起呼吸性酸中毒。

2. 代谢性酸中毒 不论是Ⅰ型呼吸衰竭还是Ⅱ型呼吸衰竭都可发生代谢性酸中毒。这主要是由于缺氧时,无氧酵解代偿性增强,乳酸产生增多。

3. 呼吸性碱中毒 呼吸性碱中毒见于Ⅰ型呼吸衰竭的患者。因缺氧可出现代偿性通气过度,使二氧化碳排出过多。

(二) 呼吸系统的变化

当 PaO_2 低于 60 mmHg 时,可以刺激颈动脉体和主动脉体化学感受器,同时 $PaCO_2$ 升高对延髓中枢化学感受器的作用,均可导致呼吸加深、加快,增加肺泡通气量。当 PaO_2 低于 40 mmHg 或 $PaCO_2$ 高于 80 mmHg 时,可抑制呼吸中枢,使呼吸运动减弱。

呼吸衰竭患者呼吸运动的改变与原发疾病密切相关,如中枢性呼吸衰竭时,由于兴奋性过低,引起呼吸暂停,血中 CO_2 逐渐增多,当 $PaCO_2$ 升高到一定程度后又可刺激呼吸中枢,使其兴奋而出现呼吸运动。CO_2 排出增多再次导致 $PaCO_2$ 降低,呼吸兴奋性减弱,呼吸又可出现暂停。如此周而复始形成周期性呼吸运动,包括潮式呼吸(图 12-20)、间歇呼吸、抽泣样呼吸、叹气样呼吸等节律异常呼吸。如慢性阻塞性肺疾病时,气道阻力增大,因此通气所需的压力差增大,气流速度慢,呼吸运动变深。肺顺应性下降所致的限制性通气障碍疾病时,呼吸变得浅而快。

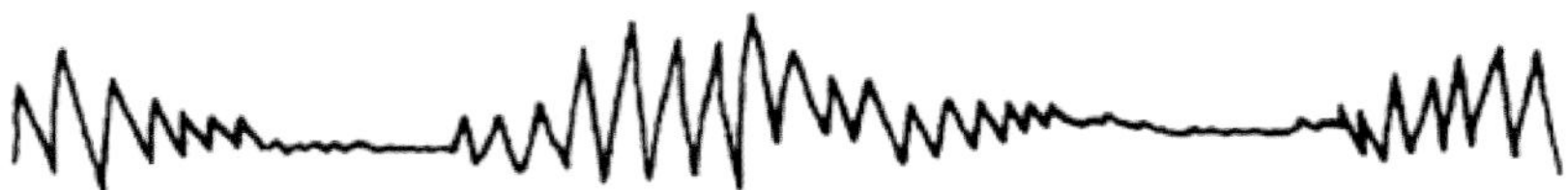

图 12-20 潮式呼吸

(三) 循环系统的变化

轻度的缺氧和二氧化碳潴留可引起心血管系统的代偿反应,使心率加快、心肌收缩力增强,外周血管收缩,血液重新分布,从而保证心、脑的血液供应。严重的缺氧和二氧化碳潴留直接抑制心血管中枢,心脏活动和血管扩张受到限制,造成心力衰竭,导致心收缩力减弱和血压下降。呼吸衰竭引起的心力衰竭多为右心心力衰竭,主要原因是肺通气功能不良时,为了维持肺泡通气量与血流量比例的正常,肺小动脉发生收缩,导致肺动脉高压,增加右心室收缩的后负荷,发展成为肺源性心脏病。

(四) 中枢神经系统的变化

中枢神经系统对缺氧最敏感,当 $PaO_2 < 8$ kPa 时,引起大脑皮层功能变化,表现为智力下降、烦躁不安、头痛、嗜睡等。迅速而严重的二氧化碳潴留,可引起二氧化碳麻醉,患者出现扑翼样震颤、呼吸抑制等脑功能严重障碍的表现。由呼吸衰竭所引起的脑功能障碍常称为肺性脑病(pulmonary encephalopathy)。当 $PaO_2 < 2.67$ kPa 时,几分钟即可造成神经细胞死亡。

(五) 肾功能的变化

呼吸衰竭时肾功能会出现障碍,轻者尿中出现红细胞、白细胞、白蛋白等,严重时发生急性肾功能衰竭,出现少尿、氮质血症、高钾血症及代谢性酸中毒等血液生化指标紊乱。但肾结构往往并无明显异常,属于功能性肾衰竭。其发生原因主要是缺氧反射性引起交感-肾上腺髓质系统活动增强,使肾血管强烈收缩,肾血流量严重减少。

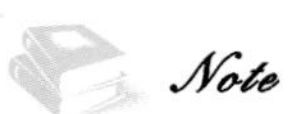

三、防治与护理原则

（一）去除诱因

如慢性阻塞性肺疾病若有上呼吸道感染者可诱发呼吸衰竭，应去除诱因，积极治疗。

（二）改善肺通气

对于急性呼吸衰竭的患者，应首先建立通畅的气道以便吸氧，保证足够的肺泡通气是十分重要的。因呼吸道分泌物可堵塞气道，应鼓励患者排痰，转换患者体位并叩背协助排痰；为了使黏稠的痰液稀释容易咳出，减少气道阻塞和支气管痉挛，可用超声雾化吸入；咳嗽反射弱者，可用吸痰机吸痰；如果上述方法用后呼吸道分泌物仍很多，必要时采用气管插管或气管切开接人工呼吸机辅助呼吸（即人工气道）。

（三）吸氧

呼吸衰竭的患者都有不同程度的缺氧和低氧血症，必须给予合理的氧疗，纠正缺氧，排出二氧化碳，改善组织器官的代谢功能。一般采用鼻导管吸氧：Ⅰ型呼吸衰竭有低氧血症，无高碳酸血症者，可给予浓度 40%～50%、流量 4～6 L/min 的氧进行氧疗；Ⅱ型呼吸衰竭既有低氧血症，又有高碳酸血症者，可给予浓度 24%～28%、流量 1～2 L/min 的氧进行氧疗。慢性呼吸衰竭时，由于呼吸中枢对二氧化碳的刺激已不敏感，所以机体主要依靠缺氧刺激主动脉体和颈动脉体化学感受器，通过反射维持呼吸，如吸入高浓度氧，缺氧解除后会发生呼吸暂停或变浅，使肺泡通气减少，呼吸抑制，导致通气量减少。

应用呼吸机的患者，各种通气形式改变时均应常规为患者做血气分析。随时记录呼吸支持方式、血气分析结果，并及时处理报警指示出现的问题。

（四）严密观察呼吸、血压及意识变化

呼吸频率、幅度、节律、代偿功能差时，血压可下降，可导致肺性脑病。意识变化是肺性脑病的先兆，所以应注意皮肤温度是否有变化，观察是否有球结膜充血水肿、烦躁、头痛、多语、失眠、动作异常、定向改变、嗜睡、昏迷等症状。

（五）全身支持治疗

由于机体内蛋白质消耗较多，血清蛋白含量降低，易发生水肿，机体营养不足，抵抗力差，应鼓励患者进食，必要时插胃管鼻饲，静脉补充营养，如应用多种氨基酸、乳化脂肪、高渗葡萄糖等。只有保证有足够的热量和营养，才能促进患者病情好转和尽早康复。

课后思考

直通护考
在线答题

1. 名词解释：慢性支气管炎、肺气肿、支气管扩张症、慢性肺源性心脏病、大叶性肺炎、肺肉质变、小叶性肺炎、呼吸衰竭、二氧化碳麻醉、限制性通气障碍、阻塞性通气障碍、气体弥散障碍、静脉血掺杂、无效腔样通气、真性分流。

2. 肺叶切除患者和阻塞性肺气肿患者发生呼吸衰竭后动脉血气分析结果有何不同？请叙述各自的发病机制。

3. 案例讨论

（1）案例一：

患者，男，清洁工，51 岁。

主诉：近 3 个月来下肢水肿，气喘加重。

现病史：30 岁开始患有慢性咳嗽，每年冬季比较厉害，多痰，一般呈泡沫状白色黏稠状，有时呈

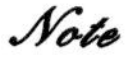

黄色脓性痰。近 5 年来发病伴有气喘、呼气特别费力，入院前 3 个月下肢水肿，咳嗽、气喘加重，近 1 个月来腹胀、气喘、夜间不能平卧。

体格检查：口唇明显发绀，背部和下肢均有凹陷性水肿，气喘，呼吸延长。颈静脉怒张，胸廓呈桶状，叩诊两肺呈过清音。听诊：闻及广泛湿啰音及喘鸣音，腹部有明显膨隆，有腹腔积液，入院治疗后缺氧症状仍逐渐加重，抢救无效死亡。

病理检查：两肺体积增大，色苍白，边缘圆钝，切面呈蜂窝状，镜下显示肺泡扩张，肺泡壁变薄，毛细血管受压闭塞。各级气管内均有脓性分泌物，管壁有炎性水肿。右心室壁明显增厚，心腔扩大，左心正常，镜下显示肺动脉内膜纤维性增厚。其他脏器有慢性淤血，腹腔内有黄色澄清液体 2000 mL。

思考：

①患者存在哪几种疾病？其临床诊断的依据分别是什么？它们的因果关系应怎么分析？

②呼吸衰竭的发病机制是什么？分析患者死因。

（2）案例二：

患者，男，20 岁。淋雨受凉后出现高热、咳嗽、胸痛、咳铁锈色痰、气急、口唇发绀。血常规检查见白细胞计数为 19×10^{9}/L，胸部 X 线检查显示左肺下叶大片密度均匀的阴影，入院治疗予以抗生素、祛痰剂等，3 天后症状消失，复查正常后出院。

思考：

①根据病史请做出临床诊断，并说明诊断依据。

②请应用病理知识解释患者的临床表现。

（赵　茹）

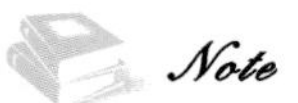

第十三章　心血管系统疾病

能力目标

1. 掌握：动脉粥样硬化、原发性高血压、风湿病的基本病变及对机体的影响。

2. 熟悉：动脉粥样硬化、原发性高血压、风湿病的病因、发病机制及病理与临床护理联系。

3. 了解：慢性心瓣膜病和感染性心内膜炎的分类及对机体的影响；了解心肌炎和心肌病的概念及分类。

心血管系统由心脏和血管组成。心脏是血液循环的动力器官，它依靠节律性搏动，推动血液不断地在血管中流动，通过动脉将血液运输到全身各个器官和组织。血液经过毛细血管时，与组织或细胞完成物质交换和气体交换，最后各器官的血液汇入静脉回流到心脏。心血管系统疾病是当今严重威胁人类健康的常见的重要疾病。在我国和欧美等一些发达国家，心血管系统疾病的发病率和死亡率均居第一位。本章节主要介绍常见的心血管系统疾病。

导言

本章 PPT

第一节　动脉粥样硬化

动脉粥样硬化是一种与脂质代谢障碍有关的全身性疾病，其病变特点是脂质在动脉管壁沉积，继发纤维组织增生，使动脉管壁增厚、变硬，管腔狭窄。本病在心血管系统疾病中最常见，对机体危害性最大，影响最严重。本病多见于40岁以上中老年人，男性发病比女性多见，且病情重于女性。

一、病因及发病机制

（一）危险因素

动脉粥样硬化的确切病因仍不清楚，下列因素被视为危险因素。

1. 高脂血症和（或）甘油三酯水平异常增高　血浆内脂质多以脂蛋白形式存在，包括乳糜微粒（CM）、极低密度脂蛋白（VLDL）、低密度脂蛋白（LDL）和高密度脂蛋白（HDL）。其中 LDL 相对分子质量小，易渗入动脉内膜，称为致动脉粥样硬化因子，而 HDL 可逆向转运胆固醇，促进其清除，并竞争抑制 LDL 与内膜结合，减少其沉积，称为抗动脉粥样硬化因子。所以，血浆 LDL、VLDL 水平的持续升高和 HDL 水平的降低与动脉粥样硬化的发生率呈正相关。

2. 高血压　高血压与动脉粥样硬化是互相促进，互为因果的。血压升高，血流对管壁的冲击力增强，容易造成内皮损伤，使脂质易于渗入内膜，促进动脉粥样硬化的发生。

3. 吸烟　流行病学资料表明，吸烟是心肌梗死主要的独立的危险因子。无论是主动吸烟还是被动吸烟，都会损害血管内皮的舒张功能。内皮舒张是动脉健康的标准。吸烟可致血中一氧化碳浓

Note

度升高，造成血管内皮缺氧性损伤，利于脂质渗入；烟内含有一种糖蛋白，可引起血管平滑肌细胞增生，促进动脉粥样硬化的发生。

4. 致继发性高脂血症的疾病 如糖尿病、高胰岛素血症、甲状腺功能减退和肾病综合征均可引起高胆固醇血症。

5. 遗传因素 遗传因素是动脉粥样硬化发病的危险因素。LDL 受体的基因突变导致血浆 LDL 水平极度升高，年龄很小就可发病。另外，某些已知基因可能对脂质的摄取、代谢和排泄产生影响，是导致高脂血症最常见的原因。家族性高胆固醇血症患者因 LDL 受体的基因突变使其功能缺陷，进而导致血浆 LDL 水平极度增高。

6. 性别与年龄 女性在绝经期前的发病率低于同年龄组男性，HDL 水平高于男性，LDL 水平低于男性；绝经期后，这种差别消失，是由于雌激素具有改善血管内皮的功能，降低血胆固醇水平的作用。

7. 代谢综合征 代谢综合征是高血压、血糖异常、血脂紊乱和肥胖症等多种代谢成分异常聚集的病理状态，它的直接后果是导致严重心血管事件的发生，并造成死亡。

（二）发病机制

动脉粥样硬化的发病机制尚未完全明了，多种学说从不同角度对其进行了阐述。

1. 脂质渗入学说 此学说认为，血浆增多的胆固醇及胆固醇酯等沉积于动脉内膜，引起结缔组织增生，使动脉管壁增厚和变硬，继而结缔组织发生坏死形成动脉粥样斑块。LDL 可概括分为 3 个等级：大、轻 LDL；中间密度 LDL；小、致密 LDL。小、致密 LDL 较易穿透动脉内膜，与动脉管壁基质中的硫酸软骨素蛋白多糖有很强的亲和力，小、致密 LDL 微粒的抗氧化作用弱，进入富含脂质的动脉粥样斑块后，其致粥样硬化作用就更加明显。

2. 损伤-应答反应学说 即内皮损伤学说，该学说认为内皮细胞不仅仅是血液和血管平滑肌之间的一层半通透性屏障，而且可通过释放具有抗增生效应的扩血管物质以及具有促有丝分裂作用的缩血管物质，对血管进行局部调节。各种刺激因素都可使内皮细胞结构和功能发生不同程度的损伤。轻者使其通透性增加，重者使内皮细胞变性、坏死、脱落。内皮细胞屏障功能的损伤，使血浆成分包括脂蛋白过量地融入动脉管壁，同时引起血小板黏附、聚集和释放出各种活性物质，进一步加重了内皮细胞的损伤；损伤的内皮细胞分泌生长因子，吸引单核细胞聚集、黏附内皮，并迁入到内皮下间隙，源源不断地摄取已进入内膜发生氧化的脂质，形成单核细胞源性泡沫细胞。

3. 动脉 SMC 增殖或突变学说 冠状动脉属于肌性动脉，肌性动脉较传导血管（弹性动脉）含有更多的平滑肌。中层平滑肌使血管可依据所供脏器的需求灵活地调整管径。故平滑肌成分越多，血管对粥样硬化性损伤的反应也越活跃。

4. 慢性炎症学说 动脉粥样硬化是动脉管壁的慢性炎症反应，也是该病发生、发展过程中的核心因素，它不仅参与动脉粥样硬化病变的形成过程，而且可引发血栓、斑块破裂等并发症。各种炎症因素也是动脉粥样硬化和心脑血管疾病的危险因素，最主要的生化标志是高敏 C 反应蛋白。

5. 单核巨噬细胞作用学说 在动脉粥样硬化的早期，高胆固醇血症增加单核细胞对动脉内皮的黏附力，单核细胞黏附在内皮细胞的数量增多，通过趋化吸引，在内皮细胞间迁移。进入内膜后，单核细胞转化成有清道夫样作用的巨噬细胞，通过清道夫受体吞噬脂质，成为泡沫细胞并形成脂质条纹。正常情况下，巨噬细胞合成和分泌的大量物质，能杀灭吞入的微生物和灭活毒性物质。异常情况下，巨噬细胞能分泌大量氧化代谢产物和生长调节因子，与这些生长调节因子协同作用，强烈刺激 SMC 的迁移和增生，并刺激这些细胞形成新的结缔组织。

二、基本病理变化

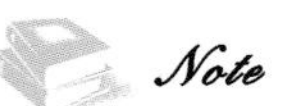

动脉粥样硬化主要累及主动脉、冠状动脉、脑动脉、肾动脉等大中型动脉。按照病变发生、发展

过程，一般分四个阶段。

1. 脂斑脂纹期　最早期改变，为可逆性病变。肉眼观察：动脉内膜上出现针头帽大小的黄色斑点或宽 1～2 mm，长短不一的黄色条纹，平坦或微隆起于内膜表面（图 13-1）。镜下观察：有大量聚集的泡沫细胞，泡沫细胞体积大，圆形或椭圆形，胞质中有大量小空泡。

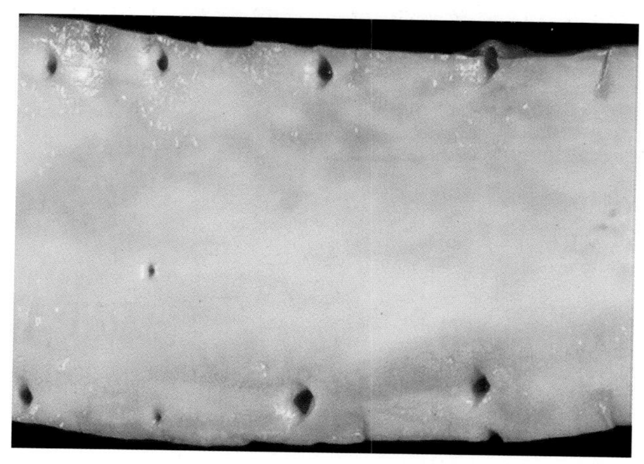

图 13-1　动脉粥样硬化（脂斑脂纹）

2. 纤维斑块期　病变进一步发展，脂质沉积增多，引起病灶周围的纤维组织增生，形成隆起于内膜表面的斑块。肉眼观察：动脉内膜表面散在不规则隆起的斑块，初为灰黄色，后为瓷白色。镜下观察：有增生的纤维组织和脂质沉积层（图 13-2）。

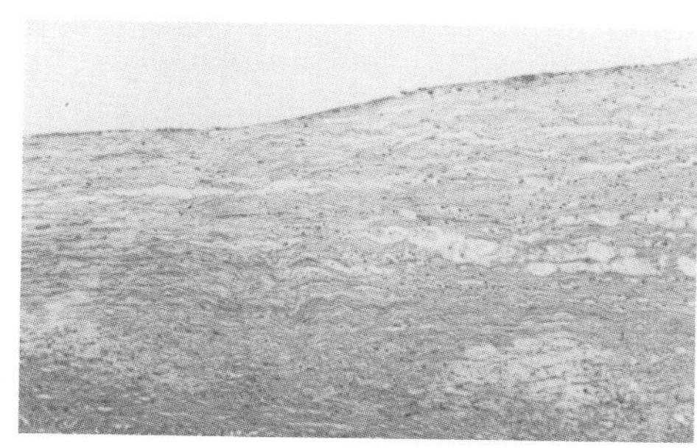

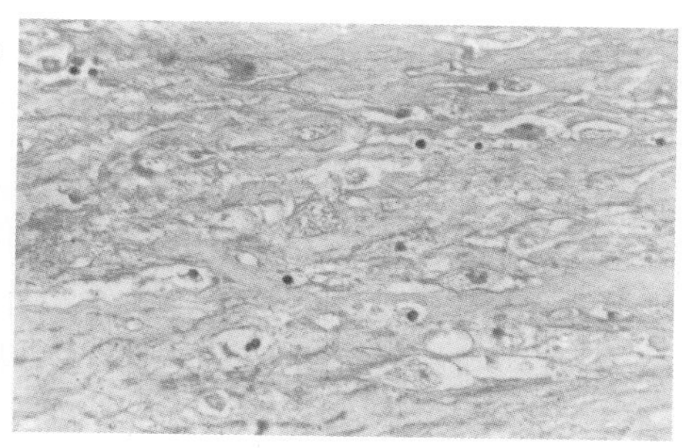

图 13-2　动脉粥样硬化（纤维斑块）

3. 粥样斑块期　病变继续发展，斑块深层的组织缺血坏死，坏死物与脂质混合形成粥样斑块。肉眼可见明显隆起于内膜的灰黄色、灰白色相间的斑块。镜下可见表层为增生的纤维组织形成的纤维帽，深层为大量胆固醇结晶，底部和边缘可见肉芽组织增生，并有少量泡沫细胞、淋巴细胞浸润。

4. 继发病变期

（1）斑块内出血：常由粥样斑块底部新生的毛细血管破裂出血造成。出血使斑块突然增大，可致管腔狭窄或闭塞（图 13-3）。

（2）斑块破裂：斑块表层纤维帽破裂，形成粥样溃疡。

（3）血栓形成：常继发于粥样溃疡等，血栓阻塞血管腔，导致相应部位的供血不足甚至梗死。

（4）钙化：陈旧的粥样斑块内钙盐沉积，血管壁变硬变脆，易破裂。

（5）动脉瘤形成：粥样斑块不断增大，挤压动脉中膜，使之变薄，弹性降低，在血流冲击下，局部管壁向外膨出形成动脉瘤。动脉瘤破裂导致大出血。

三、主要动脉的粥样硬化

1. 主动脉粥样硬化　病变好发于主动脉的后壁及其分支开口处，以腹主动脉病变最为严重，依

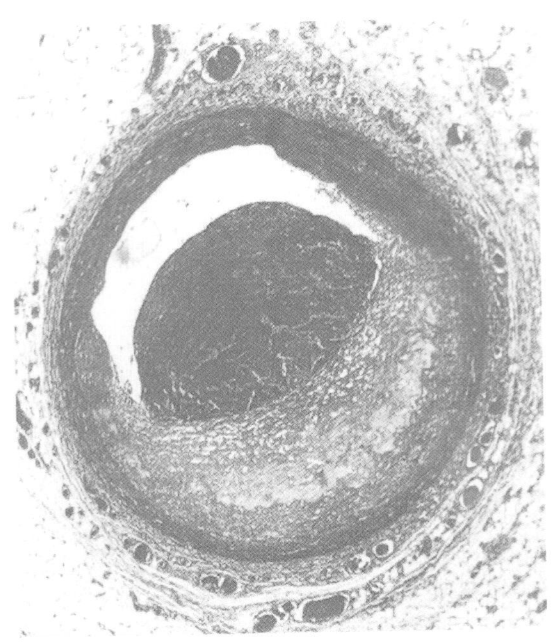

图 13-3 斑块内出血

次为胸主动脉、主动脉弓和升主动脉。前述动脉内膜出现的各种病变均可见到，但由于主动脉管腔大，即使有严重粥样硬化，也并不引起明显的症状。病变严重者，因中膜萎缩及弹力板断裂使管腔变得薄弱，受血压作用易形成动脉瘤。动脉瘤破裂可致致命性大出血。

2. 冠状动脉粥样硬化 冠状动脉粥样硬化是冠状动脉最常见的疾病，是威胁人类健康最严重的疾病。冠状动脉狭窄在 35～55 岁时发展较快，以年平均 8.6%的速度递增。据国内外统计，60 岁之前，男性冠状动脉粥样硬化检出率显著高于女性，60 岁之后，男女检出率相近。根据病变检出率和统计结果，左冠状动脉前降支冠状动脉粥样硬化发生率最高，其余依次为右主干、左主干或左旋支、后降支。冠状血管反应性的改变是粥样硬化性冠状动脉疾病的特点。冠状动脉粥样硬化常并发冠状动脉痉挛，造成急性心脏供血中断，引起心肌缺血和相应的心脏病变，如心绞痛、心肌梗死等，成为心源性猝死的原因。

3. 颈动脉及脑动脉粥样硬化 最常见于颈内动脉起始部、基底动脉、大脑中动脉和 Willis 环。纤维斑块和粥样斑块常导致管腔狭窄，甚至闭塞。由于脑动脉管腔狭窄，脑组织长期供血不足而发生脑萎缩，严重脑萎缩者智力减退，甚至痴呆。斑块处常继发血栓形成，导致管腔阻塞，引起脑梗死(脑软化)。脑动脉粥样病变常可形成动脉瘤，多见于 Willis 环，患者血压突然升高时，可致小动脉瘤破裂引起脑出血。

4. 肾动脉粥样硬化 最常累及肾动脉开口处及主动脉近侧端，亦可累及叶间动脉和弓状动脉。因斑块导致管腔狭窄，终致肾组织缺血、肾实质萎缩和间质纤维组织增生。亦可因斑块合并血栓形成致肾梗死，梗死灶机化后遗留较大凹陷瘢痕，多个瘢痕可使肾脏缩小，称为动脉粥样硬化性固缩肾。

5. 四肢动脉粥样硬化 以下肢动脉为重，常发生在髂动脉、股动脉及前后胫动脉。当较大的动脉管腔狭窄时，可引起下肢供血不足，形成间歇性跛行，下肢疼痛而不能行走，但休息后好转。当肢体长期慢性缺血时，可引起萎缩。当管腔完全阻塞，侧支循环又不能代偿时，可导致缺血部位的干性坏疽。

6. 肠系膜动脉粥样硬化 当管腔狭窄甚至阻塞时，患者有剧烈腹痛、腹胀和发热等症状，可导致肠梗死、麻痹性肠梗阻及休克等严重后果。

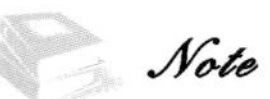

直通护考
在线答题

课后思考

动脉粥样硬化病变过程分哪几个阶段？简单描述其病变。

第二节　冠状动脉粥样硬化性心脏病

冠状动脉粥样硬化性心脏病，简称冠心病，是因冠状动脉狭窄致心肌缺血而引起，也称为缺血性心脏病。冠状动脉粥样硬化是本病最常见的原因。冠状动脉粥样硬化性心脏病时心肌缺血缺氧的原因有冠状动脉供血不足和心肌耗氧量剧增。前者是由斑块致管腔狭窄（>50%），加之继发性复合性病变和冠状动脉痉挛，使冠状动脉灌注期血量减少所致；后者可因血压骤升、情绪激动、体力劳累、心动过速等导致心肌负荷增加，冠状动脉相对供血不足。其表现为心绞痛、心肌梗死、心肌纤维化和冠状动脉性猝死等。

一、心绞痛

案例 13-1

（一）概念

心绞痛（angina pectoris，AP）是指起病急剧的由心肌暂时性缺血和缺氧所造成的一种常见的临床综合征。心绞痛可因心肌耗氧量暂时增加，超出了已经狭窄的冠状动脉所能提供的氧而发生，也可因冠状动脉痉挛致心肌供氧不足而引起，临床表现为阵发性心前区疼痛或压迫感，可放射至心前区、左上肢，持续数分钟，用硝酸酯制剂或稍休息后症状可缓解。

（二）发生机制

心肌缺血、缺氧而造成代谢不全的酸性产物或多肽类物质堆积，此物质刺激心脏局部的神经末梢，信号经胸交感神经节和相应脊髓段传至大脑，在相应脊神经分布区域产生痛觉。所以，心绞痛是心肌缺血所引起的反射性症状。

（三）分类

1. 稳定型心绞痛　稳定型心绞痛又称轻型心绞痛，一般不发作，可稳定数月，仅在体力活动过度增加，心肌耗氧量增多时发作。冠状动脉横切面可见斑块阻塞管腔>75%。

2. 不稳定型心绞痛　不稳定型心绞痛是一种进行性加重的心绞痛。通常由冠状动脉粥样硬化斑块破裂和血栓形成而引发，临床上颇不稳定，在负荷时、休息时均可发作。患者多有一支或多支冠状动脉病变。光镜下，常可见到因弥漫性心肌细胞坏死而引起的心肌纤维化。

3. 变异性心绞痛　多无明显诱因，常在休息或梦醒时发作。患者冠状动脉明显狭窄，亦可因发作性痉挛所致。

二、心肌梗死

（一）概念

心肌梗死（myocardial infarction，MI）是指局部心肌严重而持久的缺血、缺氧所致的心肌细胞坏死。临床上有剧烈而较持久的胸骨后疼痛，用硝酸酯制剂或休息后症状不能完全缓解，可并发心律失常、休克或心力衰竭。心肌梗死多发生于中老年人。部分患者发病前有附加诱因。

（二）分类

1. 心内膜下心肌梗死　病变主要累及心室壁内层 1/3 的心肌，并波及肉柱和乳头肌，常表现为

Note

多发性、小灶性坏死,直径 0.5～1.5 cm。病变分布常不限于某支冠状动脉的供血范围,而是不规则地分布于左心室四周,严重时病灶扩大融合累及整个心内膜下心肌,引起环状梗死。患者通常有冠状动脉三大支严重动脉粥样硬化性狭窄,当附加休克、心动过速、不适当的体力活动等诱因时,可加重冠状动脉供血不足,造成各支冠状动脉最末梢的心内膜下心肌缺血、缺氧。

2. 透壁性心肌梗死 透壁性心肌梗死是典型的心肌梗死类型。部位与闭塞的冠状动脉支供血区一致,病灶较大,最大直径在 2.5cm 以上,累及心室壁全层或未累及全层而深达心室壁 2/3,多发生在左冠状动脉前降支的供血区,其中以左心室前壁、心尖部及室间隔前 2/3 及前内乳头肌多见,约占全部心肌梗死的 50%。约 25%的心肌梗死发生于右冠状动脉供血区的左心室后壁、室间隔后 1/3 及右心室。此外,还见于左心室后壁,相当于左冠状动脉左旋支的供血区域。右心室和右心房较为少见。常有相应的一支冠状动脉病变突出,并常附加动脉痉挛或血栓形成。

护考提示】
心肌梗死常见
部位。

(三) 病理变化

心肌梗死多属贫血性梗死,其形态学变化是一个动态演变过程。一般梗死在 6 h 后肉眼才能辨认,梗死灶呈苍白色,8 h 后为土黄色。光镜下,心肌纤维早期凝固性坏死、核碎裂、消失,胞质均质红染或呈不规则粗颗粒状,有不同程度的中性粒细胞浸润。4 天后,梗死灶外围出现充血出血带。7 天至 2 周,边缘区开始出现肉芽组织,或肉芽组织向梗死灶内长入,呈红色。3 周后肉芽组织开始机化,逐渐形成瘢痕组织。

(四) 并发症

1. 心力衰竭 当心内膜下心肌梗死累及二尖瓣乳头肌时,可致二尖瓣关闭不全而诱发急性左心衰竭。心肌梗死后心肌收缩力丧失,可致左、右心或全心衰竭。

2. 心脏破裂 心脏破裂是急性透壁性心肌梗死的严重并发症,占致死病例的 3%～13%,发生于梗死后的 2 周内。好发部位是左心室下 1/3 处、室间隔和左心室乳头肌。破裂原因是梗死灶失去弹性,坏死的心肌细胞,尤其是坏死的中性粒细胞和单核细胞释放大量蛋白水解酶的作用,使梗死灶发生溶解。发生于左心室前壁者,破裂后血液涌入心包腔造成急性心脏压塞而迅速死亡。室间隔破裂后,左心室血液流入右心室,致急性右心室功能不全。

3. 室壁瘤 10%～30%的心肌梗死合并室壁瘤,可发生在心肌梗死的急性期,但常见于心肌梗死的愈合期。原因是梗死心肌或瘢痕组织在左心室内压力作用下形成的局限性向外膨隆。多发生于左心室前壁近心尖处,引起心功能不全或继发血栓形成。

4. 附壁血栓形成 多见于左心室,波及心内膜使之粗糙或因室壁瘤导致血流出现涡流等原因,可促进局部附壁血栓的形成。

5. 心源性休克 心肌梗死面积＞40%时,心肌收缩力极度减弱,心输出量显著下降,即可发生心源性休克而死亡。

6. 急性心包炎 15%～30%患者心肌梗死后 2～4 天发生,由于坏死组织累及心外膜可引起纤维素性心包炎。

7. 心律失常 心肌梗死累及传导系统,引起传导紊乱,严重者可导致心搏骤停、猝死。

三、心肌纤维化

心肌纤维化是中度至重度的冠状动脉狭窄引起的心肌纤维持续性和(或)反复加重的缺血、缺氧所产生的结果,是逐渐发展为心力衰竭的慢性缺血性心脏病。肉眼观察,心脏体积增大,重量增加,所有心腔扩张,以左心室明显,心室壁厚度一般可正常。光镜下,心肌细胞肥大和(或)萎缩,核固缩,心内膜下心肌细胞弥漫性空泡变,可有多灶性的陈旧性心肌梗死灶或瘢痕。

四、冠状动脉性猝死

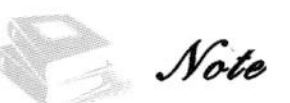

冠状动脉性猝死是心脏性猝死中最常见的一种,多见于 40～50 岁成年人,男性比女性多 3.9

倍。猝死是指自然发生的、出乎意料的突然死亡。冠状动脉性猝死可发生于某种诱因后，如饮酒、劳累、吸烟及运动后，患者突然昏倒，四肢抽搐，小便失禁或突然发生呼吸困难，口吐白沫，迅速昏迷。患者可立即死亡或在 1 h 至数小时后死亡，有的则在夜间睡眠中死亡。

冠状动脉性猝死多发生在冠状动脉粥样硬化的基础上，由于冠状动脉中度至重度粥样硬化、斑块内出血，冠状动脉狭窄或微循环血栓致栓塞，导致心肌急性缺血，冠状动脉血流突然中断，引起心室颤动等严重心律失常。无心肌梗死时也可发生猝死，此类患者通常有致心律失常性基础病变。

五、防治与护理原则

冠状动脉粥样硬化性心脏病的预防原则为积极采取预防措施，如低盐低脂饮食、戒烟限酒、限制热量摄入、加强运动等。护理原则为注意观察心绞痛患者疼痛的性质、持续时间、休息后是否缓解、血压变化、有无心律失常等。心绞痛发作时，应用急救药；对心肌梗死的患者应做好心电监护，注意抗心律失常。

第三节　高 血 压 病

高血压(high blood pressure，HBP)是指体循环动脉血压持续升高，是一种可导致心、脑、肾和血管改变的最常见的临床综合征。高血压可分为原发性高血压、继发性高血压和特殊类型高血压。

原发性高血压，又称高血压病，是我国最常见的心血管疾病，是一种原因未明的、以体循环动脉血压升高为主要表现的独立性全身性疾病。多见于中老年人，该病及其并发症的发病率在不同性别和种族间是有区别的。55 岁前，男性的患病率较高，到 75 岁时，女性的患病率反而高于男性。非洲裔美国人的高血压病发病率在世界上是最高的。而值得提出的是，随着我国经济的发展，生活节奏的加快、精神紧张、心理的失衡也是促使高血压病患病率升高不可忽视的诱因。

继发性高血压较少见，是指患有某些疾病时出现的血压升高，如慢性肾小球肾炎、肾动脉狭窄、肾盂肾炎所引起的肾性高血压，也称肾血管性高血压。盐皮质激素增多症、嗜铬细胞瘤和肾上腺肿瘤所引起的内分泌性高血压，是某种疾病的病症之一，是一个体征。

特殊类型高血压是指妊娠高血压和某些疾病导致的高血压危象，如高血压脑病、颅内出血、不稳定型心绞痛、主动脉缩窄及子痫等。

高血压的定义和分期见表 13-1。

表 13-1　高血压的定义和分期(《中国高血压防治指南》2018 年修订版)

分　期	收缩压/mmHg		舒张压/mmHg
正常血压	<120	和	<80
正常高值	120～139	和(或)	80～89
高血压Ⅰ期	140～159	和(或)	90～99
高血压Ⅱ期	160～179	和(或)	100～109
高血压Ⅲ期	≥180	和(或)	≥110
单纯收缩期高血压	≥140	和	<90

注：当收缩压与舒张压分属于不同级别时，以较高的分级为准；1 mmHg=1.333 kPa。

一、病因和发病机制

目前认为高血压是一种遗传因素和环境因素相互作用所致的疾病，同时，神经系统、内分泌系

Note

统、体液因素及血流动力学等也发挥着重要的作用,但其机制仍未完全明了。

（一）危险因素

1. 遗传和基因因素 高血压有明显的遗传倾向,据估计,人群中20%～40%的血压变异是由遗传因素决定的。动物实验、流行病学研究、家系研究等提供的大量证据提示,高血压发病有明显的家族聚集性,双亲无高血压、一方有高血压或双亲均有高血压,其子女高血压发生概率分别为3%、28%和46%,所以,遗传因素是高血压的重要危险因素。

2. 超重肥胖、高盐膳食及饮酒 这三大因素与高血压发病显著相关。中国成年人正常体重指数(BMI)为19～24。日均摄盐量高的人群,其高血压的患病率明显高于日均摄盐低的人群,摄盐量与血压呈正相关。中度以上饮酒是高血压发病因素之一。饮酒致血压升高可能与血中的儿茶酚胺类和促皮质激素水平升高有关。

3. 社会心理因素 精神长期或反复处于紧张状态的人或从事相应职业的人,可使大脑皮层功能失调,失去对皮层下血管舒缩中枢的调控能力,当血管舒缩中枢产生持久的以收缩为主的兴奋时,可引起全身细小动脉痉挛而增加外周血管阻力,使血压升高。

4. 体力活动 体力活动与高血压呈负相关,缺乏体力活动的人发生高血压的危险高于有体力活动的人。有的研究还发现,体力活动具有降压的作用,并且可以减少降压药物的剂量,维持降压效果。

5. 神经内分泌因素 一般认为,细动脉的交感神经纤维兴奋性增强是高血压发病的主要神经因素。缩血管神经递质(去甲肾上腺素等)和舒血管神经递质(降钙素基因相关肽、P物质等)具有升压或降压作用。

除此之外,高血压普遍存在“三高、三低、三不”现象。“三高”,即高患病率、高危险性、高增长趋势。“三低”,即知晓率低、治疗率低、控制率低。“三不”,即普遍存在不长期规律服药、不坚持测量血压、不重视非药物治疗。

（二）发病机制

高血压的发病机制尚不完全清楚。目前多认为高血压是在一定遗传背景下,并与环境因素共同作用而产生的。

1. 遗传机制 已公认遗传机制是高血压发病的基础之一。遗传模式有两种,单基因遗传模式,一个基因突变引起的高血压;多基因遗传模式,更符合血压变异的数量性状特性。高血压为多基因共同作用的产物,这些基因既有各自独立的效应,呈显性或隐性遗传,又相互作用,最终导致血压升高。

2. 高血压产生的机制 涉及神经、内分泌及代谢等多种系统。

(1) 肾素-血管紧张素-醛固酮系统:强烈收缩小动脉,增加外周阻力,收缩微静脉,增加回心血量和心输出量。促进原癌基因表达,促进血管平滑肌细胞增生,增加外周阻力。作用于交感神经,使交感缩血管活性增强,并释放儿茶酚胺,促进血管内皮细胞释放缩血管因子。促进醛固酮的释放,增加钠、水的重吸收,增加循环血量。促进神经垂体释放抗利尿激素,增加血容量。直接作用于肾血管,使其收缩,致尿量减少,增加血容量。

(2) 交感神经系统:该系统分布于各种组织和器官,与血压调节相关的主要器官是心脏、血管、肾和肾上腺。交感神经递质兴奋心脏受体,导致心率增快,心肌收缩力增强,心输出量增加,致血压升高;交感神经递质作用于血管,收缩动脉,使血管重构,增加外周阻力;交感神经递质作用于肾,可通过减少肾的血流量,增加肾素的释放;交感神经递质作用于肾上腺髓质,增加儿茶酚胺的释放。

(3) 血管内皮功能紊乱:血管内皮不仅仅是血液及血管平滑肌之间的生理屏障,也是人体最大的内分泌、旁分泌器官,能分泌几十种血管活性物质,而且还是许多血管活性物质的靶器官。高血压患者存在血管内皮功能紊乱。

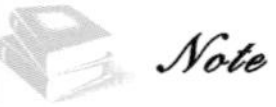

（4）胰岛素抵抗：胰岛素有舒张血管、抗炎、抗凋亡和抗动脉粥样硬化等心血管保护效应，50%高血压患者，特别是伴有肥胖的患者，具有胰岛素抵抗和高胰岛素血症。高胰岛素血症导致钠、水潴留，内皮细胞功能障碍，使细胞对生长因子更敏感，促进血管平滑肌细胞生长及内移，血管壁增厚等。

二、类型和病理变化

原发性高血压可分为良性高血压和恶性高血压，两种类型高血压的病理变化不同。

（一）良性高血压

良性高血压又称缓进性高血压，约占原发性高血压的95%，病程长，进程缓慢，可达十余年或数十年。按病变的发展分为三期。

1. 功能紊乱期　此期为良性高血压的早期阶段。全身细小动脉间歇性痉挛收缩使血压升高，因动脉无器质性病变，痉挛缓解后血压可恢复正常。

此期临床表现不明显，但有波动性血压升高，可伴有头晕、头痛，经过适当休息和治疗，血压可恢复正常，一般不需服用降压药。

2. 动脉病变期

（1）细小动脉硬化：高血压的主要病变特征，表现为细小动脉玻璃样变性。细小动脉玻璃样变性最易累及肾的入球动脉、视网膜动脉和脾的中心动脉。细小动脉因长期痉挛，加之血管内皮细胞受长期的高血压刺激，使内皮细胞及基底膜受损，内皮细胞间隙扩大，通透性增强，血浆蛋白渗入血管壁中。血管平滑肌细胞因缺氧而变性、坏死，遂使血管壁正常管壁结构消失，逐渐凝固成红染无结构均质的玻璃样物质，致细动脉壁增厚，管腔缩小甚至闭塞。

（2）肌型小动脉硬化：主要累及肾小叶间动脉、弓状动脉及脑的小动脉等。血管壁增厚、管腔狭窄。

（3）大动脉硬化：此期临床表现为明显的血压升高，失去波动性，需服降压药。

3. 内脏病变期

（1）心脏病变：主要为左心室肥大，是对持续性血压升高，心肌工作负荷增加的一种适应性反应，心脏重量增加，可达400 g以上或更重（正常男性约260 g，女性约250 g）。肉眼观察，左心室壁增厚，左心室乳头肌和肉柱明显增粗，心腔不扩张、相对缩小，称为向心性肥大。光镜下，心肌细胞增粗变长，心肌细胞核肥大，呈圆形或椭圆形。晚期当左心室代偿失调，心收缩力降低时，逐渐出现心腔扩张，称为离心性肥大，严重者可发生心力衰竭。心脏发生的上述病变，称为高血压性心脏病，患者可有心悸，严重者出现心力衰竭（图13-4）。

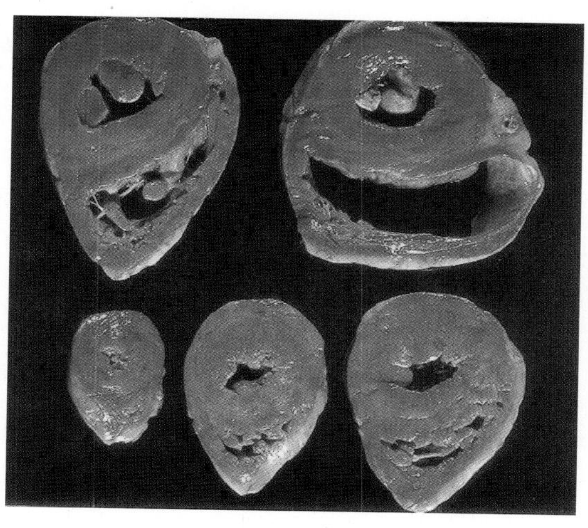

图13-4　高血压性心脏病心肌病变

(2) 肾病变:高血压时,由于肾入球动脉的玻璃样变性和肌型小动脉的硬化,管壁增厚,管腔狭窄,致病变区的肾小球缺血发生纤维化、硬化或玻璃样变性。相应的肾小管因缺血而萎缩,间质纤维组织增生,淋巴细胞浸润。病变相对较轻的肾单位肾小球代偿性肥大,肾小管代偿性扩张。肉眼观察,双侧肾对称性缩小质地变硬,肾表面凸凹不平,呈细颗粒状,单侧肾可小于 100 g(正常成年人约 150 g),切面肾皮质变薄。皮髓质界限模糊,肾和肾周围组织增多。上述病变特点称为原发性颗粒性固缩肾。

临床上,早期一般不出现肾功能障碍,晚期由于病变的肾单位越来越多,肾血流量逐渐减少,肾小球的滤过率逐渐降低,患者出现水肿、蛋白尿和肾病综合征,严重者可出现尿毒症。

(3) 脑病变:由于脑细小动脉硬化造成局部组织缺血,毛细血管通透性增加,脑可发生一系列病变。主要表现如下:①脑水肿或高血压脑病,脑小动脉硬化和痉挛,局部组织缺血,毛细血管通透性增加,发生脑水肿。脑内细动脉痉挛和病变,患者可出现不同程度的高血压脑病症状,如头痛、头晕、眼花呕吐、视力障碍等症状,有时血压急剧升高,患者可出现剧烈头痛、意识障碍、抽搐等症状,称为高血压危象。此种危象见于高血压的各个时期。②脑软化,细小动脉病变造成的供血区脑组织缺血的结果。供血区脑组织缺血而发生多数小坏死灶,即微梗死灶,后期坏死组织被吸收,由胶原组织增生来修复,形成胶质瘢痕。③脑出血,是高血压最严重的、往往是致命的并发症(图 13-5)。脑出血多为大出血。常发生于基底节、内囊,其次为大脑白质、脑桥和小脑。当出血范围扩大时,可破入侧脑室。出血区脑组织完全被破坏形成囊腔状,其内充满坏死的脑组织和血凝块。脑出血之所以多见于基底节区域(尤以豆状核区最多见),是因为供应该区域的豆纹动脉从大脑中动脉成直角分支直接受到大脑中动脉压力较高的血流冲击和牵引易致破裂出血。出血常为大片状的,其区域脑组织完全破坏,形成充满血液和坏死脑组织的囊性病灶。脑出血的原因是脑血管的细小动脉硬化使血管壁变脆,当血压突然升高时引起破裂性出血,亦可出现血管壁弹性下降,局部膨出形成小动脉瘤和微小动脉瘤,当血压突然升高时,致小动脉瘤和微小动脉瘤破裂出血。

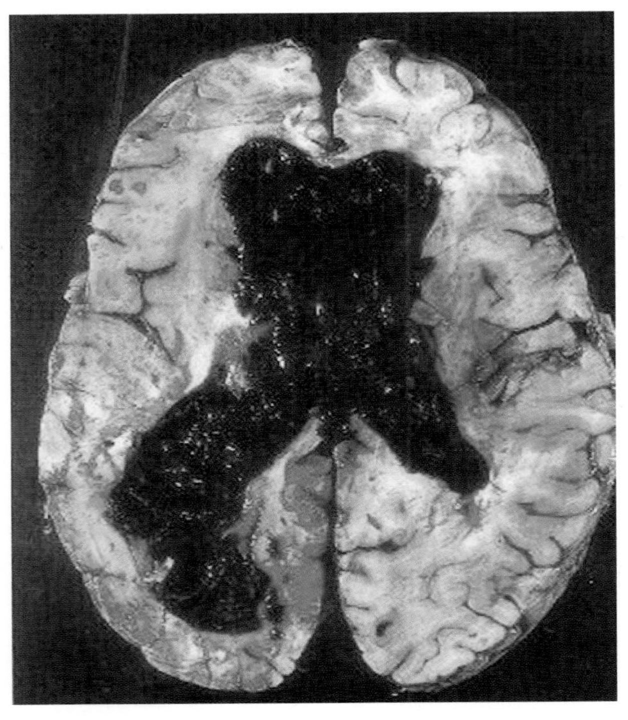

图 13-5　脑出血

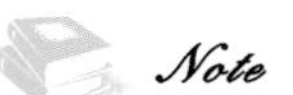

临床上,常因出血部位的不同、出血量多少而有不同的临床症状。内囊出血可引起对侧肢体偏

瘫而感觉消失。出血破入侧脑室时，患者可发生昏迷甚至死亡。左侧脑出血常引起失语。脑桥出血可引起同侧面神经及对侧上下肢瘫痪。脑出血可因血肿占位及脑水肿引起颅内高压并发脑疝形成。

（4）视网膜病变：视网膜中央动脉发生细动脉硬化。眼底检查可见血管迂曲、反光增强，动静脉交叉处出现压痕。严重者视网膜出血，视力减退。

（二）恶性高血压

恶性高血压亦称急进型高血压，多见于青少年，恶性高血压血压显著升高，常超过 230/130 mmHg，病变进展迅速，可发生高血压脑病，或较早就出现肾功能衰竭，或常出现视网膜出血及视乳头水肿。此型可由良性高血压恶化而来，或有的起病即为急进型。

特征性的病变是增生性小动脉硬化和坏死性细动脉炎。主要累及肾。前者主要表现为动脉内膜显著增厚，致血管壁呈层状洋葱皮样增厚，管腔狭窄。后者病变累及内膜和中膜，管壁发生纤维素样坏死，周围有单核细胞及中性粒细胞浸润。

【护考提示】高血压的类型和病理变化。

上述小动脉病变主要累及肾、脑和视网膜。肾的入球小动脉最常受累，病变可波及肾小球，肾小球毛细血管袢发生节段性坏死。大脑常有局部脑组织缺血、微梗死形成和脑出血发生。

三、防治与护理原则

1. 预防原则　低盐饮食（WHO 建议每人每日摄盐量应控制在 5 g 以下），此外，患者应多食蔬菜，注意休息，保持心态平和、情绪稳定，减少焦虑，适当运动等。

2. 护理原则　长期坚持定时、定量服药，注意用药后的血压变化及药物的副作用。护士应密切观察住院患者血压、瞳孔、脉搏、呼吸、意识、尿量等。

直通护考
在线答题

第四节　风　湿　病

风湿病（rheumatism）是一种与 A 族溶血性链球菌感染有关的变态反应性疾病，主要侵犯全身结缔组织，以形成风湿小体为其病理特征。病变最常累及心脏、关节和血管等处，以心脏病变最为严重。风湿病的急性期有发热、心脏和关节损害、环形红斑、皮下小结、舞蹈病等症状和体征。血液检查结果为抗链球菌溶血素 O 滴度升高，血沉加快，白细胞增多；ECG 示 P-R 间期延长。此期为风湿活动期，也称风湿热。风湿热病变可呈急性或慢性反复发作，急性期过后，常造成轻重不等的心脏病变，可遗留心脏瓣膜病变，形成风湿性心瓣膜病。

案例 13-2

风湿病多发于冬春阴雨季节，潮湿和寒冷是重要诱因。好发年龄为 5～15 岁，以 6～9 岁为发病高峰，男女患病率无差别。出现心瓣膜变形常在 20～40 岁。风湿病与类风湿关节炎、硬皮病、皮肌炎、结节性多动脉炎及系统性红斑狼疮等同属于结缔组织病，也称胶原病。

一、病因和发病机制

1. A 族溶血性链球菌感染　本病的发病与 A 族溶血性链球菌感染有关的观点也被普遍接受。对人致病的 A 族链球菌多数呈 β 溶血性。A 族链球菌中的 M 蛋白质抗原与人心瓣膜和脑等组织存在交叉抗原性，可引起交叉免疫反应，所以，M 蛋白被认为是“致风湿源性”的标记。

部分风湿病的患者在发病前曾有咽峡炎、扁桃体炎等上呼吸道链球菌等感染的病史，抗生素广泛使用后，不但能预防和治疗咽峡炎、扁桃体炎，而且也明显地减少了风湿病的发生和复发。

2. 自身免疫反应机制　20 世纪 90 年代就提出了风湿热的发病与自身免疫有关的理论。A 族溶血性链球菌某些成分的分子结构可能和人体组织的分子结构相同或类似，因而产生交叉反应。

3. 遗传易感性 风湿热患者亲属患病的风险要比无风湿热患者亲属高。

4. 链球菌毒素学说 链球菌可产生多种细胞外毒素和一些酶,可以直接造成人体内组织器官的损伤。

二、病理变化

(一) 基本病变

1. 变质渗出期 病变组织发生黏液样变性,胶原纤维肿胀、断裂、崩解形成纤维素样坏死。同时有浆液、纤维素渗出及少量淋巴细胞、浆细胞浸润。此期持续约1个月。

2. 增生期(肉芽肿期) 风湿病灶中央出现纤维素样坏死,周围出现风湿细胞和少量淋巴细胞、浆细胞,构成圆形或椭圆形风湿小体,称风湿肉芽肿。风湿细胞是由病灶处的巨噬细胞吞噬纤维素样坏死物所形成的,风湿细胞核大,圆形或卵圆形,染色质集中于核中央,横切面呈枭眼状,纵切面呈毛虫状。风湿小体具有诊断意义。此期持续2～3个月。

3. 纤维化期(愈合期) 纤维素样坏死物被溶解吸收,风湿细胞转变为成纤维细胞,合成胶原纤维演变为纤维细胞,风湿小体逐渐纤维化,最终形成梭形瘢痕。此期持续2～3个月。整个病程4～6个月。如反复发作,受累器官可出现新旧病变并存。病变持续反复进展,可致组织、器官纤维化、瘢痕形成及功能障碍。

(二) 器官病变

1. 风湿性心脏病

(1) 风湿性心内膜炎:病变主要侵犯心瓣膜,其中二尖瓣最常受累,其次为二尖瓣和主动脉瓣同时受累。主动脉瓣、三尖瓣和肺动脉瓣极少受累。病变初期,受累瓣膜肿胀,瓣膜内出现黏液变性和纤维素样坏死,浆液渗出和炎症细胞浸润,病变瓣膜表面,尤以瓣膜闭锁缘上形成单行排列、直径为1～2 mm的疣状赘生物。这些赘生物呈灰白色半透明状附着牢固,不易脱落。赘生物多时,可呈片状累及腱索及邻近内膜。光镜下,赘生物由血小板和纤维蛋白构成,伴小灶状的纤维素样坏死。病变后期,由于病变反复发作,引起纤维组织增生,导致瓣膜增厚、变硬、卷曲、短缩,瓣膜间互相粘连,腱索增粗、短缩,最后形成慢性心瓣膜病。当炎症病变累及房、室内膜时,引起内膜灶状增厚及附壁血栓形成。

(2) 风湿性心肌炎:病变主要累及心肌间质结缔组织,常表现为灶状间质性心肌炎、间质水肿。病变反复发作,常见于左心室、室间隔、左心房及左心耳等处。风湿性心肌炎在儿童可发生急性充血性心力衰竭,累及传导系统时,可出现传导阻滞。

(3) 风湿性心外膜炎:病变主要累及心外膜脏层,呈浆液性或纤维素性炎。在心外膜腔内有大量浆液渗出,则形成心外膜积液。当有大量纤维素渗出时,覆于心外膜表面的纤维素可因心脏的不停搏动和牵拉而呈绒毛状,称为绒毛心。渗出的大量纤维素如不能被溶解吸收,则发生机化,使心外膜脏层和壁层互相粘连,形成缩窄性心外膜炎。

2. 心脏外的风湿病变

(1) 风湿性关节炎:约75%的风湿热患者在疾病的早期出现风湿性关节炎。常累及膝、踝、肩、腕、肘等大关节,呈游走性、反复发作性。关节局部出现红、肿、热、痛和功能障碍。关节腔内有浆液及纤维蛋白渗出,病变滑膜充血肿胀。急性期后,渗出物易被完全吸收,一般不留后遗症。

(2) 环形红斑:为渗出性病变。多见于躯干和四肢皮肤,为淡红色环状红晕,中央皮肤色泽正常。光镜下,红斑处真皮浅层血管充血,血管周围水肿,淋巴细胞和单细胞浸润。病变常在1～2天消退。

(3) 皮下结节:为增生性病变。多见于肘、腕、膝、踝关节附近的伸侧面皮下结缔组织,直径0.5～2 cm,呈圆形或椭圆形、质硬、无压痛的结节。光镜下,结节中心为大片状纤维素样坏死物,周

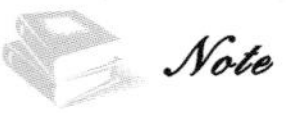

围伴有以淋巴细胞为主的炎症细胞浸润。

(4) 风湿性动脉炎：大、小动脉均可受累，以小动脉受累较为常见，如冠状动脉、肾动脉、肠系膜动脉、脑动脉及肺动脉等。急性期血管壁发生纤维素样坏死，伴淋巴细胞浸润，病变后期血管壁纤维化而增厚，管腔狭窄，并发血栓形成。

(5) 风湿性脑病：多见于5～12岁儿童，女孩较多。主要病变为脑的风湿性动脉炎和皮质下脑炎。皮质下脑炎主要累及大脑皮层、基底节、丘脑及小脑皮层。光镜下神经细胞变性，胶质细胞增生及胶质结节形成。当锥体外系受累时，患儿出现肢体的不自主运动，称为风湿性舞蹈病。

三、防治与护理原则

1. 预防原则 注意防寒保暖，适当锻炼，增强抗病能力。

2. 护理原则 注意观察体温、皮肤颜色、皮下是否有结节、关节疼痛的规律和时间等。注意患者心功能的变化，如出现心力衰竭，要采取相应的护理措施。

直通护考
在线答题

第五节 心瓣膜病

慢性心瓣膜病(chronic valvular heart disease)是指心瓣膜受到各种致病因素损伤后或先天性发育异常造成的器质性病变，表现为瓣膜口狭窄和(或)关闭不全，最后常导致心功能不全，引起全身血液循环障碍。慢性心瓣膜病的发生主要与风湿性心内膜炎和感染性心内膜炎有关，其次是主动脉粥样硬化和梅毒性主动脉炎累及主动脉瓣等。病变可累及一个瓣膜，也可累及两个以上瓣膜或先后受累，称为联合瓣膜病。心瓣膜病主要为二尖瓣受累，约占70%，二尖瓣合并主动脉瓣病变者为20%～30%，单纯主动脉瓣病变者为2%～5%，三尖瓣和肺动脉瓣病变者少见。

瓣膜口狭窄(valvular stenosis)是指瓣膜口在开放时不能充分张开，导致血流通过障碍。瓣膜关闭不全(valvular insufficiency)是指心瓣膜关闭时不能完全闭合，一部分血流反流。瓣膜口狭窄或瓣膜关闭不全引起血流动力学的变化失代偿时，可出现心功能不全，并发全身血液循环障碍。

一、二尖瓣狭窄

二尖瓣狭窄(mitral stenosis)是指二尖瓣瓣膜增厚，瓣膜口缩小，瓣膜口不能充分开放，导致血流通过障碍。二尖瓣狭窄大多数由风湿性心内膜炎反复发作引起，少数可由感染性心内膜炎引起。

(一) 病变特点

由于风湿性心内膜炎反复发作，或多由链球菌感染所致的上呼吸道感染病史所致。少数由感染性心内膜炎引起。多见于20～40岁的青壮年，女性好发。因瓣膜病变，瓣膜口狭窄。病变早期瓣膜轻度增厚，呈隔膜状；后期瓣叶增厚、硬化、腱索缩短，使瓣膜呈鱼口状。腱索及乳头肌明显粘连短缩，常合并关闭不全。

(二) 血流动力学变化

早期由于二尖瓣口狭窄，心脏舒张期从左心房流入左心室的血流受阻，左心房代偿性扩张肥大，使血液在加压情况下快速通过狭窄口，并引起旋涡与震动，产生心尖区舒张期隆隆样杂音。后期左心房代偿失调，左心房内血液淤积，肺静脉回流受阻，引起肺淤血、肺水肿或漏出性出血。

(三) 临床病理联系

临床出现呼吸困难、发绀、咳嗽和咳出带血的泡沫状痰等左心衰竭症状。当肺静脉压升高时，通过神经反射引起肺内小动脉收缩或痉挛，使肺动脉压升高。长期肺动脉高压可导致右心室代偿性肥

Note

大,继而失代偿、右心室扩张、三尖瓣相对关闭不全,最终引起右心房淤血及体循环静脉淤血。

临床表现为颈静脉怒张,肝淤血肿大,下肢水肿及浆膜腔积液等心力衰竭症状。听诊心尖区可闻及舒张期隆隆样杂音。X线显示,左心房增大,晚期左心室缩小,呈“梨形心”。

二、二尖瓣关闭不全

二尖瓣关闭不全(mitral insuffciency)是由二尖瓣瓣膜增厚、变硬、缩短、卷曲引起的,可与二尖瓣狭窄同时存在。二尖瓣关闭不全大多数是由风湿性心内膜炎引起的,其次是由亚急性细菌性心内膜炎、急性感染性心内膜炎感染引起的。

(一)病变特点

二尖瓣是由正常功能的瓣叶瓣膜联合部、瓣环、乳头肌、腱索等所构成的复杂结构,其正常组成中的一个或多个部分不良均可导致二尖瓣关闭不全。此病多为风湿性心内膜炎的后果,另外,二尖瓣脱垂瓣环钙化、先天性病变以及腱索异常、乳头肌功能障碍等亦可导致此病的发生。

(二)血流动力学变化

二尖瓣关闭不全,在左心收缩期,左心室部分血液通过未关闭全的瓣膜反流到左心房内,并在局部引起旋涡与震动,产生心尖区全收缩期吹风样杂音。左心房既接受肺静脉的血液,又接受左心室反流的血液,致左心房血容量较正常增多,久之出现左心房代偿性肥大,继而左心房、左心室容积性负荷增加,使左心室代偿性肥大。右心室、右心房代偿性肥大,右心衰竭和体循环淤血。

(三)临床病理联系

X线显示,左心室肥大,呈“球形心”。二尖瓣狭窄和二尖瓣关闭不全常合并发生。

三、主动脉瓣狭窄

主动脉瓣狭窄(aortic stenosis)主要是风湿性主动脉瓣膜炎的后果,常与风湿性二尖瓣病变合并发生。少数由先天性发育异常或动脉粥样硬化引起主动脉瓣钙化所致。

(一)病变特点

主要由风湿性主动脉瓣膜炎引起,少数是先天性发育异常,动脉粥样硬化引起瓣膜钙化所致。瓣膜间发生粘连、增厚、变硬,并发生钙化致瓣膜口狭窄。

(二)血流动力学变化

主动脉狭窄后左心室血液排出受阻,左心室发生代偿性肥大,室壁增厚,向心性肥大。后期左心代偿性失调,出现左心衰竭,进而引起肺淤血、右心衰竭和体循环淤血。

(三)临床病理联系

听诊主动脉瓣区可闻及粗糙、喷射性收缩期杂音,X线显示,心脏呈“靴形”,患者出现心绞痛、脉压差减小等症状。

四、主动脉瓣关闭不全

主动脉瓣关闭不全(aortic insufficiency)主要由主动脉瓣疾病引起,可以是风湿性主动脉瓣膜炎,也可以是感染性心内膜炎及主动脉粥样硬化和梅毒性主动脉炎等累及主动脉瓣膜引起。

(一)病变特点

主动脉瓣关闭不全主要由风湿性主动脉瓣膜炎引起,亦可由感染性心内膜炎、主动脉粥样硬化、梅毒性主动脉炎引起。另外,类风湿性主动脉炎也可使主动脉环扩大而造成主动脉关闭不全。

(二)血流动力学变化

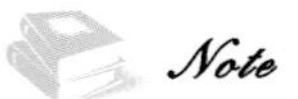

在舒张期,动脉瓣关闭不全,主动脉部分血液反流至左心室,使左心室血容量增加,发生代偿性

肥大。久而久之，相继发生左心衰竭、肺淤血、肺动脉高压，进而引起右心肥大，体循环淤血。

（三）临床病理联系

主动脉瓣区听诊可闻及舒张期吹风样杂音。患者可出现脉压差增大、颈动脉搏动、水冲脉、血管枪击音及毛细血管搏动现象。

直通护考
在线答题

课后思考

简述风湿病绒毛心的形成机制、二尖瓣狭窄血流动力学改变。

第六节　心功能不全

心功能不全（cardiac insufficiency）是指各种原因引起心脏结构和功能的改变，使心室泵血量和或充盈功能低下，以至于不能满足组织代谢需要的病理生理过程，在临床上表现为呼吸困难、水肿及静脉压升高等静脉淤血和心输出量减少的综合征。心功能不全包括心脏泵血功能受损后由完全代偿直至失代偿的全过程。在心功能不全的失代偿阶段，伴有临床症状的心功能不全为心力衰竭（heart failure）。在各种致病因素作用下，心脏的舒缩功能发生障碍，使心输出量绝对或相对减少，即心泵功能减弱，不能满足机体组织代谢需要的病理生理过程，称为心力衰竭。当心力衰竭呈慢性经过时，往往伴有血容量和组织间液的增多，并出现水肿，称为充血性心力衰竭（congestive heart failure）。心力衰竭与心功能不全在本质上是相同的，只是在程度上有所区别，在临床实践中两者往往通用。

一、病因、诱因与分类

在致病因素作用下，心功能必将受到不同程度的影响，即为心功能不全。包括病情由轻到重的全过程。在疾病的早期，机体能够通过心脏本身的代偿机制以及心外的代偿措施，可使机体的生命活动处于相对恒定状态，患者无明显的临床症状和体征，此为心功能不全的代偿阶段。心力衰竭一般是指心功能不全的晚期，属于失代偿阶段，患者已经表现有明显的心力衰竭症状和体征。心功能不全是指各种原因造成心肌的收缩功能下降，使心脏前向性排血减少，造成血液淤滞在体循环或肺循环产生的症状。

（一）病因

常见的病因包括原发性心肌收缩力减弱，如各种心肌炎、心肌病和缺血性心脏病等。心脏负荷过重，包括前负荷（容量负荷）和后负荷（阻力负荷）过重。长期负荷过重可引起继发性心肌收缩力减弱。

（二）诱因

1. 感染　可通过多种途径加重心脏负荷，易诱发心力衰竭。主要机制如下：发热时，代谢增加，加重心脏负荷；心率加快，既加剧心肌耗氧，又通过缩短舒张期减少冠状动脉血液灌流量而减少心肌供血供氧；内毒素直接损伤心肌细胞；若发生肺部感染，则心肌供氧量进一步减少。

2. 酸碱平衡及电解质代谢紊乱　酸中毒和高钾血症可直接或间接影响心肌舒缩功能，同时造成心律失常，诱发心力衰竭的发生。

3. 心律失常　心房颤动、室性心动过速、室性颤动等快速型心律失常也是心力衰竭的常见诱因。其诱发心力衰竭的机制主要如下：房室协调性紊乱，导致心室充盈不足，射血功能障碍；舒张期

Note

缩短，冠状动脉血流不足，心肌缺血缺氧；心率加快，耗氧量增加，加剧缺氧。心律失常既可以是心力衰竭的基本病因，也可使心功能不全患者从代偿转向失代偿，发生心力衰竭。

4. 妊娠与分娩 孕妇在妊娠期血容量可增加 20%以上，加之此时心率加快、心输出量增多，致使心脏负荷加重；分娩时，精神紧张等因素兴奋交感-肾上腺髓质系统，除增加静脉回流血量、加重心脏前负荷外，尚可通过收缩外周阻力血管，加重心脏的后负荷，加之心率加快导致耗氧量增多及冠状动脉血流不足，从而引发心力衰竭。

(三) 分类

心功能不全有多种分类标准，按其发展进程可分为急性心功能不全和慢性心功能不全；按发作的部位可分为左心功能不全、右心功能不全和全心功能不全；按发生的基本原理可分为收缩功能不全性心功能不全和舒张功能不全性心功能不全等。

二、机体的代偿功能

代偿反应是机体在心力衰竭发生时防止心输出量进一步减少的必要措施，且代偿反应的强度与心力衰竭是否发生、发生速度以及严重程度密切相关。从心功能不全的早期代偿到晚期的心力衰竭，是机体从完全代偿、不完全代偿到失代偿的连续的动态发展过程。就急性心力衰竭患者而言，由于机体的代偿反应不能及时动员，患者常在短时间内表现出严重的心力衰竭状态。反之，慢性心力衰竭发生时，机体可通过心脏代偿和心外代偿使这个过程的持续时间长达数年甚至更久，以致患者在相当长的时间内维持相对正常的生命活动。这表明，通过代偿，心输出量尚可满足机体的代谢需要，患者未表现出心力衰竭的表征，此为完全代偿；若心输出量仅能满足机体在静息状态下的代谢需要，患者有轻度的心力衰竭表现，称为不完全代偿；严重时，心输出量甚至不能满足机体在静息状态下的代谢需要，患者有明显的心力衰竭症状和体征，此为失代偿，是心功能不全的最后阶段。

三、发病机制

发病机制包括心肌收缩性绝对或相对减弱、心室舒张功能障碍和心各部分舒缩活动不协调，但不同原因引发的心力衰竭的机制有所不同，各有侧重，也可不同机制共同参与作用导致心力衰竭。

(一) 心肌收缩性绝对或相对减弱

绝大多数心力衰竭的发生都是由心肌收缩性绝对或相对减弱所致，其发生机制可由心肌能量代谢障碍、心肌收缩成分减少和收缩协调性被破坏以及心肌兴奋-收缩耦联障碍分别或共同引起。

(二) 心室舒张功能障碍

心输出量不仅取决于心肌的收缩性，还受心室舒张功能的影响，如果心室舒张功能障碍，心室则得不到足够血液充盈，心输出量必然下降而发生心力衰竭。

(三) 心各部分舒缩活动不协调

正常心的各区域中舒缩活动保持高度协调一致，维持心泵功能，保证心输出量。当心肌梗死时，有完全丧失舒缩能力的坏死心肌、有功能相对减退的受损心肌，还有正常的或代偿性肥大的心肌共存，心的舒缩协调性被严重破坏，心输出量下降。当心原发心律失常或者因为心肌受损导致不同心肌电活动不协调而发生心律失常时，心各部分舒缩活动的不协调体现得更为明显。

四、机体的代谢和功能变化

心力衰竭时，由于心泵功能降低，不能将回心血液完全排出，导致心输出量减少，使动脉系统血液充盈不足，静脉系统血液淤滞，结果引起各器官组织血液灌流不足，发生缺氧、淤血和水肿，于是机体出现一系列的功能、代谢变化。患者明显的临床症状和体征均由心输出量不足、肺循环淤血和体

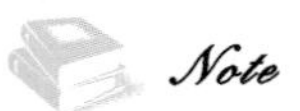

循环淤血所致。

（一）心血管系统功能变化

1. 心泵功能变化　心力衰竭时，心输出量相对或绝对减少。多数心输出量和心指数低于正常值下限。

2. 动脉血压的变化　急性心力衰竭时，因心输出量在短时间内快速减少，可出现动脉血压下降，组织灌流减少，甚至可发生心源性休克；慢性心力衰竭时，代偿发生交感-肾上腺-髓质系统和肾素-血管紧张素-醛固酮系统兴奋，促使外周小动脉收缩、心率加快及血容量增多，动脉血压降低可不明显。

3. 淤血和静脉压升高　无论左心衰竭还是右心衰竭都会因心输出量下降而出现血液淤积在相应心室前方的表现。如左心衰竭时，肺静脉淤血、水肿，患者有明显的呼吸困难、缺氧和发绀；右心衰竭时，体循环静脉系统淤血和静脉压升高，可出现上下腔静脉引流不畅的表现。

4. 血容量增加与血流缓慢　慢性充血性心力衰竭时，由于肾缺血、肾素-血管紧张素-醛固酮系统激活，引起钠、水潴留，出现血浆量代偿性增加。另外，肾分泌的促红细胞生成素也增多，红细胞生成增多，血容量增加。血容量的增加既可改善组织的血供，同时又可加重心的负荷，加重心力衰竭恶化。

（二）肺呼吸功能变化

1. 呼吸困难　呼吸困难是左心衰竭时最早出现的临床表现。呼吸困难是患者的一种主观感觉，是主动呼吸感到呼吸费力、"喘不过气"，并伴有呼吸幅度、频率等的变化。左心衰竭所致的肺淤血和肺水肿是呼吸困难发病的病理生理学基础。心力衰竭的程度不同，则呼吸困难有不同的表现形式。左心衰竭时，如果气喘伴有哮鸣音，则称为心源性哮喘。

2. 肺水肿　肺水肿是急性左心衰竭最严重的表现，患者出现发绀、呼吸困难、端坐呼吸、咳嗽、咳粉红色（或无色）泡沫样痰等症状和体征，需立即抢救。

（三）其他器官功能变化

1. 肝功能改变　右心衰竭以体循环静脉淤血为主，由于下腔静脉淤血可导致肝淤血肿大，患者有肝区压痛和上腹不适感，临床化验检查显示肝功能障碍，严重者可有黄疸，慢性发展可致淤血性肝硬化（心源性肝硬化）。

2. 胃肠功能改变　右心衰竭体循环淤血可导致胃肠淤血、水肿，患者可有消化不良、恶心、呕吐等症状。

3. 肾功能改变　肾动脉血流灌注量下降，功能降低，可有少尿、蛋白尿、管型尿等。

4. 中枢神经系统改变　心力衰竭早期，患者体内各种代偿导致血流重新分布，脑组织供血得以保证，无明显的中枢神经系统改变。慢性病程中，心力衰竭加重时可有中枢神经系统缺血缺氧，出现头痛、记忆力减退等症状。

5. 肌肉功能改变　心输出量减少，肌肉的血供总是在机体代偿中先减少以保证脑、心的血供，故患者常感肌无力、疲劳，体力活动时更明显。

五、防治与护理原则

1. 预防原则　采取积极有效的措施防治原发病，消除诱因，如控制感染，纠正水、电解质、酸碱平衡紊乱，控制心律失常等，减轻心脏负荷，改善心肌代谢等。

2. 护理原则　密切观察患者呼吸困难、发绀的程度，血气分析结果等，严格记录患者体重变化和每日出入量，严格控制输液速度和输液量，每日限制食盐摄入，多食用高蛋白、高纤维素、易消化的食物。

（1）休息：休息是减轻心脏负荷的重要方法，休息的方式和时间需根据心功能的情况安排。

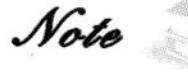

(2) 饮食护理:患者应进食低热量、低盐、高维生素、清淡的饮食。避免进食刺激性食物,宜少量多餐。

(3) 患者应注意稳定情绪,保持精神愉快,避免紧张、激动,以免使病情加重,平时注意劳逸结合。保持大便通畅。

(4) 合理用药,要严格按医嘱服药;严格掌握静脉输液指征。

直通护考
在线答题

课后思考

1. 名词解释:冠心病、心绞痛、心肌梗死、心肌硬化、高血压、向心性心肌肥大、离心性心肌肥大、高血压脑病、风湿病、风湿小体、心瓣膜病、心力衰竭、高输出量性心力衰竭、劳力性呼吸困难、端坐呼吸、夜间阵发性呼吸困难、心脏紧张源性扩张、肌源性扩张。

2. 简述动脉粥样硬化的基本病理变化。

3. 简述原发性高血压各型病变的特点。

4. 简述风湿病的基本病变。

5. 简述心肌梗死的好发部位和类型。

6. 简述心功能不全时心脏本身的代偿反应。

7. 试述心肌兴奋-收缩耦联障碍的机制。

(唐双龄)

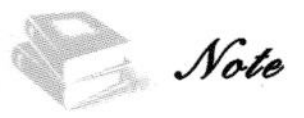

第十四章　消化系统疾病

能力目标

1. 掌握：病毒性肝炎的基本病理变化、临床病理类型；肝硬化、假小叶的概念，门脉性肝硬化的病理变化和临床病理联系；食管癌、胃癌、大肠癌、原发性肝癌的病理变化。

2. 熟悉：慢性胃炎、消化性溃疡的病理变化；病毒性肝炎的病因和临床病理联系；肝硬化的病因；食管癌、胃癌、大肠癌、原发性肝癌的扩散。

3. 了解：慢性胃炎、消化性溃疡的病因和发病机制；病毒性肝炎的发病机制；食管癌、胃癌、大肠癌、原发性肝癌的病因、临床病理联系、预后。

消化系统包括消化管和消化腺，是机体各系统中好发疾病的部位。临床常见的消化系统疾病有胃炎、消化性溃疡、病毒性肝炎及肝硬化等。肝癌、胃癌、食管癌等属于危害性较重的恶性肿瘤。

导言

本章 PPT

胃镜

第一节　慢性胃炎

慢性胃炎(chronic gastritis)是发生在胃黏膜的慢性非特异性炎症，发病率居胃病之首。

一、病因和发病机制

病因目前尚未完全明了，可能与下列因素有关：①幽门螺杆菌(helicobacter pylori，HP)感染。②自身免疫性损伤，部分患者血中抗胃壁细胞抗体和抗内因子抗体呈阳性。③长期慢性刺激，如长期吸烟，酗酒，喜食辛辣、热烫食物，滥用水杨酸类药物等。④反流的十二指肠液对胃黏膜屏障作用的破坏。

二、类型及病理变化

根据病理变化不同，慢性胃炎可分为以下三类。

(一) 慢性浅表性胃炎

慢性浅表性胃炎(chronic superficial gastritis)又称慢性单纯性胃炎，是胃黏膜最常见的疾病。胃镜可见，胃窦部最常受累，病变黏膜充血、水肿，呈淡红色，可伴有点状出血或糜烂(黏膜缺损不穿透黏膜肌层)，表面覆盖灰黄色或灰白色黏液性渗出物。镜下观察，病变主要位于黏膜浅层(黏膜上1/3)，组织充血、水肿，点状出血，浅表上皮坏死脱落。固有层可见淋巴细胞、浆细胞浸润，胃腺体无异常。

Note

(二) 慢性萎缩性胃炎

慢性萎缩性胃炎(chronic atrophic gastritis)的特征是炎症比较广泛，胃黏膜萎缩变薄、黏膜腺体减少或消失并伴肠上皮化生。慢性萎缩性胃炎分为A、B两型(表14-1)。我国B型多见。

表14-1 A型和B型慢性萎缩性胃炎的比较

项　目	A型	B型
病因	不明	幽门螺杆菌
发病机制	自身免疫	细菌侵袭力等
病变好发部位	胃体和胃底部	胃窦部
血中自身抗体	抗内因子抗体(+) 抗壁细胞抗体(+)	抗内因子抗体(−) 抗壁细胞抗体(−)
恶性贫血	有	无
与癌变关系	无	易癌变

注:A型慢性萎缩性胃炎患者血中抗体可导致维生素B_{12}吸收障碍，引起难以纠正的贫血。

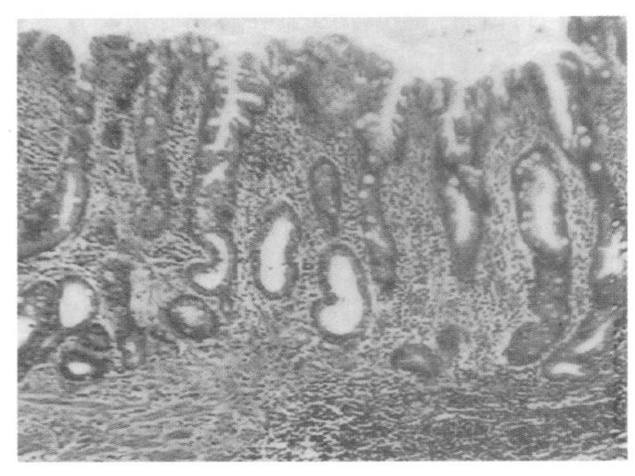

图14-1 慢性萎缩性胃炎

胃镜观察，病变部胃黏膜失去正常的橘红色而呈灰色，黏膜变薄，皱襞变浅甚至消失，表面呈细颗粒状，黏膜下血管清晰可见。镜下观察(图14-1)，①黏膜及腺体萎缩：病灶处胃黏膜变薄，胃小凹变浅，腺体变小，并可有囊性扩张，壁细胞和主细胞减少甚至消失。②腺上皮化生：可见肠上皮化生和假幽门腺化生。肠上皮化生较为常见，即病灶处胃黏膜上皮被肠型腺上皮替代，出现分泌黏液的杯状细胞、有纹状缘的吸收上皮细胞和潘氏细胞(Paneth cell)等。化生的肠上皮细胞可有异型性增生。化生的上皮中出现杯状细胞和吸收上皮细胞，称为完全化生；仅有杯状细胞而无吸收上皮细胞，称为不完全化生，后者与肠型胃癌的发生关系密切。在胃体和胃底部病变区，壁细胞和主细胞消失，被类似幽门腺的黏液分泌细胞替代，称为假幽门腺化生。③慢性炎症细胞浸润：黏膜固有膜内有程度不等的淋巴细胞和浆细胞浸润，病程长者可形成淋巴滤泡。

慢性萎缩性胃炎因胃腺体萎缩，壁细胞和主细胞减少或消失，导致胃酸和胃蛋白酶分泌减少，患者可出现食欲不振、上腹部不适、腹胀和疼痛等症状。

(三) 慢性肥厚性胃炎

慢性肥厚性胃炎(chronic hypertrophic gastritis)病变常发生在胃底及胃体部。胃镜可见，胃黏膜肥厚，黏膜皱襞粗大、加深变宽，呈脑回状，皱襞顶端出现横裂，常伴有糜烂，并可见多数疣状隆起的小结。镜下观察，黏膜层肥厚，腺体增生肥大，腺管延长有时穿破黏膜肌层，黏膜表层黏液分泌细胞增多，固有层浸润的炎症细胞较少。

(四) 疣状胃炎

疣状胃炎(gastritis verrucosa)是一种特征性病理变化的胃炎，病变处胃黏膜呈结节状，痘疹样突起，中心有凹陷，形似“痘疹”。病变活动期，镜下可见，病灶中心凹陷上皮变性、坏死、脱落而发生糜烂、凹陷，有炎性渗出物覆盖。病变修复时，可见上皮再生或伴有不典型增生。

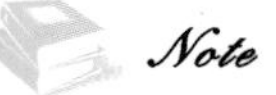

直通护考
在线答题

三、临床病理联系

大多数患者常无症状或有不同程度的消化不良症状，如上腹隐痛、食欲减退、餐后饱胀、反酸等。慢性萎缩性胃炎患者可有贫血、消瘦、舌炎、腹泻等，个别慢性萎缩性胃炎伴黏膜糜烂者上腹痛较明显，并可有出血。

第二节　消化性溃疡

溃疡病（ulcer disease）是指以胃或十二指肠黏膜形成慢性溃疡为特征的一种常见病、多发病。认为其发生与胃液的自我消化作用有关，故又称消化性溃疡。多见于青壮年，男性多于女性。临床呈慢性经过，易反复发作，冬春季节好发。患者有节律性上腹部疼痛、反酸、嗳气等典型的临床特征。临床上，十二指肠溃疡（duodenal ulcer，DU）比胃溃疡（gastric ulcer，GU）多见，前者约占消化性溃疡的 70%，后者约占 25%。胃溃疡和十二指肠溃疡同时存在，称为复合性溃疡病，约占 5%。

一、病因和发病机制

目前尚未完全阐明，可能与下列因素有关。

1. 胃液的消化作用　研究证明，胃液自我消化作用是溃疡形成的直接原因，即消化性溃疡的发病是胃或十二指肠局部黏膜组织被胃酸和胃蛋白酶消化的结果。临床上发现，胃酸分泌增加的患者易发生消化性溃疡，而胃酸缺乏者（如恶性贫血患者）不发生消化性溃疡；空肠及回肠内为碱性环境，不发生消化性溃疡，但做胃-空肠吻合术后，吻合处的空肠即可因胃液的消化作用形成溃疡。这些现象说明胃液的自我消化作用是溃疡形成的重要因素，因此，有“无酸便无溃疡”之说。

2. 黏膜抗消化能力降低　正常情况下，胃和十二指肠黏膜不会被胃液消化，是因为黏膜有抗消化能力，包括：①黏膜上皮屏障和黏液屏障的存在，可避免胃酸对黏膜的直接接触，同时碱性的黏液对胃酸还有中和作用。②胃酸和胃蛋白酶是从腺体通过隐窝以喷射的方式排到胃的，不与胃黏膜上皮直接接触。③黏膜上皮有快速再生能力，以保证表面上皮的完整性和屏障功能。④黏膜内有丰富的血液循环，提供营养物质并清除损伤因子。当服用对胃黏膜有刺激性的药物（如水杨酸类药物）、吸烟、饮酒以及胆汁反流入胃等时，均可使胃黏膜屏障受到破坏，分泌至胃腔内胃酸中的 H^+ 逆向弥散到胃黏膜内，过高的 H^+ 浓度可损伤胃黏膜，引起胃黏膜糜烂，进而发展成慢性溃疡。H^+ 逆向弥散能力在胃窦部为胃底的 15 倍，而在十二指肠又为在胃窦部的 2～3 倍，所以消化性溃疡好发于胃窦部和十二指肠。

3. HP 感染　HP 感染与消化性溃疡的发生有密切关系，其机制如下：①HP 感染有促进胃黏膜 G 细胞增生和胃泌素分泌的作用，导致胃酸分泌增多。②HP 分泌的尿素酶使尿素分解成游离氨增多，破坏黏膜表面的上皮屏障，有利于胃酸直接接触胃黏膜上皮并进入黏膜内。③HP 能使胃黏膜分泌黏液减少，降低黏液屏障的防御功能。④HP 能促使黏膜毛细血管内血栓形成，导致胃和十二指肠黏膜缺血、坏死。

糜烂与溃疡

4. 神经、内分泌功能失调　消化性溃疡患者常有精神过度紧张、忧虑、迷走神经功能紊乱现象。精神因素刺激可引起大脑皮层的兴奋与抑制过程失调，造成大脑皮层下中枢的功能紊乱，自主神经的功能失调，引起胃壁血管痉挛及胃酸分泌增多，促进溃疡的形成。迷走神经功能亢进可使胃酸分泌增加，十二指肠溃疡的发生与此有关；迷走神经的兴奋性降低，致胃蠕动减弱，造成胃内食物潴留，刺激胃窦部的 G 细胞分泌胃泌素增多，壁细胞因而分泌胃酸增加，促进胃溃疡形成。

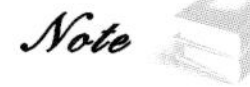

5. 其他因素　如长期使用肾上腺皮质激素可使原有的消化性溃疡加重、复发或产生新的溃疡；

O 型血的人,胃溃疡发病率比其他血型高 1.5～2 倍。

二、病理变化

(一) 胃溃疡

肉眼观察:胃溃疡好发于胃小弯近幽门处,尤其多见于胃窦部。溃疡常为一个,呈圆形或椭圆形,直径多在 2 cm 以内;溃疡边缘整齐,状如刀切,底部平坦、无坏死组织,通常穿越黏膜下层深达肌层,甚至浆膜层。溃疡附近的黏膜皱襞呈放射状向溃疡集中(图 14-2)。

镜下观察:溃疡底部由内向外分为四层(图 14-3):①炎性渗出层:由少量炎性渗出物(白细胞和纤维素等)构成。②坏死组织层:由红染无结构的坏死组织构成。③肉芽组织层:由新生的肉芽组织构成。④瘢痕组织层:由肉芽组织移行而来的陈旧瘢痕组织构成。瘢痕组织内的小动脉因受炎症刺激常有增生性动脉内膜炎,使管壁增厚,管腔狭窄或有血栓形成,因而可影响局部血液供应和组织再生,不利于溃疡愈合,但却可防止溃疡局部血管破裂出血。溃疡底部神经节细胞及神经纤维常发生变性和断裂等变化,有时神经纤维的断端呈球状增生,这种变化可能是患者产生疼痛症状的原因之一。

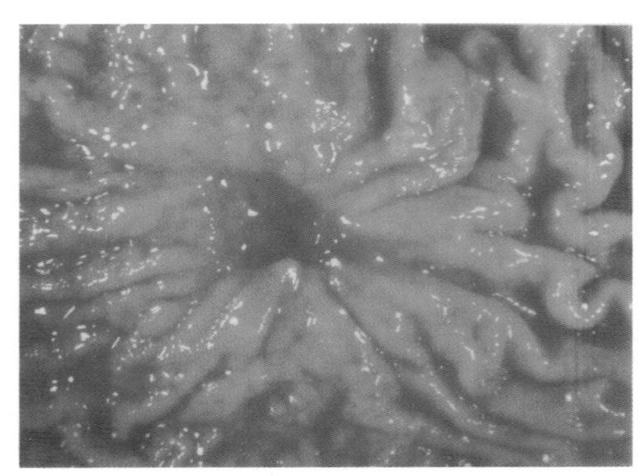

图 14-2　胃溃疡(肉眼观察)

注:在胃小弯幽门处有一溃疡,边缘整齐,黏膜皱襞呈放射状向溃疡集中,溃疡较深。

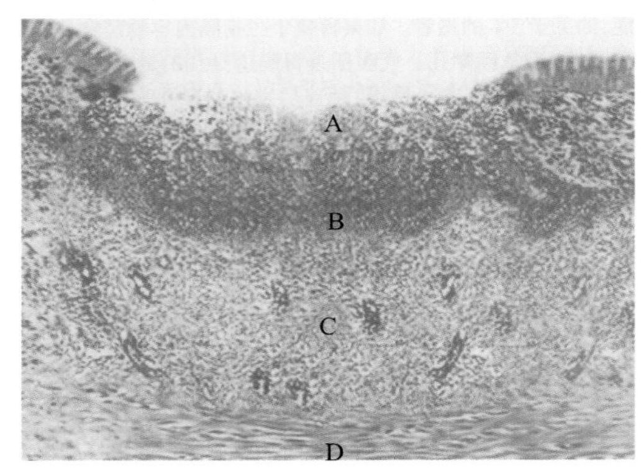

图 14-3　胃溃疡(镜下观察)

注:A 炎性渗出层;B 坏死组织层;C 肉芽组织层;D 瘢痕组织层。

(二) 十二指肠溃疡

十二指肠溃疡多发生于十二指肠球部前壁和后壁,其形态与胃溃疡相似(表 14-2),但溃疡一般较小而浅,直径多在 1 cm 以内。

表 14-2　胃溃疡和十二指肠溃疡肉眼下的溃疡变化

项　目	胃　溃　疡	十二指肠溃疡
部位	胃窦部小弯侧	球部
数目	单个	单个
形态	圆形、椭圆形,漏斗状	同胃溃疡
深度	深达肌层,甚至浆膜层	表浅
直径	2 cm 以内	1 cm 大小
边缘	整齐	同胃溃疡
底部	平坦	同胃溃疡
周围黏膜	轻度水肿,向溃疡集中	同胃溃疡

【护考提示】胃溃疡与十二指肠溃疡的区别。

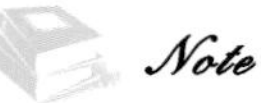

（三）临床病理联系

1. 节律性上腹部疼痛　节律性上腹部疼痛是消化性溃疡患者的主要临床表现。疼痛与进食有密切关系。胃溃疡的疼痛一般在餐后半小时出现，下次餐前消失。这是由食物的刺激，引起胃泌素分泌亢进，胃酸分泌增加刺激溃疡面，引起胃平滑肌痉挛，蠕动增加所致。十二指肠溃疡的疼痛多出现在空腹或午夜饥饿时，又称饥饿痛。因为空腹或饥饿时，迷走神经兴奋性增高，胃酸分泌增多刺激溃疡面暴露的神经纤维末梢。进食后，胃酸被食物中和，疼痛即缓解。

2. 反酸、呕吐、嗳气　反酸、呕吐是由胃幽门括约肌痉挛及胃逆蠕动，酸性胃内容物向上反流所致。胃内容物排空受阻，滞留在胃内的食物发酵产气，则出现嗳气和上腹部饱胀感。

3. X线钡餐检查　X线钡餐检查溃疡处可出现龛影。

三、结局和并发症

（一）愈合

多数溃疡经适当治疗和调理，局部组织的抗消化能力和修复作用占优势，溃疡不再发展。渗出物和坏死组织逐渐被吸收、排出，底部的肉芽组织增生、填充、修补溃疡，周围黏膜上皮再生覆盖溃疡面而愈合。

（二）并发症

治疗不及时、不彻底或病情较重时，可发生以下并发症。

1. 出血　出血是消化性溃疡最常见的并发症，发生率约为35%。若溃疡底部毛细血管破裂，则溃疡面有少量出血，患者大便潜血试验阳性；若溃疡底部较大的血管破裂，引起上消化道大出血，患者可有呕血和便血，严重时发生失血性休克。

2. 穿孔　溃疡底部组织不断被侵蚀，最终穿透胃或十二指肠壁而发生溃疡穿孔，发生率约为5%。急性穿孔时，胃或十二指肠内容物流入腹腔，引起急性弥漫性腹膜炎，患者多突发剧烈腹痛，严重者可引起休克。当溃疡深达浆膜层并与邻近器官粘连，发生穿孔时形成局限性腹膜炎，称慢性穿孔，这种溃疡又称穿透性溃疡。

急性弥漫性腹膜炎

3. 幽门梗阻　约占3%。瘢痕组织收缩可引起器质性幽门梗阻。幽门梗阻造成胃内容物潴留，继发胃扩张，患者可因胃逆蠕动而出现频繁呕吐，可引起水、电解质和酸碱平衡紊乱。此外，也可因溃疡周围组织水肿和幽门括约肌痉挛引起功能性幽门梗阻，此种梗阻随着炎症好转即可消失。

4. 癌变　经久不愈的胃溃疡可发生癌变，癌变率不超过1%，十二指肠溃疡几乎不发生癌变。

四、防治与护理原则

（一）防治原则

（1）养成良好的饮食、卫生及作息习惯，戒烟酒，避免进食过快。

（2）生活要有规律，适度锻炼，劳逸结合。

（3）若出现上腹部疼痛、饥饿痛，甚至呕血、便血等症状时，应及时就诊。

（4）治疗的重点在于削弱各种损害因素对胃及十二指肠黏膜的损害，提高防御因子以增强对黏膜的保护。具体的方法包括消除病因、降低胃酸、保护胃黏膜、根除HP等。一般采取综合性治疗的措施，应遵医嘱坚持服药。

（二）护理原则

1. 心理护理　精神紧张、情绪激动或过分忧虑，可引起神经功能紊乱，不利于食物的消化和溃疡的愈合。护理人员要及时与患者沟通，消除患者的思想顾虑，帮助患者树立战胜疾病的信心，促进溃疡的愈合。

Note

【护考提示】消化性溃疡的护理原则。

2. 疼痛护理 消化性溃疡患者常有长期、反复、周期性发作的上腹部疼痛。对有疼痛症状的患者,要及时了解其疼痛的性质、部位和持续时间等。

3. 用药护理 消化性溃疡的治疗时间一般较长,患者必须坚持长期服药,才能达到最佳疗效。护理人员应遵医嘱给予患者药物,并注意观察疗效和不良反应。做好用药指导,避免服用对胃黏膜有损害的药物,减少对胃的不良刺激。

直通护考
在线答题

4. 饮食护理 要注意饮食卫生。饮食要规律,宜以清淡、易消化、富有营养的食物为主,应避免摄入粗糙、过冷、过热、油炸、辛辣的食物以及过酸的水果、浓茶、咖啡、各种酒类、牛奶等食品。

5. 并发症护理 注意观察患者是否伴有呕吐、呕血、便血等症状;观察腹部疼痛的部位、剧烈程度和规律变化,警惕胃穿孔;如果出现出血、穿孔和幽门梗阻时,应根据各自的护理措施进行急救护理和对症护理,使患者顺利度过危险期。

第三节 病毒性肝炎

病毒性肝炎(viral hepatitis)是由肝炎病毒引起的肝细胞变性坏死为主要病变的一种传染病。根据肝炎病毒类型的不同,可将病毒性肝炎分为甲、乙、丙、丁、戊、庚等6型,以甲型肝炎病毒、乙型肝炎病毒2型多见。病毒性肝炎的发病率较高,并有不断升高的趋势,流行区域广泛,各种年龄和不同性别均可患病。此外,乙型肝炎病毒、丙型肝炎病毒、丁型肝炎病毒还与肝癌的发生有一定关联。因此,病毒性肝炎危害严重。

一、病因和发病机制

1. 病因 肝炎病毒有6型,分别是甲型肝炎病毒(HAV)、乙型肝炎病毒(HBV)、丙型肝炎病毒(HCV)、丁型肝炎病毒(HDV)、戊型肝炎病毒(HEV)和庚型肝炎病毒(HGV)。各型肝炎病毒特点见表14-3。

表14-3 各型肝炎病毒特点

病毒名称	病毒性质	潜伏期/周	传播途径	转成慢性肝炎	肝癌
HAV	单链RNA	2~6	消化道	无	无
HBV	DNA	4~26	输血、注射,密切接触	5%~10%	有
HCV	单链RNA	2~26	同上	>70%	有
HDV	缺陷性RNA	4~7	同上	共同感染<5%	与HBV相似
HEV	单链RNA	2~8	消化道	无	—
HGV	单链RNA	—	输血、注射	无	无

2. 发病机制 不同类型的肝炎病毒导致肝损害的机制也不同。甲型、丁型病毒性肝炎是由HAV、HDV在肝细胞内汇集、繁殖,直接损伤肝细胞所致。乙型病毒性肝炎是由免疫损伤所致。HBV侵入人体,在肝细胞内复制后释放入血,在肝细胞表面留下病毒抗原成分,并与肝细胞膜结合,使肝细胞表面的抗原性发生改变。进入血液中的病毒刺激机体免疫系统,致敏的淋巴细胞释放淋巴毒素或经抗体依赖性细胞介导的细胞毒性作用杀伤病毒,同时亦损伤了含有病毒抗原信息的肝细胞。

由于机体的免疫反应和感染的病毒数量、毒力不同,引起的肝细胞损害程度也不一样,因而,病毒性肝炎有不同的临床病理类型:①免疫功能正常,感染病毒数量较少,毒力较弱,引起急性(普通

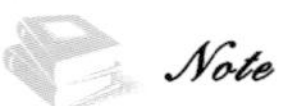

型)肝炎。②免疫功能过强,感染病毒数量多,毒力强,引起重型肝炎。③免疫功能不足,感染病毒数量少,毒力弱,引起慢性(普通型)肝炎。④免疫功能耐受或缺陷,病毒与宿主共存,受感染的肝细胞不被破坏,机体成为无症状的病毒携带者。

二、基本病理变化

各型病毒性肝炎的病理变化基本相同,均属于变质性炎症,主要表现为肝细胞变性、坏死,伴有不同程度的炎症细胞浸润、间质反应性增生和肝细胞再生。

(一) 肝细胞变性、坏死

1. 肝细胞变性

(1) 细胞水肿:最常见的病变,镜下观察见肝细胞内水分增多,肝细胞明显肿大,胞质疏松呈网状、半透明,称为胞质疏松化;病变进一步发展,肝细胞肿大更为显著,由多角形变为圆球状,胞质几乎完全透明,形如气球,称为气球样变。

(2) 嗜酸性变:通常仅累及单个或数个肝细胞,散布于肝小叶内。镜下观察见肝细胞体积变小,胞质水分脱失、浓缩,胞质红染(嗜酸性增强),胞核染色较深。

2. 肝细胞坏死

(1) 嗜酸性坏死:为单个肝细胞的死亡,由嗜酸性变发展而来,属细胞凋亡。胞质进一步浓缩,核固缩或消失,最终形成深红色浓染的圆形小体,称为嗜酸性小体(acidophilic body)。

(2) 溶解性坏死:由高度气球样变发展而来。细胞内水分进一步增加致细胞极度肿胀,进而崩解、破裂,发生坏死,属于液化性坏死。按坏死的范围和程度不同,可有以下类型:①点状坏死(spotty necrosis):小叶内散在单个或数个肝细胞的坏死,常见于急性普通型肝炎。②碎片状坏死(piecemeal necrosis):肝细胞的灶状坏死和崩解,常见于肝小叶周边的界板处,见于慢性肝炎。③桥接坏死(bridging necrosis):中央静脉与汇管区之间、中央静脉与中央静脉之间或两个汇管区之间的肝细胞坏死带,常见于中、重度慢性肝炎。④大片状坏死(massive necrosis):多个小叶的肝细胞坏死,坏死范围广泛,常见于急性重型肝炎。

(二) 炎症细胞浸润

在肝小叶内或汇管区处常有程度不等的炎症细胞浸润,主要是淋巴细胞和巨噬细胞,也可见少量中性粒细胞和浆细胞。

(三) 间质反应性增生和肝细胞再生

1. 肝巨噬细胞(又称 Kupffer 细胞)增生　受炎症刺激,Kupffer 细胞可发生反应性增生,并可进入肝窦内成为游走的吞噬细胞,参与炎症细胞浸润。

2. 间叶细胞和成纤维细胞增生　间叶细胞存在于肝间质内,具有多向分化潜能,肝炎时可分化为组织细胞参与炎症反应;成纤维细胞增生常见于慢性肝炎,进而可导致肝硬化。

3. 肝细胞再生　坏死肝细胞周围出现肝细胞再生,再生的肝细胞体积较大,核大染色较深,可为双核。坏死范围小时,则可修复;若坏死范围较大,网状支架塌陷,再生的肝细胞则呈团块状排列,称为结节状再生。

4. 小胆管增生　坏死较严重的慢性肝炎,在汇管区或大块坏死灶内,可有小胆管的增生。

三、临床病理类型

(一) 急性(普通型)肝炎

急性(普通型)肝炎是最常见的一种肝炎类型,临床上根据有无黄疸分为黄疸型急性(普通型)肝炎和无黄疸型急性(普通型)肝炎两种。我国以无黄疸型急性(普通型)肝炎居多,多为乙型病毒性肝

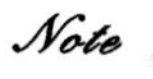

炎,部分为丙型病毒性肝炎;黄疸型急性(普通型)肝炎肝细胞损坏严重,病程较短,多为甲型病毒性肝炎、丁型病毒性肝炎、戊型病毒性肝炎。

1. 病理变化 如下。

肉眼观察:肝大,重量增加,质地较软,表面光滑。

镜下观察(图 14-4):①肝细胞广泛变性,主要为胞质疏松化和气球样变。②肝细胞坏死轻微,小叶内可见点状坏死和嗜酸性小体。③小叶内和汇管区有少许淋巴细胞、单核细胞浸润。④由于肝细胞肿大,排列紊乱、拥挤,导致肝窦狭窄,肝细胞内有淤胆现象。⑤黄疸型急性(普通型)肝炎坏死较重,毛细胆管内常有淤胆和胆栓形成。

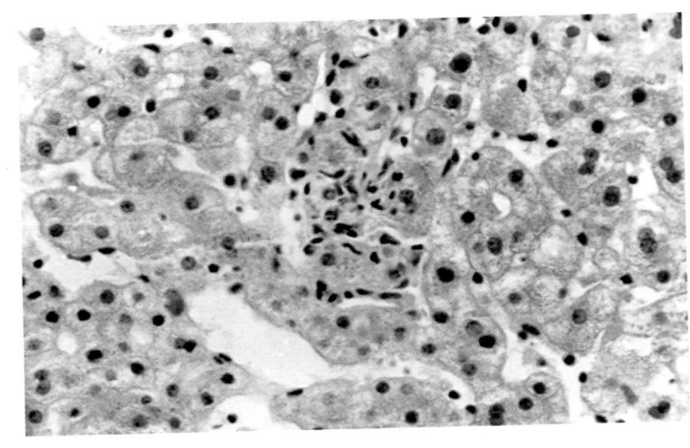

图 14-4 急性(普通型)肝炎(镜下观察)

2. 临床病理联系

(1) 肝区疼痛、压痛:肝细胞弥漫性肿大,使肝体积增大,包膜紧张,牵拉刺激神经末梢,从而引起肝区疼痛、压痛。

(2) 黄疸:肝细胞坏死严重时,导致胆红素代谢障碍,患者的皮肤、黏膜,尤其是巩膜会发生黄染现象,称为黄疸。

(3) 消化道症状:由于肝细胞变性、坏死,胆汁代谢障碍,患者出现食欲降低、厌油腻等症状。

(4) 肝功能异常:肝细胞变性、坏死,导致肝功能异常,可表现为血清谷丙转氨酶、黄疸指数等升高。

3. 结局 本型肝炎多在 6 个月内治愈,点状坏死的肝细胞能完全再生修复。但乙型病毒性肝炎、丙型病毒性肝炎恢复较慢,并有可能转变为慢性,极少数发展为重型肝炎。

(二) 慢性(普通型)肝炎

病毒性肝炎的病程持续在半年以上即为慢性(普通型)肝炎,大多由急性(普通型)肝炎转变而来,乙型病毒性肝炎 5%～10%、丙型病毒性肝炎约 70%可转为慢性(普通型)肝炎。感染的病毒类型、治疗不当、营养不良、同时患有其他传染病、长期饮酒、服用肝毒药物、免疫功能低下等是导致肝炎慢性化的重要因素。依肝细胞坏死、纤维组织增生的程度不同等将慢性(普通型)肝炎分为轻度、中度、重度三种。

1. 轻度慢性(普通型)肝炎 以点状坏死为主,偶见轻度碎片状坏死,Kupffer 细胞增生活跃,汇管区慢性炎症细胞浸润明显,周围有少量纤维组织增生。肝小叶界板无破坏,小叶结构清楚。

2. 中度慢性(普通型)肝炎 肝细胞变性、坏死较明显,出现中度碎片状坏死,桥接坏死是其特征性改变。肝小叶内有纤维间隔形成,小叶的结构大部分保存。

3. 重度慢性(普通型)肝炎 出现重度碎片状坏死和大范围桥接坏死,坏死灶内肝细胞结节状再生,大量纤维间隔形成,分割、破坏肝小叶结构。

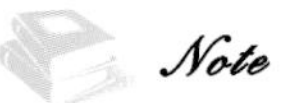
Note

（三）重型肝炎

1. 急性重型肝炎　临床上称为暴发型、电击型或恶性肝炎，少见，起病急，病程短，为10天左右，病变严重，死亡率高。

（1）病理变化：如下所示。

肉眼观察：肝体积明显缩小，以左叶为甚，包膜皱缩，质地柔软，重量明显减轻，可轻至600～800 g，切面呈黄色或红褐色，称为急性黄色肝萎缩或急性红色肝萎缩（图14-5(a)）。

镜下观察：①肝细胞坏死广泛而严重，肝细胞索解离，出现弥漫性大片状坏死，仅在小叶周边残存少量肝细胞（图14-5(b)）。②肝细胞再生不明显，Kupffer细胞增生、肥大，吞噬活跃。③肝窦扩张充血、出血。④坏死灶及汇管区大量淋巴细胞、巨噬细胞浸润。

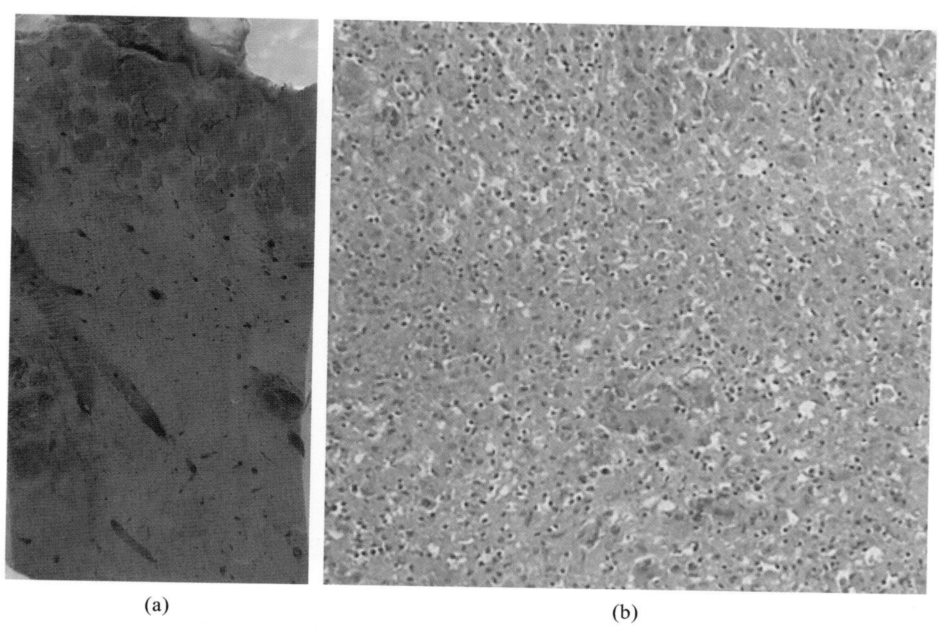

(a)　　(b)

图14-5　急性重型肝炎

注：(a)肝体积显著缩小，重量明显减轻，包膜皱缩，质地柔软；(b)肝细胞弥漫性大片状坏死、消失，残存的肝细胞呈岛屿状或散在分布。

（2）临床病理联系：

①肝区疼痛、肝缩小：炎症刺激神经末梢而引起肝区疼痛；肝细胞大量坏死后导致肝体积明显缩小，触诊时难以扪及。

②黄疸：肝细胞被大量溶解破坏，导致胆红素代谢障碍，胆红素大量进入血液，引起严重的肝细胞性黄疸。

③出血倾向：肝细胞大量溶解破坏，凝血因子合成减少，导致皮肤、黏膜出血。

④肝功能衰竭：肝细胞大量溶解破坏，肝功能极度减损，不能对各种代谢产物进行解毒，可导致肝性脑病。

⑤肝肾综合征：胆红素代谢障碍和肾血液供应严重不足，可诱发肾功能衰竭，称为肝肾综合征。

（3）结局：急性重型肝炎患者大多在短期内死于肝性脑病、消化道大出血、肾功能衰竭和弥散性血管内凝血（DIC），少数迁延为亚急性重型肝炎。

2. 亚急性重型肝炎　多由急性重型肝炎迁延而来，少数由急性（普通型）肝炎恶化进展而来。本型病变较急性重型肝炎稍轻，病程较长达一至数月。

（1）病理变化：如下所示。

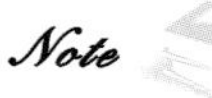

【护考提示】不同临床类型病毒性肝炎的病理特点。

肉眼观察:肝体积缩小,包膜皱缩,重量减轻,表面见粟粒大小结节,质较硬,切面坏死区呈土黄色或红褐色,称为亚急性黄色肝萎缩或亚急性红色肝萎缩。

镜下观察:既有肝细胞大片状坏死,也有肝细胞的结节状再生;坏死区纤维组织增生,有淋巴细胞和单核细胞浸润;小叶周边小胆管增生,并有淤胆和胆栓形成。

(2) 结局:治疗及时、得当,可阻止病情恶化并有治愈的可能,但多数发展为坏死后肝硬化。

【护考提示】病毒性肝炎传播途径及护理原则。

四、防治与护理原则

(一) 防治原则

贯彻预防为主的方针,加强管理传染源,切断传播途径,加强饮食、饮水、环境卫生管理。

(二) 护理原则

直通护考在线答题

一般常规护理同传染病。急性期患者卧床休息,恢复期患者适当活动;饮食宜清淡,保证足够热量、蛋白质、B族维生素和维生素C摄入,脂肪不宜摄入太多,禁酒;多吃含膳食纤维的食物、蔬菜和水果;养成每日定时排便的习惯,预防便秘;保持皮肤清洁、干燥。

第四节 肝 硬 化

案例14-1

肝硬化(liver cirrhosis)是由多种病因引起的肝细胞弥漫性变性、坏死,继发出现不同程度的纤维组织增生和肝细胞结节状再生,这三种病变反复交错进行,导致肝小叶结构破坏,肝内血液循环被改建,使肝变形、变硬而形成肝硬化。

肝硬化一般按病因与病理形态分类。按病因分为肝炎后肝硬化、酒精性肝硬化、胆汁性肝硬化、心源性肝硬化等;按病理形态分为小结节型肝硬化、大结节型肝硬化、大小结节混合型肝硬化及不全分隔型肝硬化。我国常采用结合病因、病变特点和临床表现的综合分类,将肝硬化分为门脉性肝硬化、坏死后肝硬化、胆汁性肝硬化、淤血性肝硬化、寄生虫性肝硬化和色素性肝硬化等。本节着重介绍门脉性肝硬化、坏死后肝硬化。

一、门脉性肝硬化

门脉性肝硬化(portal cirrhosis)是一种最为常见的肝硬化,属于形态分类中的小结节型肝硬化,大多发生在20～50岁年龄组,男女发病率无明显差异,临床上患者常有不同程度的门静脉高压和肝功能异常的表现。

(一) 病因和发病机制

1. 病毒性肝炎 病毒性肝炎是我国门脉性肝硬化的主要原因,尤其是乙型病毒性肝炎和丙型病毒性肝炎与门脉性肝硬化的发生密切相关。门脉性肝硬化患者HBsAg阳性率高达75.3%。

2. 慢性酒精中毒 在长期酗酒者中约10%可发生门脉性肝硬化。这是欧美一些国家发生肝硬化的主要原因。近年来,由此引起的肝硬化在我国也呈现上升趋势。

3. 营养缺乏 若食物中长期缺乏胆碱或蛋氨酸类物质,可妨碍肝合成磷脂导致肝细胞脂肪变性,进而发展为肝细胞坏死。

4. 毒物中毒 许多化学物质如氯仿、四氯化碳、砷、磷以及黄曲霉毒素等有肝毒作用,可致肝细胞变性、坏死。

上述各种因素首先引起肝细胞变性、坏死,以后肝内出现胶原纤维增生和肝细胞结节状再生。增生的胶原纤维来源于肝小叶间的成纤维细胞、Disse间隙的贮脂细胞,以及肝细胞坏死后局部网状

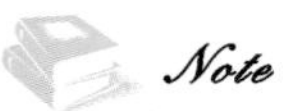

纤维支架塌陷，网状纤维互相融合而形成的胶原纤维。这些胶原纤维相互连接，形成纤维间隔，使肝小叶结构和肝内血液循环途径被改建而形成肝硬化。

（二）病理变化

肉眼观察：早期由于肝脂肪变性且实质细胞无明显减少，故肝体积正常或略增大，重量增加，质地正常或稍硬。晚期肝体积明显缩小，重量减轻（常低于 1000 g，甚至低至 500 g），质地变硬，表面呈颗粒状或小结节状，结节大小相仿，直径多在 0.1～0.5 cm（图 14-6(a)）。切面布满圆形或卵圆形的结节，大小与表面的结节一致，呈黄褐色（脂肪变）或黄绿色（淤胆），结节周围增生的纤维组织包绕形成纤维间隔，这些纤维间隔较窄且宽窄一致，肝包膜显著增厚。

镜下观察：肝内广泛纤维组织增生，破坏了正常肝小叶的结构，形成假小叶（图 14-6(b)）。假小叶(pseudo lobule)是指肝细胞结节状再生或原有肝小叶被增生的纤维结缔组织分割包绕成大小不等、圆形或卵圆形的肝细胞团，是肝硬化的特征性病变。假小叶具有以下特点：①无正常肝小叶结构，肝细胞索排列紊乱。②中央静脉缺如、偏位或出现两个以上。③有时可见汇管区包绕其内。④肝细胞有不同程度的脂肪变性和坏死，伴肝细胞再生、肥大。⑤假小叶周围有纤维组织增生，形成宽窄较一致的纤维间隔，内有少量淋巴细胞和巨噬细胞浸润，并伴有小胆管和假型胆管增生。

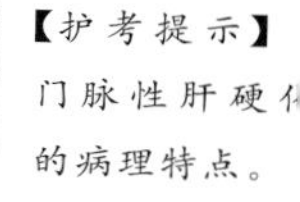

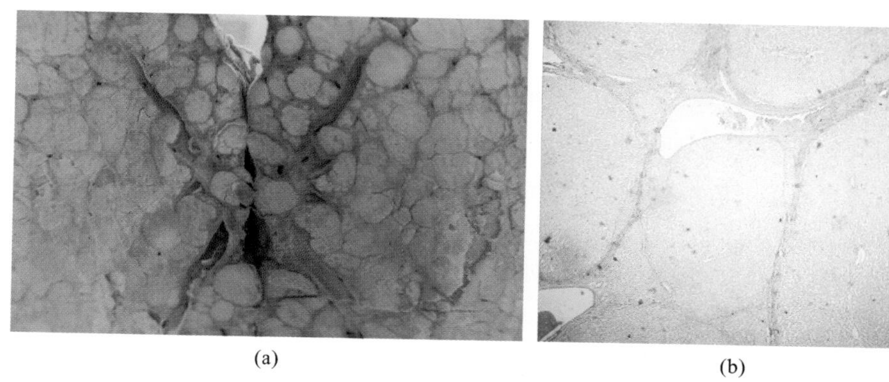

(a)　　(b)

图 14-6　门脉性肝硬化

注：(a)肝体积明显缩小，表面呈颗粒状，切面呈结节状，结节大小较一致；
(b)肝小叶结构破坏，纤维间隔及假小叶形成。

（三）临床病理联系

正常肝内血液循环

1. 门静脉高压症　门脉性肝硬化的门静脉压可由正常的 13～24 cmH_2O 升高至 30～50 cmH_2O。其发生机制如下：①窦后性阻塞：假小叶压迫小叶下静脉，使肝窦内血液流出受阻，致门静脉血不能流入肝窦。②窦性阻塞：小叶中央静脉及肝窦周围广泛纤维化，引起肝窦阻塞，妨碍门静脉血的回流。③窦前吻合：肝动脉分支与门静脉分支在汇入肝窦前形成异常吻合支，高压力的动脉血流入门静脉，使门静脉压力增高（图 14-7）。门静脉压升高后，其所属胃、肠、脾等器官发生淤血，早期由于代偿作用可无明显症状，晚期则出现以下一些临床表现。

(1) 脾大：70%～85%的患者出现脾大，系因脾长期慢性淤血所致。肉眼观察，脾体积增大，重量增加，质韧。镜下观察，脾窦扩张，脾窦内皮细胞增生、肥大，脾小体萎缩，红髓内纤维组织增生，可见含铁结节。肿大的脾常有功能亢进，外周血液中红细胞、白细胞和血小板减少，导致相应的临床表现。

(2) 胃肠道淤血、水肿：门静脉压力升高，使胃肠静脉回流受阻所致。患者常有消化吸收功能障碍，出现食欲不振、消化不良、腹胀等症状。

【护考提示】
门静脉高压症的临床表现。

(3) 腹腔积液：肝硬化晚期患者常出现腹腔积液，量大时腹部膨隆似蛙腹。腹腔积液为漏出液，呈淡黄色透明状。其机制如下：①门静脉压升高，胃肠道淤血，毛细血管内压增高，液体漏入腹腔。

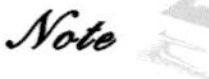

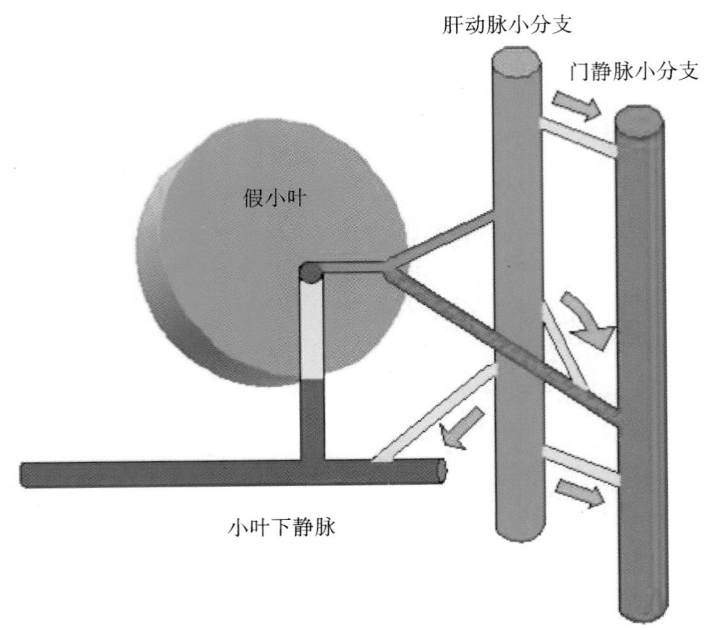

图 14-7　肝动脉与肝门静脉异常吻合

②小叶下静脉受压及中央静脉与肝窦周围纤维化，使肝窦内压升高，液体漏出，部分经淋巴管吸收，部分经肝被膜漏入腹腔。③肝细胞受损，白蛋白的合成减少，以及胃肠消化、吸收功能障碍，从而导致低蛋白血症，使血浆胶体渗透压降低。④腹腔积液形成后，有效循环血量减少，反射性引起醛固酮分泌和抗利尿激素释放增多，同时肝对这两种激素的灭活作用减弱，因而其在血中的水平升高而致钠、水潴留，进一步促进腹腔积液形成。

(4) 侧支循环开放：门静脉压升高后，门-腔静脉吻合支开放，部分门静脉血经吻合支绕过肝直接回到右心，可起到降低门静脉压的作用，但同时也会引起一些并发症。主要的侧支循环(图 14-8)及并发症如下：①食管下段静脉丛曲张：最常见，门静脉压升高后，门静脉血经胃冠状静脉、食管下段静脉丛、奇静脉注入上腔静脉而回右心，致食管下段静脉明显曲张而隆起，在腹压升高或粗糙食物磨损时，极易发生破裂，引起致命性的上消化道大出血，这是肝硬化患者常见的死因之一。②直肠静脉丛

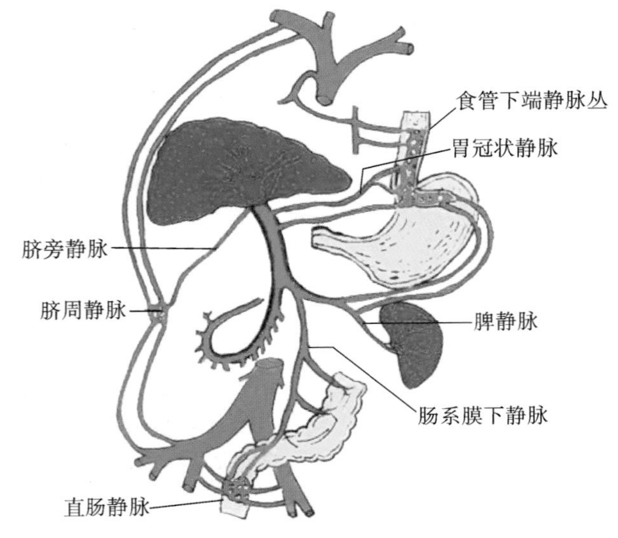

图 14-8　肝硬化时侧支循环模式图

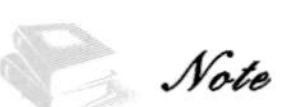

曲张：门静脉血经肠系膜下静脉、直肠上静脉、直肠静脉丛、直肠下静脉、髂内静脉注入下腔静脉而回右心，患者可有痔形成，破裂时出现便血。③脐周静脉曲张：门静脉血经附脐静脉、脐周静脉网，向上经胸腹壁静脉和腹壁上静脉至上腔静脉，向下经腹壁下静脉和腹壁浅静脉至下腔静脉，曲张的脐周静脉及腹壁浅静脉形成"海蛇头"(caput medusae)现象。

2. 肝功能障碍　肝细胞长期反复受到损伤，导致肝功能障碍。

(1) 蛋白合成障碍：因肝细胞合成白蛋白减少，使血浆白蛋白减少，导致白蛋白/球蛋白值(A/G值)减小甚至倒置。

(2) 出血倾向：由于肝合成凝血酶原和其他凝血因子减少，以及脾功能亢进血小板破坏增多，患者可有鼻出血、牙龈出血、皮下出血等症状。

(3) 雌激素灭活功能降低：肝对雌激素的灭活作用减弱，体内雌激素过多，可表现为：①睾丸萎缩、男性乳腺发育。②女性出现月经紊乱。③雌激素过多还可使小动脉末梢扩张，出现肝掌、蜘蛛痣。蜘蛛痣多出现在面、颈、上胸、前臂及手背等处。

(4) 黄疸：肝硬化晚期肝细胞坏死、肝细胞内胆汁淤积及毛细胆管内胆栓形成等，致血中胆红素含量增多，患者可出现黄疸，多为肝细胞性黄疸。

(5) 肝性脑病：肝性脑病是以意识障碍为主的神经精神综合征，是肝功能衰竭所致。肝性脑病是肝硬化患者最严重的并发症，也是常见死亡原因。

(四) 结局

门脉性肝硬化早期，如能消除病因并积极治疗，病变可逐渐消退，肝功能得以改善。但当发展到晚期，患者则常死于肝性脑病、食管下段静脉曲张破裂引起的消化道大出血、继发感染或合并肝癌(癌变率为 2.4%)等。

二、坏死后肝硬化

坏死后肝硬化(postnecrotic cirrhosis)是在肝细胞发生大片状坏死的基础上形成的。相当于形态分类中的大结节型肝硬化和大小结节混合型肝硬化。

(一) 病因

1. 病毒性肝炎　多由亚急性重型肝炎迁延而来，在病程迁延数月以后逐渐发展为坏死后肝硬化。慢性(普通型)肝炎反复发作且坏死严重时，也可发展为本型肝硬化。

2. 药物及化学物质中毒　某些药物或化学物质可引起肝细胞弥漫性坏死，继而出现结节状再生而发展为坏死后肝硬化。

(二) 病理变化

肉眼观察：肝体积缩小(尤以左叶为甚)，重量减轻，质地变硬。与门脉性肝硬化不同之处在于肝变形明显，结节较大且大小不等，直径通常为 1～5 cm，切面纤维结缔组织间隔较宽，且宽窄不均(图 14-9)。

镜下观察具有以下特点：①可见灶状、带状甚至整个肝小叶的坏死。②假小叶大小、形态不一，可呈半月形、地图形、圆形及卵圆形。③有时在较大的假小叶内可见数个完整的肝小叶。④相邻几个肝小叶的肝细胞坏死、消失，可致残存的汇管区呈现集中现象。⑤假小叶内的肝细胞有不同程度的变性、坏死。⑥纤维结缔组织间隔较宽，其内有大量炎症细胞浸润及小胆管增生。

(三) 结局

本型肝硬化的病程较门脉性肝硬化短，临床表现与门脉性肝硬化相似，但由于坏死后肝硬化的肝细胞坏死较严重，故肝功能障碍较门脉性肝硬化明显且出现较早，而门静脉高压症的临床表现较轻且出现晚。

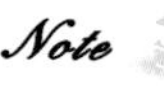

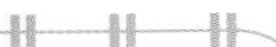

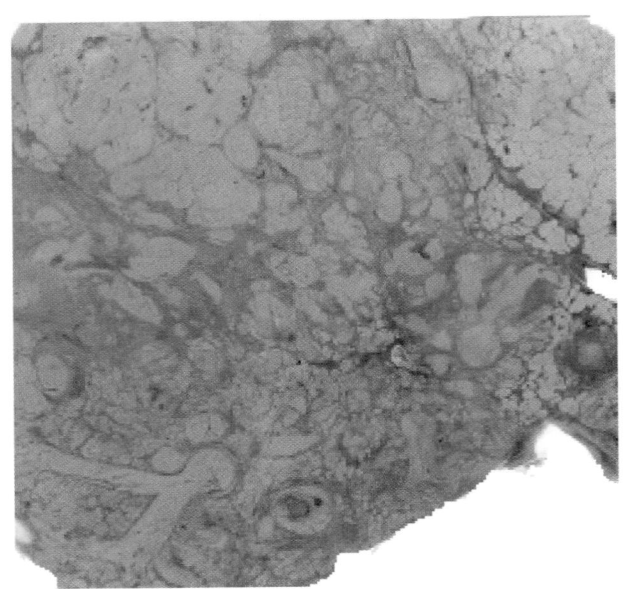

图 14-9　坏死后肝硬化

注:肝体积缩小,重量减轻,质地变硬,变形,表面凹凸不平,切面可见大小不等结节,结节间纤维结缔组织间隔较宽,且宽窄不一。

直通护考
在线答题

若病程较长,也可转变为门脉性肝硬化。癌变率也较门脉性肝硬化高,为 13.1%。

第五节　消化系统常见恶性肿瘤

一、食管癌

食管癌(carcinoma of esophagus)是指食管黏膜上皮或腺体发生的恶性肿瘤。本病有明显的地区性,我国华北地区高发。发病年龄多在 30 岁以上,尤以 50～70 岁居多,男性多于女性。早期症状不明显,部分患者可有食管异物感、哽噎感、烧灼样疼痛,中晚期出现进行性吞咽困难。

(一) 病因

尚未完全阐明,可能与以下因素有关。

1. 饮食因素　长期进食过热、过硬或粗糙的食物以及吸烟、饮酒等可能与本病发生有关。

2. 亚硝酸盐和亚硝胺　食管癌高发区某些食物(如酸菜)中亚硝酸盐和亚硝胺的含量较高,此类物质可诱发食管癌。

3. 真菌　在食管癌高发区的粮食及其他食物中常发现有真菌存在,提示真菌与食管癌的发生可能有一定关系,最常见的真菌是白色念珠菌。

4. 环境因素　食管癌高发区土壤中微量元素钼、锌、铜等的含量低,特别是钼的缺乏,可使硝酸盐在植物体内蓄积。

5. 遗传因素　食管癌高发区集中在太行山附近,并有家族聚集现象,提示食管癌发病可能与遗传易感性有一定的关系。

(二) 病理变化

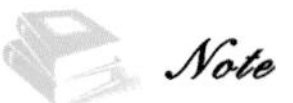

好发于食管中段,其次为食管下段,上段狭窄部最少。

1. 早期癌　肉眼观察：癌变处黏膜无明显异常或仅见轻度糜烂或呈细颗粒状、微小乳头状。镜下观察：常为原位癌或黏膜内癌，未侵及肌层，无淋巴结转移。

2. 中晚期癌　肉眼观察：分为以下四型(图 14-10)。

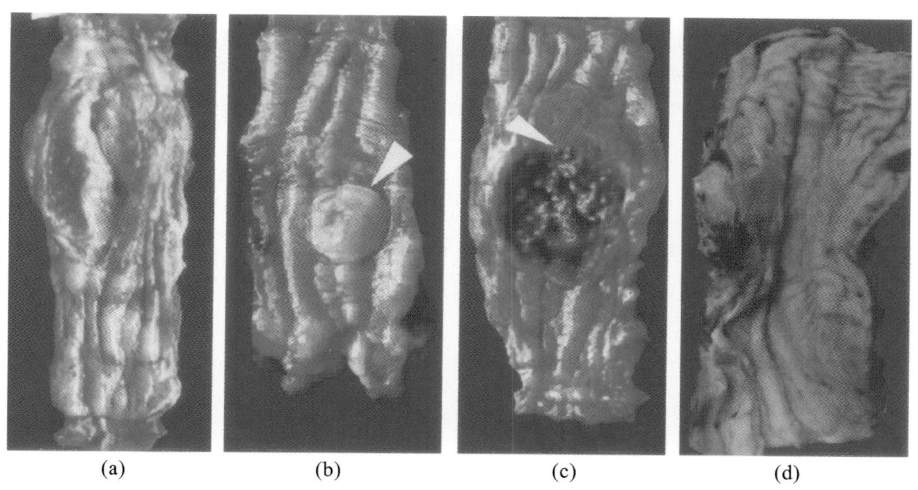

(a)　(b)　(c)　(d)

图 14-10　中晚期食管癌肉眼类型

注：(a)髓质型；(b)蕈伞型；(c)溃疡型；(d)缩窄型。

(1) 髓质型：最多见，肿瘤在食管壁内浸润性生长累及食管大部分，使食管壁均匀性增厚，管腔狭窄，表面常有表浅溃疡。切面上，癌组织为灰白色，质软似脑髓，癌组织常浸润肌层或外膜层。

(2) 蕈伞型：肿瘤为卵圆形扁平肿块，呈蘑菇状向食管腔内突起，表面常有表浅溃疡，边缘外翻。瘤体多仅占食管壁或食管腔的一部分。切面上，瘤体主要向食管腔内生长，向深层浸润较少。

(3) 溃疡型：常见。肿瘤表面形成较深的溃疡，溃疡边缘隆起，底部凹凸不平，深达肌层，多浸润食管壁的一部分。

(4) 缩窄型：少见。癌组织在食管壁内浸润，常累及食管壁全周，同时伴有明显的纤维结缔组织增生，形成明显的环形狭窄，狭窄以上的食管腔显著扩张。

镜下观察：食管癌 90%以上为鳞状细胞癌，腺癌次之，其余类型均少见。

(三) 扩散

1. 直接蔓延　癌组织在食管壁内呈浸润性生长，穿透食管壁直接侵入邻近器官。食管上段癌可侵入喉部、气管和颈部软组织；中段癌可侵入支气管、奇静脉、胸膜、肺等；下段癌常侵入贲门、膈肌、心包等处。除导致癌肿范围扩大外，还可引起相应的并发症，如食管-支气管瘘、大出血、脓胸、肺脓肿、心包炎等。

2. 淋巴道转移　食管上段癌常转移至颈部及上纵隔淋巴结；中段癌多转移至锁骨上、气管旁、食管旁、肺门及胃左动脉淋巴结；下段癌多转移至食管旁、贲门部及腹腔上部淋巴结。

3. 血道转移　仅见于晚期患者，多转移至肝和肺。

(四) 临床病理联系

食管癌早期症状不明显，部分患者可有食管异物感、哽噎感、烧灼样疼痛，中晚期随癌肿的逐渐增大，患者出现进行性吞咽困难。晚期由于进食受阻，加上癌肿的侵蚀消耗，患者逐渐出现恶病质，最后因全身衰竭而死亡。

内窥镜检查有助于食管癌的早期发现和诊断。近年来，使用食管镜结合细胞学刷片和病理组织学检查已成为确诊食管癌的最主要方法。

（五）预后

早期食管癌，治疗后5年存活率达90%以上。中晚期食管癌术后5年存活率仅为10%～30%。

二、胃癌

胃癌(carcinoma of stomach)是胃黏膜上皮或腺体发生的恶性肿瘤，为消化道最常见的恶性肿瘤，居我国恶性肿瘤的前几位。好发年龄在40～60岁，男性多于女性。

（一）病因

胃癌的病因至今尚未明了，可能与以下因素有关。

1. 环境因素 胃癌的发生有一定的地理分布特点，如日本、拉丁美洲部分国家等，我国部分地区胃癌发病率比美国、西欧国家高4～6倍，移民后其下一代胃癌的发病率相应降低，提示胃癌的发生可能与环境因素有关。

2. 亚硝胺 大量摄取熏制食品、变质的蔬菜和食物，其所含亚硝酸盐在胃酸的作用下变成有致癌性的亚硝胺。

3. 胃黏膜的慢性刺激 慢性萎缩性胃炎、胃溃疡等属于胃癌的癌前疾病，经久不愈时可恶变为胃癌。

4. HP感染 HP与慢性胃炎、溃疡病的发生有关，在胃癌的发生过程中也可能起重要作用。

5. 遗传因素 在胃癌患者的直系亲属中，胃癌的发生率可高出一般居民4倍。

（二）病理变化

胃癌好发于胃窦部，特别是胃小弯侧。根据病变进程分为早期胃癌与中晚期胃癌。

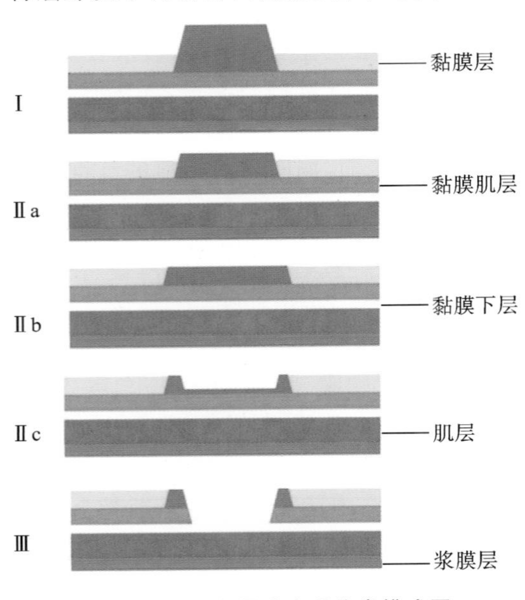

图14-11 早期胃癌肉眼分类模式图

1. 早期胃癌 早期胃癌(early gastric carcinoma)癌组织局限于黏膜层及黏膜下层。

肉眼观察：早期胃癌分为以下三型(图14-11)。

(1) Ⅰ：隆起型。较少见，癌组织仅限于黏膜内，胃黏膜面明显隆起，有时呈息肉状。

(2) Ⅱ：表浅型。肿瘤表面较平坦($Ⅱ_a$)，或稍隆起于黏膜面($Ⅱ_b$)，或稍凹陷或溃疡形成($Ⅱ_c$)，有时仅表现为黏膜粗糙、糜烂。

(3) Ⅲ：凹陷型。最为多见，癌组织限于黏膜下层，病灶有明显凹陷或溃疡形成。

镜下观察：早期胃癌以原位癌和高分化管状腺癌多见，其次为乳头状腺癌，未分化癌少见。

2. 中晚期胃癌 癌组织浸润超过黏膜下层者称为中晚期胃癌或进展期胃癌(advanced gastric carcinoma)。

肉眼观察：分为以下三型(图14-12)。

(1) 息肉型或蕈伞型：癌组织向黏膜表面生长，呈息肉状或蕈伞状凸入胃腔。

(2) 溃疡型：部分癌组织坏死脱落形成溃疡。溃疡一般较大，边缘隆起呈皿状或火山口状，底部凹凸不平，有较多坏死组织。溃疡型胃癌应注意与胃溃疡进行区别(表14-4)。

(3) 浸润型：癌组织向胃壁呈局限性或弥漫性浸润，与周围正常组织分界不清，其表面胃黏膜皱襞大部分消失，甚至形成浅表溃疡。肿瘤弥漫性浸润时，大部分甚至全部胃壁增厚、变硬，胃腔缩小，形似皮革制成的囊袋，称为革囊胃。

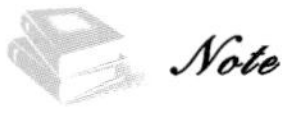

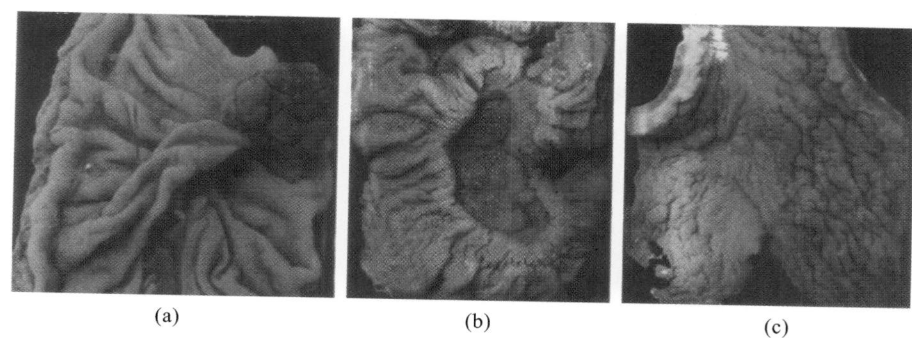

图 14-12　进展期胃癌肉眼类型

注：(a)息肉型；(b)溃疡型；(c)浸润型(革囊胃)。

镜下观察：进展期胃癌组织学类型常为管状腺癌、乳头状腺癌、黏液腺癌和印戒细胞癌，少数为鳞状细胞癌或未分化癌。

表 14-4　胃溃疡与溃疡型胃癌的区别

项　　目	胃　溃　疡	溃疡型胃癌
外形	圆形或卵圆形	不规则形、皿状或火山口状
大小	溃疡直径一般小于 2 cm	溃疡直径一般大于 2 cm
深度	较深	较浅
边缘	整齐，不隆起	不整齐，隆起
底部	较平坦	凹凸不平，有坏死，出血明显
周围黏膜	黏膜皱襞呈放射状向溃疡集中	黏膜皱襞中断，呈结节状肥厚

（三）扩散

1. 直接蔓延　浸润到胃浆膜层的癌组织，可直接蔓延到肝、胰腺及大网膜等邻近器官或组织。

2. 淋巴道转移　胃癌转移的主要途径。首先转移到局部淋巴结，以转移到胃冠状静脉旁淋巴结及幽门下淋巴结多见；可进一步转移到腹主动脉旁、肝门、胰头上方或肠系膜根部的淋巴结；晚期，癌细胞转移到锁骨上淋巴结，且以左侧多见。

3. 血道转移　多见于胃癌晚期。癌细胞可从局部侵入血液，也可在发生淋巴道转移之后经胸导管入血。常转移到肝、肺、骨、脑等器官。

4. 种植性转移　当癌细胞浸润胃浆膜后脱落到腹腔，种植于大网膜及腹腔、盆腔器官的浆膜上，常导致腹腔、盆腔器官的广泛粘连，并可伴血性腹腔积液，细胞学检查可见癌细胞。若黏液癌发生种植性转移，常在双侧卵巢形成转移性黏液癌，称为 Krukenberg 瘤。

（四）临床病理联系

早期胃癌常无明显症状。中晚期胃癌因癌细胞浸润，胃黏膜破坏，胃酸分泌减少，可引起上腹部疼痛、食欲减退、消化障碍、消瘦，晚期出现恶病质的表现。幽门及贲门部癌肿可引起梗阻，出现呕吐或吞咽困难。癌肿较大时，上腹部可触及肿块。

对于 45 岁以上长期症状未缓解的溃疡病患者应高度警惕，有可疑者可做大便隐血试验(OB 试验)检查，若阳性，可做纤维胃镜活检进行确诊，以便早期诊断、早期发现、早期治疗。

（五）预后

早期胃癌术后 5 年存活率高达 80%～90%，小胃癌及微小癌术后 5 年存活率达 100%。进展期胃癌预后较差，术后 5 年存活率为 10%～20%。癌组织浸润越深，预后越差。

三、大肠癌

大肠癌(carcinoma of large intestine)是大肠黏膜上皮或腺体发生的恶性肿瘤,其发病率在消化道癌中仅次于胃癌和食管癌,中年人、老年人多见,但青年患者有增多趋势。男性多于女性。临床上以贫血、消瘦、大便次数增多、排黏液血便为主要表现,部分患者出现肠梗阻症状。

(一)病因

大肠癌的病因主要是饮食因素和遗传因素。

1. 饮食因素 大肠癌发生多与饮食条件及习惯有关,膳食高脂肪、高糖和低纤维易发生大肠癌,可能是因为这类食物不利于规律排便,延长了肠黏膜与食物中可能含有的致癌物质的接触时间;高脂肪还会使流入肠道的胆汁增加,并使肠道厌氧菌增多,其胆汁中胆酸和胆固醇在厌氧菌作用下可产生致癌物质。

2. 遗传因素 文献报告,大肠癌有家族性高发现象,且并非发生在肠息肉的基础上;在遗传性家族多发性息肉病患者的基因中,发现有一种对息肉癌变有易感性的单基因突变体,说明大肠癌的发生与遗传有关。

3. 癌前疾病 大肠癌也可由腺瘤性息肉、多发性息肉及慢性溃疡性结肠炎发展而来。

(二)病理变化

大肠癌以发生于直肠最多见(占 50%),乙状结肠次之(占 20%),其他部位依次为盲肠及升结肠、横结肠、降结肠。大肠癌的肉眼形态可分为以下四型(图 14-13)。

1. 隆起型 又称息肉型或蕈伞型,肿瘤呈息肉状或蕈伞状突向肠腔,可伴浅表溃疡,多为高分化腺癌。右侧结肠癌常为隆起型。

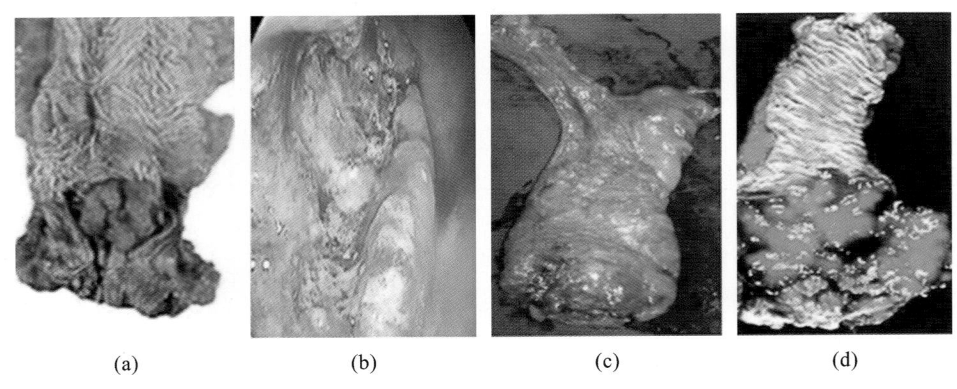

(a) (b) (c) (d)

图 14-13 大肠癌肉眼类型

注:(a)隆起型;(b)溃疡型;(c)浸润型;(d)胶样型。

2. 溃疡型 肿瘤表面组织坏死、脱落,形成较深的溃疡,溃疡外观状似火山口。此型较多见。

3. 浸润型 肿瘤向肠壁深层弥漫浸润,常累及肠管全周,同时伴纤维组织增生,使肠壁增厚,肠腔缩小,形成环状狭窄。左侧结肠癌多为浸润型,早期即可出现肠梗阻的症状。

4. 胶样型 肿瘤外观及切面均呈半透明、胶冻状。此型较少见,预后差。

镜下观察,大肠癌的组织学类型有乳头状腺癌、管状腺癌、黏液腺癌、印戒细胞癌、未分化癌、鳞状细胞癌等。

(三)扩散

1. 直接蔓延 大肠癌浸润到大肠浆膜后,可直接蔓延到邻近器官,如膀胱、子宫、前列腺、肝、胰等。

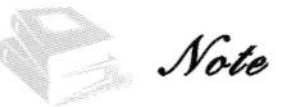

2. 淋巴道转移 大肠癌的主要转移途径。若癌组织未穿透肠壁肌层,较少发生淋巴道转移。

而一旦穿透肠壁肌层，则转移率明显增加，首先转移到癌肿所在部位的局部淋巴结，进而转移到肠系膜及胰腺区的淋巴结，甚至转移至锁骨上淋巴结。

3. 血道转移　晚期大肠癌侵入门静脉，往往首先发生肝内转移，一般右侧结肠癌多转移到肝右叶，左侧结肠癌则左、右肝叶均可转移。其次可转移至肺、骨、肾等处。癌细胞也可经胸导管入血，发生血道转移。

4. 种植性转移　癌组织穿破肠浆膜后，癌细胞脱落并播撒到大网膜及腹腔脏器表面，形成种植性转移。常导致腹腔、盆腔器官的广泛粘连，并可伴血性腹腔积液，细胞学检查可见癌细胞。

（四）临床病理联系

大肠癌早期，临床上常无明显症状，多在做其他检查时，偶然发现。中晚期患者可出现便秘、腹泻（或二者交替出现）、便血、贫血、消瘦。肿瘤较大时出现腹部包块与肠梗阻症状。由于左侧结肠癌多为浸润型，易引起肠管环形狭窄，故梗阻症状常见于左侧结肠癌和直肠癌。临床上患者常有贫血、消瘦、大便次数增多、黏液血便、腹痛、肠梗阻等表现，对于有以上症状的患者要高度警惕大肠癌的发生。

（五）预后

大肠癌的预后与肿瘤的分期有关。目前，广泛采用的是 Dukes 分期（表 14-5）。

表 14-5　大肠癌 Dukes 分期与预后

分　期	界　定	5 年存活率/（%）
Ⅰ期（A）	肿瘤限于黏膜层	100
Ⅱ期（B_1）	肿瘤浸润到肌层，但未穿透肌层，淋巴结无转移	67
Ⅱ期（B_2）	肿瘤穿透肌层，但淋巴结无转移	54
Ⅲ期（C_1）	肿瘤浸润到肌层，但未穿透肌层，淋巴结有转移	43
Ⅲ期（C_2）	肿瘤穿透肌层，淋巴结有转移	23
Ⅳ期（D）	远处转移	极低

四、原发性肝癌

原发性肝癌（primary carcinoma of the liver）是指由肝细胞或肝内胆管上皮细胞发生的恶性肿瘤，通常简称肝癌。在我国，肝癌发病率较高，多见于 40～50 岁，男性多于女性。肝癌发病隐匿，早期无临床症状，发现时多数已为晚期。甲胎蛋白（AFP）测定、B 超、核磁共振等检查，可提高早期肝癌的检出率。

（一）病因

原发性肝癌的病因尚不清楚，可能与以下因素有关。

1. 肝炎病毒　与肝癌发生关系最为密切的是乙型肝炎病毒，其次是丙型肝炎病毒。在肝癌高发地区，60%～90%的肝癌患者有 HBV 感染。

2. 肝硬化　在我国，由肝硬化发展为肝癌尤为多见。约 84.6%原发性肝癌患者合并肝硬化，并大多为坏死后肝硬化，其演化为肝癌的时间大概为 7 年。

3. 化学性致癌物质　长期摄入含亚硝胺类化合物较多的食物可引起肝癌。

4. 真菌及其毒素　长期摄入被真菌及其毒素污染的食物可发生肝癌，黄曲霉菌、青霉菌的致癌性在实验中已得到证实，尤以黄曲霉毒素最为重要。

5. 寄生虫　华支睾吸虫感染可引起胆管细胞癌，慢性血吸虫病患者易发生肝细胞癌。

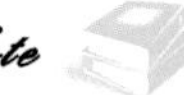

(二)病理变化

肉眼观察:如下所示。

(1)早期肝癌或小肝癌:癌结节不超过2个且癌结节直径总和不超过3 cm的原发性肝癌。癌结节多呈球状,也可呈分叶状,灰白色,质软,边界清楚,切面均匀一致,无出血、坏死。

(2)中晚期肝癌:可分为三型(图14-14):①巨块型:肿瘤为一巨大实体肿块,圆形,多位于肝右叶,切面黄绿色或灰白色,中心部常有出血、坏死,瘤体周边常有散在的卫星灶。②结节型:最常见,癌结节多个散在,呈圆形或卵圆形,大小不等,如融合则形成较大结节,肝表面凹凸不平,通常伴有明显的肝硬化。③弥漫型:少见,癌组织弥漫分布于肝内,一般形成极小或不明显的结节,常在肝硬化基础上发生。

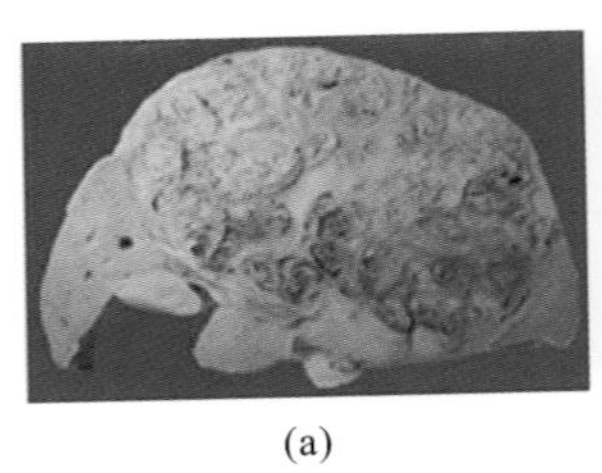
(a)

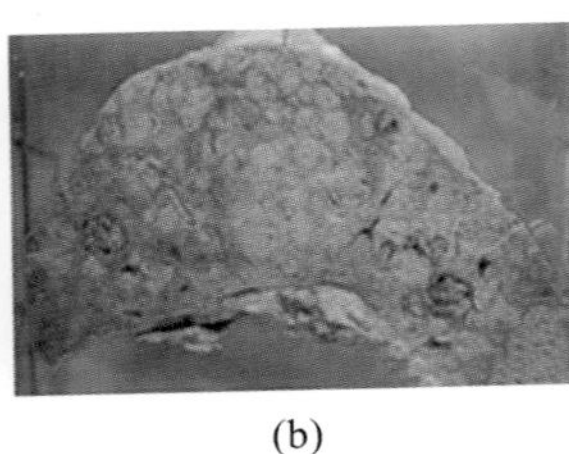
(b)

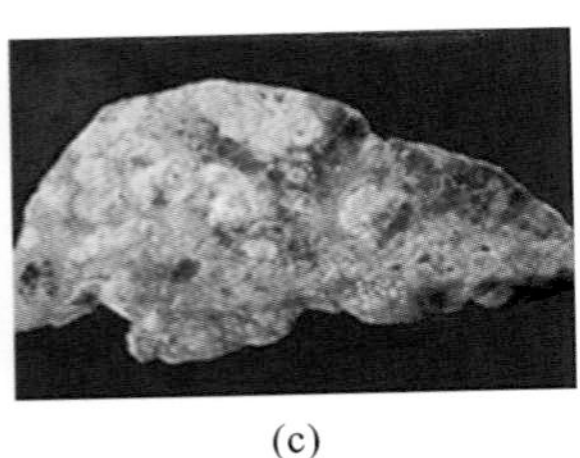
(c)

图14-14 中晚期肝癌肉眼类型

注:(a)巨块型;(b)结节型;(c)弥漫型。

镜下观察:原发性肝癌分为三型。①肝细胞癌:最多见,由肝细胞发生的癌,癌细胞较大,呈多边形,边界清楚,核大而圆,大小不等,核仁明显,常见双核、巨核和奇异形核。癌细胞排列呈条索状,或腺泡样。②胆管细胞癌:较少见,由肝内胆管上皮细胞发生的癌,其组织结构多为分化型腺癌,癌细胞呈立方形或柱状,似腺管状排列,可呈乳头状凸入腔内,间质结缔组织丰富。③混合细胞性肝癌:同时具有肝细胞癌和胆管细胞癌两种类型,最少见。

(三)扩散

1. 肝内播散 原发性肝癌首先在肝内直接浸润、蔓延,并可沿门静脉分支播散,在肝内形成多个转移癌结节。

2. 淋巴道转移 癌细胞侵入淋巴道可转移至肝门、上腹部及腹膜后淋巴结。

3. 血道转移 癌细胞侵入门静脉分支,逆行蔓延至肝内门静脉主干形成癌栓,可堵塞管腔引起门静脉高压。晚期癌细胞经肝静脉转移到肺、肾上腺、脑、肾等处。

4. 种植性转移 癌细胞浸润到肝包膜后,可脱落至腹膜、大网膜及腹腔和盆腔脏器表面,形成种植性转移。

(四)临床病理联系

原发性肝癌起病隐匿,当患者就诊时,多数已到晚期。患者出现肝大、肝区疼痛、黄疸、腹腔积液、消瘦等症状。肝区疼痛可能是肝大使肝包膜被过度牵张或癌组织侵及肝包膜神经所致。黄疸见于1/3的病例,多由癌块直接侵犯或压迫较大胆管所致,也可为肝细胞性黄疸。40%患者可出现腹腔积液,可能与门静脉高压有关。对腹腔积液进行脱落细胞学检查,有助于肝癌的诊断。近年来,由于广泛应用甲胎蛋白测定、影像学检查,早期肝癌的检出率明显提高。

直通护考
在线答题

(五)预后

原发性肝癌患者预后极差,尤其晚期肝癌患者临床进展快,多数在半年内死亡。死亡原因有肝功能衰竭、恶病质、肿瘤破裂或侵袭大血管导致大出血等。

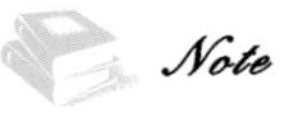

第六节 肝性脑病

肝性脑病(hepatic encephalopathy)是由于急性或慢性肝功能不全,大量毒性代谢产物在血液循环中堆积,临床上出现一系列神经精神症状,最终出现肝性昏迷的神经精神综合征。肝性脑病按West-Haven标准可分为以下几种情况:一级有轻微的精神症状(如欣快、淡漠、注意力不集中、易激惹或烦躁不安等);二级出现性格、行为异常(如定向障碍、理解力减退等)以及扑翼样震颤;三级以昏睡和严重精神错乱为主;四级完全丧失神志,不能唤醒,呈现昏迷状。

一、病因与分类

肝性脑病多因严重肝功能障碍所致,以晚期肝硬化最常见,其次为急性或亚急性重型病毒性肝炎、肝癌晚期、严重胆道疾病以及门-体静脉分流术后等。

肝性脑病的分类方法很多,主要有以下几种。

1. 根据发生速度可分为急性和慢性

(1) 急性肝性脑病:起病急,病程进展快,迅速出现躁动、谵妄甚至昏迷,多见于重型病毒性肝炎及严重急性肝中毒。

(2) 慢性肝性脑病:起病较缓,病程较长,发作时往往有明显的诱因(如上消化道出血),常见于各型肝硬化或门-体静脉分流术后。

2. 根据病因及发病机制可分为内源性和外源性

(1) 内源性肝性脑病:肝细胞广泛损伤或坏死,肝脏解毒功能下降,肝脏内的毒物未解毒而进入体循环,由此引起肝性脑病。常见于重型病毒性肝炎或严重急性肝中毒等伴有广泛肝细胞坏死的严重肝脏疾病,发病多无诱因,预后极差。

(2) 外源性肝性脑病:肠源性毒物绕过肝脏或通过门-体静脉分流直接进入体循环而引起的肝性脑病,见于门脉性肝硬化、晚期血吸虫性肝硬化以及门-体静脉吻合术后的患者。其特点如下:起病较缓慢,病程较长,常在一定诱因(如进食大量蛋白质或消化道出血等)作用下发生,可反复发作。两者特点比较见表14-6。

表14-6 内源性肝性脑病、外源性肝性脑病的特点比较

特 点	内源性肝性脑病(急性)	外源性肝性脑病(慢性)
毒物入体途径	经过肝脏	绕过肝脏
原发病	急性重型肝炎	肝硬化
发病特点	急性大量肝细胞坏死、肝功能衰竭	慢性肝功能不全
诱 因	无明显诱因	有明显诱因
肝功能	差	较好
预后	差	较好,可复发
血氨水平	升高或正常	升高
发生率	25%	75%

二、发病机制

关于肝性脑病的发病机制至今尚未完全阐明。大量医学资料表明,肝性脑病患者死亡后,其脑

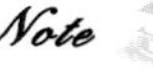

细胞的形态学变化很少，而且缺乏特异性。目前认为，肝性脑病主要是因脑细胞的代谢和功能障碍所致的中枢神经系统功能障碍，是多种发病因素综合作用的结果。目前人们普遍接受的肝性脑病的发病机制有氨中毒学说、假性神经递质学说、血浆氨基酸失衡学说等。

(一) 氨中毒学说

在生理情况下，人体内血氨(NH_3)含量甚微，低于 59 μmol/L(100 μg/dL)，血氨的生成与清除始终保持着动态平衡，若氨的生成过多或清除不足，血氨水平会升高。

临床上 80%～90%的肝性脑病患者有血氨水平升高，甚至可高达 118～590 μmol/L(200～1000 μg/dL)，伴脑脊液内氨水平升高。肝硬化患者摄入过多的蛋白质或口服较多的含氮药物时，血氨水平升高，可诱发肝性脑病。动物实验也证明，给予大剂量氨盐引起高血氨后，可诱发与人类肝性脑病相似的表现。临床采用降血氨疗法或限制蛋白质饮食后，病情常可好转，说明肝性脑病的发生与氨代谢紊乱有密切关系。

1. 正常时氨的来源 体内氨的来源有三个途径：①肠道内形成的氨：这是血氨的主要来源。食入的蛋白质分解为氨基酸后，在肠道细菌释放的氨基酸氧化酶作用下分解产生氨；经尿素的肠-肝循环弥散入肠腔的尿素，在细菌产生的尿素酶的作用下也可产生氨。正常情况下，肠道每天产氨 4 g 左右。②肾小管产氨：存在于肾小管上皮细胞内的谷氨酰胺酶可分解谷氨酰胺为谷氨酸和氨，一部分氨扩散到肾小管，与 H^+ 结合形成 NH_4^+，起着排 NH_4^+ 保碱的作用；另一部分氨弥散入血。③组织器官(如肌肉、肺、脑、肾等)中的氨基酸经脱氨基作用，或腺苷酸分解产生少量氨。

2. 氨的清除 血氨正常的去路主要有两条：①氨的主要清除途径是在肝脏内经鸟氨酸循环合成尿素。体内 2 分子氨在肝内有关酶的作用下，通过鸟氨酸循环可生成 1 分子尿素，同时消耗 4 分子 ATP，如图 14-15 所示。肝脏是清除血氨的主要场所。②部分氨与谷氨酸合成谷氨酰胺。

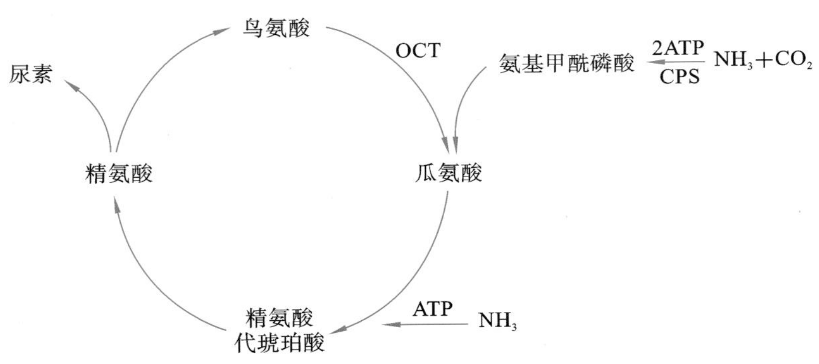

图 14-15 肝脏合成尿素的鸟氨酸循环

注：OCT：鸟氨酸氨甲酰基转移酶；CPS：氨基甲酰磷酸合成酶。

3. 血氨增高的原因 肝性脑病时血氨水平增高的原因是氨生成过多或清除不足。一般而言，仅在肝脏清除氨的功能发生障碍时血氨水平才会增高。

(1) 氨清除不足：这是血氨升高的主要原因。肝功能严重障碍时，由于肝细胞能量代谢障碍，ATP 供给不足，同时，肝内酶系统严重受损，导致鸟氨酸循环障碍，尿素合成能力降低，使得组织代谢过程中形成的氨及肠道吸收的氨在肝内合成尿素减少，血氨升高。此外，肝功能障碍时，由于门静脉压升高，门-体静脉侧支循环形成，来自肠道的氨通过侧支循环绕过肝脏，直接进入体循环，使血氨清除障碍，引起血氨升高。

(2) 氨的生成增多：肝功能障碍时有许多使氨生成过多的因素。①严重肝功能障碍时，由于门静脉高压，胃肠黏膜淤血、水肿，或因胆汁分泌减少等，消化吸收功能减弱，引起肠道内含氮物质经细菌分解产氨增多；②肝硬化晚期常合并肾功能不全，尿素弥散入肠腔增多，在肠道细菌尿素酶作用下，分解成氨增多，吸收入血后可使血氨水平升高，发生氮质血症；③肝性脑病患者昏迷前常出现烦

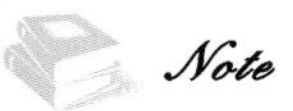

躁不安和抽搐，肌肉中腺苷酸分解代谢加强，氨生成增加；④肝功能不全患者如合并上消化道出血，血液蛋白质在肠道内细菌作用下可产生大量氨。临床上对这类患者除口服新霉素以减少细菌作用外，必须及时排出滞留在肠道的血液，否则血氨不易下降。

此外，肠道中氨的吸收情况也影响血氨的水平。肠道中氨的吸收与肠道的 pH 值有密切关系。实验证明，当结肠内环境 pH 值降至 5.0 时，不但不再从肠腔吸收氨，反而可向肠道内排氨，此情况称为酸透析。临床上常应用乳果糖治疗肝性脑病，就是因为结肠内细菌可将乳果糖分解为乳酸和醋酸，使肠腔内 pH 值明显降低，从而达到酸透析的效果。

4. 氨对脑的毒性作用　氨进入脑内与很多因素有关。氨在血液中主要以铵离子(NH_4^+)形式存在，NH_3 仅为 1%，二者保持着动态平衡，当血液中 pH 值升高时，则 NH_3 会增多。NH_3 为脂溶性物质，容易透过血脑屏障进入脑细胞内，而 NH_4^+ 则难以通过。此外，血脑屏障的通透性也直接影响进入脑内的氨量。

【护考提示】肝性脑病血氨升高的原因。

血氨升高对中枢神经系统功能的影响比较复杂，就目前所知，对脑细胞代谢可产生以下作用。

(1) 干扰脑细胞的能量代谢：正常时脑细胞需要的能量较多，其能量主要来自葡萄糖的氧化。氨干扰脑细胞的能量代谢主要是通过干扰葡萄糖氧化的正常进行。

脑内的血氨升高时，可引起一系列生化紊乱。①氨能抑制丙酮酸脱羧酶活性，妨碍丙酮酸的氧化脱羧过程，影响乙酰辅酶 A 生成，并使柠檬酸生成不足，三羧酸循环难以进行，ATP 生成减少；②脑内氨与 α-酮戊二酸结合形成谷氨酸，导致 α-酮戊二酸被大量消耗，α-酮戊二酸是三羧酸循环的中间反应物，当 α-酮戊二酸减少后，三羧酸循环速度减慢，ATP 生成减少，能量供应不足；③在谷氨酸形成过程中大量还原型辅酶Ⅰ(NADH)被消耗，妨碍了呼吸链中的递氢过程，使 ATP 生成减少；④谷氨酸与氨合成谷氨酰胺时，消耗大量 ATP(图 14-16)。

通过以上途径，进入脑内的氨使 ATP 生成减少而消耗增多，脑的能量供应不足，中枢神经系统的兴奋性难以维持，患者出现意识障碍，甚至昏迷。

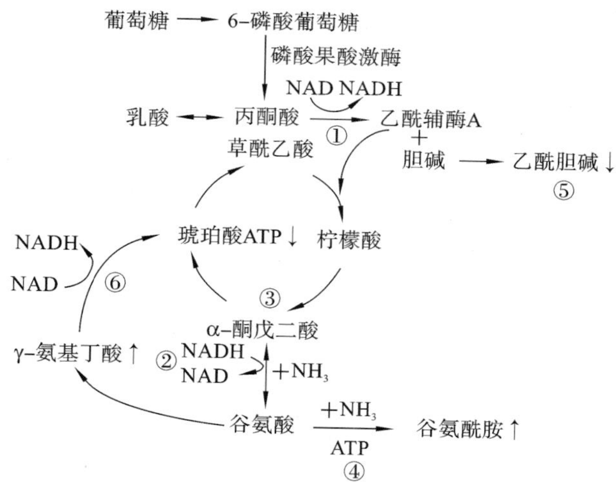

图 14-16　氨对脑组织毒性作用示意图

注：①丙酮酸氧化脱羧障碍；②α-酮戊二酸减少；③消耗 NADH；④谷氨酰胺合成时消耗 ATP；⑤乙酰胆碱减少；⑥γ-氨基丁酸蓄积增多。

(2) 使脑内神经递质变化：正常情况下，脑内兴奋性神经递质与抑制性神经递质保持着平衡。脑内氨量增多可引起兴奋性神经递质减少而抑制性神经递质增多，破坏了神经递质间的平衡，造成中枢神经系统功能紊乱。其发生机制如下：①谷氨酸是脑内兴奋性神经递质，氨与脑中谷氨酸结合形成谷氨酰胺使脑内兴奋性神经递质减少，而抑制性神经递质谷氨酰胺却增多(图 14-17)；②氨对 γ-氨基丁酸转氨酶有抑制作用，使 γ-氨基丁酸不能转化为琥珀酸而进入三羧酸循环，导致抑制性神经

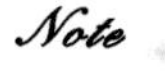

递质 γ-氨基丁酸在脑内蓄积;③高浓度氨抑制丙酮酸的氧化脱羧过程,使乙酰辅酶 A 生成减少,从而影响乙酰胆碱的合成。乙酰胆碱是中枢兴奋性神经递质,它的减少可导致脑功能抑制。

(3) 对神经元细胞膜的抑制作用:氨可直接抑制神经元细胞膜的传导功能。其原理如下:氨在细胞膜的钠泵中与 K^+ 竞争进入细胞内,引起细胞内缺钾;氨还可抑制神经元细胞膜上 Na^+-K^+-ATP 酶的活性,影响 Na^+、K^+ 在神经元细胞膜内外的正常分布,直接影响细胞膜电位、细胞的兴奋与传导等。

(二) 假性神经递质学说

1. 正常神经递质的生成 生理情况下,食物蛋白中包含一些芳香族氨基酸,如苯丙氨酸及酪氨酸,此类氨基酸在肠道(主要为结肠)细菌脱羧酶的作用生成胺,如苯丙氨酸脱羧后生成苯乙胺、酪氨酸脱羧后生成酪胺。这些胺类经门静脉吸收入肝后,大部分经肝细胞单胺氧化酶的分解而被清除。

另外,也有极少量胺类进入中枢神经系统。在中枢、交感神经末梢及肾上腺髓质,苯丙氨酸在苯丙氨酸羟化酶的作用下生成酪氨酸;酪氨酸在酪氨酸羟化酶的作用下生成多巴;多巴在多巴脱羧酶的作用下形成多巴胺;多巴胺进入突触囊泡内经 β-羟化酶作用合成去甲肾上腺素。多巴胺与去甲肾上腺素作用于儿茶酚胺神经元,参加情绪、行为和运动的调节。

2. 假性神经递质及其生成 当肝功能障碍时,肝功能不全肝内酶系统受损,单胺氧化酶缺乏,肝脏不能有效地将苯乙胺、酪胺等胺类清除;尤其是伴有门静脉高压症时,胃肠淤血、消化吸收不良,肠内蛋白质腐败分解过程增强,产胺增加,大量苯乙胺、酪胺在血中蓄积并通过血脑屏障进入中枢神经系统。如果门-体静脉分流形成,部分门静脉血绕过肝脏直接进入腔静脉,使体循环中苯乙胺和酪胺含量明显增加。血中过多的苯乙胺和酪胺进入脑内,经 β-羟化酶作用,生成苯乙醇胺和羟苯乙醇胺(图 14-17)。这两种物质的化学结构与正常神经递质多巴胺和去甲肾上腺素非常相似(图 14-18),能替代部分正常的神经递质,但其生物效应远不如正常神经递质,仅相当于正常神经递质的 1/10 左右,故称此胺类为假性神经递质。一旦假性神经递质竞争性地取代了正常神经递质,就会使神经突触部位的神经冲动传导发生障碍,产生相应的临床症状,甚至患者可出现昏迷等肝性脑病的一系列表现。

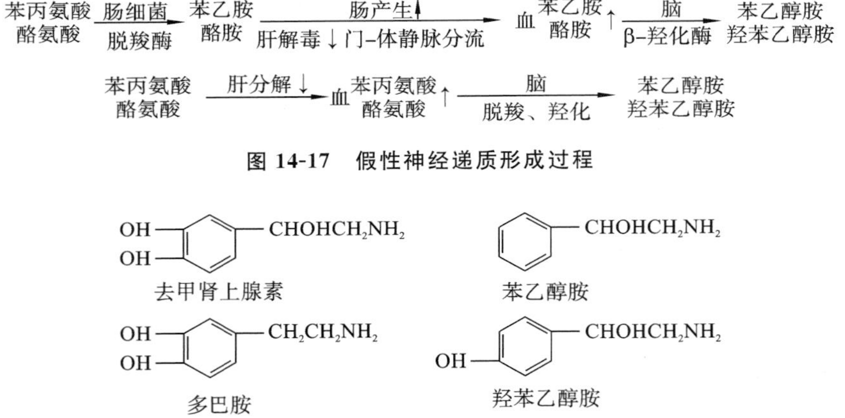

图 14-17 假性神经递质形成过程

图 14-18 正常及假性神经递质结构成

3. 对中枢神经系统的影响

(1) 对脑干网状结构的影响:脑干网状结构位于中枢神经中轴,具有广泛的调节和综合作用,对于维持大脑皮层的兴奋性,使机体处于觉醒状态有着重要作用。脑干网状结构上行激动系统信息传递神经递质种类很多,主要是去甲肾上腺素和多巴胺。当假性神经递质增多后,竞争性地取代正常神经递质,致使脑干网状结构上行激动系统功能活动减弱,大脑皮层由兴奋状态转入抑制状态,机体不能保持清醒状态而出现意识模糊、嗜睡,甚至昏迷。

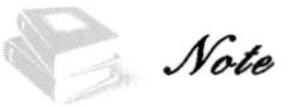
Note

(2) 对大脑基底核的影响:大脑基底核包括大脑皮层基底部的尾状核、壳核、苍白球,它们是锥体外系的中心,其主要功能是调节肌肉张力、协调肌群运动、保持身体姿势,其中主要神经递质是抑制性神经递质多巴胺和兴奋性神经递质乙酰胆碱。当多巴胺被假性神经递质取代后,乙酰胆碱的兴奋活动便占优势,患者出现不自主运动、扑翼样震颤等。临床上对一些肝性脑病的患者,采用左旋多巴治疗可明显改善病情。

(三) 血浆氨基酸失衡学说

正常人血浆及脑内各种氨基酸的含量有适当的比例。近年来许多研究者发现,肝性脑病发生前与发生过程中,患者血浆内假性神经递质和(或)抑制性神经递质增多。这种增多与血浆氨基酸含量异常变化有关。主要表现为:芳香族氨基酸(AAA)如苯丙氨酸、酪氨酸、色氨酸增多,支链氨基酸(BCAA)如缬氨酸、亮氨酸、异亮氨酸减少。BCAA/AAA 值可由正常的 3～3.5 下降至 0.6～1.2。如果采用中性氨基酸混合液治疗肝性脑病,使患者血浆 BCAA/AAA 值矫正到 3～3.5 时,患者的中枢神经系统的异常情况便可得到改善。

1. 血浆氨基酸失衡的原因　血浆中芳香族氨基酸增多,支链氨基酸减少的主要原因有以下几个方面。

(1) 正常情况下,血浆芳香族氨基酸依赖肝脏清除,肝功能受损后,一方面血浆芳香族氨基酸的降解能力降低;另一方面,肝脏的糖异生作用障碍,使芳香族氨基酸转为糖的能力降低。因此血浆中芳香族氨基酸含量升高。

(2) 严重肝功能障碍时,血浆中支链氨基酸水平也会降低。主要原因是血浆中胰岛素浓度升高。正常情况下支链氨基酸的分解代谢主要在骨骼肌和肾脏等组织中进行。肝功能不全时,肝脏对激素的灭活能力降低,使血浆中胰岛素和胰高血糖素浓度升高,胰岛素不仅有降低血糖的作用,还能增加肌肉对支链氨基酸的摄取和分解,使血浆中支链氨基酸浓度降低;而胰高血糖素可使蛋白质分解代谢增强,产生大量芳香族氨基酸。

2. 血浆氨基酸的失衡与肝性脑病　生理情况下,芳香族氨基酸与支链氨基酸都是电中性的氨基酸,它们由同一载体转运通过血脑屏障,在通过血脑屏障时它们之间存在竞争。当芳香族氨基酸增多,支链氨基酸减少时,芳香族氨基酸可竞争性地进入脑组织增加,其中主要是苯丙氨酸和酪氨酸。

当进入脑内的苯丙氨酸、酪氨酸过多时,苯丙氨酸可抑制酪氨酸羟化酶的活性,使正常神经递质多巴胺与去甲基肾上腺素生成减少。同时,增多的苯丙氨酸可在芳香族氨基酸脱羧酶和β-羟化酶作用下生成苯乙醇胺。同样,进入脑内的酪氨酸也可经上述途径生成羟苯乙醇胺。所以,血中氨基酸的失衡使脑内产生大量假性神经递质,从而导致肝性脑病。血浆氨基酸失衡学说,实际上是假性神经递质学说的补充与发展。

(四) 其他神经递质在肝性脑病中的作用

研究发现多种蛋白质、脂肪的代谢产物如硫醇、短链脂肪酸、酚等在肝性脑病的发病中可能也起一定作用。

正常情况下,含硫的蛋氨酸经肠道细菌作用后产生的含硫化合物,常在肝脏氧化解毒。肝功能严重障碍时,血中硫醇含量增多,则可产生毒性作用。硫醇可抑制尿素合成而干扰氨的解毒等。

肝功能严重障碍时,由于对食物吸收的脂肪酸分解代谢下降,或因门-体静脉分流,或因血浆白蛋白降低,使血中短链脂肪酸增多,从而抑制脑能量代谢,影响神经冲动的传导。此外,肝解毒功能降低时,血中酚、吲哚等物质增加,与肝性脑病的发生也可能有一定关系。

总之,肝性脑病的发病机制极为复杂,是多种因素综合作用的结果,每一种学说都不能独立解释其全部发病机制。随着研究的深入,研究人员揭示了多种因素间的内在联系与相互作用,这有利于临床上采取综合性治疗措施,提高肝性脑病的治愈率。

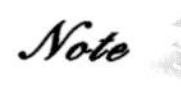

三、诱发因素

诱发肝性脑病的因素有很多,尤其是慢性肝性脑病患者常有明显的诱因。

(一) 氮的负荷增加

这是诱发肝性脑病最常见的原因。肝硬化患者上消化道出血、食用过量蛋白质、输入过多库存血等可由于血氨升高而诱发肝性脑病。而感染、碱中毒、氮质血症、便秘等内源性氮负荷过重,也可诱发肝性脑病。

(二) 血脑屏障通透性增强

正常情况时一些神经毒素不能通过血脑屏障,而实验证明,缺血、缺氧、感染、大量饮酒、硫醇、胺盐、脂肪酸等都会使血脑屏障通透性增加,增强氨的弥散效果,而诱发肝性脑病的发生。

(三) 脑的敏感性增强

严重肝功能障碍时,由于体内毒性物质的作用,患者的脑组织对药物或氨等毒性物质的敏感性增高,因此,使用止痛剂、镇静剂、麻醉剂等药物不当时,易诱发肝性脑病。

总之,严重肝病患者临床治疗时应尽量避免以上诱发因素,防止肝性脑病的发生。

四、防治与护理原则

鉴于肝性脑病的发病机制较为复杂,其发病是多因素综合作用的结果,临床上多采用针对性、综合性措施,防治原则是发病学治疗与防止诱因相结合,提高治疗成功率,降低死亡率。

(一) 积极治疗原发病

肝性脑病通常是由于严重肝功能障碍引起,首先应针对原发病如肝炎、肝硬化等进行治疗。

(二) 防止或消除诱因

在肝性脑病的发生过程中,诱发因素具有重要作用,避免诱发因素的作用可有效防止肝性脑病的发生。

(1) 严格限制蛋白质摄入量(一般每天不超过 40 g),同时应输注葡萄糖液作为主要供能物质,并供给充足的维生素以减少组织蛋白的分解。

(2) 严禁摄入粗糙质硬食物,防止上消化道大出血。

(3) 保持大便的通畅,必要时可通过导泻或灌肠以清洁肠道。

(4) 注意水、电解质和酸碱平衡,及时防治各种碱中毒。

(5) 慎用催眠药、麻醉剂、镇静药,如病情需要仅用最低量,并警惕其蓄积中毒。

(三) 降低血氨

(1) 临床上常用精氨酸、谷氨酸等药物降低血氨。

(2) 口服或鼻饲非吸收性抗生素(如新霉素)可抑制肠道菌群过度生长,使氨生成减少。

(3) 口服乳果糖,减小肠道 pH 值,抑制肠道细菌的产氨作用,使氨的生成和吸收减少。

(四) 促进神经递质恢复正常

补充正常神经递质,临床上常用左旋多巴。左旋多巴是脑合成正常神经递质的原料,且易通过血脑屏障入脑,有助于儿茶酚胺类递质多巴胺、去甲肾上腺素的生成,可竞争性取代神经末梢突触中的假性神经递质,正常神经冲动的传递便可恢复。对处于昏迷状态患者有较明显的苏醒作用。

(五) 其他

应用支链氨基酸混合液,纠正氨基酸代谢的不平衡。此外,纠正水、电解质和酸碱平衡紊乱,保护脑细胞功能,维持呼吸道通畅,防止脑水肿等措施对整个病情的恢复是有利的。

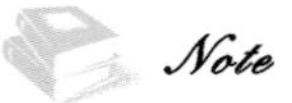

直通护考
在线答题

课后思考

1. 名词解释：肠上皮化生、消化性溃疡、复合性溃疡、病毒性肝炎、气球样变、嗜酸性变、嗜酸性小体、点状坏死、碎片坏死、桥接坏死、肝硬化、假小叶、肝性脑病、假性神经递质。

2. 简述慢性萎缩性胃炎的病理变化。

3. 胃溃疡的主要病理变化有哪些？胃溃疡可出现哪些并发症？

4. 简述病毒性肝炎的基本病变及各型病毒性肝炎的病变特征。

5. 简述门脉性肝硬化的病理变化及临床病理联系。

6. 良性胃溃疡和恶性胃溃疡的肉眼形态有何不同？

7. 叙述胃癌的扩散途径。

8. 血氨升高对脑有什么毒性作用？

9. 假性神经递质是如何形成的？它们在引起肝性脑病的过程中有何作用？

10. 简述肝性脑病防治的病理生理基础。

（陈雅静）

第十五章　泌尿系统疾病

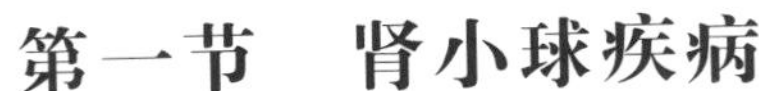

能力目标

1. 掌握：肾小球肾炎、肾盂肾炎、肾功能衰竭、急性肾功能衰竭、慢性肾功能衰竭和尿毒症的基本概念；不同类型肾小球肾炎的病变特点及临床病理联系；急性、慢性肾功能衰竭机体的功能和代谢变化。

2. 熟悉：肾小球肾炎的基本病理变化及临床病理联系；肾盂肾炎的类型和病理变化；急性、慢性肾功能衰竭的病因和发病机制。

3. 了解：肾小球肾炎的病因和发病机制；肾盂肾炎的病因和感染途径；肾小球肾炎、肾盂肾炎和肾功能衰竭的护理原则；尿毒症的病因、发病机制及功能和代谢变化。

导言

本章 PPT

泌尿系统由肾、输尿管、膀胱和尿路组成，主要功能是排泄体内的代谢产物及其他毒物，维持机体水、电解质以及酸、碱的平衡，此外，还具有内分泌功能（分泌肾素、前列腺素、促红细胞生成素等），并参与调节血压、红细胞的生成和调节钙、磷的吸收等代谢活动。

泌尿系统疾病分为肾病变和尿路的病变。病变类型包括炎症、肿瘤、代谢性疾病、尿路梗阻、血管疾病和先天性畸形等。本章主要介绍肾小球肾炎、肾盂肾炎及肾功能不全。

第一节　肾小球疾病

肾小球的组织结构

肾小球疾病（glomerular diseases），又称肾小球肾炎（glomerulonephritis，GN），简称肾炎，是指以肾小球损伤和改变为主的变态反应性疾病，可分为原发性和继发性两类。前者是指原发于肾的独立性疾病，肾为唯一受累的脏器；后者是指继发于其他疾病或某些全身性疾病中出现肾病变的疾病，如狼疮性肾炎、过敏性紫癜、糖尿病性肾炎等。一般所说的肾炎是指原发性肾小球肾炎，也是本节所讨论的。

一、病因和发病机制

肾小球肾炎的病因尚未完全阐明，但研究表明，大部分肾小球肾炎是由抗原抗体反应引起的免疫性疾病。

能引起肾小球肾炎的抗原种类很多，可分为内源性抗原和外源性抗原两大类（表 15-1）。

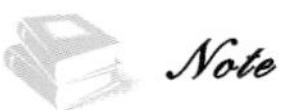

表 15-1　引起肾小球肾炎的内源性抗原与外源性抗原的比较

内源性抗原		外源性抗原
肾小球本身抗原	非肾小球本身抗原	
肾小球基底膜抗原 肾小球内皮细胞膜抗原 肾小球足细胞的足突抗原 肾小球上皮细胞刷状缘抗原 肾小球系膜细胞抗原等	细胞核抗原 DNA 抗原 免疫球蛋白 甲状腺球蛋白 肿瘤特异抗原	生物性:病原微生物及异物（细菌、病毒、真菌、寄生虫等） 非生物性:药物(青霉胺、金和汞制剂等);异种血清蛋白、类毒素;化学试剂等

抗原种类不同,引起机体的反应性不同,所形成的免疫复合物的方式和部位也不相同,目前已证实的免疫复合物主要通过以下两种方式引起肾小球肾炎。

(一)循环免疫复合物沉积

循环免疫复合物的抗原可以是外源性抗原,也可以是内源性抗原,但均不是肾小球本身成分。抗原刺激机体产生相应抗体,抗原再与抗体在血液循环中结合成免疫复合物,各种免疫复合物是否能在肾小球内沉积,引起肾小球的损伤,取决于免疫复合物的大小、溶解度和携带电荷等。抗体明显多于抗原时,形成大分子不溶性免疫复合物,在循环中易被巨噬细胞吞噬清除,不引起肾小球损伤;相反,抗原明显多于抗体时,形成小分子可溶性免疫复合物,不能结合补体,易通过肾小球滤出,也不引起肾小球损伤。只有当抗原稍多于抗体或两者数量相当时,形成的免疫复合物在血液中保存时间较长,随血液入肾小球后,沉积在不同的部位,如系膜区内、肾小球毛细血管基底膜与肾小球毛细血管内皮细胞之间、肾小球毛细血管基底膜内、肾小球毛细血管基底膜与肾小球足细胞之间等(图 15-1),引起不同类型的肾小球肾炎,表现有急性或慢性过程,病变也可轻可重。免疫荧光检查显示,在肾小球毛细血管基底膜表面可出现不连续的颗粒状荧光(图 15-2)。

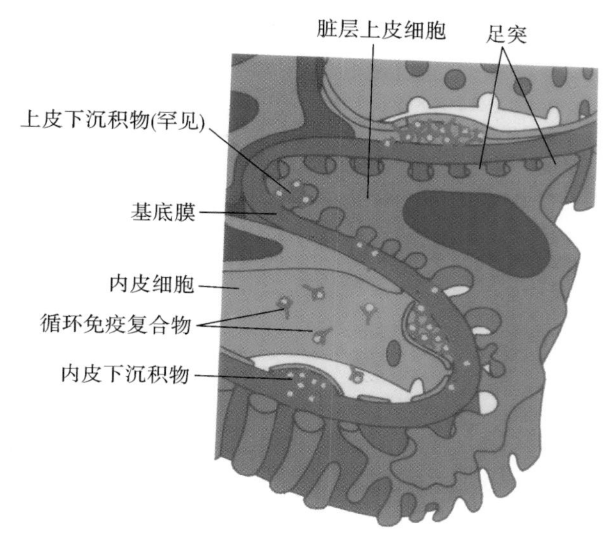

图 15-1　循环免疫复合物沉积示意图

(二)原位免疫复合物形成

抗体与肾小球本身的抗原成分或随血液循环植入肾小球的抗原反应,在肾小球内形成原位免疫复合物,引起肾小球的损伤。主要有以下三种类型的抗原。

1. 肾小球基底膜抗原　抗体直接与肾小球基底膜抗原结合形成免疫复合物。某种感染或其他原因使肾小球毛细血管基底膜结构发生改变,也可能某些病原微生物与肾小球毛细血管基底膜具有

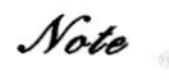

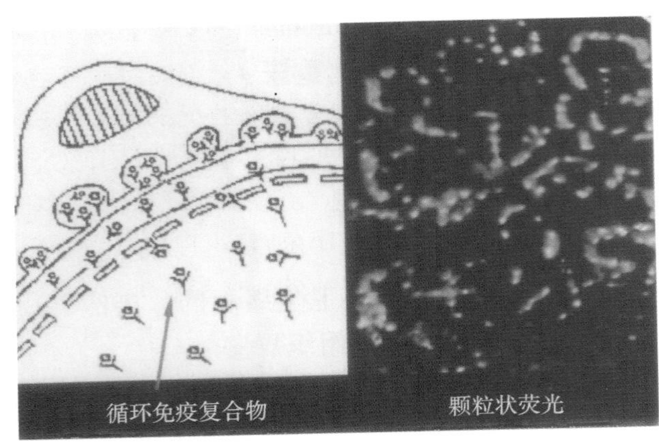

图 15-2　肾小球肾炎循环免疫复合物沉积模式图

共同的抗原性而发生交叉免疫反应，引起肾小球肾炎。免疫荧光检查显示沿肾小球毛细血管基底膜出现连续的线形荧光(图 15-3)，此类属自身免疫性疾病，在人类肾小球肾炎中较为少见。

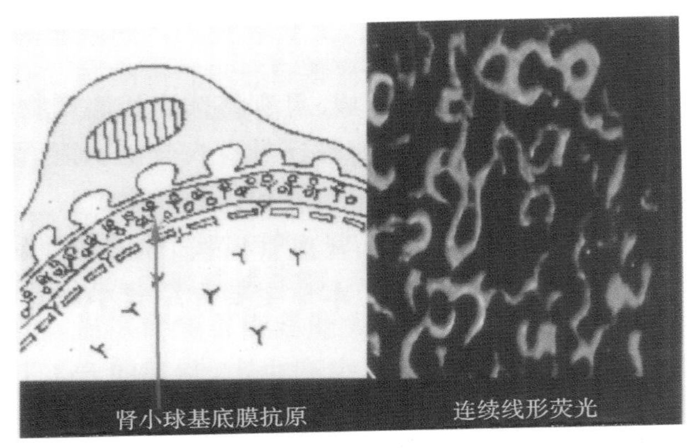

图 15-3　肾小球肾炎原位免疫复合物形成模式图

2. 植入性抗原　细菌、病毒等感染的产物或某些药物等进入机体，首先与肾小球某一成分结合形成植入性抗原，刺激机体产生相应抗体，抗原、抗体在肾小球内原位结合形成免疫复合物，引起肾小球肾炎。此型较常见，免疫荧光检查显示有不连续的颗粒状荧光。

3. 肾小球上皮细胞刷状缘抗原(Heymann 抗原)　实验证明，肾小球上皮细胞的刷状缘与足细胞具有共同的抗原性，当刷状缘成分引起实验动物形成抗体后，可与肾小球足细胞的足突膜发生交叉免疫反应形成免疫复合物，沉积于上皮细胞下，引起肾小球肾炎。免疫荧光检查显示，免疫复合物在肾小球呈弥漫颗粒状分布的免疫球蛋白或补体沉积。

免疫复合物沉积于肾小球后，可激活补体系统，进而产生并释放出多种炎症介质而引起肾小球的损伤。不同类型肾小球肾炎的损伤机制和参与的炎症介质也有所不同。损伤肾小球的炎症介质主要有抗体、补体、中性粒细胞、单核巨噬细胞、血小板、系膜细胞和凝血系统等。

肾小球肾炎的病理学特点

二、基本病理变化

肾小球肾炎是以增生为主的免疫反应性炎症疾病。

(一) 肾小球的改变

1. 增生性病变

(1) 细胞增生性病变：细胞增生性病变主要是指肾小球固有细胞数目增多，系膜细胞和内皮细胞增生，壁层上皮细胞增生，导致肾球囊内新月体形成。

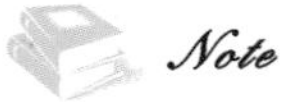

(2) 肾小球毛细血管基底膜增厚：光镜下，PAS 和 PASM 等染色可显示肾小球毛细血管基底膜增厚；电镜观察表明肾小球毛细血管基底膜改变可以是肾小球毛细血管基底膜本身的增厚，也可以是内皮下、上皮下或肾小球毛细血管基底膜内免疫复合物的沉积所致。

(3) 肾小球玻璃样变性和硬化：肾小球玻璃样变性是指光镜下 HE 染色显示均质的嗜酸性物质沉积。电镜下见细胞外出现无定形物质，其成分为沉积的血浆蛋白、增厚的肾小球毛细血管基底膜和增多的系膜基质。严重时毛细血管管腔狭窄和闭塞，肾小球固有细胞减少甚至消失，胶原纤维增加。最终导致节段性或整个肾小球的硬化。肾小球玻璃样变性和硬化为各种肾小球病变发展的最终结果。

2. 渗出性病变　肾小球肾炎主要表现为中性粒细胞、单核细胞及淋巴细胞等炎症细胞浸润，血浆蛋白和肾小球纤维也可渗出。渗出物可分布于肾小球和肾间质内，也可进入肾小囊腔随尿排出。

3. 变质性病变　肾小球肾炎可见毛细血管壁发生纤维素样坏死，还可伴有血栓形成和红细胞漏出；肾小球的硬化性病变最终可发生玻璃样变性。

肾小球疾病的病理诊断应反映病变的分布状况

(二) 肾小管和肾间质的改变

由于肾小球血流和滤过性状的改变，肾小管上皮细胞常发生变性，管腔内可出现蛋白质、细胞或细胞碎片浓聚形成的管型。肾间质可发生充血、水肿和炎症细胞浸润。肾小球发生玻璃样变性和硬化时，相应肾小管萎缩或消失，肾间质发生纤维化。

三、临床病理联系

肾小球肾炎的临床症状包括尿量、尿性状的改变，肾性水肿和肾性高血压等。

(一) 尿的变化

1. 尿量的改变　尿量的改变包括少尿、无尿、多尿或夜尿。24 h 尿量少于 400 mL 称为少尿；少于 100 mL 称为无尿；超过 2500 mL 称为多尿。

2. 尿性状的改变　尿性状的改变包括血尿、蛋白尿和管型尿。血尿分为肉眼血尿和显微镜下血尿。尿中蛋白质含量每天超过 150 mg 称为蛋白尿，每天超过 3.5 g 则称为大量蛋白尿。管型由蛋白质、细胞或细胞碎片等在肾小管内凝集而成，尿中出现大量管型则称为管型尿。

(二) 全身性变化

1. 肾性水肿　由肾功能异常导致的血浆胶体渗透压下降(尿蛋白长期大量流失)和钠、水潴留引起的水肿，称为肾性水肿，表现为眼睑水肿、腹腔积液、胸腔积液等。

2. 肾性高血压　由肾功能异常导致的高血压，称为肾性高血压。常见原因如下：①肾小球内皮细胞和系膜细胞严重增生，肾小球结构破坏和硬化，肾小球毛细血管挤压闭塞甚至消失，导致肾小球缺血，肾素分泌增多导致高血压，称为肾素依赖性高血压；②肾功能异常，体内钠、水潴留，有效循环血量增多导致高血压，称为容量性高血压。

3. 肾性贫血和肾性骨病　肾功能严重受损时，促红细胞生成素减少，电解质紊乱，钙、磷代谢失调，从而导致肾性贫血和肾性骨病。

(三) 肾小球肾炎临床综合征

根据病程、临床表现和其他检查结果，将肾小球肾炎分为下列临床综合征。

1. 急性肾炎综合征　本病起病急，常表现为少尿、血尿、蛋白尿，常有水肿和高血压，严重者可出现氮质血症。常见病理类型是急性弥漫增生性肾小球肾炎。

2. 急性进行性肾炎综合征　本病起病急，进展快，常出现少尿或无尿、血尿和蛋白尿，可迅速发展为肾功能不全。常见病理类型是新月体性肾小球肾炎。

3. 肾病综合征　本病主要表现为大量蛋白尿、高度水肿、低蛋白血症和高脂血症。多种类型的

Note

肾小球肾炎均可表现为肾病综合征。

4. 反复发作性或持续性血尿 本病发病急或缓，常表现为肉眼血尿或镜下血尿，一般无肾小球肾炎的其他症状。常见病理学类型是 IgA 肾病。

5. 慢性肾炎综合征 本病主要表现为多尿、夜尿、低比重尿、高血压、贫血、氮质血症和尿毒症，见于各型肾小球肾炎的终末阶段。

6. 隐匿性肾炎综合征 本病患者常无症状，仅有镜下血尿或蛋白尿。常见病理类型是系膜增生性肾小球肾炎。

四、肾小球肾炎的病理类型

(一) 急性弥漫增生性肾小球肾炎

【护考提示】急性弥漫增生性肾小球肾炎的病因主要是与 A 组乙型溶血性链球菌感染有关。

急性弥漫增生性肾小球肾炎(acute diffuse proliferative glomerulonephritis)，简称急性肾炎，主要表现为急性肾炎综合征，临床最为常见。其病变特点是以肾小球弥漫性毛细血管内皮细胞和系膜细胞增生为主，伴中性粒细胞和巨噬细胞浸润。本型肾炎又称毛细血管内增生性肾小球肾炎。儿童、青少年多见，成年人少见，多与 A 族乙型溶血性链球菌感染有关，少数与其他细菌或病毒感染有关，因此又有感染后肾炎之称。发病机制为循环免疫复合物沉积所致。

1. 病理变化

(1) 肉眼观察：双侧肾体积呈对称性增大，包膜紧张，表面光滑，充血呈红色，故称为“大红肾”(图 15-4(a))。有的肾表面及切面可见散在的出血点，似蚤咬状，故又称为“蚤咬肾”(图 15-4(b))。切面见肾皮质增厚，纹理模糊，但皮质与髓质分界清楚。

(2) 镜下观察：肾小球体积增大，肾小球毛细血管内皮细胞和系膜细胞明显增生，从而导致毛细血管管腔狭窄、闭塞，引起血管球内缺血；肾小球囊腔内出现炎症细胞(主要为中性粒细胞)、纤维蛋白等渗出物，也可见红细胞漏出，严重者可见毛细血管内微血栓形成及纤维蛋白样坏死(图 15-6(c))。肾小管上皮细胞可有细胞水肿、脂肪变性及玻璃样变性，管腔内常见蛋白管型、细胞管型及颗粒管型等。

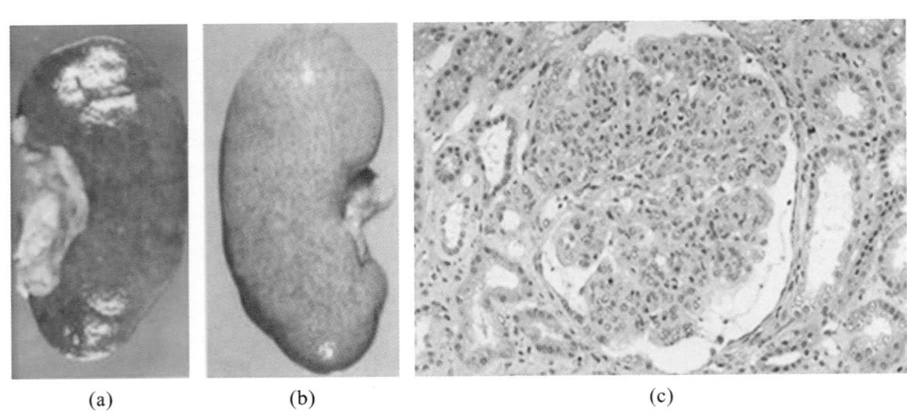

图 15-4 急性弥漫增生性肾小球肾炎

(3) 电镜观察：可见电子致密物(即免疫复合物)沉积于肾小球毛细血管基底膜与肾小球足细胞之间，呈现峰状或小丘状，也可沉积于肾小球毛细血管基底膜内，免疫荧光检查见颗粒状荧光。

2. 临床病理联系

(1) 尿的变化：①少尿或无尿：肾小球内细胞明显肿胀增生，压迫毛细血管，血流减少，使肾小球滤过率明显降低，而肾小管病变轻，重吸收相对正常。②血尿、蛋白尿：为肾小球毛细血管受损、通透性增高所致。③管型尿：滤过膜受损，导致肾小管的蛋白质、红细胞和白细胞凝集成透明管型、红细

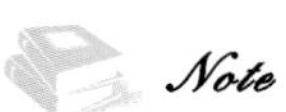

胞管型和颗粒管型，尿液可检出。

（2）水肿：水肿首先出现在组织疏松部位，如眼睑部、面部等，严重者可波及全身。水肿的发生主要是由少尿引起钠、水潴留和变态反应引起的毛细血管通透性增加所致。部分患者也可因少尿而出现氮质血症。

（3）高血压：约70%的患者有轻度到中度的高血压，主要原因可能与钠、水潴留引起的血容量增加有关，严重时可引起心力衰竭。

3. 转归　本病多数情况下预后较好，特别是儿童患者，多在数周至数月内恢复正常。少数患者预后较差，约不到1%的患者病变无明显改善而发展为快速进行性肾小球肾炎，1%～2%的患者因病变发展缓慢、迁延不愈而转化为弥漫硬化性肾小球肾炎。成年患者预后较差，15%～50%的患者可转为慢性。

（二）新月体性肾小球肾炎

急进性肾小球肾炎（rapidly progressive glomerulonephritis，RPGN），又称快速进行性肾小球肾炎，临床见起病急，进展快，病情重，迅速出现血尿、蛋白尿、少尿或无尿、氮质血症等急进性肾炎综合征表现，预后较差。本型肾小球肾炎的组织学特点是多数肾球囊壁层上皮细胞增生形成新月体或环状体，故又称新月体性肾小球肾炎（crescentic glomerulonephritis，GRGN）。

1. 病理变化

（1）肉眼观察：双侧肾肿大，颜色苍白，切面可见肾皮质增厚，有散在的出血点。

（2）镜下观察：肾小球内的新月体或环状体是由肾球囊壁层上皮细胞增生，在血管球周围堆积形成的（图15-5），可能是由渗出的纤维蛋白刺激所致。在新月体或环状体内含有渗出的纤维蛋白和炎症细胞（如单核细胞、中性粒细胞、淋巴细胞等），新月体细胞成分间有较多的胶原纤维。早期新月体以细胞成分为主，称为细胞性新月体。之后胶原纤维增多，形成细胞和胶原纤维共存的细胞纤维性新月体。后期，细胞成分完全被纤维组织代替，形成纤维性或硬化性新月体。新月体或环状体形成后，肾球囊囊腔狭窄、闭塞，压迫血管球，引起血管球萎缩、纤维化及玻璃样变性。肾小管上皮细胞水肿、玻璃样变性。部分肾小管上皮细胞萎缩消失。肾间质水肿，炎症细胞浸润，后期发生纤维化。

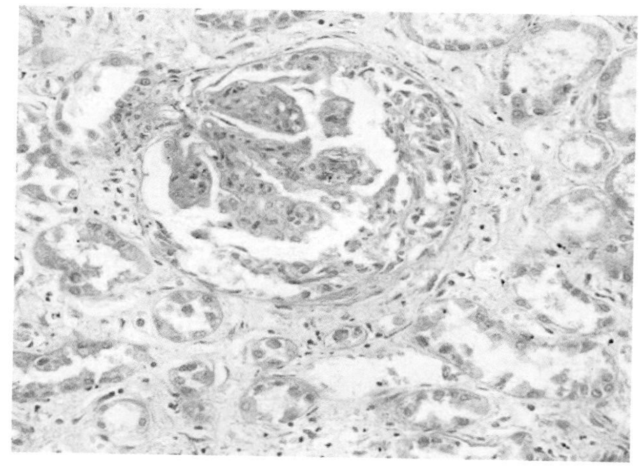

图15-5　新月体性肾小球肾炎

（3）电镜观察：可见肾小球毛细血管基底膜的缺损和断裂。免疫荧光检查显示IgG和C3沿肾小球毛细血管壁呈颗粒状或线形荧光。

2. 临床病理联系　本病的临床表现为急进性肾炎综合征。

（1）血尿：因肾小球毛细血管纤维素样坏死，肾小球毛细血管基底膜断裂，通透性明显增加，而红细胞大量漏出，故有明显血尿，也有蛋白尿或伴轻度水肿。

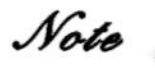

(2) 少尿、无尿、氮质血症:大量的新月体形成阻塞肾球囊,迅速出现少尿甚至无尿;血中含氮代谢产物不能滤过排出,在体内潴留出现氮质血症;短期内还可发展为急性肾功能衰竭、尿毒症。

(3) 高血压:大量肾小球因纤维化、玻璃样变性、缺血,使肾素-血管紧张素增多,血压升高。

3. 转归 肾小球出现新月体或环状体后预后较差,患者常在数周或数月内死于尿毒症。新月体或环状体少于70%者,病程进展较慢,则预后稍好,但最终可发展为弥漫性硬化性肾小球肾炎。

(三) 膜性肾小球肾炎

膜性肾小球肾炎(membranous glomerulo nephritis)是引起成年人肾病综合征最常见的原因。主要病变特征是肾小球基底膜上皮细胞侧出现含免疫球蛋白的电子致密沉积物,基底膜显著增厚,而毛细血管壁弥漫性增厚,又称膜性肾病。

1. 病理变化

(1) 肉眼观察:双侧肾脏弥漫性肿大,颜色苍白,称为“大白肾”。

(2) 镜下观察:绝大多数肾小球毛细血管基底膜明显增厚(图15-6)。肾小球内细胞无增生,也无渗出现象。晚期由于肾小球毛细血管基底膜显著增厚,毛细血管管腔变窄,大部分肾小球因缺血发生纤维化、玻璃样变性。

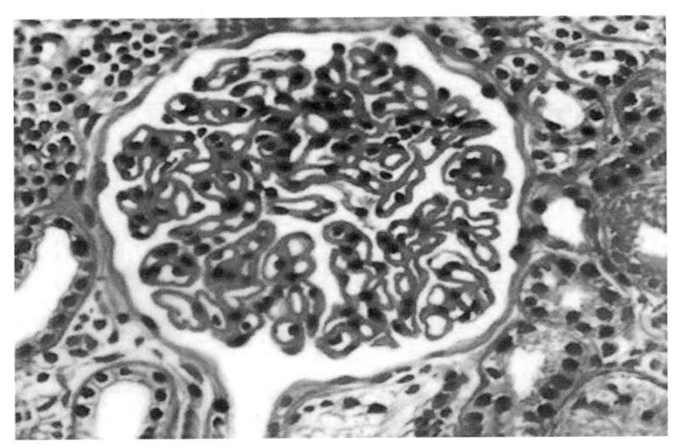

图15-6 膜性肾小球肾炎

2. 临床病理联系 膜性肾小球肾炎是引起成年人肾病综合征最常见的原因。

(1) 高度蛋白尿:基底膜严重损伤,通透性明显增高,大量血浆蛋白(包括大分子蛋白质)由肾小球滤过,可引起严重的非选择性蛋白尿。

(2) 低蛋白血症:因大量蛋白质从尿液丢失,血浆蛋白含量明显降低。

(3) 高度水肿:血浆蛋白含量明显降低,使血浆胶体渗透压下降;加之肾缺血,肾素-血管紧张素-醛固酮系统活性增强,钠、水潴留,出现全身性高度水肿。

(4) 高脂血症:机制未完全明了,可能与低蛋白血症引起肝合成脂蛋白增多有关。

3. 转归 病变轻者,经治疗可逐渐缓解,但多数患者反复发作,对激素治疗不敏感,发病后10年左右进展为慢性肾功能不全。

(四) 轻微病变性肾小球肾炎

轻微病变性肾小球肾炎(minimal change glomerulonephritis)是指在光镜下肾小球无明显改变或病变轻微,因肾小管上皮细胞脂肪变性而引起的肾小球肾炎,又称为脂性肾病,病变特点是弥漫性肾小球脏层上皮细胞足突消失。本病是引起儿童肾病综合征最常见的原因,其发病可能与T细胞免疫功能异常有关。

1. 病理变化

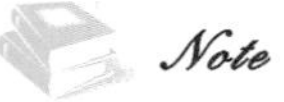

(1) 肉眼观察:肾体积增大,颜色苍白,切面皮质厚,呈黄白色条纹(肾小管细胞脂肪变性)。

(2) 镜下观察：肾小球基本正常，近端肾小管上皮细胞脂肪变性及玻璃样变性。

2. 临床病理联系　本病的临床表现为肾病综合征。尿内蛋白质成分主要是小分子白蛋白，属于选择性蛋白尿。

3. 转归　儿童患者预后较佳，90%以上的患者用糖皮质激素治疗效果好，少数病例可发生肾功能不全。

(五) 慢性硬化性肾小球肾炎

慢性硬化性肾小球肾炎(chronic sclerosing glomerulonephritis)，是各型肾炎发展到晚期的终末阶段。其病变特点是大量的肾小球发生纤维化、玻璃样变性，又称慢性肾小球肾炎(chronic glomerulonephritis)，简称慢性肾炎。多见于成年人，病程长，易引起慢性肾功能衰竭，预后差。

1. 病理变化

(1) 肉眼观察：双侧肾体积呈对称性缩小，重量减轻，颜色苍白，质地变硬，表面呈弥漫性细颗粒状突起，故称为继发性颗粒性固缩肾(图 15-7(a))。切面肾皮质变薄，纹理不清，皮质和髓质分界不清，小动脉硬化，管壁增厚呈哆开状。

(2) 镜下观察：病变弥漫分布于双侧肾；多数肾小球发生纤维化、玻璃样变性(图 15-7(b))，相应肾小管萎缩、消失；残留肾单位常呈代偿性肥大，肾小球体积增大，肾小管扩张。肾间质的纤维组织增生、收缩，使玻璃样变性的肾小球相互靠拢集中。肾间质有大量淋巴细胞、浆细胞浸润。肾间质内小动脉硬化，管壁增厚，管腔狭窄。

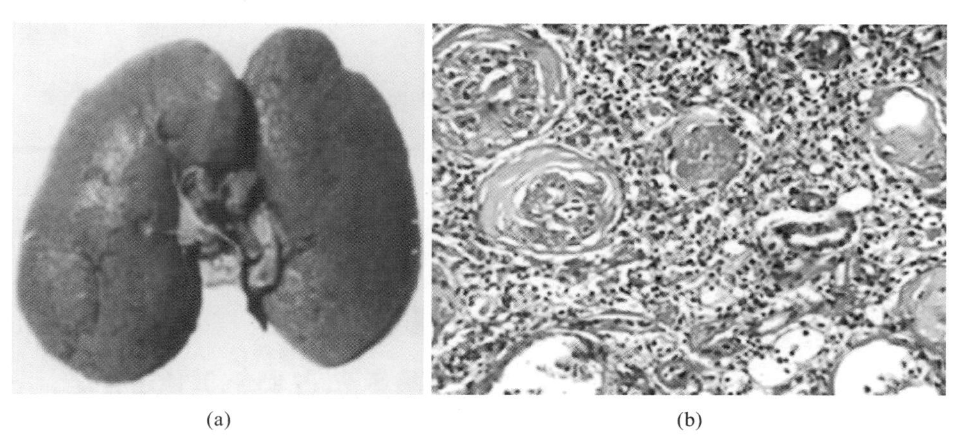

(a)　　(b)

图 15-7　慢性硬化性肾小球肾炎

注：(a)肾体积缩小，表面呈弥漫性细颗粒状；(b)肾小球发生纤维化和玻璃样变性，肾小管萎缩；肾间质纤维组织增生，有炎症细胞浸润。

2. 临床病理联系　多数慢性硬化性肾小球肾炎患者的病变发展缓慢，病程经过可长达数年甚至更长时间。

(1) 尿的变化：由于大量肾单位被破坏，功能丧失，血液经过部分残存代偿的肾单位速度加快，肾小球滤过率增加，原尿生成增多，而肾小管的重吸收功能有限，尿的浓缩功能降低，患者出现多尿、夜尿和低比重尿。但残存肾单位的结构和功能相对正常，故血尿、蛋白尿和管型尿不明显。

慢性肾小球肾炎患者尿蛋白和红细胞漏出的原因

(2) 肾性高血压：由于大量肾单位被破坏，肾组织缺血，激活肾素-血管紧张素系统，血压升高。血压升高又促进动脉硬化，进一步加重肾脏缺血，使血压持续在高水平上。长期的高血压可加重左心负荷使之发生代偿肥大，严重者发展为心力衰竭；高血压还可引起脑出血。

(3) 贫血：肾组织被破坏，促红细胞生成素减少以及体内大量代谢产物潴留，抑制骨髓的造血功能，从而引起贫血。

(4) 氮质血症：随着病变的发展，残存的肾单位越来越少，排泄代谢产物的功能越来越弱，血液

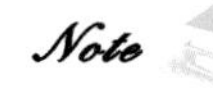

中非蛋白氮(NPN)的含量增高,引起氮质血症,最终出现尿毒症。

3. 转归 慢性硬化性肾小球肾炎的病变发展缓慢,病程长短不一,可迁延数年、数十年,早期如能积极合理地治疗可控制病情发展。若病变进行性发展至晚期时,患者可因慢性肾功能衰竭、尿毒症而死亡,也可死于心力衰竭、脑出血、继发感染等。目前,血液透析或肾移植是挽救晚期患者生命的有效治疗方法。

五、防治与护理原则

(1) 注意休息,防止受凉感冒或上呼吸道感染;起病 2 周内要卧床休息,避免劳累;有高血压和心力衰竭者,要绝对卧床休息,待水肿消退、血压正常、肉眼血尿消失后,可在室内适当活动;病后 2～3 个月若尿液检查显示每高倍视野红细胞在 10 个以下,血沉正常则可适当活动,但要避免较剧烈的体育运动;红细胞计数正常后,可恢复正常活动。

直通护考
在线答题

(2) 注意个人卫生,保持皮肤清洁,防止皮肤感染。

(3) 饮食管理:给予高糖、高维生素、适量蛋白质和脂肪的低盐饮食。急性期 2 周内,应控制盐的摄入,每日 1～2 g;水肿消退后每日 3～5 g,水肿严重、尿少、氮质血症者,应限制水及蛋白质的摄入;水肿消退、血压恢复正常后,逐渐由低盐饮食过渡到普通饮食。

(4) 避免服用含非那西丁一类的解热镇痛药及其他对肾功能有损害的药物。

第二节 肾盂肾炎

肾盂肾炎(pyelonephritis)是肾盂、肾间质和肾小管的炎性疾病,是肾常见的疾病之一,可发生于任何年龄,以女性多见,其发病率是男性的 9～10 倍。根据发病急缓和病变特点可分为急性和慢性两种类型。

一、病因和感染途径

(一) 病因

能引起肾盂肾炎的细菌种类很多,其中以大肠杆菌最为多见,占全部病例的 60%～80%,其次为副大肠杆菌、变形杆菌、葡萄球菌、肠球菌。本病也可由其他细菌或真菌感染引起。急性肾盂肾炎多由一种细菌感染,而慢性肾盂肾炎则多为多种细菌混合感染。

(二) 感染途径

1. 上行性感染 上行性感染是肾盂肾炎的主要感染途径,感染的细菌多为大肠杆菌。细菌由尿路下段感染(如尿道炎、膀胱炎)开始,经输尿管或输尿管周围的淋巴管上行至肾盂,引起肾盂、肾小管和肾间质的炎症。病变可累及一侧或两侧肾组织。

正常人膀胱中的尿液是无菌的,排尿可起到冲洗尿路的作用,另外,膀胱黏膜还可以产生分泌型免疫球蛋白(IgA),故不易发生感染。尿路结石、瘢痕收缩引起的尿路狭窄、前列腺肥大,妊娠子宫,肿瘤的压迫等均可阻塞尿路,有利于细菌的生长、繁殖和扩散;膀胱镜检查、导尿术等操作不慎时可引起尿路黏膜损伤,或消毒不严格,将病原菌带入膀胱,引起感染,诱发肾盂肾炎的发生。女性多因尿路短,加之外阴环境、阴道分泌物有利于细菌生长,故上行性感染较男性多见。

2. 血源性感染 血源性感染较少见,感染的细菌多为金黄色葡萄球菌。细菌由机体某处的感染病灶侵入血液,随血液至肾。病变往往为双侧肾组织。

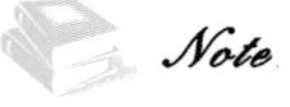

二、类型

（一）急性肾盂肾炎

急性肾盂肾炎(acute pyelonephritis)是细菌感染引起的肾盂、肾间质和肾小管的急性化脓性炎，多与尿路感染有关。

1. 病理变化

(1) 肉眼观察：病变为单侧或双侧肾组织，肾体积增大，表面可见散在大小不等的黄白色脓肿病灶，其周围有暗红色的充血带(图 15-8(a))。切面有黄色脓肿，并有黄色条纹从肾髓质延伸至皮质。肾盂黏膜充血、水肿，表面有脓性渗出物覆盖。

(2) 镜下观察：肾盂黏膜充血、水肿，大量中性粒细胞浸润和向表面渗出；肾间质形成脓肿或条索状化脓病灶，肾小管上皮细胞坏死、崩解，管腔内见大量脓细胞(图 15-8(b))。血源性感染引起皮质内形成多发性小脓肿，进而侵入肾小管，蔓延至肾盂。早期肾小球常无病变，严重时大量肾组织破坏可累及肾小球。

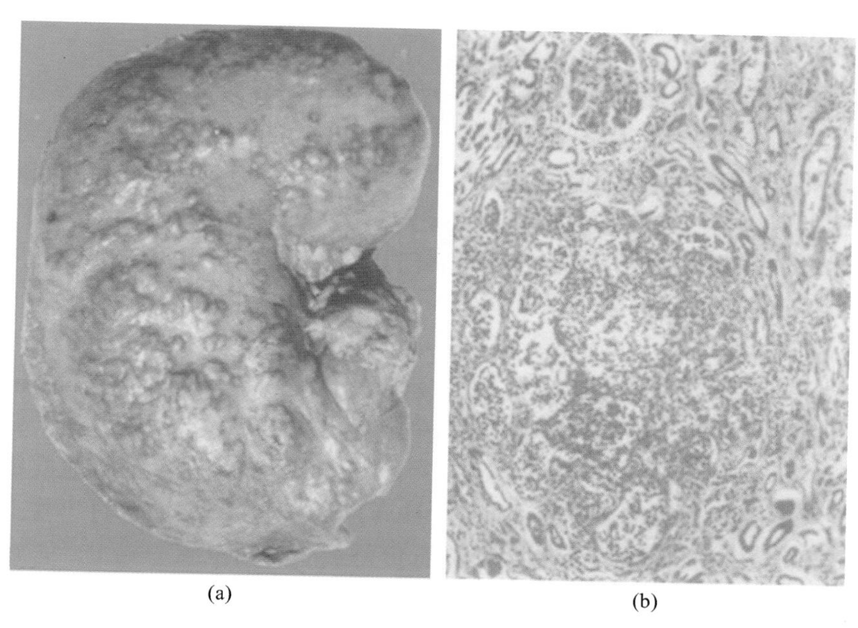

(a)　　(b)

图 15-8　急性肾盂肾炎

注：(a)肾表面散在黄白色脓肿病灶；(b)肾皮质内大量中性粒细胞浸润并破坏肾小管，形成脓肿。

2. 临床病理联系

(1) 全身症状：由于急性化脓性炎反应，可见起病急、寒战、发热、中性粒细胞增多等全身症状。

(2) 腰痛：由于肾体积增大，包膜紧张以及炎症刺激肾周围组织的神经末梢，患者可见腰部酸痛和肾区叩击痛。

(3) 尿的变化：肾盂及肾实质的化脓性炎可引起脓尿、菌尿、蛋白尿、管型尿和血尿等。

(4) 膀胱刺激征：膀胱和尿路黏膜的急性炎症刺激引起尿频、尿急和尿痛等症状。

3. 转归　经及时正确的治疗，大多数患者可痊愈。如治疗不彻底或尿路梗阻未解除，脓性液体不能排出，可形成肾盂积脓，如治疗不及时，可导致化脓性炎侵破肾包膜，扩展至肾周围组织，形成肾周围脓肿。急性肾盂肾炎如反复发作可转为慢性肾盂肾炎。

（二）慢性肾盂肾炎

慢性肾盂肾炎(chronic pyelonephritis)为肾小管、肾间质的慢性炎症。病变特点是慢性间质性

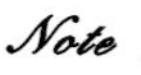

炎症、纤维化和瘢痕形成,常伴有肾盂和肾盏的纤维化和变形。多为急性肾盂肾炎转变而来,也可无明显急性病史,一开始即呈慢性经过。

1. 病理变化

(1) 肉眼观察:单侧或双侧肾体积缩小、变硬,表面有多数大小不等的凹陷性瘢痕,故称“瘢痕肾”。若是两侧病变,则病变不对称,形状不规则,这是慢性肾盂肾炎肉眼观察的特征性改变。切面可见肾包膜粘连,不易剥离,皮质和髓质分界不清,肾乳头萎缩,肾盂、肾盏因瘢痕收缩而变形,肾盂黏膜粗糙(图 15-9(a))。

(2) 镜下观察:肾病变呈不规则灶状或片状分布,以肾间质和肾小管受累较为严重;肾间质纤维化,大量淋巴细胞和巨噬细胞浸润,淋巴滤泡形成;部分肾小管萎缩、坏死或消失;部分肾单位代偿性肥大,肾小管扩张,管腔内充满红染的胶样管型,形似甲状腺滤泡;晚期,肾小球发生萎缩、纤维化、玻璃样变性;动脉内膜高度增厚,管腔狭窄(图 15-9(b))。

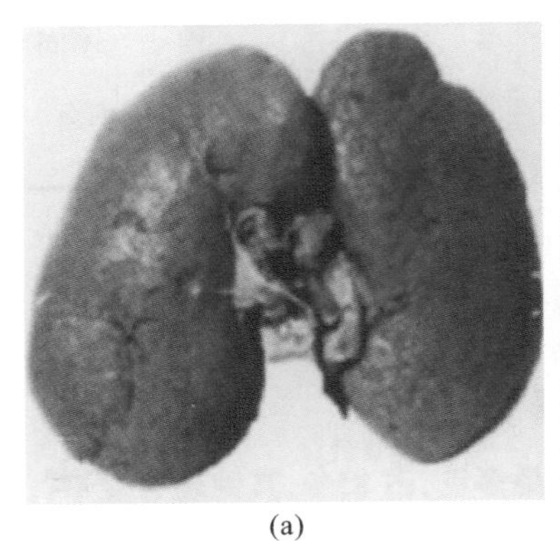
(a)

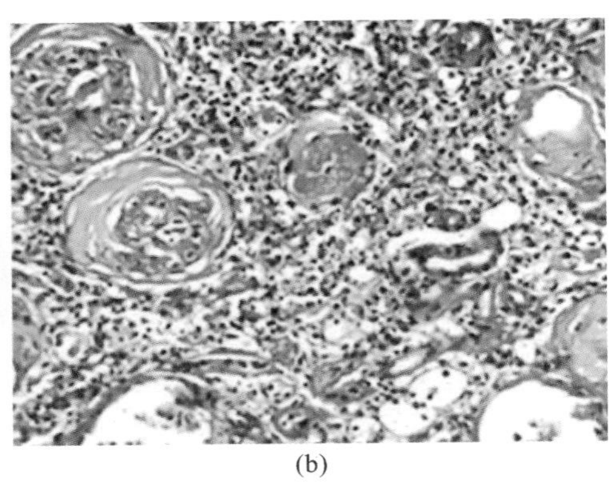
(b)

图 15-9　慢性肾盂肾炎

注:(a)肾体积变小,表面有凹陷性瘢痕;(b)部分肾小管萎缩,肾间质大量慢性炎症细胞浸润,部分肾小管扩张,管腔内充满红染的胶样管型。

2. 临床病理联系

(1) 尿的变化:慢性肾盂肾炎时,由于肾小球的病变发生较晚,肾小管受损较早且病变严重,导致肾小管重吸收和浓缩功能障碍,患者可出现多尿、夜尿和低比重尿。如有急性发作,尿中可出现大量的中性粒细胞、脓细胞、蛋白质及管型。

(2) 高血压:由于肾组织纤维化和小血管硬化,肾组织缺血,肾素-血管紧张素系统活性增强,引起高血压。

(3) 慢性肾功能衰竭:晚期肾组织大量被破坏引起氮质血症、尿毒症及水、电解质和酸碱平衡紊乱等慢性肾功能衰竭表现。

3. 转归　慢性肾盂肾炎病程长,进展缓慢。如及时治疗,去除诱因可控制病变发展,肾功能可以代偿,甚至维持多年而无明显的变化。如反复急性发作,肾组织广泛受累,预后不佳。

三、防治与护理原则

(1) 注意外阴及尿道口的清洁卫生,特别是在妇女月经期、妊娠期或机体抵抗力下降时;女性肾盂肾炎患者禁止盆浴;女婴时期要注意保持尿布的清洁无菌。

(2) 肾盂肾炎患者在饮食方面需进高热量、高维生素、半流质或容易消化的普通饮食;急性期时要多饮水,每日摄入量不得少于 2500 mL,目的是促进细菌、毒素和炎症分泌物的排出。

(3) 锻炼身体,增强体质,提高机体对疾病的抵抗能力;注意休息,避免劳累和便秘。

(4) 女性肾盂肾炎患者急性期治愈后,一年以内应注意避孕。

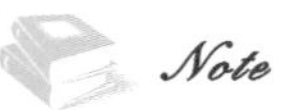

(5) 如患者有发热,一般先予以物理降温,如酒精擦浴、冰块物理降温等,患者出汗较多时应勤

换内衣，保持身体清洁。

(6) 定期做尿液检查和培养，掌握病情。

(7) 特别注意不要导尿，防止感染。

直通护考
在线答题

第三节　肾功能不全

当各种原因引起肾泌尿功能严重障碍时，多种代谢产物、药物和毒物不能充分排出体外而蓄积在体内，引起水、电解质和酸碱平衡紊乱，以及肾内分泌功能障碍，出现一系列症状和体征，这种临床综合征称为肾功能不全(renal insufficiency)。肾功能衰竭(renal failure)是肾功能不全的晚期阶段。在临床上，这两个概念往往通用。根据发病的急缓及病程的长短可分为急性肾功能衰竭和慢性肾功能衰竭，两者发展到严重阶段均可导致尿毒症。为此，尿毒症是肾功能衰竭的表现。

一、急性肾功能衰竭

急性肾功能衰竭(acute renal failure，ARF)是指各种原因在短时间内(通常数小时至数天)引起肾泌尿功能严重障碍，致机体内环境出现严重紊乱的病理过程，临床表现为氮质血症、水中毒、高钾血症和代谢性酸中毒。根据患者的尿量变化，急性肾功能衰竭分为少尿型(成年人每日尿量＜400 mL，甚至每日尿量＜100 mL)和非少尿型两种，以少尿型多见。

(一) 原因和分类

根据解剖部位，将急性肾功能衰竭的发生原因分为肾前性因素、肾性因素和肾后性因素三大类。

1. 肾前性因素　肾前性因素临床上较常见。肾前性急性肾功能衰竭是指由于有效循环血量减少，心输出量下降以及肾血管收缩等因素，引起肾血流量急剧减少，肾小球滤过率降低而导致的急性肾功能衰竭。常见原因有各种休克、大失血、大手术、严重的创伤、烧伤、重度脱水、急性心力衰竭等。肾前性急性肾功能衰竭无肾实质的损伤，所以早期属于功能性衰竭。临床上如及时处理，肾功能可恢复正常。如果肾缺血持续过久，可引起肾小管缺血性坏死而转为肾性急性肾功能衰竭。

2. 肾性因素　肾性急性肾功能衰竭是指由于肾持续性缺血和肾毒物中毒等因素，引起肾实质的器质性病变而导致的急性肾功能衰竭。常见的原因如下。

(1) 急性肾小管坏死：①肾持续性缺血，引起肾小管变性、坏死；②肾毒物中毒，如重金属(汞、砷、铅等)、有机毒物(甲醇、四氯化碳等)、生物毒素(蛇毒、蕈毒等)、药物(新霉素、庆大霉素、卡那霉素、先锋霉素、磺胺等)，经肾排泄可直接损伤肾小管上皮细胞，引起肾小管变性、坏死。

(2) 肾实质病变：急性肾小球肾炎、急性肾盂肾炎、急进型高血压、肾动脉栓塞及系统性红斑狼疮等。

3. 肾后性因素　肾后性急性肾功能衰竭是指从肾盏到尿道口任何部位的急性阻塞因素所引起的少尿、无尿而导致的急性肾功能衰竭。常见的原因有双侧输尿管结石、前列腺肥大、前列腺癌等。对于肾后性急性肾功能衰竭，如能及时解除阻塞，肾泌尿功能则可很快恢复。

(二) 发病机制

急性肾功能衰竭发生机制的中心环节是肾小球滤过率降低。影响肾小球滤过率降低的因素很多，现将常见的原因归纳如下。

1. 肾缺血　肾缺血(肾血流减少)是急性肾功能衰竭初期的主要发生机制，引起肾缺血的主要因素与肾血流灌注量降低、肾血管收缩和肾血液流变学的变化有关。

(1) 肾血流灌注量降低：临床研究表明，当动脉血压在 80～160 mmHg 时，通过肾血管的自身调

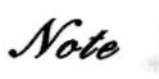
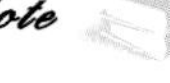

节,肾血流灌注量和肾小球滤过率可保持稳定;但当全身血压降低到 50～70 mmHg 时,肾血流灌注量减少 1/2,肾小球滤过率降低 2/3;当全身血压降低到 40 mmHg 时,肾血流灌注量和肾小球滤过率几乎为零,所以临床上以 80 mmHg 作为一个分界。在休克、大失血、重度脱水和心力衰竭时,血压下降,肾血流灌注量严重不足,引起肾小球滤过率明显下降。

(2) 肾血管收缩:当血压下降、肾缺血时,肾入球小动脉收缩,造成肾皮质缺血,其主要因素如下。①在休克、创伤时,由于交感-肾上腺髓质系统兴奋,儿茶酚胺分泌增多,肾血流重新分布,引起肾皮质缺血;②肾缺血或肾中毒时,可直接损伤近曲小管和髓袢升支粗段,肾小球滤过率急剧下降,刺激致密斑、球旁细胞释放肾素,激活肾素-血管紧张素系统;③前列腺素生成减少,尤其是具有明显舒血管作用的前列腺素 E2 减少,加重了肾缺血。

(3) 肾血液流变学的变化:部分急性肾小管坏死的患者可出现血液黏度升高、白细胞与血管阻力及微血管改变等可加剧微血管的阻塞,使肾缺血进一步加重。

2. 肾小管阻塞 异型输血、服用磺胺类药物等引起急性肾功能衰竭,肾小管被坏死的小管上皮、血红蛋白、磺胺结晶等形成的管型阻塞,使肾球囊内压升高,肾小球滤过率明显下降而出现少尿。

3. 肾小管原尿反流入肾间质 肾缺血和肾中毒,引起肾小管上皮细胞坏死、脱落阻塞肾小管,甚至肾小管上皮细胞坏死后基底膜断裂,尿液经受损的肾小管壁反流至肾间质(即原尿反流),使肾间质水肿。肾间质水肿反过来压迫肾小管及其周围的毛细血管,加剧了肾缺血和肾小管的阻塞,使肾小球滤过率进一步降低而致少尿更明显。

(三) 急性肾功能衰竭时机体的功能和代谢变化

1. 少尿型急性肾功能衰竭 根据其发病过程可分为少尿期、多尿期和恢复期。

(1) 少尿期:少尿型急性肾功能衰竭的最初表现,也是病程中最危险的阶段。

①少尿或无尿:少尿期的主要表现,主要由肾小球滤过率下降引起。

②水中毒:发生机制如下。少尿使肾排水减少;机体分解代谢加强,内生水增多;输液过多等,引起水潴留。水潴留使细胞外液渗透压处于低渗状态,水分向细胞内转移,导致细胞内水肿。当细胞内、外水分增多时,引起肺水肿、脑水肿、稀释性低钠血症等。患者出现皮下水肿明显,甚至恶心、呕吐、头痛,严重时出现脑疝、呼吸骤停。

③高钾血症:血清钾浓度大于 5.5 mmol/L。发生机制:尿量减少和肾小管上皮细胞坏死,钾排出减少;组织损伤、缺氧、酸中毒等使细胞内钾释放到细胞外液;摄入富含钾的物质或输入库存血等。高钾血症可引起心肌兴奋性及收缩性降低,导致患者出现心律失常、心室颤动,甚至心搏骤停,它是急性肾功能衰竭患者最常见而又危险的并发症,常为少尿期患者死亡的原因。

④代谢性酸中毒:由酸性代谢产物不能排出而滞留在体内所致。发生机制:尿量减少,体内酸性代谢产物不能排出;肾小管上皮坏死,排酸、保碱功能障碍;循环障碍引起缺氧,无氧酵解增强,乳酸生成增多。患者出现血压下降、无力、嗜睡、昏迷等症状。

⑤氮质血症:血中尿素、肌酐、尿酸等非蛋白氮(NPN)含量高于正常值(NPN 正常值:17.8～21.4 mmol/L 或 25～30 mg/dL)。氮质血症是由上述体内的蛋白质代谢产物不能经肾排出所致。发生机制:尿量减少;蛋白质分解加强等。患者主要表现为厌食、恶心、呕吐、腹胀及腹泻等症状,严重时可引起机体的自身中毒而发生尿毒症。

少尿期一般持续 1～3 周,长短不一,持续时间愈长,预后愈差。

(2) 多尿期:患者每日尿量超过 400 mL,即进入多尿期,随后,尿量逐渐增多,每日可达 3000 mL 以上,这是肾功能开始恢复的表现。发生机制:①肾缺血状况改善,肾小球滤过率逐渐升高;②新生的肾小管上皮细胞功能尚不完善,重吸收能力较差;③肾间质水肿消退和肾小管阻塞解除;④少尿期体内潴留的尿素等代谢产物开始经肾小球大量滤出,引起渗透性利尿作用。在多尿期的早期,肾功能尚未完全恢复,体内潴留的代谢产物仍不能充分排出,所以氮质血症、高钾血症和代谢性酸中毒等

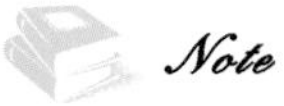

不能立即改善。随着尿量的逐渐增加，潴留的代谢产物逐渐排出，患者的全身情况日渐好转，但尿量过多也可能引起脱水和低钠血症、低钾血症。

多尿期一般持续 1～2 周转入恢复期。

(3) 恢复期：一般在发病后 1 个月左右即进入恢复期。尿量和尿液成分已逐渐恢复正常，氮质血症消失，水、电解质及酸碱平衡紊乱得到纠正，临床症状迅速改善，但肾功能的恢复需经数月至 1 年才能完成，少数患者因病变迁延而发展为慢性肾功能衰竭。

2. 非少尿型急性肾功能衰竭　非少尿型急性肾功能衰竭的肾内病变和临床症状较轻，病程相对较短，严重的并发症少，预后较好。其主要特点如下：①无明显少尿，患者尿量每天一般维持在 400～1000 mL，没有明显的多尿期；②尿比重低而固定，尿钠含量也低；③有氮质血症；④高钾血症较少见；⑤尿沉渣检查时细胞和管型较少。

非少尿型急性肾功能衰竭患者的症状不典型，尿量减少不明显，容易被临床忽视而漏诊。少尿型急性肾功能衰竭和非少尿型急性肾功能衰竭可相互转化，而非少尿型急性肾功能衰竭如漏诊或治疗不当，可转变为少尿型急性肾功能衰竭，这往往是病情恶化或预后不佳的征象，临床上应注意。

(四) 防治原则

1. 积极治疗原发病　对引起急性肾功能衰竭的原发病积极采取预防和治疗措施，如大出血、严重脱水、感染等疾病，应尽早采取措施，补充血容量，纠正水、电解质和酸碱平衡紊乱及抗感染等。对已有肾损伤者，应避免使用对肾有损害的药物。

2. 综合治疗

(1) 早期应对症处理：①补充血容量；②严格控制液体的进入量，防止水中毒；③限制蛋白质的摄入，控制氮质血症；④纠正酸中毒；⑤处理高钾血症；⑥防止感染。

(2) 晚期的处理：透析(腹膜透析或血液透析)治疗。这是急性肾功能衰竭患者最重要的治疗措施，能有效地纠正水、电解质和酸碱平衡紊乱，清除毒素，缓解氮质血症，有利于疾病的恢复。

二、慢性肾功能衰竭

慢性肾功能衰竭(chronic renal failure，CRF)是指各种慢性肾病引起肾单位的进行性、不可逆性破坏，残存的肾单位功能不全不足以充分排出代谢产物和维持内环境稳定，导致代谢产物在体内积聚，水、电解质和酸碱平衡紊乱，以及肾内分泌功能障碍等一系列临床症状的病理过程。

(一) 病因

慢性肾功能衰竭是各种疾病未能治愈而逐渐发展的最终结局。

1. 肾病　肾病包括慢性肾小球肾炎、慢性肾盂肾炎、肾结核、多囊肾、系统性红斑狼疮等，其中以慢性肾小球肾炎多见(占 50%～60%)，慢性肾盂肾炎次之。

2. 肾血管病变　肾血管病变包括高血压性肾小动脉硬化、糖尿病性肾小球硬化、结节性动脉周围炎等。

3. 慢性尿路阻塞　慢性尿路阻塞包括尿路结石、肿瘤、前列腺肥大、先天性尿路狭窄等。

(二) 发病过程及发病机制

1. 发病过程　慢性肾功能衰竭是一种缓慢的、进行性加重的过程，根据其发展进程可分为以下四期。

(1) 代偿期：虽然肾内存在多种病变，肾的储备功能也明显降低，但健存的肾单位仍然能通过肾的适应性代偿功能维持机体内环境的相对稳定，如果内生肌酐清除率为正常值的 30%以上，患者在很长一段时间内不会出现明显症状，但遇到应激刺激，如创伤、发热、饮水过多等，则转入失代偿阶段。

(2) 肾功能不全期：肾受损程度较严重，肾的储备功能和适应性代偿功能进一步下降，残存的肾

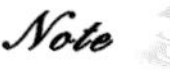

单位已不能通过肾的适应性代偿功能维持机体内环境的相对稳定，当内生肌酐清除率下降到正常值的25%～30%时，患者可出现肾功能不全的症状，如氮质血症、多尿、夜尿等。

(3) 肾功能衰竭期：肾功能严重障碍，机体内环境严重紊乱，内生肌酐清除率下降到正常值的20%～25%，患者的临床症状明显，可见氮质血症，酸中毒，钠、水潴留，低钠血症，低钙血症，高磷血症及严重贫血等。

(4) 尿毒症期：肾功能衰竭的晚期，内生肌酐清除率下降到正常值的20%以下，患者出现严重的水、电解质和酸碱平衡紊乱及多系统功能障碍等。临床上出现尿毒症的表现。

2. 发病机制 慢性肾功能衰竭的发病机制目前尚不十分清楚，主要有以下几种学说。

(1) 健存肾单位学说：很多肾单位不断遭受损伤而丧失功能，残存的部分肾单位轻度受损或仍正常，称为健存肾单位(intact nephron)。发生慢性肾病时，健存肾单位代偿性肥大，功能增强，随着病变的发展，健存肾单位日渐减少，肾功能障碍日益加重，当健存肾单位减少到不能维持正常的泌尿功能时，机体内环境紊乱，出现慢性肾功能衰竭表现。

(2) 矫枉失衡学说：当肾单位减少和肾小球滤过率降低时，体内出现某些溶质蓄积，机体通过适应性反应，矫正这些溶质的数量使其恢复正常，维持内环境的稳定，这种矫枉过程又可造成新的失衡。例如在慢性肾功能衰竭晚期，磷排出减少后出现高磷血症、低钙血症，可引起甲状旁腺激素(PTH)分泌增多，促进肾排磷增加，使血磷水平趋向正常。但甲状旁腺激素分泌过多，除溶骨活动增强而引起肾性骨营养不良外，还可引起软组织坏死、皮肤瘙痒及神经传导障碍等。因此，这种矫枉失衡使肾功能衰竭进一步加重。

(3) 肾小球过度滤过学说：在慢性肾病晚期，由于多数肾单位被破坏，健存肾单位出现过度滤过，长期负荷过重引起肾小球硬化而失去功能，从而加剧了肾功能的衰竭。

(4) 肾小管高代谢学说：肾功能损伤的程度与肾小管、肾间质的病变程度有密切的关系。健存肾单位中多种因素的变化，如生长因子增加、钠滤过负荷增加、氧自由基生成增多、肾小管上皮细胞内钙增多等，使肾小管处于高代谢状态，导致肾小管明显肥大、扩张，甚至出现囊性变、萎缩，间质炎症反应及纤维化等。因此，采取低蛋白、低磷饮食等措施，可有效控制肾小管高代谢，从而减轻健存肾单位和肾小管、肾间质的损害，这对减缓慢性肾功能衰竭的进展具有一定的临床意义。

(三) 慢性肾功能衰竭时机体的功能和代谢变化

1. 尿的变化

(1) 尿量的变化：患者早期出现夜尿、多尿、低渗尿或等渗尿，晚期出现少尿。

①夜尿：慢性肾功能衰竭的早期症状，夜间尿量和白天尿量相近似，甚至超过白天尿量(正常成年人每天尿量约为1 500 mL，白天尿量占总尿量的2/3，夜间尿量只占1/3)，其发生机制尚不清楚。

②多尿：最常见的症状。多尿形成的机制：大量肾单位被破坏后，残存代偿肥大的肾单位的血流量增多，肾小球滤过率增高，原尿生成增多且流速快，肾小管来不及重吸收；原尿中溶质含量高，可产生渗透性利尿效应；受损的肾小管上皮细胞对抗利尿激素反应减弱，水的重吸收减少，故患者早期可出现多尿；肾小管上皮受损，尿的浓缩功能降低等。

③低渗尿或等渗尿：肾浓缩功能减弱，水重吸收减少，尿比重低于1.020时，称为低渗尿；随着病情的加重，尿比重逐渐固定在1.010±0.002的狭小范围内，因其渗透压与血浆渗透压相同，称为等渗尿。

④少尿：晚期由于肾单位大量被破坏，肾血流量极度减少，肾小球滤过率明显降低，每天尿量可少于400 mL。

(2) 尿液成分的变化。

①蛋白尿：尿中出现蛋白质。其发生机制如下：肾小球滤过膜通透性增强，血浆蛋白滤出增多；肾小管上皮细胞受损，滤出的蛋白质重吸收减少等，引起蛋白尿的形成。

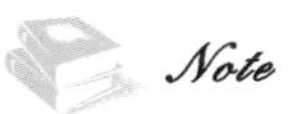
Note

②血尿和脓尿：尿中出现红细胞时，称为血尿；尿沉渣中含有大量变性的白细胞时，称为脓尿，多见于慢性肾盂肾炎。在某些慢性肾小球疾病时，由于肾小球基底膜损伤，通透性增加，血液中的红细胞、白细胞滤出随尿排出，导致了血尿和脓尿。

2. 水、电解质及酸碱平衡紊乱

(1) 水代谢紊乱：对于慢性肾功能衰竭患者，肾对水的调节功能日渐减退，当水摄入过多又不能充分排泄时，可发生钠、水潴留及水中毒。若严格限制水的摄入或使用利尿剂则可发生脱水。

(2) 钠代谢紊乱：肾对钠调节的能力降低，尿钠排出量增多，出现低钠血症，故慢性肾功能衰竭又有"失盐性肾"之说。低钠血症的发生机制如下：①肾小管对醛固酮的反应性降低，钠重吸收减少；②原尿中溶质(如尿素)浓度升高，产生渗透性利尿效应而影响钠的重吸收；③如伴有呕吐、腹泻及使用利尿剂时，可伴有钠丢失；④因水肿而长期限盐等。低钠血症的临床表现如下：恶心、不适、头痛、肌肉软弱无力、血压下降，严重时可出现抽搐、嗜睡甚至昏迷等。若补钠过多，又可导致钠、水潴留。

(3) 钾代谢紊乱：患者一般可维持血钾正常；若尿量过多、呕吐、腹泻等使钾丢失过多或钾摄入不足则可引起低钾血症。在慢性肾功能衰竭晚期，少尿或无尿、酸中毒、感染、输入库存血或使用含钾的药物等又可引起高钾血症。低钾血症和高钾血症均可影响神经和心脏活动，严重时可危及生命。

(4) 磷、钙的代谢紊乱与骨病：①高磷血症：正常时60%～80%的磷由肾排泄，其排泄功能主要是在甲状旁腺激素的调节下进行的。在慢性肾功能衰竭晚期，肾小球滤过率下降，磷排出减少使甲状旁腺激素分泌增加，但仍不能维持磷的充分排出而出现高磷血症。②低钙血症：因为血中钙、磷之间存在着密切关系(即钙磷乘积的相对恒定)，故血磷浓度升高时血钙浓度降低。此外，血磷浓度升高时，肠道分泌的磷酸与钙结合成不易溶解的磷酸钙从肠道排出，影响了钙的吸收；肾组织损伤时，肾小管将肝脏合成的25-(OH)D_3羟化为1,25-$(OH)_2D_3$的功能发生障碍，从而影响了肠道对钙的吸收而出现低钙血症。钙、磷代谢紊乱，对于幼儿可引起肾性佝偻病，在成年人可出现骨质疏松，表现为骨痛、行动困难，易发生病理性骨折等。

(5) 代谢性酸中毒：在慢性肾功能衰竭晚期，肾小球滤过率降低，酸性代谢产物不能充分排出，以及肾小管泌氢、产氨功能减弱，碳酸氢钠重吸收减少而导致代谢性酸中毒。

3. 氮质血症　由于肾小球滤过率降低而导致血中非蛋白氮的含量增高，出现氮质血症。当患者出现感染或高蛋白饮食时，易加剧氮质血症的发展。因此适当限制蛋白质的摄入量，对控制氮质血症的发生具有重要意义。

4. 肾性高血压　肾性高血压是指各种肾病引起的高血压，是慢性肾功能衰竭常见并发症之一，其发生机制可能与下列因素有关。①肾素-血管紧张素系统的活动增强：部分肾病患者，由于肾相对缺血，激活肾素-血管紧张素系统，使血管紧张素Ⅱ增多，它可收缩小动脉，引起高血压。②钠、水潴留：肾泌尿功能降低导致钠、水在体内潴留，血容量增加和心输出量增大，产生高血压。③肾分泌的抗高血压物质减少：正常肾髓质能合成多种减压物质，如前列腺素E2和前列腺素A2、缓激肽等，当肾实质破坏时，这些物质分泌减少，导致血压升高。高血压可引起左心肥大，甚至心力衰竭，慢性肾功能衰竭患者常因心力衰竭而死。

5. 肾性贫血　慢性肾功能衰竭患者绝大多数伴有中度以上贫血，且贫血程度与肾功能损害程度往往一致。肾性贫血发生的机制如下：①促红细胞生成素生成减少，导致骨髓红细胞生成减少；②体内蓄积的毒性物质可抑制骨髓造血功能；③毒性物质使红细胞破坏增加而引起溶血；④毒性物质抑制血小板功能所致的出血；⑤肾毒性物质引起肠道对铁和蛋白质等造血原料的吸收减少或利用障碍。

6. 出血倾向　约20%的慢性肾功能衰竭患者常伴有出血倾向，表现为皮下淤斑、鼻出血、胃肠道出血等，这主要是由于体内蓄积的毒性物质(如尿素、胍类、酚类化合物等)抑制血小板第三因子的释放而干扰凝血过程，导致血小板变化而引起凝血功能障碍。

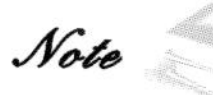

三、尿毒症

尿毒症(uremia)是指急、慢性肾功能衰竭发展到最严重阶段，由于肾单位被大量破坏，不仅存在水、电解质和酸碱平衡紊乱以及内分泌功能失调，还有代谢终末产物和内源性毒物在体内大量潴留，引起一系列自体中毒症状的综合征。

（一）病因和发病机制

目前已从尿毒症患者的血液中分离到200多种代谢产物或毒性物质，其中100种的含量比正常值高，或只见于尿毒症。现在比较公认的尿毒症毒素如下。

1. 大分子毒性物质 引起尿毒症的大分子毒性物质有很多，如甲状旁腺激素、胃泌素、胰岛素等。其中甲状旁腺激素的毒性作用最强。临床上几乎所有尿毒症患者都有继发性甲状腺功能亢进，伴甲状旁腺激素的增多，继而患者出现肾性骨营养不良、皮肤瘙痒、溃疡生成、周围神经损伤、高脂血症和贫血等症状。

2. 中分子毒性物质 中分子毒性物质包括正常代谢产物、多肽、细胞或细菌崩解产物等。

3. 低分子毒性物质 低分子毒性物质包括尿素、胍类、胺类、酚类等物质。

尿毒症是一个复杂的病理过程，到目前为止，尚未找到特异的毒性物质能引起它的全部症状，其症状的产生也不能用一种毒素来解释，而可能是许多因素综合作用的结果。

（二）尿毒症时机体的功能和代谢变化

尿毒症除前文所述的急、慢性肾功能衰竭的表现进一步加重外，还有以下中毒症状。

1. 神经系统 尿毒症患者的神经系统症状最为突出，主要表现如下。①尿毒症性脑病：早期患者出现头痛、头晕、乏力、记忆力减退，继而出现烦躁不安、谵妄、幻觉，最后发展到嗜睡和昏迷，这些可能与毒性物质潴留引起脑水肿，脑缺血、缺氧及脑神经功能障碍有关。②周围神经病变：血液中甲状旁腺激素和胍类物质增多，引起周围神经损伤（周围神经脱髓鞘和轴索变性），患者出现下肢疼痛、无力甚至麻痹等表现。

2. 消化系统 尿毒症患者在早期即出现突出的消化道症状，表现为厌食、恶心、呕吐、腹泻、口腔黏膜溃疡及消化道出血等，可能与肠道分解尿素产氨增多，刺激胃肠黏膜引起纤维素性炎及溃疡有关。

3. 心血管系统 高血压，酸中毒，贫血，高钾血症，钠、水潴留和毒性物质等因素可引起心力衰竭和心律失常。尿素、尿酸等毒性物质刺激心包膜，可引起纤维素性心包炎。患者出现心前区疼痛，听诊闻及心包摩擦音，是尿毒症患者最危险的表现，应引起注意。

4. 呼吸系统 酸中毒引起呼吸加深、加快，严重时出现潮式呼吸，呼出的气体有氨味（由尿素经唾液酶分解成氨所致）。尿素等刺激胸膜以引起纤维素性胸膜炎。严重时钠、水潴留，心力衰竭及肺毛细血管通透性增加，可引起肺水肿。

5. 免疫系统 60%以上尿毒症患者有严重感染，感染也成为患者的主要死亡原因之一。这可能与免疫功能减弱有关，患者常表现为细胞免疫功能降低，中性粒细胞吞噬和杀菌能力减弱。

6. 皮肤变化 患者常由于贫血而面色苍白；毒性物质刺激皮肤神经末梢及甲状旁腺分泌亢进可出现皮肤瘙痒；尿素随汗液排出，在皮肤汗腺开口处有细小的白色结晶沉着，称为尿素霜。

7. 代谢紊乱

（1）糖耐量降低：尿素、肌酐及胰高血糖素等，导致胰岛分泌胰岛素的反应性降低和抗胰岛素作用增强，使患者出现轻型糖尿病，但空腹血糖正常，不出现尿糖。

（2）负氮平衡：由于毒素的影响，机体蛋白质合成障碍，分解加强，加之蛋白质摄入不足等，造成负氮平衡，患者出现消瘦和低蛋白血症。

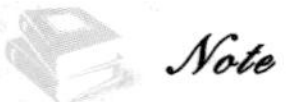

（3）高脂血症：主要表现为血清中甘油三酯含量增高，高脂血症是由于胰岛素拮抗物质促进肝

脏合成甘油三酯增多和脂蛋白酶活性降低，使甘油三酯清除率降低所致。

（三）防治原则

慢性肾功能衰竭和尿毒症的防治原则如下。

(1) 积极治疗原发病，改善肾功能，防止肾实质的进行性破坏。

(2) 纠正加重肾功能衰竭的因素，防止肾功能进一步恶化，如控制感染，减轻高血压，避免使用血管收缩药物和肾毒性药物，及时纠正水、电解质及酸碱平衡紊乱等。

(3) 注意蛋白质的合理摄入，采用低盐饮食。

(4) 血液透析(人工肾)和腹膜透析是常应用的透析疗法。

(5) 肾移植是治疗严重慢性肾功能衰竭和尿毒症最根本的有效方法，国内外已广泛开始使用。

四、护理原则

(1) 病情观察：严密观察病情变化，注意体温、呼吸、脉搏、心率、血压等变化；记录出入液量，观察体内液体潴留情况。

(2) 对症护理：呕吐、腹泻频繁的患者应注意有无水、电解质紊乱，出现有关症状时应及时通知医生；因脑部异常表现或低钙而出现抽搐、烦躁不安时应保护患者以免自我伤害，并立即通知医生；呼吸有氨味者，易并发口腔炎，应加强口腔护理。

(3) 一般护理：给予高热量、高维生素、优质低蛋白饮食，可根据肾功能调节蛋白质摄入量，高血压者应限制钠盐的摄入，若已进行透析治疗，则应予以优质高蛋白饮食；对卧床休息、意识不清、烦躁不安、抽搐、昏迷者，应安放床挡，加强巡视，以防坠床；皮肤护理时由于代谢产物潴留致皮肤瘙痒，可用热水擦浴，切忌用手搔抓皮肤，以免感染；预防压疮的发生。

(4) 患者应根据肾功能情况采用合理饮食；正确用药及观察药物副作用；注意保暖，防止受凉，预防继发感染；注意劳逸结合，增加机体免疫力；定期进行门诊随访。

(5) 严格执行静脉输液计划；输液过程中严密观察有无输液过多、过快及引起肺水肿症状，并观察其他副作用。

(6) 预防感染：严格执行无菌操作，加强皮肤护理及口腔护理，定时翻身、拍背；病室每日用紫外线消毒。

(7) 做好患者及家属的思想工作，稳定其情绪，解释病情及治疗方案，以取得其合作。

课后思考

直通护考
在线答题

1. 名词解释：肾小球肾炎、肾盂肾炎、颗粒性固缩肾、大红肾及蚤咬肾、新月体或环状体、膀胱刺激征、肾病综合征、肾功能不全、急性肾功能衰竭、慢性肾功能衰竭、非少尿型急性肾功能衰竭、尿毒症、氮质血症。

2. 肾小球疾病的常见临床综合征有哪些？

3. 试从病因、病变性质、病理变化特点方面比较肾小球肾炎与肾盂肾炎的异同。

4. 慢性硬化性肾小球肾炎晚期患者为什么会出现多尿？

5. 急性弥漫增生性肾小球肾炎患者为什么会出现少尿、无尿？

6. 简述急性弥漫增生性肾小球肾炎、新月体性肾小球肾炎、慢性硬化性肾小球肾炎患者出现高血压的临床病理联系。

7. 急性肾盂肾炎有哪几个感染途径？其有哪些主要的病理变化和临床表现？其可发生哪些并发症？

8. 急性肾功能衰竭少尿期最危险的并发症是什么？其少尿的机制是什么？

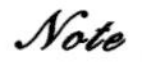

9. 发生慢性肾功能衰竭时，既然有广泛的肾实质破坏，为什么还会出现多尿？急性肾功能衰竭恢复期为何也出现多尿？两者机制上有何不同？

10. 慢性肾功能衰竭出现肾性高血压和肾性骨营养不良的机制是什么？

（孟加榕）

第十六章　女性生殖系统和乳腺疾病

能力目标

1. 掌握：慢性宫颈炎的病理变化；宫颈癌的病理变化及发展过程、乳腺癌病理变化及分类。
2. 熟悉：葡萄胎、侵袭性葡萄胎、绒毛膜癌的病理变化及病理临床联系。
3. 了解：乳腺增生症、乳腺纤维腺瘤的病理变化。女性生殖系统肿瘤的病因、扩散、临床病理联系、防治与护理原则。

第一节　宫颈疾病

导言

本章 PPT

一、慢性宫颈炎

慢性宫颈炎(chronic cervicitis)是育龄期女性常见的妇科疾病。大多数是由急性炎症未及时治愈或反复发作转变而来的，多见于已婚妇女，以经产妇最为多见。临床上主要表现为白带增多，偶有白带带血或伴有腹坠、腰痛等。

（一）病因和发病机制

慢性宫颈炎常由链球菌、肠球菌、葡萄球菌、大肠杆菌等引起，此外也可由分娩或流产引起的子宫颈(简称宫颈)撕裂伤后感染所致。雌激素刺激所致的宫颈黏液性分泌物过多或月经过多，从而引起阴道内酸性环境，也可损伤宫颈黏膜上皮层而促进本病的发生。

（二）类型和病理变化

慢性宫颈炎的基本病理变化：宫颈黏膜充血、水肿，固有膜纤维组织增生，淋巴细胞、浆细胞和单核细胞浸润，宫颈上皮细胞变性、坏死、增生等。根据临床病理特点，慢性宫颈炎可分为以下几种类型。

1. 宫颈糜烂　宫颈糜烂(cervical erosion)是慢性宫颈炎最常见的一种病理改变。发生慢性宫颈炎时，宫颈阴道部的复层鳞状上皮细胞变性、坏死，宫颈阴道部病变处的鳞状上皮被柱状上皮替代。

肉眼观察：黏膜颜色鲜红，边缘清楚，无上皮覆盖，故称为宫颈糜烂。开始时，宫颈阴道部的鳞状上皮坏死、脱落，形成表浅缺损，称为真性糜烂。然后由糜烂边缘长出柱状上皮并将真性糜烂处覆盖。柱状上皮较薄，上皮下血管易见，因缺乏上皮覆盖而呈糜烂样，故此时仍称为宫颈糜烂。

镜下观察：糜烂处覆以单层柱状上皮，固有黏膜充血、水肿，以淋巴细胞、浆细胞浸润为主(图

Note

16-1)。在糜烂愈合过程中，病变黏膜处储备的细胞增生，形成鳞状上皮，并取代柱状上皮。此外，还常见增生的鳞状上皮向其深面的腺体延伸，并取代部分或全部腺上皮，即发生腺体鳞状上皮化生。根据肉眼特征，将宫颈糜烂分为以下三型。

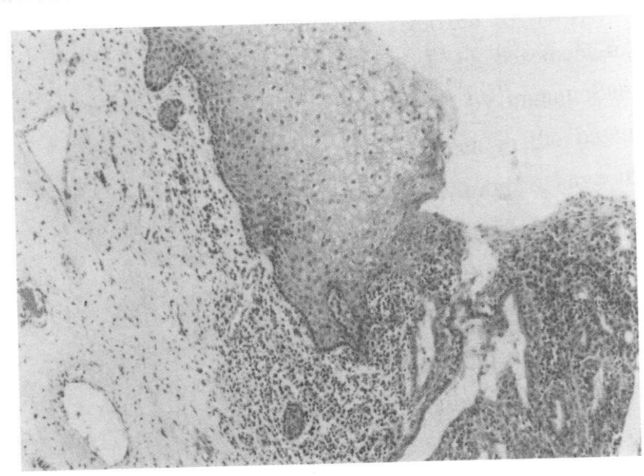

图 16-1　宫颈糜烂

(1) 单纯型糜烂：早期宫颈糜烂处无组织增生，糜烂面平坦、光滑，呈鲜红色，称为单纯型糜烂。

(2) 颗粒型糜烂：病程较长时，宫颈糜烂处的组织增生，使糜烂面呈细颗粒状外观，称为颗粒型糜烂。

(3) 乳头型糜烂：病变进一步发展，宫颈糜烂处的组织增生更加明显，糜烂面呈现高低不平的乳头状外观，称为乳头型糜烂。

2. 宫颈息肉　发生慢性宫颈炎时，宫颈黏膜、腺体和固有结缔组织呈局限性增生，形成向黏膜表面突起的带蒂肿物，称为宫颈息肉(cervical polyp)。

肉眼观察：息肉有一个或多个，直径在 1 cm 以下，色红，呈舌形，质软，湿润，蒂细长，根部多附着于宫颈外口。

镜下观察：息肉主要由增生的腺体、结缔组织组成，结缔组织有充血、水肿和慢性炎症细胞浸润，表面被覆单层柱状上皮和鳞状上皮。

3. 宫颈腺囊肿　宫颈腺体被增生的纤维组织压迫，或腺体被黏液阻塞，使黏液潴留，腺体扩大呈囊状，形成宫颈腺囊肿(naboth cyst)，又称纳氏囊肿。

肉眼观察：囊肿常为多个，一般较小，直径多在 1 cm 以内，呈灰白色，囊内含无色黏液。

镜下观察：囊壁被覆单层扁平、立方或柱状上皮。

4. 宫颈肥大　慢性宫颈炎的长期刺激，引起宫颈和宫颈管黏膜及黏膜下组织充血、水肿、炎症细胞浸润，腺体和固有结缔组织增生，或伴有深部的潴留囊肿形成，致使宫颈变大，称为宫颈肥大(cervical hypertrophy)。

肉眼观察：宫颈增大，表面光滑，有时可见潴留囊肿突起，质地变硬。

(三) 临床病理联系

慢性宫颈炎主要表现为白带过多。根据病原菌的种类、类型及炎症程度的不同，白带的量、性质、气味及颜色也不同，如呈乳白色黏液状、淡黄色脓性等。偶有血性白带，伴有下腹部坠胀、腰骶部酸痛等症状。

(四) 防治与护理原则

(1) 病情观察：观察白带的量、颜色、性质，有无腹坠、腰酸、下腹部坠胀或腰骶部疼痛等。

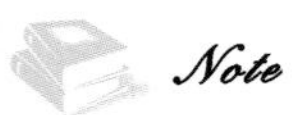

(2) 药物护理：可综合采用物理治疗、药物治疗或手术治疗，对症治疗前后的患者应合理护理。

一般应选择月经干净后3～7天进行治疗。有急性生殖器炎症者，应先行治疗炎症性疾病，然后治疗慢性宫颈炎。

(3) 生活护理：保持外阴清洁，禁止性交和盆浴2个月，加强营养，劳逸结合，注意个人卫生。

(4) 心理护理：解除患者的思想顾虑，减轻患者的心理压力。

(5) 健康教育：指导妇女定期做妇科检查，发现宫颈炎应予以积极治疗。治疗前常规进行宫颈刮片细胞学检查，以排除癌变的可能。此外采取预防措施，避免分娩时器械损伤宫颈。

二、宫颈上皮内瘤变

宫颈上皮内瘤变(cervical intraepithelial neoplasia，CIN)是指宫颈上皮被不同程度异型性的细胞所取代，即宫颈上皮非典型增生至宫颈原位癌的连续演变过程。

(一) 病因和发病机制

慢性宫颈炎宫颈糜烂时，由于致病因素作用使糜烂—愈合过程反复交替进行，局部上皮可通过非典型增生发展为原位癌。

随着分子生物学发展和临床研究的深入，发现CIN并非简单的病理生理学发展过程，而是具有两种不同的生物学行为：一种是由病毒引起的病变，常自然消退，很少发展为浸润性癌；另一种是多因素(包括病毒)诱发的病变，具有癌变潜能，可能发展为浸润性癌。所以宫颈病变的定期筛查，尤为重要。

(二) 病理变化

表现为细胞大小形态不一，核增大深染，核质比例增大，核分裂象增多，细胞极性紊乱。病变由基底层逐渐向表层发展。依据其病变程度不同分为三级(图16-2)：Ⅰ级，异型细胞局限于上皮的下1/3；Ⅱ级，异型细胞累及上皮层的下1/3至2/3；Ⅲ级，增生的异型细胞超过全层的2/3，包含原位癌。宫颈原位癌(carcinoma in situ of cervix)是指异型增生的细胞累及宫颈黏膜上皮全层，但病变局限于上皮层内，未突破基底膜。CIN是处于正常鳞状上皮和浸润性癌之间的变化阶段。

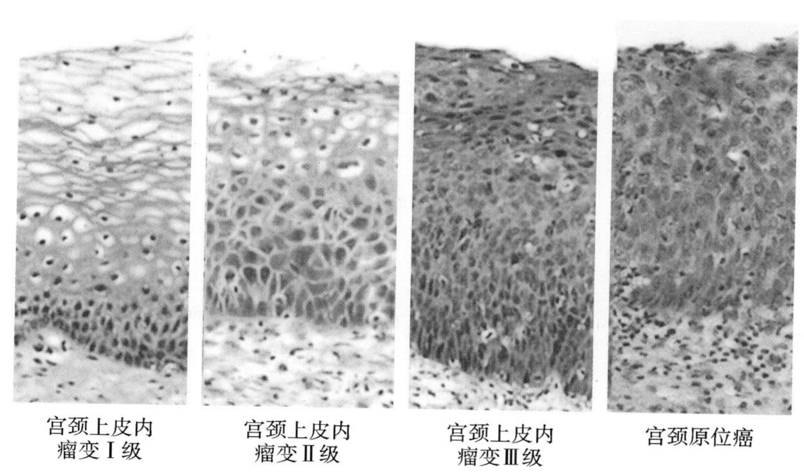

图16-2　宫颈上皮内瘤变

(三) 临床病理联系

CIN多表现为宫颈鳞状上皮-柱状上皮交界带黏膜糜烂。故仅凭临床无法诊断，应开展包括液基细胞学筛查、高危型HPV-DNA检测、阴道镜检查和活体组织检查等。争取早发现、早诊断、早治疗宫颈病变，防癌于未然，改善患者预后和提高患者生活质量。

新近分类将CIN Ⅰ级归入低级别鳞状上皮内病变(low-grade squamous intraepithelial lesion,

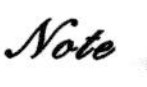

LSIL),CIN Ⅱ级和 CIN Ⅲ级归入高级别鳞状上皮内病变(high-grade squamous intraepithelial lesion,HSIL)。

三、宫颈癌

宫颈癌(cervical cancer)是女性生殖系统中最常见的恶性肿瘤,发病年龄多为 40～60 岁。近年来,由于宫颈脱落细胞检查的推广和普及,宫颈癌得以早期发现、早期诊断、早期治疗,进而明显降低了其发病率及死亡率,而且五年生存率也有明显提高。目前,较为普遍应用的一种新的细胞学检测系统——液基细胞学(liquid based cytology)检测,明显降低了假阴性率。

(一) 病因

宫颈癌的病因和发病机制尚未完全明了,一般认为宫颈癌的发生与早婚、早育、多产、性生活紊乱、宫颈糜烂、宫颈裂伤、局部卫生不良、包皮垢、雌激素刺激及地理环境等因素有关。近年来的研究表明,多数宫颈癌的发生与人乳头状瘤病毒(HPV)16 型、18 型及Ⅱ型单纯疱疹病毒(HSV Ⅱ)感染有关。

(二) 病理变化

宫颈癌好发于宫颈外口的鳞状上皮和宫颈管黏膜柱状上皮交界处。由于各种病因的不断刺激,在反复损伤和修复过程中,鳞状上皮及柱状上皮下的储备细胞进一步发生异常增生而导致癌变。

1. 肉眼观察 宫颈癌可分为以下四型。

(1) 糜烂型:病变黏膜面潮红,较粗糙或呈颗粒状,质脆,触之易出血。临床上往往通过宫颈脱落细胞或活体组织检查,才能明确诊断。

(2) 内生浸润型:此型较多见,癌组织主要向宫颈深部浸润生长,使宫颈前唇或后唇早期增厚变硬,宫颈外口处形成乳头状或菜花状突起,表面常有坏死和溃疡形成。此型预后较差。

(3) 外生菜花型:癌肿突出于宫颈表面和阴道部,呈乳头状或菜花状,质脆,易出血(图 16-3)。此型若能早期诊断和治疗,预后较好。

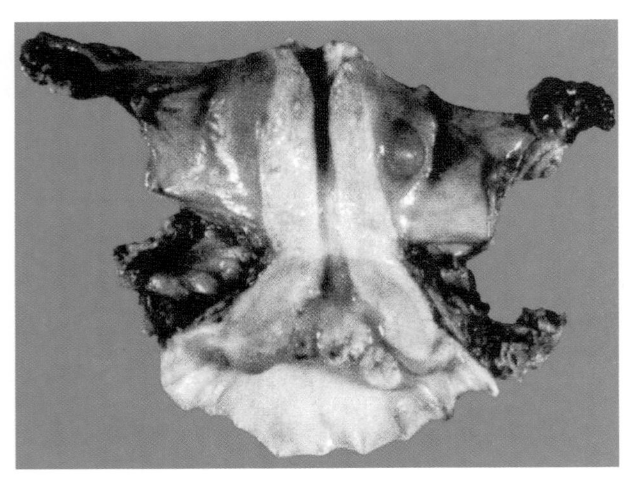

图 16-3 宫颈癌(外生菜花型)

(4) 溃疡型:外生菜花型或内生浸润型在发展过程中,癌组织发生坏死、脱落形成似火山口状的溃疡,易继发大出血和感染。常伴有继发感染和组织坏死,可见溃疡形成。此型若能早期诊断和治疗,预后较好。

2. 镜下观察 按组织学特点分类,宫颈癌又可分为鳞状细胞癌和腺癌两类。

(1) 鳞状细胞癌:最多见,占宫颈癌的 80%～95%。鳞状细胞癌大多数发生在宫颈外口和柱状

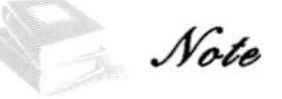

上皮交界处的鳞状上皮。根据癌的发展过程，可分为以下几种。①原位癌：癌细胞限于上皮层内，癌细胞可沿基底膜累及腺体，使部分腺体或整个腺体被癌细胞代替，但癌细胞未浸润到间质内。②早期浸润性癌：癌细胞突破基底膜向间质浸润，但较表浅，浸润深度在基底膜下3～5 mm，早期浸润性癌很少有淋巴道转移。③浸润性癌：癌组织浸润深度已超过基底膜下5 mm以上者，甚至浸润到宫颈全层或子宫周围组织。

（2）腺癌：少见，约占宫颈癌的5%，其发病年龄一般在55岁左右。腺癌主要发生在宫颈管黏膜的柱状上皮。腺癌的肉眼形态与鳞状细胞癌的基本相同，可分为菜花型、息肉型、溃疡型、侵袭结节型等。镜下为一般腺癌结构，可表现为乳头状腺癌、黏液腺癌、管状腺癌。宫颈腺癌对放射治疗及化学药物治疗的敏感性较低，易早期发生转移，预后较鳞状细胞癌差。

（三）蔓延及转移

1. 直接蔓延　癌组织向上侵犯子宫体（简称宫体），向下侵犯阴道，向前侵入膀胱，向后侵入直肠，向两侧侵入输尿管、阔韧带、宫旁及盆腔壁组织。

2. 淋巴道转移　淋巴道转移是宫颈癌最常见和最重要的转移途径。癌组织首先转移至宫旁淋巴结，继而转移至闭孔淋巴结、髂外淋巴结、髂内淋巴结、髂总淋巴结、腹股沟淋巴结及骶前淋巴结（图16-4），晚期可转移至锁骨上淋巴结。

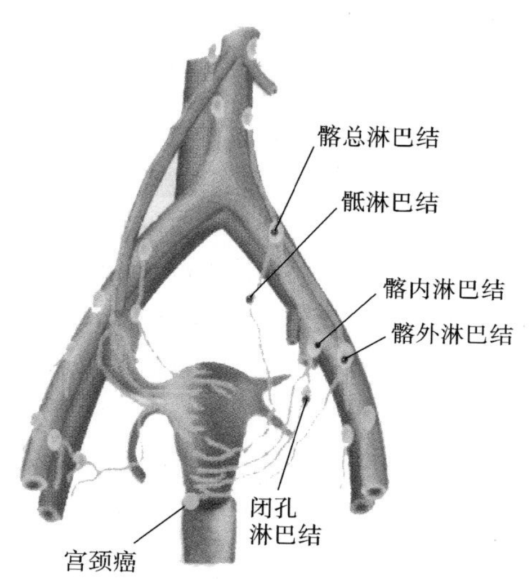

图16-4　宫颈癌局部淋巴道转移途径

3. 血道转移　血道转移途径较少见，晚期癌组织可经血道转移至肺、骨及肝。

（四）临床病理联系

早期宫颈癌常无自觉症状，仅在妇科检查时发现。随着病变进展，早期癌组织破坏血管，患者可出现不规则阴道流血或性交后出血。因癌组织坏死继发感染，同时刺激宫颈腺体使其分泌亢进，可致白带增多，伴有特殊腥臭味。晚期因癌组织浸润盆腔神经，可出现下腹部及腰骶部疼痛。当癌组织侵及膀胱及尿道时，可出现尿痛和排尿困难。当癌组织侵及直肠时，可引起排便困难、血便及下腹部疼痛。

（五）防治与护理原则

（1）病情观察：有无不规则阴道流血、白带增多，有无特殊腥臭味；有无下腹部或腰骶部疼痛、排尿困难、血尿、便秘等症状。

（2）对症治疗：对有阴道出血、疼痛等症状者，进行止血、止痛等对症处理；及时给予抗感染、静脉补液、提高机体抵抗力的药物。

（3）生活护理：摄入足够的营养，增强机体抵抗力；保持个人卫生，勤更衣，保持床单清洁，注意室内空气流通，指导患者勤换内衣、每天冲洗会阴两次。

（4）心理护理：向患者介绍有关宫颈癌的医学知识和诊治过程，解除其疑虑和不安情绪，消除其恐惧心理，使患者能以积极的态度配合诊治。

（5）健康教育：大力宣传与宫颈癌发病有关的高危因素，指导患者积极治疗宫颈炎，定期接受妇科检查，做到“三早”。

直通护考
在线答题

Note

第二节　滋养层细胞疾病

滋养层细胞疾病(gestational trophoblastic diseases)包括葡萄胎、侵袭性葡萄胎和绒毛膜癌和胎盘部位滋养细胞肿瘤，其共同特征为滋养层细胞异常增生。葡萄胎为良性的，侵袭性葡萄胎和绒毛膜癌为恶性的，绒毛膜癌的恶性程度更高。三者均来源于胎盘绒毛滋养层细胞的异常，患者血和尿中人绒毛膜促性腺激素(HCG)的含量高于正常妊娠时，可作为临床诊断、随访观察和疗效评价的辅助指标。

一、葡萄胎

葡萄胎(hydatidiform mole)又称水泡状胎块，是胎盘绒毛的一种良性病变，以绒毛间质高度水肿、滋养叶细胞不同程度增生为特征，形成许多串状水疱，多见于20岁以下和40岁以上的孕妇，我国的葡萄胎发病率约为0.67%。本病可能与卵巢功能不佳或衰退有关。

(一)病因和发病机制

葡萄胎的发病机制至今仍不明了，染色体异常可能起着主要作用。完全性葡萄胎的核型是正常二倍体，其染色体均来自父方，无母方成分，这可能是因为受精时，父方的单倍体精子23 X在丢失了所有的母方染色体空卵中自我复制而形成纯合子46 XX。完全性葡萄胎无胎儿成分。部分性葡萄胎的核型为三倍体，有69条染色体，额外的单倍体是父系来源。这可能是因为双精入卵或第一次减数分裂失败的精子使正常卵受精，往往可发现胚胎的部分发育。

(二)病理变化

肉眼观察：典型的葡萄胎形状极似葡萄(图16-5)。大部或全部胎盘绒毛间质水肿而显著肿胀，形成薄壁透明囊性葡萄样物，内含清亮液体，有蒂相连，形似葡萄串。所有绒毛都均呈葡萄状，没有胎儿或其附属物，称完全性葡萄胎；部分绒毛形成葡萄状，仍有部分正常绒毛，且常伴有或不伴有胎儿或其附属物，称不完全性葡萄胎。

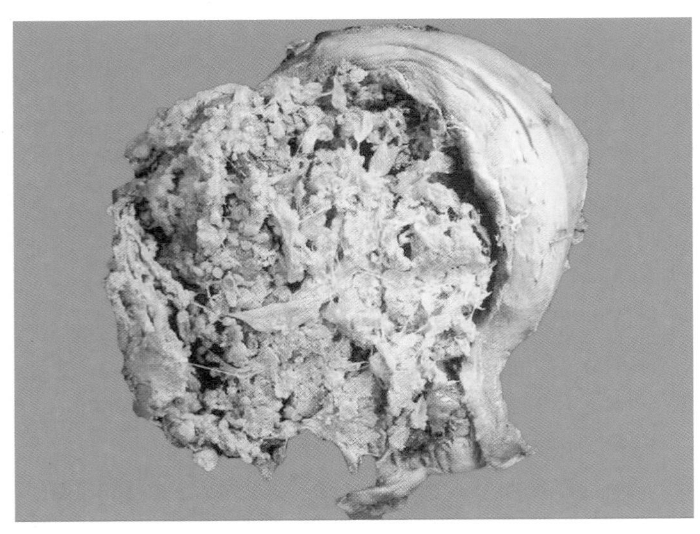

图16-5　葡萄胎(肉眼)

注：宫体增大，腔内充满大小不等的透明水泡。

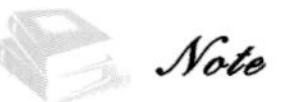

镜下观察：葡萄胎具有如下三个特征。绒毛间质高度水肿且肿大；绒毛间质内血管消失或见少量无功能的毛细血管，内无红细胞；滋养层细胞不同程度增生，增生细胞有合体细胞滋养层细胞和细胞滋养层细胞（图 16-6）。

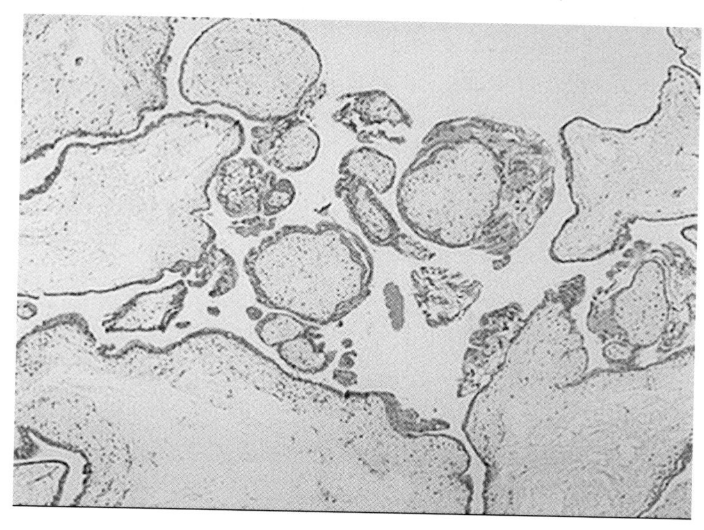

图 16-6　葡萄胎（镜下）

注：绒毛肿大，间质水肿，血管消失，滋养层细胞增生。

（三）病理临床联系

胎盘绒毛高度水肿，引起子宫明显增大，与妊娠月份不符。因胎儿早期死亡，听不到胎心，触不到胎体，患者也不觉胎动。由于滋养层细胞增生，患者血和尿中人绒毛膜促性腺激素（HCG）明显增高，是协助诊断的重要指标。滋养层细胞侵袭血管能力很强，故子宫反复不规则流血，偶有葡萄状物流出。如疑为葡萄胎时，大多数患者可经超声检查确诊。

葡萄胎患者经彻底刮宫手术后，绝大多数能痊愈。约 10%的患者可转变为侵袭性葡萄胎，2.5%可恶变为绒毛膜癌。故葡萄胎患者刮宫后须连续监测血及尿 HCG 水平，如 HCG 水平持续升高，则有恶变倾向。

二、侵袭性葡萄胎

侵袭性葡萄胎（invasive mole）也称恶性葡萄胎，是指由于胎盘绒毛滋养层细胞异常增生，终末绒毛肿胀并侵及子宫肌层的一种具有恶性倾向的病变，其生物学行为界于葡萄胎和绒毛膜癌之间，表现为葡萄胎组织侵入肌层或转移至子宫外器官，一般继发于葡萄胎，少数也可开始就形成侵袭性葡萄胎。绒毛侵入子宫肌层是本病最主要的病理特征（图 16-7），也可向子宫外侵袭，在阴道或外阴可见转移结节。镜下观察：宫壁破坏伴出血，其中可见完整的水泡状绒毛结构，肌层内滋养层细胞增生明显并有一定异型性。侵袭性葡萄胎的病理诊断要点是在子宫壁肌层内找到完整的水泡状绒毛结构，此特点有别于葡萄胎。

本病的主要临床表现为葡萄胎刮宫后仍持续出现阴道不规则出血。妇科检查见子宫复旧延迟，血或尿中 HCG 水平升高，多数患者经化疗可治愈。

三、绒毛膜癌

绒毛膜癌（choriocarcinoma）简称绒癌，是源自妊娠绒毛滋养上皮细胞的高度侵袭性恶性肿瘤。其特点是滋养层细胞失去了原有绒毛和葡萄胎的结构，弥散地侵入子宫肌层，造成局部组织出血，并沿着血道转移至全身。绝大多数绒毛膜癌与妊娠有关，约 50%继发于葡萄胎，约 25%继发于自然流

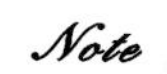

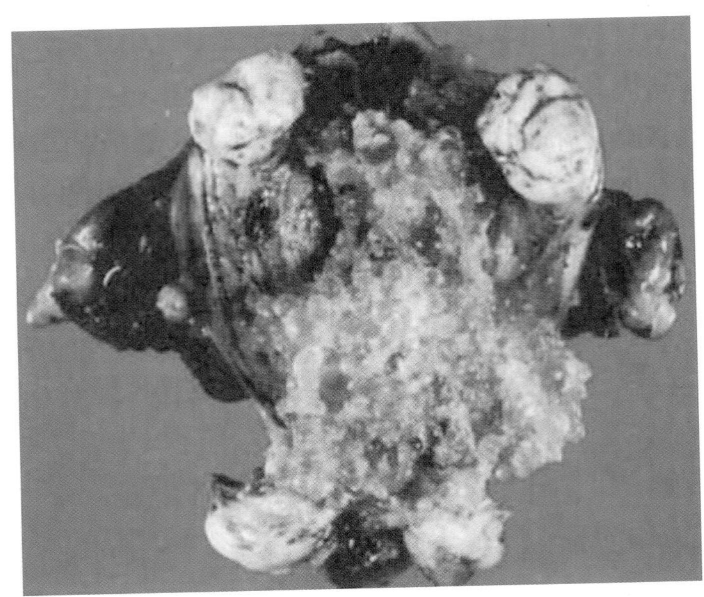

图 16-7　侵袭性葡萄胎

产，约 20%继发于正常分娩后，约 5%继发于早产和异位妊娠等，以 30 岁左右青年女性多见，发病机制不详。

(一) 病理变化

肉眼观察：出血性坏死是此癌的主要外观特点，子宫不规则增大，宫腔内可见一个或多个息肉状的紫蓝色癌结节，表面可溃烂。癌组织大者可侵入宫腔，常侵及深肌层，甚而穿透子宫壁达浆膜外。由于明显出血、坏死，癌结节质软，呈暗红或紫蓝色。

镜下观察：由异常增生的绒毛滋养层细胞和合体滋养层细胞组成，癌组织位于宫底部，呈暗紫红色、结节状，可见出血、坏死，常有核分裂象，没有绒毛结构，无血管及间质，这是绒毛膜癌与侵袭性葡萄胎的主要区别(图 16-8)。癌组织依靠侵袭宿主血管获取营养，故癌组织和周围正常组织有明显出血、坏死。

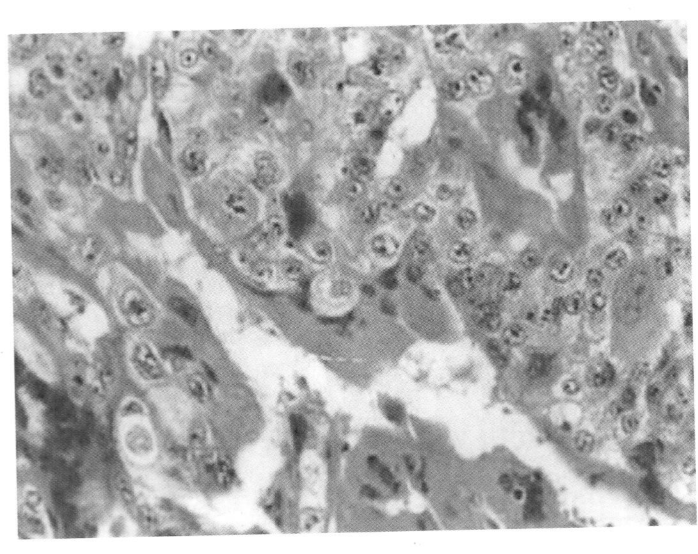

图 16-8　绒毛膜癌

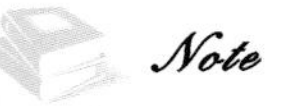

（二）扩散

绒毛膜癌侵袭破坏血管能力强，除在局部破坏蔓延外，极易经血道转移，以肺和阴道壁常见，其次为脑、肝、肾等。

（三）临床病理联系

多数患者在葡萄胎刮宫后或足月产后数天至数月后发生持续性阴道不规则出血，子宫增大，血或尿中 HCG 水平持续升高。患者因长期阴道出血可发生贫血。癌组织经血道转移至不同部位引起的症状也不同，如转移到肺可出现咯血，转移到脑可出现头痛、呕吐、瘫痪和昏迷等，转移到肾可出现血尿等症状。

虽然绒毛膜癌恶性程度高，但采用化疗方法后，治愈率明显提高，死亡率降低至 20%以下。

（四）防治与护理原则

（1）病情观察：有无子宫增大、不规则阴道流血，有无疼痛、咯血、血尿等症状，检测 HCG 水平的变化情况。

（2）对症护理：对有阴道出血、疼痛等症状者，进行止血、止痛等对症处理；及时给予抗感染、静脉补液、提高机体抵抗力的药物。

（3）生活护理：摄入足够的营养，增强机体抵抗力；保持个人卫生，勤更衣，保持床单清洁，注意室内空气流通。

（4）心理护理：向患者介绍有关滋养层细胞疾病的医学知识和诊治过程，解除疑虑，缓解不安情绪，消除恐惧心理，使患者能以积极的态度配合诊治。

（5）健康教育：宣传与滋养层细胞疾病有关的因素，指导患者积极治疗葡萄胎，定期接受随访。

直通护考
在线答题

第三节　乳腺疾病

乳腺的解剖结构和各部位的主要病变如图 16-9 所示。

一、乳腺增生性病变

乳腺增生症（cyclomastopathy）是女性最常见的乳腺疾病，多发生在 25～45 岁的女性，绝经前达发病高峰，绝经后一般不再进展，极少青春期前发病。

（一）类型与病理变化

1. 乳腺导管增生

（1）普通型导管上皮增生症：普通型导管上皮增生症（usual ductal hyperplasia，UDH）在导管内增生性病变中最为常见，是以增生细胞呈流水样分布为特征的良性导管增生。2012 年 WHO 乳腺肿瘤组织学分类将其归类于乳腺癌的前驱病变。UDH 的患者长期随访结果显示，其发生浸润性癌的风险为普通人群的 1.5～2 倍。

（2）非典型导管上皮增生症：非典型导管上皮增生症（atypical ductal hyperplasia，ADH），是介于良、恶性之间的一种病变，属于导管内肿瘤性病变，以分布均匀、单一形态的上皮细胞增生为特征（图 16-10），有进展为浸润性癌的中度危险性，演变为浸润性癌的风险约为普通人群的 5 倍。病变范围相当小，被累及的导管范围合计不大于 2 mm，一般临床体检不能触及肿块。乳腺 X 线照射检查中，多发性微小钙化是 ADH 的最常见表现（图 16-10）。

2. 乳腺硬化性腺病　乳腺硬化性腺病（sclerosing adenosis of the breast）是增生性纤维囊性乳

Note

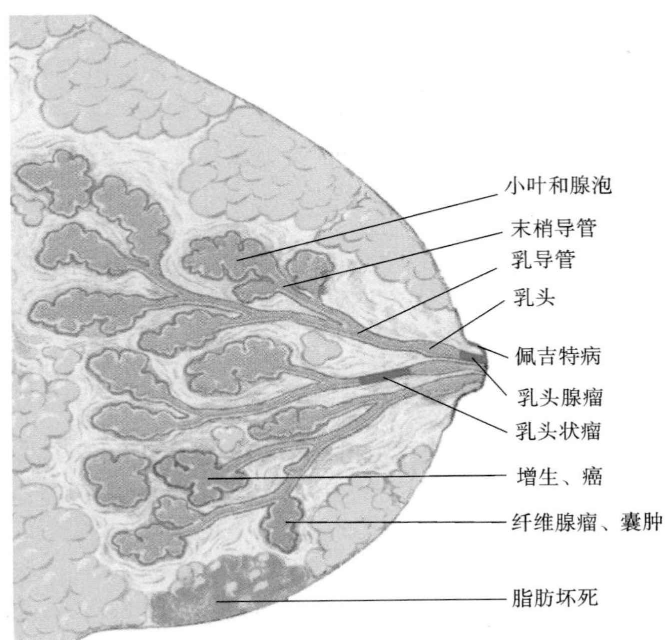

图 16-9　乳腺的解剖结构和各部位的主要病变

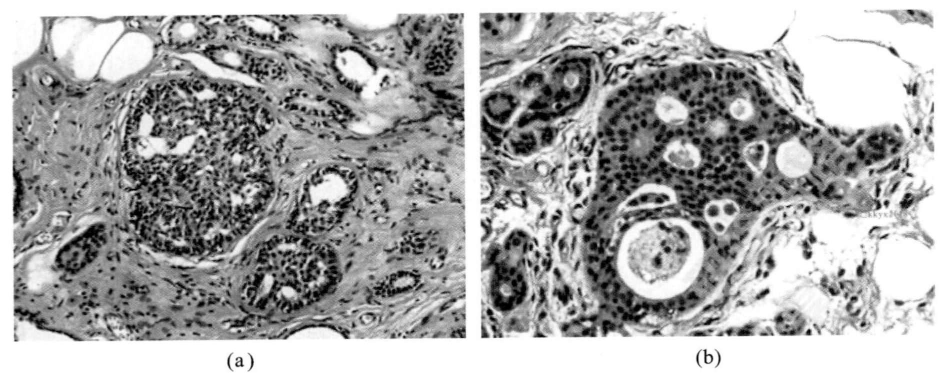

(a)　(b)

图 16-10　乳腺导管增生

注:(a)普通型导管上皮增生症细胞呈流水样分布为特征;(b)非典型导管上皮增生症以分布均匀、单一形态的上皮细胞增生为特征。

腺病的少见类型,主要特征为小叶中央或小叶间纤维组织增生使小叶腺泡受压而扭曲变形,一般无囊肿形成。影像学检查易和癌混淆。

肉眼观察:灰白色、质硬,与周乳腺界限不清。镜下观察:每一终末导管的腺泡数目增加,小叶轮廓尚存,病灶部位纤维组织呈不等程度的增生,腺泡受压而扭曲。在偶然情况下,腺泡明显受挤压,管腔消失,成为细胞条索,组织图像和浸润性癌相似。腺泡外层的肌上皮细胞明显可见,这是区别于浸润性癌的主要特征。

(二)临床病理联系

主要临床表现为乳腺肿块,以双侧多见,一般发生于乳房外上象限,呈单个或多个结节,或呈边界不清的硬块,或有细小颗粒感,由于受雌激素的刺激,部分患者乳房有胀痛或触痛,并与月经有明显的关联,月经前疼痛明显,月经后疼痛减轻或消失。

二、乳腺纤维腺瘤

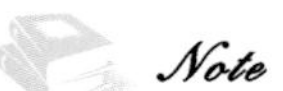

乳腺纤维腺瘤(fibroadenoma of breast)是女性乳腺最常见的良性肿瘤,发生于乳腺上皮组织和

结缔组织，好发于20～35岁的女性，多为单个，一般为单侧或双侧发生，边界清楚。

（一）病理变化

肉眼观察：肿瘤呈圆形或卵圆形结节状，大小不等，表面光滑，包膜完整，与周围组织分界清楚；切面呈分叶状，灰白色，质硬韧而富有弹性，有时可见细小裂隙。

镜下观察：肿瘤实质由腺体和纤维组织组成（图16-11），腺体呈圆形或卵圆形，或被周围的纤维结缔组织挤压呈裂隙状；纤维组织通常呈疏松黏液样变，也可较致密，甚至发生玻璃样变性或钙化。

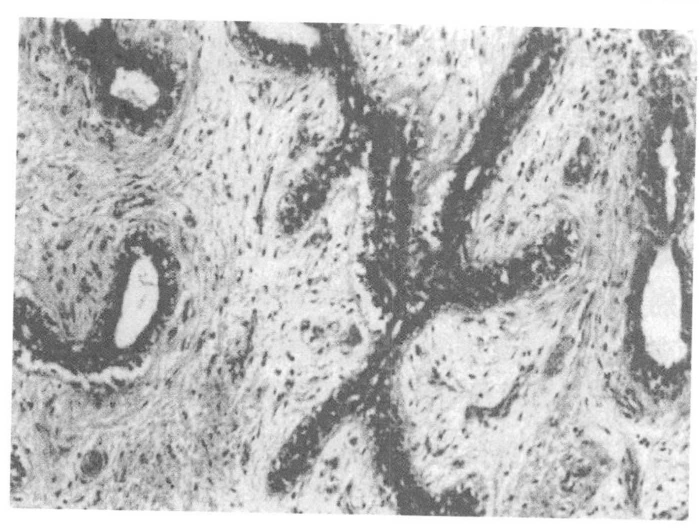

图16-11　乳腺纤维腺瘤

（二）临床病理联系

由于肿瘤呈膨胀性生长，故乳腺组织中有卵圆形肿块，边界清楚。随着年龄增长，肿瘤体积逐渐回缩。在妊娠期，肿瘤长得较快，可发生坏死。乳腺纤维腺瘤因包膜完整，手术易切除干净，不易复发。

三、乳腺癌

案例16-1

乳腺癌（breast carcinoma）是妇女常见的恶性肿瘤之一。乳腺癌常发生于40～60岁的妇女，临床上除乳房内硬结外，无其他不适，患者往往在自我检查或体检时发现。乳腺癌半数以上发生于乳腺外上象限，其次为乳腺中央区和其他象限。

（一）病因和发病机制

乳腺癌的发病机制尚未完全阐明，雌激素长期作用、家族遗传倾向、环境因素和长时间大剂量接触放射线和乳腺癌有关。

（二）病理变化

乳腺癌形态结构十分复杂，类型很多。一般分两大类型：非浸润性癌和浸润性癌。

1. 非浸润性癌（noninvasive carcinoma）　分为导管原位癌和小叶原位癌。两者均来自终末导管-小叶单位上皮细胞，局限于基底膜以内，未向间质或淋巴管、血管浸润。

（1）导管原位癌（ductal carcinoma in situ，DCIS）：导管明显扩张，癌细胞局限于扩张导管内，导管基底膜完整。发生于中、小导管，形成灰白色或灰黄色结节样肿块，部分肿瘤切面可挤出黄色粉刺样物，故也称粉刺癌（comedo carcinoma）。镜下观察：癌细胞局限于导管内，未突破基底膜，呈实心筛孔状、低乳头状或管状排列，有明显异型性，可见核分裂象（图16-12）。

（2）小叶原位癌（lobular carcinoma in situ，LCIS）：扩张的小叶末梢导管和腺泡内充满实体排列

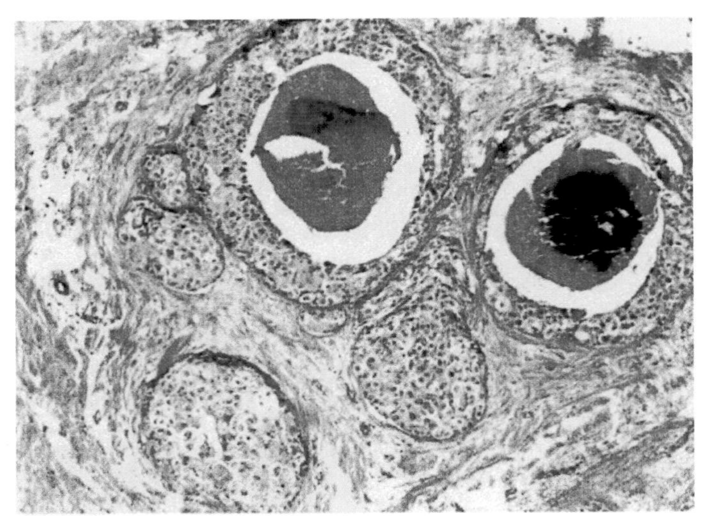

图 16-12　乳腺导管原位癌

的肿瘤细胞，小叶结构尚存；细胞体积较导管内癌的细胞小，大小形状较为一致，核圆形或卵圆形，核分裂象少见。25%～30%可发展为浸润性癌。手术切除预后好。

2. 浸润性癌(invasive carcinoma)

(1) 浸润性导管癌(invasive ductal carcinoma)：是乳腺癌常见类型，占乳腺癌的 40%～70%。由导管内癌突破基底膜向间质浸润发展而来。临床上乳腺内可触及肿块，外形不规则，质硬韧，常不同程度固定于周围组织。肉眼观察：肿块呈不规则或者结节状，与周围组织界限不清，无包膜，可见黄白色条纹，切面灰白色、质硬，有砂粒感。镜下观察：癌细胞排列成索状、梁状、团块状、腺管状、实片状等。癌细胞增大，核从规则到明显多型性，核仁长明显，核分裂象不等(图 16-13)。

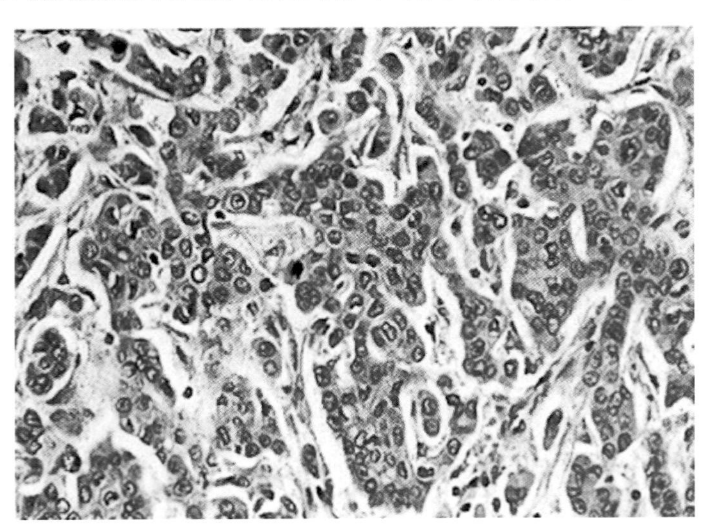

图 16-13　乳腺浸润性导管癌

注：癌细胞排列成索状、梁状、团块状等在间质内浸润生长。

【护考提示】乳腺癌的类型。

(2) 浸润性小叶癌(invasive lobular carcinoma)：少见，小叶原位癌的癌细胞突破基底膜向间质浸润。临床可触及明显肿块。肉眼观察：肿块边界不清，灰白色，质韧似橡皮样。镜下观察：典型者癌细胞呈列兵样单行线状浸润于纤维间质中(图 16-14)，或围绕导管呈靶样浸润，细胞小而一致。预后较差。

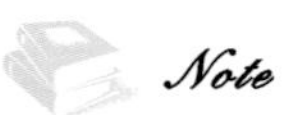

(3) 特殊类型癌：类型繁多，组织结构特殊，如髓样癌、黏液癌、大汗腺癌等。

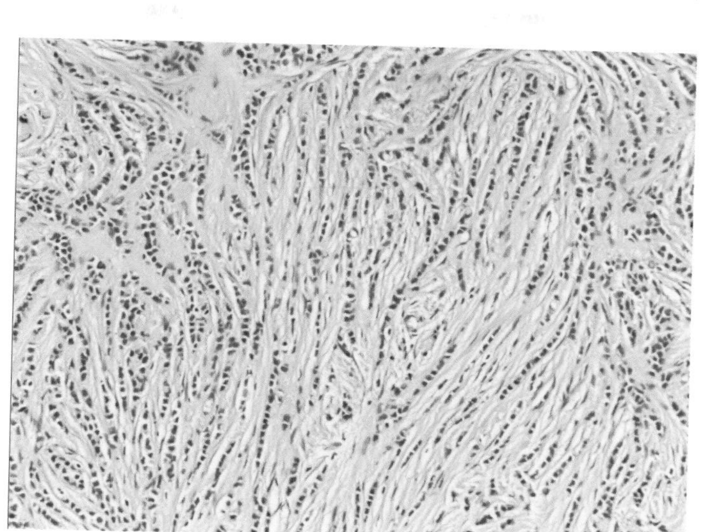

图 16-14　乳腺浸润性小叶癌

注：纤维间质中可见浸润性小叶癌，癌细胞呈列兵样排列的特征性病变。

（三）扩散与转移

1. 直接蔓延　乳腺癌可向乳腺周围组织浸润，累及胸肌、筋膜、胸壁、乳头甚至肋骨。

2. 转移

（1）淋巴道转移：乳腺癌最常见的转移途径，首先转移到同侧腋窝淋巴结，晚期可转移到锁骨下淋巴结，继而逆行转移至锁骨上淋巴结。肿块位于乳腺内上象限时，癌细胞可经乳内动脉旁淋巴结转移至纵隔淋巴结。

（2）血道转移：晚期患者癌细胞可侵入体静脉，转移至肺、骨、肝、脑等处，形成转移癌结节。

（四）临床病理联系

乳腺癌早期可无症状，表现为无痛性肿块。晚期皮肤可出现橘皮样外观和乳头内陷。这是因为乳腺真皮淋巴管被癌细胞阻塞，使淋巴液回流受阻，导致真皮水肿，而皮肤附件（如毛囊、汗腺）处的皮肤由于受附件牵引不能相应肿胀而相对凹陷，类似橘皮样外观。若乳头下癌组织伴有大量纤维组织增生，乳头受纤维组织牵拉可出现下陷。晚期，乳腺癌可侵犯深处筋膜和胸壁肌肉，形成巨大而固定的肿块，若穿破皮肤可形成溃疡，甚至可合并出血、感染等。

（五）防治与护理原则

（1）病情观察：注意观察乳房的形状、乳头溢液情况；有无包块及其皮肤和周围组织的关系，有无乳头内陷、皮肤橘皮样外观等；乳头及周围皮肤有无红肿、痒、痛、脱屑、糜烂，呈湿疹样改变。

（2）心理护理：给患者讲解有关乳腺疾病的医学知识和诊治过程，与患者交流思想，消除其恐惧和紧张情绪，增强信心。

（3）健康教育：指导患者合理饮食，注意个人卫生，保证充足的睡眠和休息；定期做乳房检查，发现乳房包块应及时就诊。

直通护考
在线答题

课后思考

1. 名词解释：宫颈糜烂、宫颈息肉、宫颈癌、葡萄胎、侵袭性葡萄胎、绒毛膜癌、乳腺纤维腺瘤、乳腺癌。

2. 试述女性生殖器的自然防御功能。

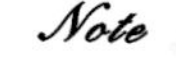
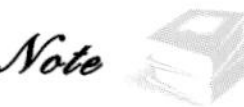

3．简述慢性宫颈炎的病理变化。
4．如何对慢性宫颈炎接受物理治疗的患者进行健康指导？
5．简述宫颈鳞状细胞癌的主要癌前病变及其常见的蔓延、扩散方式。
6．简述葡萄胎、侵袭性葡萄胎与绒毛膜癌的病变特点。
7．试述乳腺癌时乳头内陷的原因。

(杨美玲)

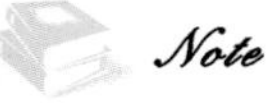

第十七章　内分泌系统疾病

能力目标

1. 掌握：糖尿病的病理变化；弥漫性毒性甲状腺肿的病理变化及其临床病理联系。
2. 熟悉：糖尿病的临床病理联系。
3. 了解：糖尿病的病因和发病机制；弥漫性毒性甲状腺肿的病因和发病机制。

导言

第一节　糖　尿　病

本章 PPT

糖尿病(diabetes mellitus)是一种体内胰岛素相对或绝对不足或靶细胞对胰岛素敏感性降低，或胰岛素本身存在结构上的缺陷而引起的碳水化合物、脂肪和蛋白质代谢紊乱的一种慢性疾病。其主要特点是高血糖、糖尿。临床上常表现为多饮、多食、多尿和体重降低(即"三多一少")以及并发酮症酸中毒、多发性神经炎、失明、肾功能衰竭等。糖尿病的发病率不断增高，已成为世界性的常见病、多发病。

联合国糖尿病日

一、病因和发病机制

糖尿病一般分为原发性糖尿病和继发性糖尿病。后者是指由已知原因，如胰腺炎、肿瘤、手术或其他损伤、某些其他内分泌疾病造成的胰岛素分泌不足所致的糖尿病；前者又分为胰岛素依赖型糖尿病和非胰岛素依赖型糖尿病。

1. 胰岛素依赖型糖尿病　胰岛素依赖型糖尿病又称1型糖尿病或幼年型糖尿病，约占糖尿病的10%。其主要特点是青少年发病，起病急，病情重，进展快。胰岛B细胞严重受损，细胞数目明显减少，血中胰岛素水平降低，易出现酮症，治疗依赖胰岛素。目前认为本型是在遗传易感性的基础上，由病毒感染等诱发的针对胰岛B细胞的一种自身免疫性疾病。

2. 非胰岛素依赖型糖尿病　非胰岛素依赖型糖尿病又称2型糖尿病或成年型糖尿病，约占糖尿病的90%，其主要特点是成年人发病，起病缓慢，病情较轻，进展较慢。胰岛B细胞数目正常或轻度减少，血中胰岛素水平可正常、增多或降低，肥胖者多见，较少出现酮症，可不依赖胰岛素治疗。本型是与肥胖有关的胰岛素相对不足或组织对胰岛素敏感性降低所致，此外，缺乏运动、营养过剩、手术、感染、精神刺激等都可成为本病的诱因。

二、病理变化

1. 胰岛病变　1型糖尿病早期表现为非特异性胰岛炎，继而胰岛B细胞颗粒脱失，空泡变性、坏

Note

死、消失，胰岛变小、数目减少，纤维组织增生及玻璃样变性；2 型糖尿病早期病变不明显，后期胰岛 B 细胞减少，常见胰岛淀粉样变性(图 17-1)。

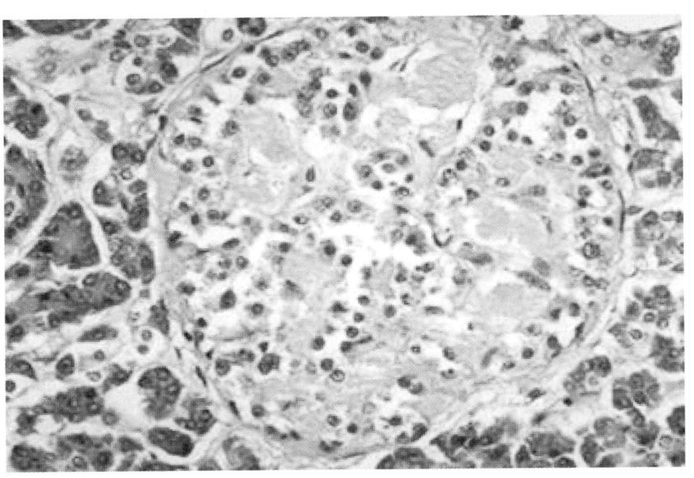

图 17-1　糖尿病胰岛病变

2. 血管病变　血管病变最具特征性，从毛细血管到大、中动脉均可有不同程度的病变。毛细血管基底膜明显增厚；细动脉壁玻璃样变性硬化，小动脉增生性硬化，血压可升高；有的血管壁发生纤维素样坏死；有的血栓形成使管腔狭窄，导致血液供应障碍，引起相应组织或器官缺血、损伤及功能障碍；大、中动脉有动脉粥样硬化或中层钙化，粥样硬化病变程度重。临床表现为主动脉、冠状动脉、下肢动脉、脑动脉和其他脏器动脉粥样硬化，引起冠心病、心肌梗死、脑萎缩以及肢体坏疽等。

3. 肾病变

①肾体积增大：糖尿病早期肾血流量增加，肾小球滤过率增高，导致肾体积增大，通过治疗可恢复正常。②肾小球硬化：表现为肾小球内有玻璃样物质沉积，初期为节段性，逐渐发展为弥漫性，主要损害肾小球毛细血管壁和系膜，使毛细血管腔变窄或完全闭塞，最终导致肾小球缺血和玻璃样变性。③肾小管-间质损害：肾小管上皮细胞出现颗粒样和空泡样变性(属退行性变)，晚期肾小管萎缩；肾间质损害包括纤维化、水肿和炎症细胞浸润。④血管损害：糖尿病累及所有的肾血管，特别是入球小动脉和出球小动脉，多引起肾动脉硬化，而较大血管(如肾动脉)及其主要分支则发生动脉粥样硬化。⑤肾乳头坏死：常见于糖尿病患者合并急性肾盂肾炎时，由缺血与感染所致。

4. 视网膜病变　早期可表现为微小动脉瘤和视网膜小静脉扩张，继而出现渗出、水肿、微血栓形成和出血等非增生性视网膜病变；血管病变可引起缺氧，刺激纤维组织增生、新生血管形成等增生性视网膜病变，可造成白内障，严重者可因视网膜脱落而失明。

5. 神经系统病变　血管病变引起周围神经缺血性损伤或症状，如肢体疼痛、麻木、感觉丧失、肌肉麻痹等，脑神经细胞也可发生广泛变性。

6. 其他组织或器官病变　其他组织或器官可出现皮肤黄色瘤、肝脂肪变性、糖原沉积、骨质疏松、糖尿病性外阴炎、化脓性炎和真菌感染等。

三、临床病理联系

糖尿病患者的典型症状为多饮、多食、多尿和消瘦。此外，因抗体生成减少，抵抗力降低，患者易发生感染性疾病。病变严重时，可出现酮血症和酮尿症，导致酸中毒，发生糖尿病性昏迷。晚期患者常因并发心肌梗死、肾功能衰竭、脑血管病变及感染而死亡。因此，合理饮食、应用降糖药物等，长期有效控制血糖，防治或延缓并发症的发生，是糖尿病治疗的关键。

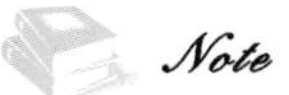

四、防治与护理原则

(1) 饮食护理：根据患者的体重、生活状况、劳动状况，计算和控制患者每日所需的总热量；提倡食用粗制米、面和杂粮，多食豆类、蔬菜和含糖量低的水果，纠正患者不良的生活习惯。

(2) 体育锻炼：适度的运动有利于减轻体重，提高胰岛素敏感性，改善血糖和脂质代谢紊乱。

(3) 指导患者遵医嘱正确服药，观察血糖、尿糖、尿量和体重变化，评价药物疗效，及时纠正不良反应。

(4) 密切观察病情：严密监测生命体征变化，观察症状有无加重，有无酸中毒，有无皮肤、黏膜感染情况。

过度肥胖和缺乏运动是健康的大敌

第二节　弥漫性毒性甲状腺肿

弥漫性毒性甲状腺肿(diffuse toxic goiter)是指血中甲状腺素过多，作用于全身各组织所引起的临床综合征，临床上统称为甲状腺功能亢进(hyperthyroidism)，简称甲亢。因约有 1/3 患者伴有眼球突出，故又称为突眼性甲状腺肿，也有人将弥漫性毒性甲状腺肿称为 Graves 病或 Basedow 病。本病多见于 20～40 岁女性，男女比例约为 1∶5。

一、病因和发病机制

尚未完全明了，目前一般认为本病与以下因素有关。

(1) 弥漫性毒性甲状腺肿属于一种自身免疫性疾病，其根据如下：①血中球蛋白增高，并有多种抗甲状腺的自身抗体，且常与一些自身免疫性疾病并存；②血中存在与促甲状腺激素(TSH)受体结合的抗体，具有类似 TSH 的作用。

(2) 可能与遗传有关：发现某些患者亲属中也患有此病或其他自身免疫性疾病。

(3) 精神创伤：可能通过干扰免疫系统而促进自身免疫性疾病的发生。

二、病理变化

甲状腺弥漫性对称肿大，可达正常甲状腺的 2～4 倍，质地较软，表面光滑，切面呈灰红色、分叶状，胶质含量少。镜下观察(图 17-2)：①滤泡上皮增生，大小不等，呈柱状，有的呈乳头样增生突入腔内；②滤泡腔内胶质少而稀薄，滤泡周边胶质出现许多大小不一的上皮细胞的吸收空泡；③间质血管丰富、充血，淋巴组织增生。甲亢手术前常须使用碘剂治疗，治疗后滤泡内胶质明显增多，甲状腺病变有所减轻，甲状腺体积缩小，间质血管减少、充血减轻。

除甲状腺改变外，因血液循环加快，可使心脏肥大，心腔扩张，心肌细胞发生灶状坏死及纤维化，少数患者可因心力衰竭而死。全身可有淋巴组织增生、胸腺和脾脏增大，肝细胞脂肪变性，甚至坏死、纤维化。

三、临床病理联系

(1) 由于血中三碘甲腺原氨酸(T3)、四碘甲腺原氨酸(T4)增多，糖、蛋白质、脂肪加速氧化，基础代谢率增高，产热增加，表现为皮肤温暖、怕热、多汗、心率加快。

(2) 患者可出现心悸、烦躁、多虑、易激动、手震颤、肌肉感应力强等交感神经兴奋的症状。

(3) 因甲状腺激素分泌增多，影响磷酸化过程，ATP 产生减少，导致能量不足，患者食欲亢进、消瘦无力。

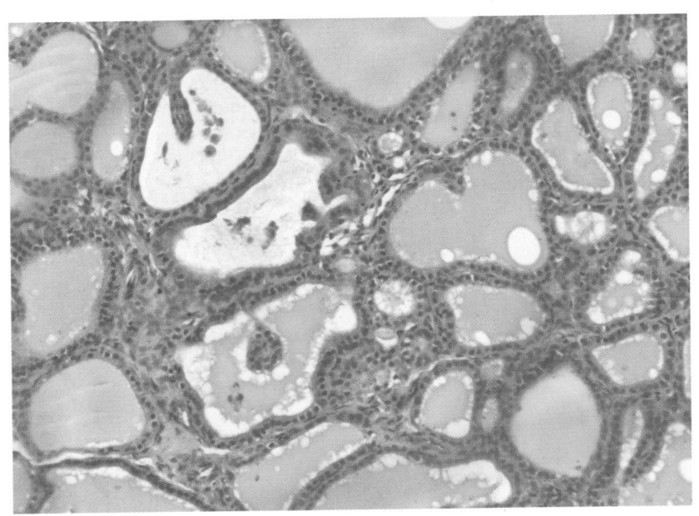

图 17-2　弥漫性毒性甲状腺肿

(4) 部分患者眼球外肌水肿、球后纤维脂肪组织增生、淋巴细胞浸润和黏液水肿，向前挤压眼球，引起突眼症(图 17-3)。

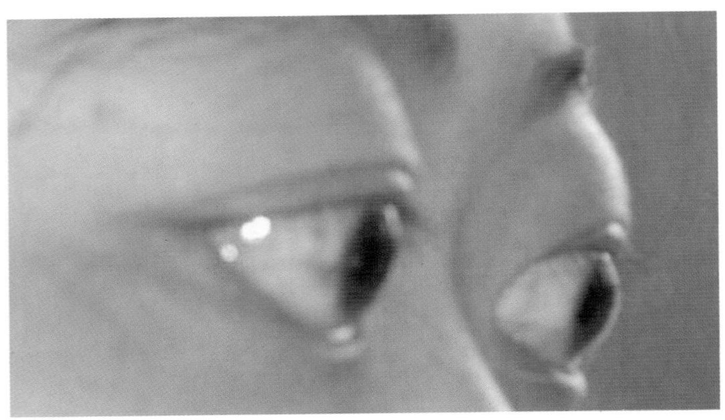

图 17-3　突眼性甲状腺肿

四、防治与护理原则

(1) 经常测量体重，适度运动，避免劳累，保护眼睛，保持充足睡眠。

(2) 饮食护理：给予高热量、高蛋白和高维生素饮食，禁止摄入刺激性食物和饮料。

(3) 向患者宣讲有关甲亢的疾病知识，让患者减轻压力，控制情绪。

(4) 指导患者遵医嘱按剂量、按疗程服药，不可随意减量和停药。

直通护考
在线答题

课后思考

1. 名词解释：糖尿病、甲亢。
2. 2 型糖尿病的主要病变和临床表现有哪些？
3. 弥漫性毒性甲状腺肿的主要病变有哪些？
4. 试述弥漫性毒性甲状腺肿的主要临床表现及其发生机制。

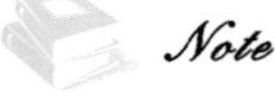

(王超柱)

第十八章　传　染　病

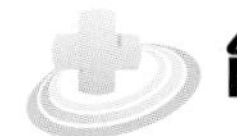

能力目标

1. 掌握：结核病的基本病变、原发性肺结核的病变特点、继发性肺结核的类型及各型的病变特点；细菌性痢疾、伤寒、流行性脑脊髓膜炎、流行性乙型脑炎的传播途径、病变特点及临床病理联系。

2. 熟悉：结核病、细菌性痢疾、伤寒、流行性脑脊髓膜炎、流行性乙型脑炎的病因及发病机制。

3. 了解：淋病、尖锐湿疣、梅毒、艾滋病、狂犬病及流行性感冒的病因、病变特点及临床病理联系。

导言

本章 PPT

传染病是由病原微生物通过一定的传播途径进入易感人群的个体所引起的一组疾病，并能在人群中引起流行。传染病的流行必须具备传染源、传播途径和易感人群三个基本环节。其共同特点如下：①病原微生物常有一定的侵入门户；②病原微生物选择性地定位于不同的组织或器官；③病理变化均属于炎症，但又有各自的特征性病变；④病程发展具有一定的阶段性，包括潜伏期、前驱期、发病期、愈复期等。近年来，一些已被有效控制的传染病的发病率又有上升趋势，如结核病、淋病、梅毒、狂犬病等，并出现了一些新的传染病，如艾滋病、甲型 H1N1 流感、人禽流感等，严重威胁着人类的健康和生命。

第一节　结　核　病

结核病（tuberculosis）是指由结核分枝杆菌（mycobacterium tuberculosis）引起的一种慢性肉芽肿病。病变主要特征是结核结节（tubercle）形成和干酪样坏死（caseous necrosis）。全身各器官均可发病，但以肺结核病最常见。其全身表现有低热、疲乏、盗汗、食欲不振和消瘦等临床表现。结核病曾经威胁整个世界，随着有效抗结核药物的应用，儿童普遍接种卡介苗预防等，结核病得到了有效控制，其发病率、死亡率一度呈下降趋势。但自 20 世纪 80 年代以来，由于艾滋病的流行和耐药菌株的出现，结核病的发病率又趋于上升。中国结核病患者人数位居世界第二位，仅次于印度。世界卫生组织和我国均将结核病作为重点控制的传染病之一。

一、病因及发病机制

结核病的病原菌是结核分枝杆菌，主要是人型和牛型。人型结核分枝杆菌感染的发病率最高。结核分枝杆菌不产生侵袭性酶，不产生内、外毒素，其致病性主要与菌体含的脂质、蛋白质和多糖等成分有关。结核病主要经呼吸道传染，也可经消化道感染（食入带菌的食物，包括含菌牛奶），少数经皮肤、黏膜的伤口感染。

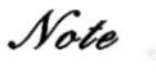

结核病的发病主要取决于感染的菌量、毒力的大小及机体的免疫反应。人初次感染结核分枝杆菌时，机体的抵抗力很低，细菌易在局部繁殖和扩散。人体对结核分枝杆菌的免疫力主要是感染后的获得性免疫，以细胞免疫为主。在第一次感染时，结核分枝杆菌的抗原刺激机体产生致敏淋巴细胞，当再次感染时，致敏的淋巴细胞即分裂、增殖，并释放多种淋巴因子，如巨噬细胞趋化因子、移动抑制因子、积聚因子和活化因子等，这些淋巴因子可使巨噬细胞向结核分枝杆菌移动，并积聚于该处，使结核病灶局限化。同时激活巨噬细胞，使巨噬细胞吞噬、水解、消化和杀灭结核分枝杆菌的能力增强。若菌量多，释放大量菌体蛋白时，可发生强烈的变态反应，造成组织坏死，有利于细菌的繁殖和扩散，并出现全身中毒症状。

免疫反应与变态反应贯穿于结核病的始终，结核分枝杆菌的数量、毒力强弱以及机体抵抗力等因素决定着两者的消长(表 18-1)。年龄、营养状况、有无全身性疾病(尤其是硅沉着病、艾滋病、糖尿病、先天性心脏病)等均可影响机体的抵抗力。

【护考提示】
结核病的主要传播途径。

表 18-1　结核病基本病变与机体的免疫状态

病　变	机体状态		结核分枝杆菌		病理特征
	免疫力	变态反应	菌量	毒力	
渗出为主	低	较强	多少	强	浆液性或浆液纤维素性炎
增生为主	较强	较弱	少	较低	结核结节
坏死为主	低	强	多	强	干酪样坏死

二、基本病理变化

1. 以渗出为主的病变　当菌量多，毒力强或变态反应较强时，局部主要表现为浆液性或浆液纤维素性炎，早期局部可有中性粒细胞浸润，但很快被巨噬细胞取代。此病变常发生在疾病早期或病变恶化时，好发于肺、浆膜、滑膜和脑膜等处。在渗出物和巨噬细胞中可查见结核分枝杆菌。渗出物可完全吸收，不留痕迹，或转变为以增生为主或以坏死为主的病变。

2. 以增生为主的病变　当菌量少，毒力较低或机体变态反应较强时，则发生以增生为主的变化，形成具有诊断价值的结核结节。

结核结节是在细胞免疫的基础上形成的，由上皮样细胞、朗汉斯巨细胞加上外周致敏的淋巴细胞和少量反应性增生的成纤维细胞构成，即结核性肉芽肿(图 18-1)，这是结核病的特征性病变，具有诊断意义。典型结核结节中央可有干酪样坏死。巨噬细胞吞噬结核分枝杆菌后，体积增大逐渐转变为上皮样细胞，呈梭形或多角形，胞质丰富，染淡红色，边界不清。核呈圆形或卵圆形，染色质甚少，甚至可呈空泡状，核内可有 1～2 个核仁。多个上皮样细胞互相融合或一个细胞核分裂而胞质不分裂形成朗汉斯巨细胞。朗汉斯巨细胞为一种多核巨细胞，体积很大，胞质丰富，其胞质突起常和上皮样细胞的胞质突起相连接，核与上皮样细胞核相似。核的数目由十几个到几十个不等，排列在胞质周围呈花环状、马蹄形或密集在胞体的一端。

单个结核结节非常小，直径约 0.1 mm，肉眼和 X 线片不易看见。三四个结核结节融合成较大结节时才能见到。这种融合结节边界分明，约粟粒大小，呈灰白色半透明状，有干酪样坏死时略显微黄，可微隆起于器官表面。

【护考提示】
结核病的特征性病变。

3. 以坏死为主的病变　当菌量多、毒力强，机体免疫力低或变态反应强烈时，上述以渗出为主或以增生为主的病变均可继发干酪样坏死。

结核坏死灶由于含脂质较多呈淡黄色、均匀细腻，质地较实，状似奶酪，故称干酪样坏死(caseous necrosis)。镜下为红染无结构的颗粒状物。干酪样坏死对结核病诊断具有一定的意义。干酪样坏死物中一般会有一定量的结核分枝杆菌，可成为结核病恶化进展的原因。

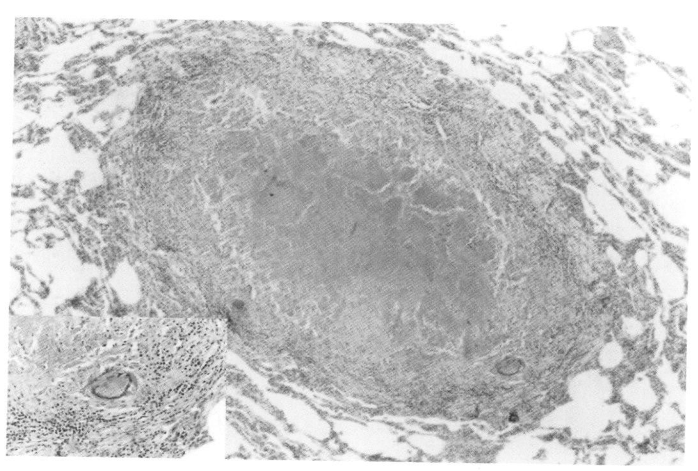

图 18-1　结核性肉芽肿

注：中央为干酪样坏死，周围分布有上皮样细胞、朗汉斯巨细胞及少量的淋巴细胞。

渗出、坏死和增生三种病变往往同时存在而以某一种病变为主，而且可以互相转化。

三、转归

结核病的发展和结局取决于机体的免疫力和结核分枝杆菌致病力之间的矛盾关系。在机体免疫力增强时，结核分枝杆菌被抑制、杀灭，病变转向愈合；反之，则转向恶化。

1. 转向愈合

（1）吸收、消散：渗出性病变的主要愈合方式，渗出物经淋巴道吸收而使病灶缩小或消散。X 线可见边缘模糊、密度不匀、云絮状的阴影逐渐缩小或被分割成小片，以致完全消失。较小的干酪样坏死灶及增生性病灶，经积极治疗也可吸收消散或缩小。

（2）纤维化、纤维包裹、钙化：增生性病变和小的干酪样坏死灶，可逐渐纤维化，形成瘢痕而愈合，较大的干酪样坏死灶难以全部纤维化，由其周边纤维组织增生形成纤维包裹，继而坏死物因钙盐沉积发生钙化。钙化的结核病灶内可有少量结核分枝杆菌残留，此病变临床虽属痊愈，但当机体免疫力降低时仍可复发进展。X 线可见纤维化病灶呈边缘清楚、密度增高的条索状阴影；钙化灶为密度高、边缘清晰的阴影。

2. 转向恶化

（1）浸润进展：疾病恶化时，病灶周围出现渗出性病变，且范围不断扩大，并继发干酪样坏死。X 线可见原病灶周围出现絮状阴影，边缘模糊。

（2）溶解播散：病情恶化时，干酪样坏死物可液化，并经体内的自然管道（如支气管、输尿管等）排出，致局部形成空洞。空洞内液化的干酪样坏死物中含有大量结核分枝杆菌，可通过自然管道播散到其他部位，形成新的结核病灶。X 线可见病灶阴影密度深浅不一，出现透亮区及大小不等的新播散病灶阴影。此外，结核分枝杆菌还可沿血道、淋巴道播散至全身各处。

四、类型和病理变化

（一）肺结核病

结核病中最常见的是肺结核病。由于机体初次感染和再次感染结核分枝杆菌时的反应性不同，肺部病变的发生、发展也不同，因而将其分为原发性肺结核病和继发性肺结核病两类。

1. 原发性肺结核病　第一次感染结核分枝杆菌所引起的肺结核病称为原发性肺结核病（primary pulmonary tuberculosis），多见于儿童，故又称为儿童型肺结核，也可见于未感染过结核分

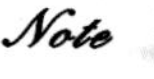

枝杆菌的成年人。

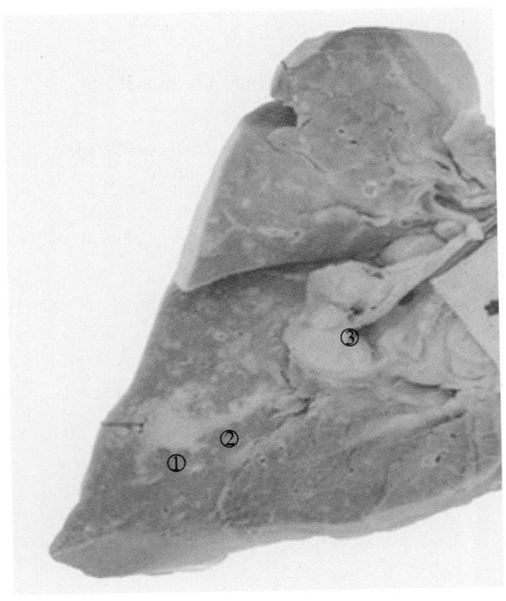

图 18-2　肺原发综合征

注:①肺的原发病灶;②淋巴管炎;③肺门淋巴结结核。

(1) 病理变化:吸入的带菌微滴直达通气顺畅的肺上叶下部或下叶上部靠近胸膜处,形成 1～1.5 cm 大小的灰白色炎性实变灶,多在渗出性病变的中央发生干酪样坏死,形成原发病灶。由于是初次感染,机体缺乏对结核分枝杆菌的特异性免疫力,结核分枝杆菌得以繁殖,并很快侵入局部引流淋巴管,到达所属肺门淋巴结,引起结核性淋巴管炎和淋巴结炎,后者表现为淋巴结肿大和干酪样坏死。肺的原发病灶、淋巴管炎和肺门淋巴结结核称为肺原发综合征(pulmonary primary complex)(图 18-2)。原发性肺结核病的病理特征是 X 线检查出现哑铃状阴影。临床表现多不明显。

(2) 转归:肺原发综合征形成后,虽然在最初几周内有细菌通过血道或淋巴道播散到全身其他器官,但由于细胞免疫的建立,95%左右的病例不再发展,病灶可完全吸收或纤维化,较大的坏死灶可发生纤维包裹或钙化。个别肺门淋巴结病变继续发展,形成淋巴结结核,经有效治疗,大多仍可痊愈。少数营养不良或同时患有其他传染病时,可使病情恶化,局部蔓延,病灶扩大,并可发生淋巴道、血道和支气管播散。

①淋巴道播散:肺门淋巴结的结核分枝杆菌,可沿淋巴管蔓延至气管旁、纵隔和颈部淋巴结,也可逆流到腹膜后、肠系膜淋巴结。早期淋巴结肿大,结核结节形成,而后发生干酪样坏死,相互融合成团、成串,严重者干酪样坏死可液化,穿破局部皮肤,形成经久不愈的窦道。

②血道播散:肺内或淋巴结内的干酪样坏死侵蚀血管壁,使结核分枝杆菌入血,或经淋巴道入血,发生全身粟粒性结核病或肺粟粒性结核病。血道播散也见于继发性肺结核病和肺外器官结核病。

【护考提示】
原发性肺结核病的病变特点。

③支气管播散:原发灶的干酪样坏死范围较大,发生液化时可以侵蚀邻近的支气管,含大量结核分枝杆菌的干酪样坏死物质咳出体外的同时,经支气管播散到同侧或对侧肺的其他部位,形成小叶性或大叶性干酪性肺炎。支气管播散在原发性肺结核病中较少见。

2. 继发性肺结核病　继发性肺结核病(secondary pulmonary tuberculosis)是指再次感染结核分枝杆菌所引起的肺结核病,多见于成年人,故又称成人型肺结核病。病原可是内源性的,也可是外源性的。一般以内源性再感染为主。

继发性肺结核病的病变和临床表现比较复杂。与原发性肺结核病在许多方面有不同的特征,其区别见表 18-2。

表 18-2　原发性肺结核病和继发性肺结核病比较表

项　目	原发性肺结核	继发性感染
感染	第一次感染(外源性)	再次感染(内源性为主)
好发人群	儿童	成年人
特异性免疫力	低	一般较高
早期病变	肺原发综合征	肺尖或锁骨下局限性病变

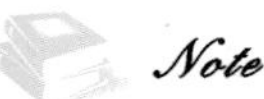

续表

项　目	原发性肺结核	继发性感染
病变特点	早期出现渗出性病变和干酪样坏死，病变不易局限	病变复杂，新旧交替
病程	较短，大多数能自愈	长，时好时坏，多需治疗
播散方式	以淋巴道、血道为主	以支气管播散至肺内为主
常见类型	支气管淋巴结结核、粟粒性结核病	浸润型肺结核、慢性纤维空洞型肺结核、结核球、结核性胸膜炎等

根据其病变特点和临床经过可将继发性肺结核病分以下几种类型。

(1) 局灶型肺结核：继发性肺结核病的早期病变，患者常无自觉症状，多在体检时发现。病灶多位于右肺尖下 1～2 cm 处，直径 0.5～1 cm 大小，边界清楚。镜下病变以增生为主，中央可有干酪样坏死。X 线示肺尖部有单个或多个边界清楚的结节状病灶。少数患者免疫力低下时可发展为浸润型肺结核。

(2) 浸润型肺结核：临床上最常见的继发性肺结核病，又是一种活动性肺结核。多由局灶型肺结核发展而来。病变以渗出为主，中央可有干酪样坏死，病灶周围有炎症包绕。X 线示锁骨下可见边缘模糊的云絮状阴影。患者常有低热、疲乏、盗汗、咳嗽等结核中毒症状。如及早发现，合理治疗，渗出性病变可吸收；增生、坏死性病变，可通过纤维化、钙化而愈合。如病变继续发展，干酪样坏死扩大(浸润进展)，坏死物液化后经支气管排出，局部形成急性空洞，洞壁坏死层内含大量结核分枝杆菌，经支气管播散，可引起干酪性肺炎(溶解播散)。急性空洞一般易愈合，经适当治疗后，洞壁肉芽组织增生，洞腔逐渐缩小，闭合，最后形成瘢痕组织而愈合；也可通过空洞塌陷，形成条索状瘢痕而愈合。如果急性空洞经久不愈，则可发展为慢性纤维空洞型肺结核。

(3) 慢性纤维空洞型肺结核：多由浸润型肺结核形成慢性空洞的基础上发展而来。病变特点：①肺内有一个或多个厚壁空洞。多位于肺上叶，大小不一，不规则，空洞壁厚。镜下洞壁分三层：内层为干酪样坏死物，其中有大量结核分枝杆菌；中层为结核性肉芽组织；外层为纤维结缔组织。②同侧或对侧肺组织，特别是肺小叶可见由支气管播散引起的新旧不一、大小不等的病灶(图 18-3)。③后期肺组织严重破坏，广泛纤维化、胸膜增厚、粘连，使肺体积缩小、变形，严重影响肺功能，甚至使肺功能丧失。病变空洞与支气管相通，成为结核病的传染源，故此型又称开放性肺结核。如坏死侵蚀较大血管，可引起大咯血，严重者可造成窒息死亡；空洞突破胸膜可引起气胸或脓气胸；经常排出含菌痰液可引起喉结核；咽下含菌痰液可引起肠结核；后期由于肺动脉高压可致肺源性心脏病。

近年来，由于广泛采用多药联合抗结核治疗及增加抵抗力，较小的空洞一般可机化，收缩而闭塞。体积较大的空洞，内壁坏死组织脱落，肉芽组织逐渐变成纤维瘢痕组织，由支气管黏膜上皮覆盖，形成开放性愈合。

(4) 干酪性肺炎：多发生于免疫力低下、变态反应强烈的患者，可由浸润型肺结核恶化进展而来，也可由急、慢性空洞内的细菌经支气管播散所致。镜下主要为大片干酪样坏死灶。根据病灶范围分小叶性和大叶性干酪性肺炎。此型结核病病情危重，死亡率高，目前极少见。

(5) 结核球：又称结核瘤(tuberculoma)。结核球是直径在 2～5 cm，有纤维包裹的孤立的边界分明的干酪样坏死灶(图 18-4)。多为单个，也可多个，常位于肺上叶。X 线片上有时很难与周围型肺癌相鉴别。结核球可来自：浸润型肺结核的干酪样坏死灶纤维包裹；结核空洞引流支气管阻塞，空洞由干酪样坏死物填充；多个结核病灶融合。结核球由于其纤维包膜的存在，抗结核药不易发挥作用，且有恶化进展的可能，因此临床上多采取手术切除的方式。

(6) 结核性胸膜炎：根据病变性质可分渗出性和增生性两种，以渗出性多见。①渗出性结核性

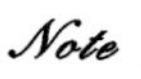

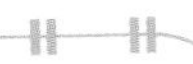

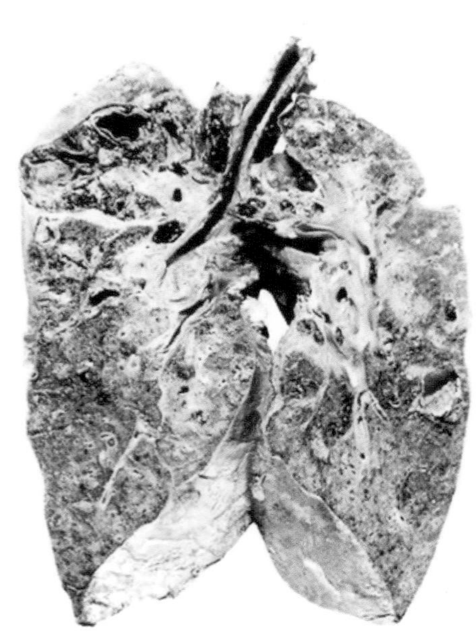

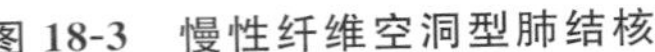

图 18-3　慢性纤维空洞型肺结核

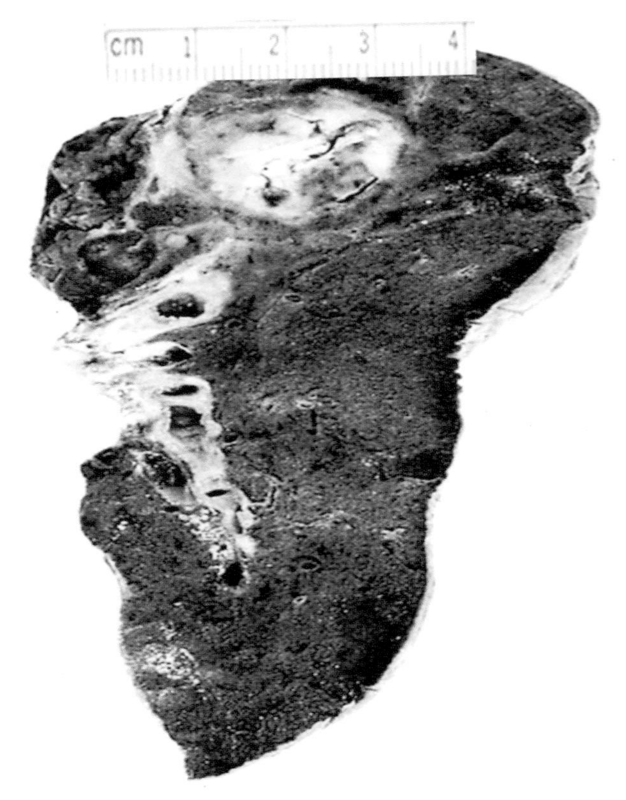

图 18-4　结核球

【护考提示】继发性肺结核病在临床上最常见的类型。

胸膜炎多见于青年人。病变主要为浆液纤维素性炎，可形成胸腔积液。适当治疗，渗出液可吸收，如渗出物中纤维素较多，不易吸收，则可机化，使胸膜增厚粘连。②增生性结核性胸膜炎较少见，是由肺膜下结核病灶直接蔓延到胸膜所致。病变常局限于肺尖部，以增生性改变为主，很少有胸腔积液。一般通过纤维化而愈合，常造成胸膜增厚粘连。

3. 肺结核病经血道播散引起的病变　肺结核病经血道播散可引起以下两型结核病。

(1) 全身粟粒性结核病：当机体免疫力很差时，大量结核分枝杆菌短期内侵入肺静脉，随血流播散至全身，可发生急性全身粟粒性结核病，其病理特点是全身多器官，如肺、肝、肾、脑和脑膜、腹膜等处密布大小一致、灰白色、粟粒大小的结核病灶。由于同时有结核性败血症，所以患儿病情危重，有明显的全身中毒症状，如高热、寒战、烦躁、神志不清等。如果结核分枝杆菌少量多次侵入肺静脉，进入体循环，则结核病灶大小不一，新旧各异，称为慢性全身粟粒性结核病。

(2) 肺粟粒性结核病：淋巴结中的干酪样坏死液化后侵入邻近的体静脉系统(如无名静脉、颈内静脉等)，结核分枝杆菌由右心播散至两肺，形成肺粟粒性结核病(图 18-5)。肺粟粒性结核病病灶的形态与全身粟粒性结核病的相同。

此外，在原发性肺结核病时，如有少量结核分枝杆菌经原发灶周围的毛细血管侵入血流，通过左心播散至肺外某些器官，如骨、关节、泌尿生殖器官、神经系统等处，形成了个别或少数结核病灶。当机体免疫力较强时，病灶中的细菌就会受到抑制潜伏下来，不发生结核病；当机体免疫力下降时，病灶中的细菌可以生长繁殖，引起相应器官的结核病。这是大多数肺外器官结核病的发病方式。

(二) 肺外结核病

肺外结核病除淋巴结结核病由淋巴道播散所致、消化道结核病可由咽下含菌的食物或痰液直接感染引起、皮肤结核病可通过损伤的皮肤感染外，其他各器官的结核病多为原发性肺结核病血源播散所形成的潜伏病灶进一步发展的结果。

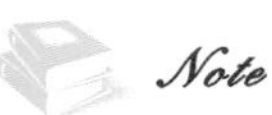

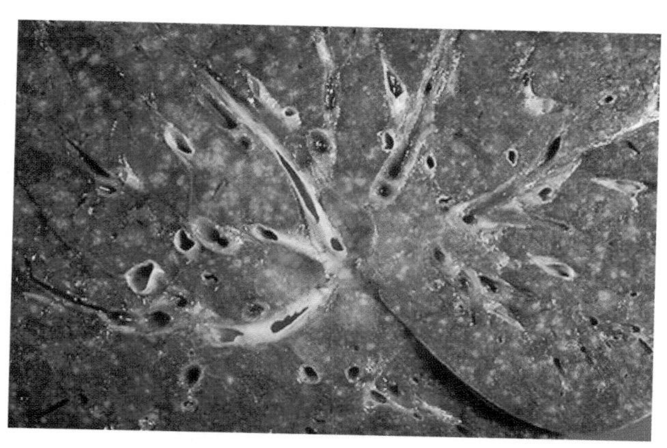

图 18-5　肺粟粒性结核病

注：灰白色点状病灶为肺粟粒性结核病灶。

1. 肠结核病　一般由饮用带有结核分枝杆菌的牛奶或乳制品而感染。肠结核病大多发生于回盲部。依其病变特点分两型。①溃疡型：多见（图 18-6）。结核分枝杆菌侵入肠壁淋巴组织形成结核结节，以后结核结节逐渐融合并发生干酪样坏死，破溃后形成溃疡。肠结核病溃疡多呈环形，其长轴与肠腔长轴垂直，边缘参差不齐，底部有干酪样坏死物，其下为结核性肉芽肿。溃疡愈合后由于瘢痕形成和纤维收缩而致肠腔狭窄。临床上有腹痛、腹泻、肠梗阻及结核中毒症状。②增生型：少见。以肠壁大量结核性肉芽肿形成和纤维组织增生为其病变特征。肠壁肥厚、肠腔狭窄。黏膜面可有浅溃疡或息肉形成。临床上表现为慢性不完全低位肠梗阻。右下腹可触及肿块，故需与肠癌相鉴别。

【护考提示】肠结核病的好发部位。

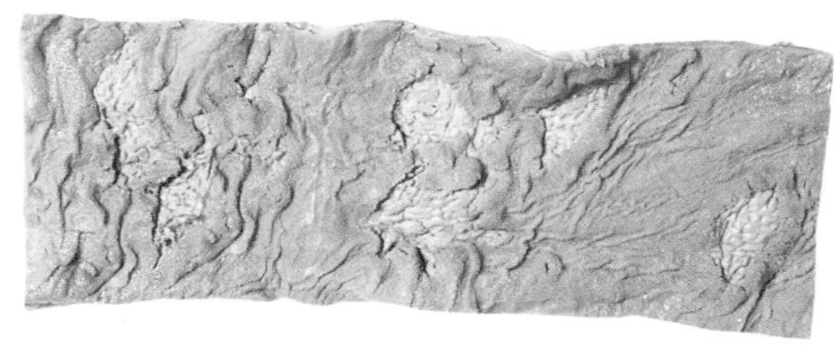

图 18-6　肠结核病（溃疡型）

2. 结核性腹膜炎　青少年多见。多由肠结核、肠系膜淋巴结结核、输卵管炎结核直接蔓延引起。根据病理特点可分渗出性和增生性两型，以混合型多见。渗出性结核性腹膜炎以大量浆液渗出为特征。增生性结核性腹膜炎的特点除有腹膜结核结节形成外，还有伴大量纤维素渗出，机化后引起腹腔脏器的粘连。临床上患者会出现腹痛、腹泻、腹胀，触诊腹壁柔韧感及腹部包块。

3. 结核性脑膜炎　儿童多见。主要由原发性肺结核病或肺外结核病经血道播散所致。病变以脑底最明显，脑桥、脚间池、视神经交叉及大脑外侧裂等处的软脑膜、蛛网膜及蛛网膜下腔较重。肉眼可见蛛网膜下腔内有大量灰黄色混浊的胶冻样渗出物积聚。镜下可见渗出物内有纤维素、巨噬细胞、淋巴细胞等。临床上患者会出现颅内高压和脑膜刺激征，脑脊液可找到结核分枝杆菌。

4. 肾结核病　多见于 20～40 岁男性，结核分枝杆菌多来自原发性肺结核病的血道播散。泌尿系统结核病多由肾结核病开始，常为单侧，病变大多起始于皮质和髓质交界处或肾乳头内，最初为局灶性结核病变，继而病灶扩大且发展为干酪样坏死，一方面向皮质扩展，另一方面坏死物侵入肾盂，形成空洞。随着干酪样坏死扩大，肾组织遭广泛破坏，肾内可有多数空洞形成，空洞内壁有灰白色或灰黄色干酪样坏死物附着（图 18-7）。由于干酪样坏死物大量从尿排出，尿中多含有大量结核分枝杆菌，致使输尿管、膀胱相继受累，结核分枝杆菌也可逆行至对侧输尿管和肾。因输尿管黏膜破坏，纤

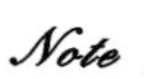

维组织增生,可致管腔狭窄,甚至阻塞,引起肾盂积水或积脓;因肾实质血管破坏可出现血尿;大量干酪样坏死物排出时可形成脓尿。膀胱结核以膀胱三角区最先受累,以后可累及整个膀胱壁。

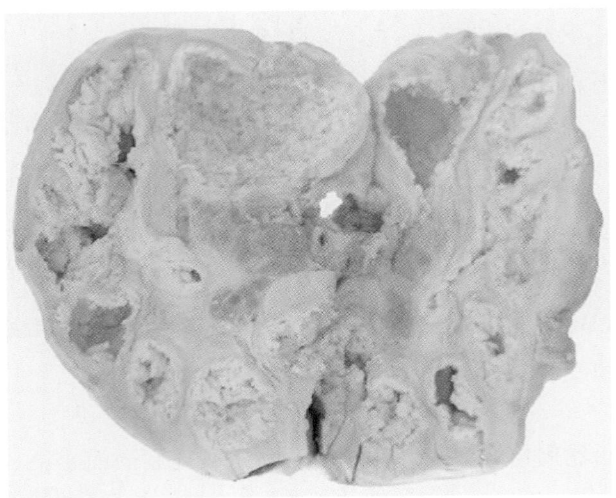

图 18-7　肾结核病

5. 骨与关节结核病　多见于儿童和青少年,多由血道播散所致。骨结核多侵犯脊椎骨、指骨及长骨骨骺等处。病变常由松质骨内的小结核病灶开始,之后骨质破坏可形成干酪样坏死和死骨,坏死物液化后在骨旁形成局部并无红、热、痛的脓肿,又称为冷脓肿。病变穿破皮肤可形成经久不愈的窦道。脊椎结核是骨结核中最常见者,多见于第 10 胸椎至第 2 腰椎。常累及椎间盘和邻近椎体,可造成脊椎后突畸形,甚至压迫脊髓引起截瘫。关节结核以髋、膝、踝、肘等部位多见,多继发于骨结核病,病变通常开始于骨骺或干骺端,发生干酪样坏死。当病变发展侵入关节软骨和滑膜时则成为关节结核。关节结核痊愈时,关节腔常被大量纤维组织填充,造成关节强直,失去运动功能。

6. 淋巴结结核病　多见于儿童和青年,以颈部、支气管和肠系膜淋巴结,尤以颈部淋巴结结核病最为常见。结核分枝杆菌可来自肺门淋巴结结核分枝杆菌的播散,亦可来自口腔、咽喉部结核感染灶。淋巴结常成群受累粘连成大块,病灶内有结核结节和干酪样坏死形成。坏死物液化后可腐蚀破颈部皮肤,形成经久不愈的窦道。

继发性肺结核病治疗的五大原则

五、防治与护理原则

(1) 指导患者做好隔离防护,讲究个人卫生,严禁随地吐痰。

(2) 为患者制订全面的营养饮食计划,提供高热量、高蛋白、富含维生素的饮食;注意休息,适度进行体育锻炼,增强体质。

(3) 督促患者遵医嘱服药,养成按时服药的习惯;解释药物的不良反应,增强患者战胜疾病的信心。

直通护考在线答题

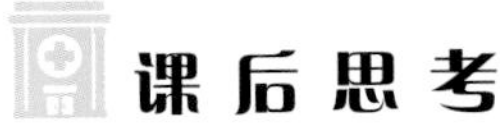

课后思考

原发性肺结核病与继发性肺结核病的区别是什么?继发性肺结核病的类型及个性的病变特点是什么?

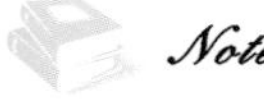

第二节　细菌性痢疾

细菌性痢疾(bacillary dysentery)简称菌痢，是由痢疾杆菌所引起一种肠道传染病，病变特征为大肠黏膜的假膜性炎。临床主要表现为发热、腹痛、腹泻、里急后重、黏液脓血便等。本病全年均可发病，以夏秋季节多见。多发生于儿童，其次为青壮年。

案例 18-1

【护考提示】

菌痢主要的感染途径。

一、病因及发病机制

痢疾杆菌是革兰阴性短杆菌，包括福氏志贺菌、宋氏志贺菌、鲍氏志贺菌和痢疾志贺菌四类，均能产生内毒素，痢疾志贺菌还可产生强烈的外毒素。患者和带菌者是本病的传染源。痢疾杆菌由粪便中排出后可直接或间接(苍蝇为媒介)经口传染给健康人。食物和饮水的污染有时可引起菌痢的暴发流行。经口入胃的痢疾杆菌多数被胃酸杀死，仅少数进入肠道。进入肠道的细菌可在结肠内繁殖，直接侵入肠黏膜，在黏膜固有层内增殖，释放内毒素引起肠黏膜的炎症。菌体内毒素吸收入血，引起毒血症。痢疾志贺菌释放的外毒素，是导致水样腹泻的主要因素。

二、类型和病理变化

菌痢病变主要发生在大肠，尤其以乙状结肠和直肠为重。病变严重者可波及整个结肠甚至回肠下段。根据肠道病变特征及临床经过可将菌痢分为以下三种。

1. 急性细菌性痢疾(急性菌痢)　其典型病变过程为初期急性卡他性炎，随后特征性假膜性炎和溃疡形成，最后愈合。

早期黏液分泌亢进，黏膜充血、水肿、中性粒细胞浸润、黏液分泌增多，可见点状出血。病变进一步发展黏膜浅表坏死，并有大量纤维素渗出，后者与坏死组织、渗出的白细胞、红细胞及细菌一起形成特征性的假膜。假膜首先出现于黏膜皱襞的顶部，呈灰白色、糠皮状，随着病变的扩大可融合成片。一周左右，假膜开始脱落，形成大小不等、形状不一的浅表的“地图状”溃疡(图 18-8)。经适当治疗或病变趋向愈合时，肠黏膜渗出物和坏死组织逐渐被吸收、排出，溃疡经周围健康组织再生修复，一般不留瘢痕。

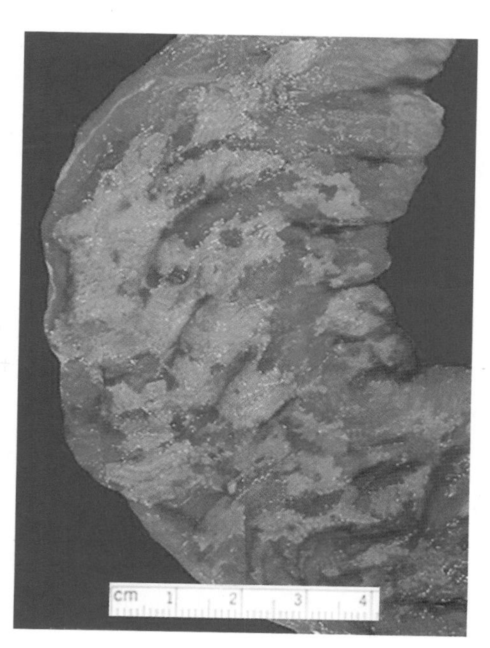

图 18-8　细菌性痢疾

临床上，菌体内毒素入血引起毒血症，可出现中毒症状；病变肠蠕动亢进、痉挛，可引起阵发性腹痛、腹泻等症状；炎症刺激直肠壁内的神经末梢及肛门括约肌，可导致里急后重和排便次数增多。与肠道的病变相对应，最初可见患者出现稀便混有黏液，待肠内容物排尽后症状转为黏液脓血便，偶尔排出片状假膜。急性菌痢患者排便次数虽多，但因量少，一般无脱水症状。严重者，有水样便时可出现水、电解质代谢紊乱，甚至休克。急性菌痢的病程一般为1～2周，经适当治疗大多痊愈，少数转为慢性。

2. 慢性细菌性痢疾(慢性菌痢)　病程2个月以上者称为慢性菌痢。多由急性菌痢转变而来，以

Note

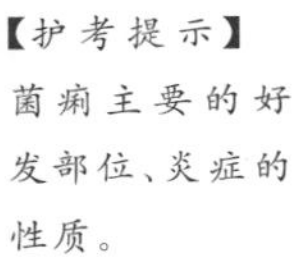

【护考提示】
菌痢主要的好发部位、炎症的性质。

福氏志贺菌感染者居多。有的病程可长达数月或数年,在此期间肠道病变此起彼伏,原有溃疡尚未愈合,新的溃疡又形成。因此新旧病灶同时存在。由于组织的损伤修复反复进行,慢性溃疡边缘不规则,黏膜过度增生可形成息肉。肠壁各层有慢性炎症细胞浸润和纤维组织增生,使肠壁不规则增厚、变硬,严重者可致肠腔狭窄。

临床上患者可有腹痛、腹胀、腹泻等肠道症状,并多以腹泻、便秘交替进行。急性发作时,则出现急性菌痢的症状。少数慢性菌痢患者可无明显的症状和体征,但大便培养持续阳性,成为慢性带菌者和传染源。

3. 中毒性细菌性痢疾 起病急骤、全身中毒症状严重,肠道症状轻微。多见于2～7岁儿童,发病后数小时即可出现中毒性休克或因呼吸衰竭而死亡。其急性微循环障碍出现较早,可能与内毒素血症有关。肠道病变一般为卡他性肠炎或滤泡性肠炎改变。

三、防治与护理原则

(1) 饮食选择少渣、易消化食物,避免食用生冷、多纤维食物;注意卧床休息、腹部保暖。

(2) 注意患者排便情况及伴随症状,进行血生化指标的监测;做好患者排泄物、衣物的消毒。

直通护考
在线答题

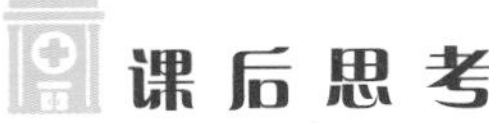

课后思考

细菌性痢疾的类型及各型的病变特点是什么?怎样预防细菌性痢疾?

第三节 伤 寒

案例 18-2

伤寒(typhoid fever)是指由伤寒杆菌引起的急性传染病,以全身单核吞噬细胞系统增生为病变特征。以回肠末端淋巴组织的病变最为突出,可形成伤寒肉芽肿的特征性病变。临床表现为持续发热、相对缓脉、脾大、皮肤玫瑰疹及中性粒细胞和嗜酸性粒细胞减少等。有时可出现肠出血、肠穿孔等严重并发症。

一、病因及发病机制

伤寒杆菌属沙门菌属中的D族,革兰阴性菌。其菌体O抗原、鞭毛H抗原及表面Vi抗原均能使人体产生相应抗体,尤以O及H抗原性较强,故可用血清凝集试验(肥达反应,Widal reaction)检测血清中抗体滴度,并作为临床诊断伤寒的依据之一。

伤寒患者或带菌者是本病的传染源。细菌随粪、尿排出,污染食物、饮用水等或以苍蝇为媒介,经口入消化道而感染。病后可获得比较稳固的免疫力,很少再感染。菌体裂解时所释放的内毒素是致病的主要因素。经口入胃的伤寒杆菌在胃内大部分被杀灭。是否发病,主要取决于到达胃的菌量。当机体免疫力低下,感染菌量多时,未被杀灭的伤寒杆菌进入小肠并侵入肠壁淋巴组织,尤其是回肠末端的集合淋巴小结或孤立淋巴小结,并沿淋巴管到达肠系膜淋巴结。淋巴组织中的伤寒杆菌被巨噬细胞吞噬,并在其中生长繁殖,又可经胸导管进入血液,引起菌血症。血液中的细菌很快就被全身单核吞噬细胞系统的细胞所吞噬,并在其中大量繁殖,致肝、脾、淋巴结肿大。这一时期患者没有临床症状,称为潜伏期,约10天。而后随着细菌的繁殖和内毒素释放再次入血,患者出现毒血症或败血症症状。胆囊中大量的伤寒杆菌随胆汁再次入肠,重复侵入已致敏的淋巴组织,使其发生强烈的变态反应致肠黏膜坏死、脱落及溃疡形成。

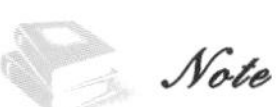

【护考提示】伤寒的主要……染途径。

二、病理变化及临床病理联系

伤寒病变是以全身单核吞噬细胞系统细胞增生为特征的急性增生性炎，以回肠末端淋巴组织受累最为突出。增生活跃的巨噬细胞吞噬能力增强，胞质内可有伤寒杆菌、红细胞、淋巴细胞和细胞碎片，这种巨噬细胞被称为伤寒细胞。伤寒细胞常聚集成团，形成伤寒肉芽肿(typhoid granuloma)或伤寒小结(typhoid nodule)(图18-9)，这是伤寒的特征性病变，具有病理诊断价值。

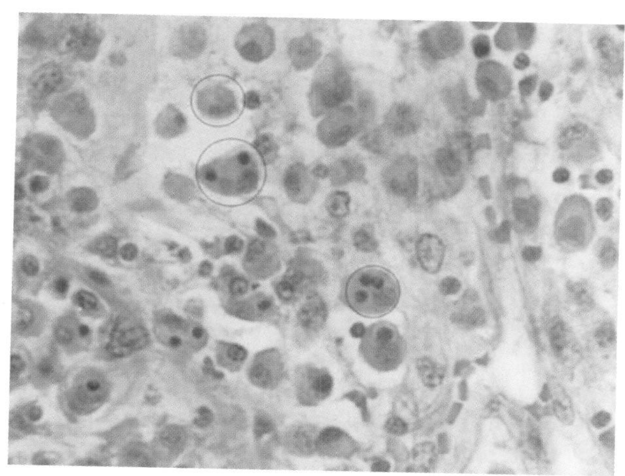

图 18-9　伤寒肉芽肿

(一) 肠道病变

病变以回肠末段集合淋巴小结和孤立淋巴小结较常见、较明显。按病变发展过程分四期(图 18-10)，每期大约持续一周。

1. 髓样肿胀期　起病第 1 周。由于巨噬细胞增生和伤寒肉芽肿的形成，回肠末段淋巴组织肿胀，隆起于黏膜表面，色灰红，质软，状如脑的沟回，以集合淋巴小结最为典型。

2. 坏死期　起病第 2 周。由于细菌毒素及肿大淋巴结压迫局部毛细血管，毛细血管缺血致使病灶局部肠黏膜坏死。

3. 溃疡期　起病第 3 周。坏死肠黏膜脱落后形成溃疡。溃疡边缘隆起，底部不平。集合淋巴小结溃疡较大，椭圆形，其长轴与肠管长轴平行。孤立淋巴小结处溃疡小而圆。溃疡一般深及黏膜下层，严重者可深达肌层及浆膜层，甚至穿孔，如侵及小动脉，可引起肠出血。

4. 愈合期　起病第 4 周。溃疡处肉芽组织增生将其填平，溃疡边缘上皮再生覆盖而愈合。

由于临床上早期就应用抗生素，目前很难见到上述四期的典型病变。

(二) 其他病变

肠系膜淋巴结、肝、脾及骨髓均有巨噬细胞增生而致相应组织器官肿大。镜检可见伤寒肉芽肿和灶性坏死，如心肌纤维可有细胞肿胀，甚至坏死；肾小管上皮细胞可发生细胞肿胀；膈肌、腹直肌和股内收肌常见凝固性坏死(亦称蜡样变性)。肉眼可见皮肤淡红色小丘疹(玫瑰疹)。临床可出现肌痛和皮肤感觉过敏症状。

【护考提示】伤寒的病变性质及好发部位。

三、结局和并发症

少数患者可有肠出血、肠穿孔、支气管肺炎等并发症。如无并发症，一般经 4～5 周痊愈。伤寒患者胆囊多无明显病变，但伤寒杆菌可在胆汁中大量繁殖，即使患者临床痊愈后，细菌仍可在胆汁中生存，并通过胆汁由肠道排出，在一定时期内仍是带菌者，有的患者甚至可成为慢性带菌者或终身带菌者。

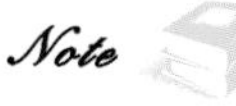

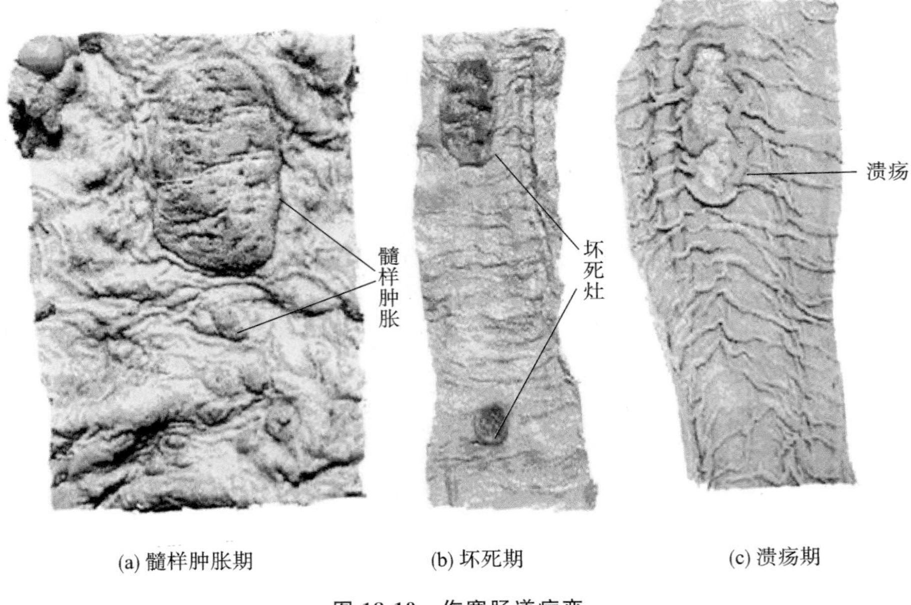

图 18-10　伤寒肠道病变

四、防治与护理原则

(1) 患者应绝对卧床休息,保持舒适体位,腹部保暖,按消化道传染病隔离。

(2) 体温达 39 ℃时配合头部冷敷、温水擦浴等物理降温,避免腹部加压用力,以免引起肠穿孔和肠出血。

(3) 退热后 5~7 天宜食富含营养、半流质的软食,做到少量多餐。

直通护考
在线答题

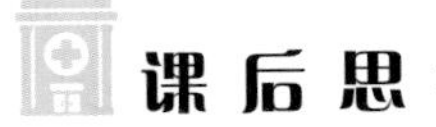

典型伤寒肠道病变是怎样发展的? 伤寒的预防措施是什么?

第四节　流行性脑脊髓膜炎

案例 18-3

【护考提示】
流脑的主要致病菌及感染途径。

流行性脑脊髓膜炎(epidemic cerebrospinal meningitis)简称流脑,是由脑膜炎球菌感染引起的脑脊髓膜的化脓性炎。临床表现为发热、头痛、呕吐、皮肤黏膜淤点(淤斑)和脑膜刺激症状等。冬春季节多发,以儿童及青少年多见。

一、病因及发病机制

脑膜炎球菌属奈瑟菌属,革兰染色阴性,存在于患者和带菌者的鼻咽部,通过患者咳嗽、打喷嚏等由飞沫经呼吸道侵入人体,但大多数不发病,或仅有局部轻度卡他性炎,成为带菌者。当机体免疫力低下或菌量过多、毒力强时,细菌在局部大量繁殖,引起短期菌血症或败血症。2%~3%机体免疫力低下患者,病菌到达脑脊膜,定位于软脑膜,引起化脓性脑膜炎。化脓菌可在蛛网膜下腔的脑脊液中迅速繁殖、播散,因此脑膜炎症一般呈弥漫分布。

二、病理变化

根据病情进展，本病一般可分为以下三期。

（1）上呼吸道感染期：细菌在鼻咽部黏膜繁殖，出现上呼吸道感染症状。

（2）败血症期：出现败血症症状，此期血细菌培养可呈阳性。

（3）脑膜炎症期：特征性病变为脑脊膜的化脓性炎。

①肉眼观察：脑脊膜血管扩张、充血，蛛网膜下腔充满灰黄色脓性渗出物，覆盖于脑沟、脑回表面，导致结构模糊不清；边缘病变较轻的区域，脓性渗出物沿血管分布（图 18-11（a））。由于渗出物阻塞，脑脊液循环障碍从而引起脑室扩张。

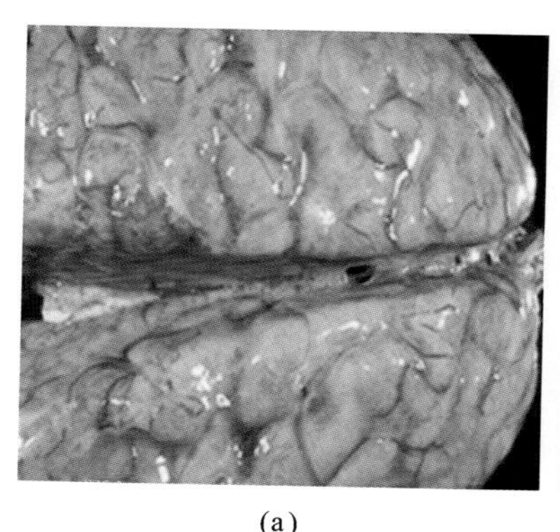

(a)

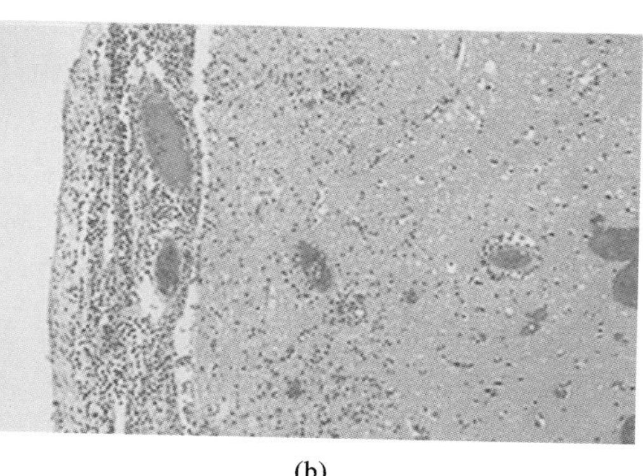

(b)

图 18-11　流行性脑脊髓膜炎

注：(a)脓性渗出物覆盖于脑沟、脑回表面，导致结构模糊不清；(b)脑实质表面蛛网膜血管扩张、充血，蛛网膜下腔见大量中性粒细胞浸润。

②镜下观察：蛛网膜血管高度扩张、充血，蛛网膜下腔见大量脓性渗出物（图 18-11（b））。一般脑实质不受累，病变严重者可累及脑实质，称为脑膜脑炎。此期脑脊液中可检测到细菌。

少数病例起病急骤，迅速出现周围循环衰竭和皮肤、黏膜、双侧肾上腺等严重而广泛的出血以及急性肾上腺皮质功能衰竭，称为沃-弗综合征。脑脊膜病变并不明显，其发生机制主要是因大量内毒素释放入血引起的中毒性休克及弥散性血管内凝血。病情凶险，患者常在短期内因严重败血症而死。

三、临床病理联系

1. 颅内压增高症状　由脑膜血管充血、蛛网膜下腔渗出物堆积、蛛网膜颗粒因脓性渗出物阻塞而影响脑脊液吸收所造成。临床表现为剧烈头痛、喷射状呕吐和视乳头水肿，婴幼儿前囟饱满。

2. 脑膜刺激症状　表现为颈项强直和屈髋伸膝征（Kernig 征）阳性。由于炎症累及脊髓神经根周围的蛛网膜及软脑膜，致使神经根在通过椎间孔处受压，当颈部或背部肌肉运动时可引起疼痛，患者出现颈后疼痛、颈项强直（即保护性痉挛反应）。腰背部肌肉发生保护性痉挛可引起角弓反张（opisthotonus），多见于婴幼儿。由于腰骶节段脊神经后根受到炎症波及而受压，当屈髋、伸膝时，坐骨神经受到牵拉出现屈髋伸膝征阳性。

3. 脑脊液变化　脑脊液压力升高，外观混浊，含糖及氯化物减少，蛋白质增多，有大量中性粒细胞及脓细胞，涂片及培养可查到病原菌。脑脊液检查是诊断本病的一个重要依据。

【护考提示】
流脑患者脑脊液的特点。

4. 颅神经麻痹　基底部脑膜炎症常累及第Ⅲ、Ⅳ、Ⅴ、Ⅵ和Ⅶ对脑神经，出现相应的神经麻痹症状。

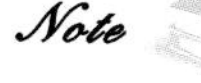

四、结局及后遗症

本病经积极治疗,大多数患者能痊愈。如治疗不当或治疗不彻底,可出现以下后遗症:①脑积水:因脑膜粘连,脑脊液循环障碍所致。②脑神经受损麻痹:主要累及第Ⅱ、Ⅲ、Ⅳ、Ⅵ、Ⅶ、Ⅷ对脑神经,引起相应的神经麻痹症状,如斜视、视力障碍、耳聋、听神经及面神经损害等。③脑底部动脉炎致脑缺血及脑梗死。④局限性粘连性蛛网膜炎。

少数病例(主要是儿童)起病急骤,病情危重,称为暴发性流脑。依据其临床病理特点,可分为暴发型脑膜炎球菌败血症和暴发性脑膜脑炎。若抢救不及时可危及生命。

五、防治与护理原则

积极采取预防措施,流行期间做好卫生宣传工作,保持室内通风,疫苗预防接种或药物预防等。

(1)患者应严格卧床休息,给予清淡流质饮食,注意水、电解质平衡。

(2)密切观察生命体征,注意有无败血症等临床表现;防止中毒性休克发生。

(3)有高热者,应积极配合物理降温;预防肺部感染和压疮发生。

直通护考
在线答题

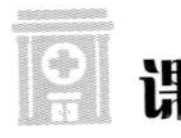

课后思考

流行性脑脊髓膜炎的病变发展及其特点是什么?流行性脑脊髓膜炎可能的临床表现有哪些?

第五节 流行性乙型脑炎

案例 18-4

流行性乙型脑炎(epidemic encephalitis type B)简称乙脑,是一种由乙型脑炎病毒感染引起的急性传染病,1934 年在日本首次发现,经蚊传播,夏秋季流行,故又称日本脑炎。本病主要分布在亚洲远东和东南亚地区,经蚊传播,多见于夏秋季节。本病起病急,病情重,死亡率高。临床表现为高热、嗜睡、抽搐、昏迷等症状。

一、病因及发病机制

乙型脑炎病毒为嗜神经性 RNA 病毒,其传染源为感染乙型脑炎病毒的患者或家畜等,库蚊、伊蚊和按蚊是主要的传播媒介。当感染病毒的蚊虫叮咬人体后,病毒在局部组织细胞、淋巴结以及血管内皮细胞内增殖,并不断侵入血液形成病毒血症。病毒有嗜神经性,故能突破血脑屏障侵入中枢神经系统,尤其在血脑屏障功能低下时易诱发本病。感染乙型脑炎病毒的蚊虫叮咬人体后,病毒在局部组织细胞、淋巴结以及血管内皮细胞内繁殖,然后入血引起短暂性病毒血症。虽病毒具有嗜神经性,但能否进入中枢神经系统,取决于机体免疫反应和血脑屏障功能状态。凡机体免疫力强,血脑屏障功能正常者,病毒不能进入脑组织致病,成为隐性感染,多见于成年人。在免疫功能低下,血脑屏障不健全者,病毒可进入神经系统而致病。受感染的神经细胞膜具有抗原性,通过激活体液免疫和(或)细胞免疫及补体系统引起神经细胞损伤,是本病发病的基础。

【护考提示】
乙脑的主要感染途径。

二、病理变化

乙脑可引起脑实质广泛病变,以大脑皮层、脑干及基底核的病变较为明显;脑桥、小脑和延髓次之,脊髓病变最轻。表现为神经细胞变性、坏死,胶质细胞增生和血管周围炎症细胞浸润。

肉眼观察:软脑膜充血、水肿明显,脑回变宽、脑沟变浅;切面脑实质可有散在点状出血,可见散

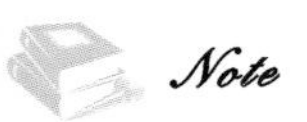

在粟粒或针尖大的软化灶，一般以顶叶及丘脑等处较为明显。

镜下观察：①血管改变和炎症反应：脑实质血管高度扩张充血，脑组织水肿，有时可见小出血灶。以淋巴细胞为主的炎症细胞常围绕血管呈袖套状浸润，称为淋巴细胞套（图 18-12(a)）。②神经细胞变性坏死：病毒在神经细胞内的繁殖，破坏其结构和功能，导致神经细胞肿胀，尼氏小体消失，细胞质内空泡形成，细胞核偏位等，严重者神经细胞可发生坏死。在变性、坏死的神经细胞周围，常有增生的少突胶质细胞围绕，称为卫星现象。变性坏死的神经元被增生的小胶质细胞或巨噬细胞吞噬的过程，称为噬神经细胞现象。③软化灶形成：病变严重者的神经组织中出现局灶性坏死和液化，溶解后形成大小不等的筛网状软化灶（图 18-12(b)）。病灶呈圆形或卵圆形，边界清楚，质地疏松，染色较淡。筛网状软化灶的形成对此病的诊断具有一定的特征性意义。④胶质细胞增生：多位于小血管或坏死的神经细胞附近，主要是小胶质细胞增生形成小胶质结节。

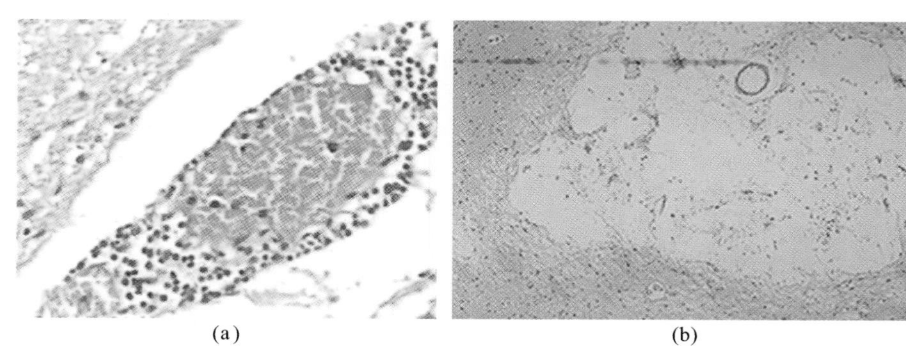

(a)　　　　(b)

图 18-12　乙脑

三、临床病理联系

本病除毒血症的全身症状外，主要表现为中枢神经系统症状。

1. 颅内压升高　脑内血管扩张充血、血流淤滞、内皮细胞受损，可使血管通透性增高，引起脑水肿而致颅内压升高，患者出现头痛、呕吐，严重者可出现脑疝，其中小脑扁桃体疝可以致死。

2. 脑膜刺激症状　因脑膜有不同程度的炎症反应，可出现脑膜刺激症状。

3. 脑脊液的改变　脑脊液透明或微混浊，细胞成分中以淋巴细胞为主，糖正常或偏高，蛋白质轻度增高，氯化物正常。少数病例脑脊液检查可呈阴性。

4. 嗜睡和昏迷　嗜睡和昏迷是最早出现的症状，由神经细胞广泛的变性、坏死所致；颅神经受损可出现相应的麻痹症状。

四、结局和后遗症

本病经及时治疗，患者多数在急性期后痊愈。有的患者出现痴呆、语言障碍、肢体瘫痪、颅神经麻痹等症状，经数月后可恢复正常。少数病例由于不能完全恢复而留下后遗症。

五、防治与护理原则

(1) 严格卧床休息，给予清淡流质饮食，注意水、电解质平衡。

(2) 每 1～2 h 测量体温一次，密切观察生命体征，注意有无脑疝先兆，保持呼吸道通畅，谨防呼吸衰竭发生。

(3) 有高热者，应积极配合物理降温，预防肺部感染和压疮发生。

直通护考
在线答题

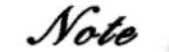

课后思考

简述流行性乙型脑炎的病理变化与临床病理联系。

第六节　常见性传播性疾病

案例 18-5

【护考提示】淋病的好发部位及其病变特点。

性传播性疾病(sexually transmitted diseases,STD)简称性病,是指通过性接触而传播的一类疾病。传统的性病只包括梅毒、淋病、软下疳、性病性淋巴肉芽肿和腹股沟淋巴肉芽肿。近些年性病疾病谱增宽,其病种已多达 20 种。本节仅叙述淋病、尖锐湿疣、梅毒和艾滋病。

一、淋病

淋病(gonorrhea)是由淋病奈瑟球菌感染引起的一种性病。主要病变为泌尿生殖道黏膜的化脓性炎。临床上以尿痛、尿道口溢脓为主要表现,男女均可发病,多发于 15～30 岁。

成年人几乎全部通过性接触而感染,儿童可通过接触患者用过的衣、物等感染。

(一) 病因与传播途径

淋病奈瑟球菌又称淋球菌,为革兰阴性球菌。患者和带菌者是本病的传染源,主要通过性接触传染。少数因接触被污染的衣物、毛巾、浴盆等用具间接感染。淋球菌侵入泌尿生殖系统繁殖,引起尿道炎。如治疗不彻底,可扩散到整个泌尿生殖系统。胎儿可经产道感染引起新生儿淋病性急性结膜炎。人类对淋球菌无自然免疫力,均易感染。

(二) 病理变化及临床病理联系

1. 急性淋病　感染淋球菌 2～7 天后,生殖道、尿道和尿道附属腺体出现化脓性卡他性炎,尿道口、女性外阴及阴道口充血、水肿,并有脓性渗出物流出。镜下观察,可见黏膜充血、水肿,伴有溃疡形成,黏膜下有大量中性粒细胞浸润。患者有尿频、尿急、尿痛等急性尿道炎症状,局部有疼痛及烧灼感。如不及时进行有效治疗则病变可上行累及后尿道及其附属腺体、前列腺、附睾和精囊,或前庭大腺、宫颈,引起化脓性炎。有的还可上行感染肾盂,引起肾盂肾炎。约 15%的女性由于经期、流产等诱因作用,可引起子宫内膜炎和急性输卵管炎,并进一步发展为输卵管积脓、弥漫性腹膜炎以及中毒性休克等。

1%～3%的患者可发生菌血症,出现皮疹,此外,还可发生关节炎、脑膜炎、胸膜炎、肺炎、心内膜炎、心包炎、骨髓炎、肌炎等,严重者可发生淋球菌性败血症。

2. 慢性淋病　感染淋球菌后未经治疗或治疗不彻底,可逐渐转为慢性淋病,表现为慢性尿道炎、前列腺炎和精囊或尿道旁腺炎、前庭大腺炎、慢性宫颈炎、慢性输卵管炎以及输卵管积水等。尿道炎性瘢痕可导致尿道狭窄,造成排尿困难。输卵管病变可延及卵巢,形成输卵管卵巢积脓或脓肿,病变扩展至盆腔,可导致盆腔炎而引起盆腔器官粘连,患者可因此而不孕。在慢性淋病中,淋球菌可长期潜伏在病灶内,并反复引起急性发作。

(三) 防治与护理原则

(1) 要求患者切实搞好个人卫生,消毒衣物。

(2) 严格遵医嘱用药,以彻底治愈本病。

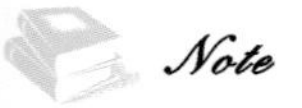

二、尖锐湿疣

尖锐湿疣(condyloma acuminatum)是由人乳头瘤病毒(HPV)感染引起皮肤黏膜良性疣状增生性病变。约60%患者由性接触感染,表现为良性疣状物,故又称性病疣。最常发生于20～40岁年龄组。临床主要表现为局部粉红色或灰白色的乳头状疣或丘疹。

【护考提示】尖锐湿疣的好发部位及其病变特点。

(一)病因与传播途径

引起本病的病原是HPV,属DNA病毒,主要是由HPV 6型、HPV 11型、HPV 16型和HPV 18型感染引起的。主要通过性接触传播,但也可通过污染物(如浴巾、浴盆)接触而致病,新生儿通过产道被感染可发生喉头疣。本病潜伏期通常为3个月。

(二)病理变化及临床病理联系

尖锐湿疣的潜伏期通常为3个月。本病好发于潮湿温暖的黏膜和皮肤交界的部位,男性常见于阴茎冠状沟、龟头、系带、尿道口或肛门附近,女性多见于阴蒂、阴唇、会阴部及肛周,也可发生于其他部位,如口腔、腋窝等。

HPV侵入外生殖器破损的皮肤或黏膜后,便在入侵部位引起增生性病变。初起为小而尖的突起,逐渐扩大,呈淡红色、暗红色或污灰色,质软,表面凹凸不平,呈疣状颗粒,可互相融合形成鸡冠状或菜花状团块(图18-13)。顶端可因细菌感染而溃烂,触之易出血,根部有蒂。镜下观察可见上皮增生呈乳头状结构,典型者为细长的尖乳头,表面覆盖的鳞状上皮不全角化,棘细胞明显增生,伴上皮钉突增厚、延长。在棘细胞层或上部可见数目不等、有助于诊断的挖空细胞(koilocytosis)。挖空细胞较正常细胞大,细胞质呈空泡状,细胞边缘常残存带状细胞质;细胞核大,居中,呈圆形或椭圆形,染色深,可见双核或多核,电镜下常可见核内病毒颗粒。真皮层内可见毛细血管及淋巴管扩张,大量慢性炎症细胞浸润。尖锐湿疣可长得很大,称为巨大型尖锐湿疣,临床表现颇似鳞状细胞癌,具有组织破坏性,但病理组织学上仍为良性。

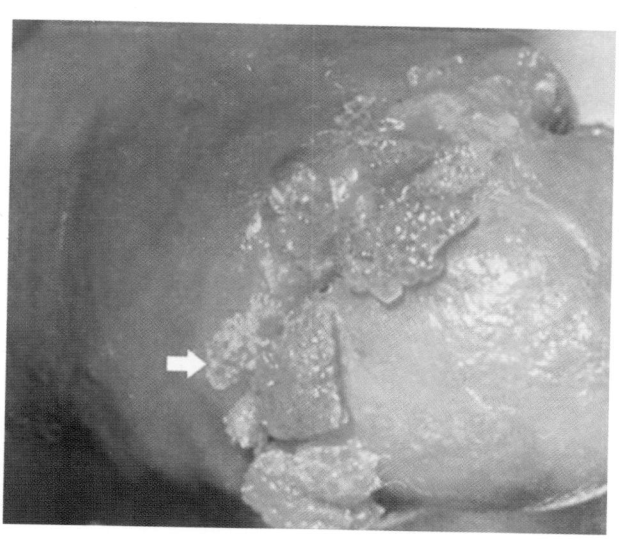

图18-13　尖锐湿疣

(三)防治与护理原则

(1)要求患者切实搞好个人卫生,消毒衣物,养成良好的生活习惯和树立正确的人生观。

(2)要求患者配合医生治疗,做好手术后的护理。

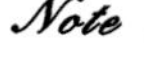

三、梅毒

梅毒(syphilis)是指由梅毒螺旋体引起的传染病。早期病变主要累及皮肤和黏膜,晚期则累及全身各脏器,特别是心血管和中枢神经系统,其危害仅次于艾滋病。该病流行于世界各地,1949 年我国经积极防治已基本消灭了该病,但近年来又有新的病例发现,尤其在沿海城市有流行趋势。

(一)病因及传播途径

梅毒螺旋体是梅毒的病原体,体外活力低,不易生存。其对理化因素的抵抗力极弱,对四环素、青霉素、汞、砷、铋剂敏感。95%以上通过性接触传播,少数可因输血、接吻等直接接触传播(后天性梅毒)。梅毒螺旋体还可经胎盘感染胎儿(先天性梅毒)。梅毒患者为唯一的传染源。梅毒分先天性和后天性两种。

机体在感染梅毒第 6 周后,血清出现梅毒螺旋体特异性抗体及反应素,具有诊断价值。由于抗体的产生,机体对梅毒螺旋体的免疫力增强,病变部位的梅毒螺旋体数量逐渐减少,以致早期梅毒病变有不治自愈的趋势。如治疗不及时或治疗不彻底,梅毒螺旋体播散到全身,一般难以完全被消灭,这也是复发梅毒、晚期梅毒发生的原因。少数人感染了梅毒螺旋体后,梅毒螺旋体在体内可终生隐伏(血清反应阳性,而无症状和病变)或在二期梅毒、三期梅毒活动,局部病变消失而血清反应阳性,均称为隐性梅毒。

(二)基本病变

1. 闭塞性动脉内膜炎和小血管周围炎 闭塞性动脉内膜炎指小动脉内皮细胞及纤维细胞增生,使管壁增厚、血管腔狭窄闭塞;小血管周围炎指围管性单核细胞、淋巴细胞和浆细胞浸润。浆细胞恒定出现是本病的病变特点之一。血管病变可见于各期梅毒。

2. 梅毒性树胶样肿 又称梅毒瘤。

肉眼观察:病灶边界清楚,呈灰白色,大小不一,结节状,质韧、有弹性,如树胶而得名(图 18-14)。

镜下观察:其组织结构似结核结节,中央为类似干酪样坏死的凝固性坏死,但坏死不彻底,弹力纤维尚保存。坏死灶周围肉芽组织中富含淋巴细胞和浆细胞,而上皮样细胞和朗汉斯巨细胞也相对较少。树胶样肿后期可被吸收、纤维化,使器官变形,但极少钙化。

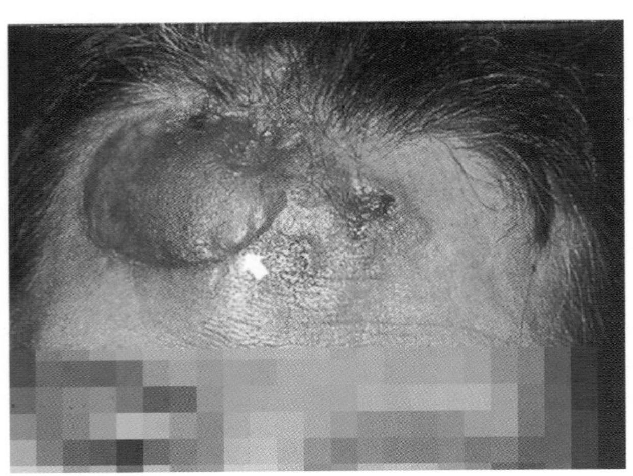

图 18-14 梅毒性树胶样肿

梅毒性树胶样肿可发生于任何器官,常见于皮肤、黏膜、肝、骨和睾丸。血管炎病变可见于各期梅毒,而梅毒性树胶样肿则见于三期梅毒。

【护考提示】梅毒的基本病变。

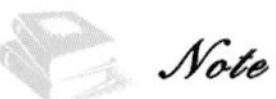

Note

（三）后天性梅毒

根据病程分为三期。一期梅毒、二期梅毒称早期梅毒，有传染性。三期梅毒称晚期梅毒，因常累及内脏，又称内脏梅毒。

1. 一期梅毒　主要表现为硬下疳，为梅毒螺旋体侵入机体 3 周左右后，局部发生的炎症反应。下疳常为单个，直径约 1 cm，表面可发生糜烂或溃疡，溃疡底部及边缘质硬。因其质硬故称硬性下疳。病变多见于阴茎冠状沟、龟头、宫颈、阴唇，亦可发生于口唇、舌、肛周等处。病变部位镜下可见闭塞性动脉内膜炎和小血管周围炎特征性表现。

下疳出现后 1～2 周，局部淋巴结肿大，呈非化脓性增生性反应。下疳经 1 个月左右自然消退，仅留浅表的瘢痕，局部肿大的淋巴结也消退。临床上处于静止状态，但体内梅毒螺旋体仍继续繁殖。

2. 二期梅毒　下疳发生后 7～8 周，体内梅毒螺旋体又大量繁殖，由于免疫复合物的沉积引起全身皮肤、黏膜广泛的梅毒疹和全身性非特异性淋巴结肿大。镜下呈典型的血管周围炎改变，病灶内可找到螺旋体。故此期梅毒传染性大。梅毒疹可自行消退。

3. 三期梅毒　常发生于感染后 4～5 年，病变累及内脏，特别是心血管和中枢神经系统。特征性的树胶样肿形成。树胶样肿纤维化、瘢痕收缩引起严重的组织破坏、变形和功能障碍。

【护考提示】
一期梅毒的主要表现。三期梅毒的特征改变。

病变侵犯主动脉，可引起梅毒性主动脉炎、主动脉瓣关闭不全、主动脉瘤等。梅毒性主动脉瘤破裂常是患者猝死的主要原因。神经系统病变主要累及中枢神经及脑脊髓膜，可导致麻痹性痴呆和脊髓痨。肝病变主要形成树胶样肿，肝呈结节性肿大，继而发生纤维化、瘢痕收缩，以致肝呈分叶状。此外，病变常造成骨和关节损害，鼻骨被破坏形成马鞍鼻。长骨、肩胛骨与颅骨亦常受累。

（四）先天性梅毒

先天性梅毒根据被感染胎儿发病的早晚有早发性和晚发性之分。早发性先天性梅毒系指胎儿或婴幼儿期发病的先天性梅毒。晚发性先天性梅毒的患儿发育不良，智力低下，可引发间质性角膜炎、神经性耳聋及楔形门齿，并有骨膜炎及马鞍鼻等。

（五）防治与护理原则

(1) 对患者进行隔离治疗，处理好患者的排泄物以及污染的衣物、器械等；对患者家属进行相关消毒、隔离及预防知识教育。

(2) 使患者及家属对该病的基本知识有一定的了解，保持良好的心态，以积极、乐观、健康的生活态度，积极配合治疗及护理。

(3) 做好有神经系统、心血管系统病变患者的相关护理。

四、艾滋病

艾滋病是获得性免疫缺陷综合征(acquired immunodeficiency syndrome，AIDS)的简称，是由人类免疫缺陷病毒(human immunodeficiency virus，HIV)感染引起的以严重免疫缺陷为主要特征的致命性传染病。本病传播迅速、发病缓慢、病死率极高。自 1981 年美国首次报告 AIDS 以来，病例早已遍及全球。AIDS 的潜伏期为 2～10 年。总死亡率几乎为 100%，90%患者在诊断后 2 年内死亡。

（一）病因与传播途径

HIV 为单链 RNA 病毒，已知 HIV 分为 HIV-1 和 HIV-2 两个亚型。患者和无症状病毒携带者是本病的传染源。HIV 主要存在于宿主血液、精液、子宫、阴道分泌物和乳汁中。其他体液（如唾液、尿液或眼泪）中偶尔也可分离出该病毒，但迄今为止尚无证据表明能够传播本病。艾滋病的传播途径包括以下三个方面。

1. 性接触传播　艾滋病的本质是一种性病，由性接触感染。同性恋或双性恋男性曾经是高危人群，占报告病例的 60%以上，但目前经异性传播已成为世界 HIV 流行的普遍规律。目前全球

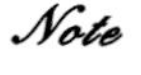

HIV 感染者中 3/4 是通过异性性接触感染的。

2. 血液传播 输入被 HIV 污染的血液或血液制品可导致感染；通过注射针头或医用器械等传播，尤其是静脉注射吸毒者轮流使用未消毒的注射器，极易相互感染；许多医疗器械如内窥镜，若消毒不严，也可造成感染；器官移植等也易引起感染。

3. 母婴垂直传播 母体的病毒经胎盘感染胎儿，此外，母婴间传播也可发生于分娩时或产后哺乳过程中。

(二) 发病机制

【护考提示】艾滋病免疫缺陷的主要原因。

HIV 是一种逆转录单链 RNA 病毒，具有嗜淋巴细胞性和嗜神经细胞性，主要选择性地破坏 CD_4^+ T 细胞。HIV 直接和间接作用使 CD_4^+ T 淋巴细胞功能受损及大量破坏，致使细胞免疫缺陷。HIV 侵入机体后与 CD_4^+ T 细胞表面的 CD_4 分子(受体)结合，进入 CD_4^+ T 细胞内在逆转录酶的作用下，HIV RNA 逆转录成前病毒 DNA，然后整合入宿主基因组，产生新的病毒颗粒。新的病毒颗粒以出芽方式逸出 CD_4^+ T 细胞，同时引起该细胞的溶解和死亡。逸出的病毒再感染其他 CD_4^+ T 细胞，造成 CD_4^+ T 细胞的大量破坏。CD_4^+ T 细胞的大量破坏，总数下降，失去对 B 细胞的辅助作用，使体液免疫也低下，再加上 HIV 还可侵袭单核吞噬细胞系统的细胞和其他细胞(如 B 细胞、小胶质细胞和干细胞等)，从而使机体丧失免疫功能，引发机会性感染和恶性肿瘤的发生。

(三) 病理变化

AIDS 患者各脏器都有不同程度的病理变化，其主要表现在以下几个方面。

1. 免疫系统损害 以淋巴结受损最严重，早期淋巴组织反应性增生，表现为淋巴滤泡明显增生，生发中心活跃，有“满天星”现象，其病变类似于由其他原因引起的反应性淋巴结炎。随着病变的发展，淋巴滤泡网状带开始破坏，有血管增生。副皮质区 CD_4^+ 细胞减少，CD_4^+/CD_8^+ 细胞值进行性减小，浆细胞浸润。以后网状带消失，滤泡界限不清。晚期淋巴结显示淋巴细胞(T 细胞和 B 细胞)明显减少，几乎消失殆尽，生发中心几乎由 CD_8^+ 细胞所替代。无淋巴滤泡和副皮质区之分。淋巴细胞消失区常由巨噬细胞替代。最后淋巴结结构完全消失，主要细胞为巨噬细胞和浆细胞。有些区域纤维组织增生，甚至玻璃样变性。同时也造成胸腺、消化道和脾脏淋巴组织萎缩、结构的破坏。

2. 感染 艾滋病患者对各种病原体非常敏感，在一个患者体内可有多种感染混合存在，特别是一些少见的混合性机会性感染，如肺孢子菌感染、念珠菌感染、隐球菌感染等。也可以是非机会性感染，如上呼吸道感染、肺结核病等。机体存在严重的免疫缺陷，感染所引起的炎症常表现得轻而不典型。

【护考提示】艾滋病最易出现的恶性肿瘤。

3. 恶性肿瘤 艾滋病患者由于细胞免疫缺陷导致免疫监视功能低下，甚至丧失，因而易发生各种恶性肿瘤。这也是患者死亡的常见原因之一。最常见的是血管内皮发生的一种恶性肿瘤，称 Kaposi 肉瘤，表现为单个或多个紫红色的皮肤黏膜斑块或结节，很快累及全身的淋巴结和内脏器官；其次是非霍奇金恶性淋巴瘤。

4. 中枢神经系统改变 脑组织是艾滋病常受累的组织之一。约 60%的艾滋病患者有神经症状，90%的病例尸检时有神经病理学改变。艾滋病患者神经病理学改变可分为三大类，即艾滋病脑病、机会性感染和机会性肿瘤。目前认为 HIV 通过巨噬细胞进入中枢神经系统引起病变。

(四) 临床病理联系

艾滋病潜伏期较长，一般认为经数月至十年或更长时间才发展为艾滋病。近年来世界卫生组织和美国疾病控制中心修订了 HIV 感染的临床分类，将其分为三大类。

(1) A 类：包括急性感染、无症状感染和持续性全身淋巴结肿大综合征。

(2) B 类：包括免疫功能低下时出现的艾滋病相关综合征、继发细菌及病毒感染和肿瘤等。

(3) C 类：患者已有严重的免疫缺陷，出现各种机会性感染、继发性肿瘤以及神经系统症状等表现。

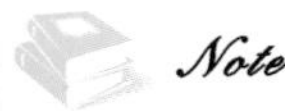

Note

按病程艾滋病可分为以下三个阶段。

(1) 早期(急性期):感染 HIV 3～6 周可出现咽痛、发热、肌肉酸痛等一系列非特异性临床表现。病毒在体内复制,但由于患者尚有较好的免疫反应能力,2～3 周这种症状可自行缓解。

(2) 中期(慢性期):机体的免疫功能与病毒之间处于相互抗衡的阶段,在某些病例中此期可长达数年或不再进入末期。此期病毒复制处于低水平,临床上可以无明显症状或出现明显全身淋巴结肿大,常伴发热、乏力、皮疹等。

(3) 后期(危险期):机体免疫功能全面崩溃,患者有持续发热、乏力、消瘦、腹泻等表现,并出现神经系统症状、明显的机会性感染及恶性肿瘤,血液化验可见淋巴细胞明显减少,CD_4^+ T 细胞减少尤为显著,细胞免疫反应丧失殆尽,可出现严重后果。

对于艾滋病,目前尚无确切有效的疗法,预后极差,因此预防至关重要。

(五) 防治与护理原则

(1) 饮食护理:给予患者高热量、高蛋白、高维生素、易消化的食物。

(2) 心理护理:多与患者沟通,了解患者的心理状态,保护患者隐私;减轻患者焦虑、抑郁和恐惧的心理,消除部分患者的报复、自杀心态。

(3) 隔离:艾滋病患者应在执行血液和体液隔离的同时实施保护性隔离。

性病知多少?

直通护考
在线答题

课后思考

引起淋病、尖锐湿疣、梅毒、艾滋病的病原体分别是什么?其病变特点分别是什么?其临床病理联系是什么?

第七节　其他病毒性传染病

一、狂犬病

狂犬病(rabies)是由狂犬病毒感染引起的一种人兽共患的中枢神经系统急性传染病。临床表现为头痛、发热、不安、怕风、饮水时反射性咽喉痉挛,因此又称为恐水病。后期可发生昏迷和呼吸衰竭。

(一) 病因和发病机制

狂犬病毒是 RNA 病毒,犬、猫等为此病毒的储存宿主,人被携带病毒的犬、猫等咬伤或抓伤后而感染发病。是否发病及发病时间与伤口部位、伤口深浅、病毒入侵数量、受伤后是否进行正规清创处理和接种疫苗预防等有关。狂犬病毒对神经系统有很强的亲和力,病毒侵入机体后先在伤口处骨骼肌和神经中繁殖,此为局部少量繁殖期,继而侵入神经末梢,到达脊髓后即大量繁殖,24 h 后遍布整个神经系统。

(二) 病理变化

主要为急性弥漫性脑脊髓炎,尤以与咬伤部位相当的背根节及脊髓段、大脑的海马以及延髓、脑桥、小脑等处为重。脑实质充血、水肿,血管周围有淋巴细胞、浆细胞浸润,形成血管套现象。神经细胞有不同程度的变性、坏死,可见噬神经细胞现象及胶质细胞结节形成。在海马神经细胞和小脑浦肯野细胞胞质内可见圆形或椭圆形、边界清楚、由病毒集落形成的嗜酸性包涵体,称为内基小体,具有病理诊断意义。电镜下可见小体内含有杆状的病毒颗粒。

【护考提示】狂犬病的主要病理变化。

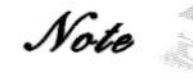

（三）临床病理联系

狂犬病的潜伏期通常为1～3个月，少数头面部严重咬伤的潜伏期可短至7天，极少数病例的潜伏期也可能大于1年。前驱期常出现全身症状如低热、头痛、乏力、全身不适等，继而烦躁、恐惧不安。兴奋期患者高度兴奋，恐怖异常，怕水、怕风、怕声、怕光，最典型的症状是恐水。麻痹期患者由兴奋转为安静和昏迷，最终因呼吸循环衰竭而死亡。狂犬病是所有传染病中最凶险的病毒性疾病，一旦发病，病死率几乎达100%。

（四）防治与护理原则

凡被犬、猫等动物咬伤、抓伤或伤口被此类动物舔后，无论受伤程度如何，只要有皮肤破损，均应立即遵循彻底（清创要彻底）、迅速（紧急接种）、足量（注射免疫球蛋白要足量）、开放（伤口不缝合或包扎）的原则和采取必要的措施进行处理。本病一旦发病，病死率几乎达到100%，因此在做出初步诊断后应立即采用高效价免疫血清或单抗及相关综合疗法进行治疗。

(1) 隔离治疗：单室严格隔离，专人护理，环境保持安静，卧床休息，禁止一切水、音、光、风的刺激；患者的分泌物、排泄物及其污染物，均应严格消毒。

(2) 加强护理：患者常于出现症状后3～10天死亡，致死原因主要为呼吸衰竭及循环衰竭，因此，必须对呼吸系统和循环系统症状及并发症加强监护和适时治疗。

(3) 对症治疗：补充热量，注意调节水、电解质及酸碱平衡；对烦躁、抽搐的患者给予镇静剂，必要时做器官切开，给予间歇或正压输氧；心动过速、心律失常、血压升高时，可应用β受体阻滞剂或强心剂。

(4) 高效价免疫血清与狂犬病疫苗联合应用：取高价免疫血清10～20 mL肌内注射，也可取半量肌内注射，其余半量在伤口周围浸润注射，同时进行狂犬病疫苗接种。

(5) 抗病毒药物治疗：其他抗病毒药、干扰素、阿糖腺苷和转移因子等可试用。

鉴于本病尚缺乏有效的治疗手段，故应加强预防措施以控制疾病的蔓延。预防接种对防止发病有肯定效果，严格执行犬的管理制度，可使发病率明显降低。积极开展各种形式的宣传，教育群众遵纪守法，积极配合有关部门做好狂犬病预防工作。

二、流行性感冒

（一）人禽流感

人禽流感是由禽流感病毒中某些亚型病毒株引起的人类急性呼吸道传染病，又称人感染禽流感。近年新发现流行的H5N1病例多为年轻人和儿童，H7N9病例以老年人居多。

【护考提示】人禽流感的主要传播途径。

1. 病因及发病机制　禽流感病毒属甲型流感病毒，分为植物血凝素（即H）亚型和神经氨酸酶（即N）亚型，目前发现有15个H亚型（H1～H15）和9个N亚型（N1～N9）。禽流感病毒一般感染禽类，当病毒在复制过程中发生基因重配时，结构发生改变，获得感染人的能力，才可能造成人感染禽流感疾病的发生。至今发现能直接感染人的禽流感病毒亚型有H5N1、H7N1、H7N2、H7N3、H7N7、H9N2和H7N9亚型。其中，1997年在香港首次发现能直接感染人类的高致病性H5N1亚型和2013年3月在人体上首次发现的H7N9亚型尤为引人关注。传染源主要为患禽流感或携带禽流感病毒的鸡、鸭、鹅等禽类，是否存在人与人传播目前尚无证据。传播途径为呼吸道传播，也可通过密切接触感染家禽的分泌物和排泄物、受病毒污染的物品和水等被感染。人禽流感的发病机制与普通流感的发病机制基本一致。病毒进入呼吸道黏膜上皮细胞，在细胞内复制，新的病毒颗粒被不断释放并传播，继续感染其他细胞，被感染的细胞发生变性、坏死，引起炎症反应。

2. 临床病理联系　人禽流感的潜伏期一般在7天以内。早期症状与人流感相似，主要表现发热、咳嗽，伴有头痛、肌肉酸痛和全身不适，可出现流涕、鼻塞、咽痛等。部分患者肺部会出现病毒性间质性肺炎的病变，严重时肺泡腔可出现大量浆液、纤维素、红细胞和炎症细胞的渗出，并有透明膜

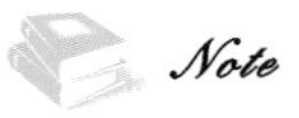

形成，因此患者可出现胸闷和呼吸困难等症状。重症患者由于肺间质水肿，增加小气道陷闭倾向，致肺不张，又因肺充血，使肺容量减小和肺顺应性下降，病情发展迅速，多在5～7天可出现重症肺炎，表现为体温持续在39 ℃以上，呼吸困难，可快速进展为急性呼吸窘迫综合征、感染性休克等。有相当比例的重症患者同时合并其他多个系统或器官的损伤或衰竭，如心肌损伤导致心力衰竭，也有的重症患者发生昏迷和意识障碍。确定诊断依靠病原学实验室检测。本病一般预后良好，但感染H5N1和H7N9者预后较差，病死率高。

3. 防治与护理原则　人禽流感的预防措施主要是加强对禽类的监测，及时销毁病禽、死禽类并进行彻底的环境消毒。一旦发病，应严格隔离患者，及时确诊和对患者进行治疗。若患者发生肺炎，则治疗困难，预后较差。

接触或可能接触病禽、死禽或禽流感患者的所有人员都应采取相应的防护措施，包括以下内容。

（1）应采取防护措施预防人禽流感的呼吸道传播、消化道传播和接触传播。

（2）进入被传染源污染或可能被污染的区域时应戴医用防护口罩，防止呼吸道传播。

（3）接触患者，疑似患者，疫区内的病禽、死禽等传染源及其体液、分泌物、排泄物时均应采用防护措施；接触传染源污染的物品时也应采取防护措施。

（4）既要采取措施预防人禽流感由患者传给医务人员，又要防止其由医务人员传给患者。

（5）应根据暴露的危害程度分别采取基本防护、加强防护和严密防护的措施。

（6）对症治疗：应用解热药、缓解鼻黏膜充血药、止咳祛痰药等；儿童忌用阿司匹林或含阿司匹林以及其他水杨酸制剂的药物，避免引起儿童瑞氏综合征。

（7）抗病毒治疗：应在发病48 h内试用抗流感病毒药物。

（8）重症患者的治疗：重症患者应当送入重症监护病房进行救治，同时加强呼吸道管理，防止机械通气的相关并发症；出现多脏器功能衰竭时，应当采取相应的治疗措施；机械通气过程中应注意室内通风和医务人员防护，防止交叉感染。

（二）甲型H1N1流感

甲型H1N1流感是一种新型的甲型H1N1流感病毒感染引起的急性呼吸道传染病。人群普遍易感，人感染后早期症状与普通流感相似，包括发热、咳嗽、喉痛、身体疼痛、头痛、发冷和疲劳等，有些患者还会出现腹泻或呕吐、肌肉痛或疲倦、眼睛发红等。

1. 病因和发病机制　本病的病原体是一种新型的甲型H1N1流感病毒。与以往或目前的季节性流感病毒不同，该病毒毒株包含有猪流感、禽流感和人流感三种流感病毒的基因片段。甲型H1N1流感患者为主要传染源，主要通过飞沫经呼吸道传播，也可通过口腔、鼻腔、眼睛等处黏膜直接或间接接触传播。接触患者的呼吸道分泌物、体液和被病毒污染的物品亦可能引起感染。人群对甲型H1N1流感病毒普遍易感，并可以人传染人。

2. 临床病理联系　甲型H1N1流感的潜伏期，较流感、禽流感潜伏期长，一般为1～7天。部分患者病情可迅速发展，来势凶猛、突然高热、体温38 ℃以上，甚至继发严重肺炎、急性呼吸窘迫综合征、肺出血、胸腔积液、全身血细胞减少、肾功能衰竭、败血症、休克及瑞氏综合征（Reye综合征）、呼吸衰竭等多器官损伤，导致死亡。一般表现为流感样症状，包括发热、咽痛、流涕、鼻塞、咳嗽、咳痰、头痛、全身酸痛、乏力。部分病例会出现呕吐、腹泻。少数病例仅有轻微的上呼吸道症状，无发热。体征主要包括咽部充血和扁桃体肿大。

【护考提示】甲型H1N1的主要传播途径。

3. 防治与护理原则　控制本病的关键在于预防，一旦发病，须严格隔离。本病一般易于治愈。如并发肺炎等则预后较差。

（1）加强对甲型H1N1流感防控知识及防控措施的宣传，提高公众的防治意识。

（2）加强发热门诊规范管理，严密观察病情，防止疾病交叉蔓延。

（3）宣传轻症流感样病例避免不必要就医和重症患者及时就医的分类就诊措施，以及就诊时戴

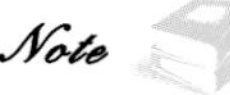

口罩等个人防护措施的重要性。

三、手足口病

手足口病(hand-food-mouth disease,HFMD)是以手、足和口腔出现疱疹为特征的一种肠道传染病。多发生于5岁以下儿童,易感性随年龄增长而降低。一年四季均可发生,3—4月开始增多,夏秋季达高峰并易流行。

【护考提示】手足口病的主要传播途径。

1. 病因及发病机制 引起手足口病的肠道病毒有20多种(型),其中以柯萨奇病毒A16型(Cox A16)和肠道病毒71型(EV 71)常见。本病传染性强,传播途径较复杂,可在短时间内造成较大规模流行。患者、健康带毒者和隐性感染者均可成为传染源,患者在发病期间,口鼻分泌物、粪便及疱疹液均可有病毒排出,病毒可通过空气飞沫传播,或通过唾液、粪便污染手和用具,因此托幼单位是本病的主要流行场所。

2. 临床病理联系 本病潜伏期一般为2～7天,没有明显的前驱症状,多数患者突然起病,有发热、口痛、厌食等症状,口腔黏膜,手、足皮肤出现粟粒大小的斑丘疹或疱疹,疱疹有不痛、不痒、不结痂、不结疤的“四不”特征。部分患者初期有轻度上呼吸道感染症状,如咳嗽、流涕、恶心、呕吐等。由于口腔溃疡疼痛,患儿流涎拒食。口腔黏膜疹出现比较早,起初为粟米样斑丘疹或水疱,周围有红晕,主要位于舌及两颊部,唇齿侧也常发生。手、足等远端部位出现或平或凸的斑丘疹或疱疹,皮疹不痒,斑丘疹在5天左右由红变暗,然后消退;疱疹呈圆形或椭圆形扁平凸起,内有混浊液体,长径与皮纹走向一致,如黄豆大小,一般无疼痛及痒感,愈合后不留痕迹。极少数患儿病情严重,在发病1～5天会出现脑膜炎、脑干脑炎、脑干脊髓炎、肺水肿及心肌炎等严重并发症:①并发中枢神经系统病变的表现为精神差、嗜睡、易惊、头痛、呕吐、谵妄甚至昏迷,肢体抖动、眼球震颤、共济失调、眼球运动障碍、肌无力或急性弛缓性麻痹、惊厥。查体可见脑膜刺激征,腱反射减弱或消失,巴宾斯基征阳性。合并有中枢神经系统症状者以2岁以内患儿多见。②并发肺水肿的表现为呼吸浅促、呼吸困难或节律改变,口唇发绀,咳嗽,咳白色、粉红色或血性泡沫样痰液,肺部可闻及湿啰音。③并发心肌炎的表现为面色苍灰,皮肤花纹,四肢发凉,指(趾)发绀,出冷汗,毛细血管再充盈时间延长。心率增快或减慢,心律不齐,脉搏浅速或减弱甚至消失,血压升高或下降。

本病为自限性疾病,多数预后良好,一周左右自愈,不留后遗症。极少数患儿可并发脑膜炎、脑干脑炎、脑脊髓炎、肺水肿及心肌炎等严重并发症。个别重症患儿病情发展迅速,可导致死亡。

3. 防治与护理原则 本病重在预防,一旦发病,须严格隔离患者。处理好患者的排泄物、接触物,防止流行。绝大多数患者为自限性病程,预后良好,不留后遗症。

本病至今尚无特异性预防方法。加强监测、提高监测敏感性是控制本病流行的关键。各地要做好疫情报告工作,幼托机构应做好晨间检查,及时发现患者,采集标本,明确病理诊断,并做好患者粪便及其用具的消毒处理工作,预防疾病的蔓延扩散。流行期间,家长应尽量少让孩子到拥挤的公共场所,减少感染的机会。医院应加强预防,设立专门的诊室,严防交叉感染。在伴有严重并发症的手足口病流行的地区,密切接触患者的体弱婴幼儿可肌内注射丙种球蛋白预防本病。

直通护考
在线答题

课后思考

1. 名词解释:肺原发性综合征、结核球、结核结节、干酪样坏死、原发性肺结核病、继发性肺结核病、伤寒小结、中毒性细菌性痢疾、沃-弗综合征、卫星现象、软化灶、噬神经细胞现象、血管袖套现象、性病、艾滋病。

2. 肠结核病、伤寒和细菌性痢疾的肠道溃疡各有何特点?为什么?

3. 原发性肺结核病和继发性肺结核病的病变、临床表现及转归有何区别?

4. 流行性脑脊髓膜炎与流行性乙型脑炎病变、临床表现有何不同?

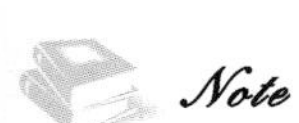

5. 梅毒的基本病变有哪些？

6. 简述尖锐湿疣的病理变化。

7. 病案分析

病史摘要：

患者，男，33 岁。

现病史：3 年前因肺结核病在结核病医院住院治疗。3 个月前又发现心慌、气急、全身无力、食欲不振、腹胀、盗汗，曾去市第一医院住院治疗，当时诊断为“心脏病、肺结核病”。因有腹腔积液，疑有结核性腹膜炎，经治疗，患者病情缓解后出院。10 天前发现其颜面水肿，2 天来呼吸困难，不能进食，来急诊室就诊。

体格检查：意识不清，全身水肿，以面部为重，大部分水肿处指压痕（＋＋），捻发音（＋）；口唇发绀，扁桃体不大；瞳孔等大正圆，对光反射稍迟钝。胸部 X 线检查：两肺纤维空洞型肺结核。痰液培养：结核分枝杆菌（＋）。血常规：红细胞 4.5×10^{12} 个/L，白细胞 4.2×10^{9} 个/L。患者经抢救无效死亡。

病理解剖：发育正常，营养不良，全身水肿；颜面、颈部、前胸、肩胛等处均有明显的皮下气肿。开胸前进行水封试验证明右胸腔有气泡。左、右胸腔几乎完全闭锁，为纤维性粘连。腹腔内有 2500 mL 的橙黄色液体。心包与两肺呈紧密的纤维粘连。纵隔内有较多气体。

心：重 280 g，右心室扩大，厚 0.7 cm。

肺：肉眼观察，两肺胸膛纤维性增厚，呈灰白色，脏壁两层粘连，切开肺后见右肺上叶上部有一个直径约 3 cm 的厚壁空洞，壁上附有黄白色干酪样物质，右肺中部、左肺门部也有 1～2 cm 直径的空洞各 2～3 个，壁较厚，有干酪样物质附着，两肺下野有多数散在或连片分布的黄白色病灶和红色病灶（镜下见某些部位有肺炎改变）。

肝：重 750 g，体积缩小，质硬，表面切面呈小结节状。

肾：除有死后变化外，镜下尚见部分肾单位萎缩，肾小球透明样变性，左肾重 150 g，右肾重 120 g。

脾：重 285 g，被膜有皱褶，切面滤泡不清，镜下见脾窦扩张充血，髓索轻度增厚。

肠系膜淋巴结：稍肿大，有结核病变。

胃：近幽门小弯侧有 5.3 cm×3.0 cm 的溃疡。

思考：

（1）根据尸检记录，本病例有哪些病变？哪些病变互相关联？哪些病变无紧密的关系？

（2）根据上述病变判定本病例患者是患一种还是多种疾病？你能诊断哪些疾病？

（3）病变与临床表现间有何联系，产生的机制是什么？

（4）试分析患者死亡的原因。

（崔茂香）

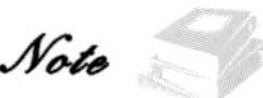

中英文对照

绪论

病理学 pathology
病理解剖学 pathological anatomy
病理生理学 pathophysiology
活体组织检查 biopsy
尸体解剖 autopsy

第一章　疾病概论

病理过程 pathological process
病因 cause of disease
病因学 etiology
不完全康复 incomplete rehabilitation
发病学 pathogenesis
疾病 disease
健康 health
脑死亡 brain death
死亡 death
完全康复 complete rehabilitation
亚健康 sub-health

第二章　细胞和组织的适应、损伤与修复

瘢痕组织 scar tissue
包裹 wrap
变性 degeneration
病理性钙化 pathologic calcification
病理性色素沉着 pathologic pigmentation
玻璃样变性 hyaline degeneration
创伤愈合 wound healing
凋亡 apoptosis
窦道 sinus
肥大 hypertrophy
干酪样坏死 caseous necrosis

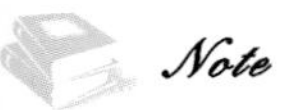

化生 metaplasia
坏疽 gangrene
坏死 necrosis
机化 organization
空洞 cavity
溃烂 erosion
溃疡 ulceration
瘘管 fistula
黏液样变性 mucoid degeneration
凝固性坏死 coagulative necrosis
肉芽组织 granulation tissue
适应 adaptation
损伤 injury
萎缩 atrophy
细胞水肿 cellular swelling
细胞死亡 cell death
纤维素样坏死 fibrinoid necrosis
纤维性修复 fibrous repair
心衰细胞 heart failure cell
液化性坏死 liquefactive necrosis
再生 regeneration
增生 hyperplasia
脂肪变性 fatty degeneration

第三章　局部血液循环障碍

槟榔肝 nutmeg liver
充血 hyperaemia
出血 hemorrhage
出血性梗死 hemorrhagic infarct
梗死 infarct
贫血性梗死 anemic infarct
气体栓塞 gas embolism
栓塞 embolism
栓子 embolus
血栓 thrombus
血栓栓塞 thromboembolism
血栓形成 thrombosis
淤血 congestion
脂肪栓塞 fat embolism

第四章　水、电解质代谢紊乱

体液 body fluid
等渗性脱水 isotonic dehydration

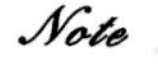

低钾血症 hypokalemia
低渗性脱水 hypotonic dehydration
肝性水肿 hepatic edema
高钾血症 hyperkalemia
高渗性脱水 hypertonic dehydration
抗利尿激素 antidiuretic hormone,ADH
脑水肿 brain edema
醛固酮 aldosterone
滤过分数 filtration fraction,FF
肾性水肿 renal edema
水中毒 water intoxication
水肿 edema
脱水 dehydration
心房钠尿肽 atrial natriuretic polypeptide,ANP
心源性水肿 cardiac edema

第五章　酸碱平衡紊乱

标准碳酸氢盐 standard bicarbonate,SB
代谢性碱中毒 metabolic alkalosis
代谢性酸中毒 metabolic acidosis
呼吸性碱中毒 respiratory alkalosis
呼吸性酸中毒 respiratory acidosis
缓冲碱 buffer base,BB
混合型酸碱平衡紊乱 mixed acid-base disorders
碱剩余 base excess,BE
实际碳酸氢盐 actual bicarbonate,AB
酸碱平衡 acid-base balance
酸碱平衡紊乱 acid-base disturbance
碳酸酐酶 carbonic anhydrase,CA
阴离子间隙 anion gap,AG

第六章　发热

发热 fever
过热 hyperthermia
内毒素 endotoxin,ET
内生致热原 endogenous pyrogen,EP
体温调定点 set point

第七章　炎症

败血症 septicemia
变质 alteration
出血性炎 hemorrhagic inflammation
化脓性炎 suppurative or purulent inflammation

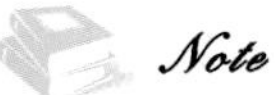
Note

浆液性炎 serous inflammation
疖 furuncle
菌血症 bacteremia
卡他性炎 catarrhal inflammation
脓毒败血症 septicopyemia
脓肿 abscess
肉芽肿性炎 granulomatous inflammation
渗出 exudation
调理素 opsonin
吞噬溶酶体 phagolysosome
吞噬体 phagosome
纤维素性炎 fibrinous inflammation
炎症细胞浸润 inflammatory cell infiltration
炎症 inflammation
炎症介质 inflammatory mediator
增生 proliferation

第八章 肿瘤

癌 carcinoma
癌前病变 precancerous lesions
癌前疾病 precancerous disease
癌肉瘤 carcinosarcoma
癌症 cancer
白血病 leukemia
恶病质 cachexia
恶性淋巴瘤 malignant lymphoma
非霍奇金淋巴瘤 non-Hodgkin lymphoma，NHL
肺癌 carcinoma of the lungs
分化 differentiation
分级 grading
分期 staging
骨瘤 osteoma
骨肉瘤 osteosarcoma
黑色素瘤 melanoma
横纹肌肉瘤 rhabdomyosarcoma
霍奇金淋巴瘤 Hodgkin lymphoma，HL
基底细胞癌 basal cell carcinoma
畸胎瘤 teratoma
浸润性生长 invasive growth
淋巴道转移 lymphatic metastasis
鳞状细胞癌 spuamous cell carcinoma
尿路上皮癌 urothelial carcinoma
膀胱癌 carcinoma of bladder

膨胀性生长 expansive growth
平滑肌瘤 leiomyoma
平滑肌肉瘤 leiomyosarcoma
肉瘤 sarcoma
乳头状瘤 papilloma
软骨瘤 chondroma
上皮内瘤变 intraepithelial neoplasia,IN
肾细胞癌 renal cell carcinoma
视网膜母细胞瘤 retinoblastoma
外生性生长 exophytic growth
未分化癌 undifferentiated carcinoma
未分化肉瘤 undifferentiated sarcoma
胃癌 carcinoma of stomach
纤维瘤 fibroma
纤维肉瘤 fibrosarcoma
纤维腺瘤 fibroadenoma
腺癌 adenocarcinoma
腺瘤 adenoma
血管瘤 hemangioma
异型性 atypia
原发性肝癌 primary carcinoma of liver
原位癌 carcinoma in situ
脂肪瘤 lipoma
脂肪肉瘤 liposarcoma
直接蔓延 direct spreading
肿瘤 tumor,neoplasm

第九章　休克

败血症性休克 septic shock
创伤性休克 traumatic shock
低血容量性休克 hypovolemic shock
多器官功能衰竭 multiple organ failure,MOF
多器官功能障碍综合征 multiple organ dysfunction syndrome,MODS
儿茶酚胺 catecholamine,CA
分布异常性休克 maldistributive shock
感染性休克 infective shock
功能性肾功能衰竭 functional renal failure
过敏性休克 anaphylactic shock
急性呼吸窘迫综合征 acute respiratory distress syndrome,ARDS
器质性肾功能衰竭 parenchymal renal failure
烧伤性休克 burn shock
神经源性休克 neurogenic shock
微循环 microcirculation

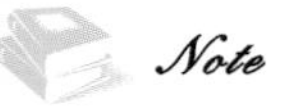
Note

缺血缺氧期 ischemic anoxia phase
微循环衰竭期 microcirculatory failure stage
心肌抑制因子 myocardial depressant factor,MDF
心外阻塞性休克 extracardiac obstructive shock
心源性休克 cardiogenic shock
休克 shock
休克肾 shock kidney
血管紧张素Ⅱ angiotensin Ⅱ
血管源性休克 vasogenic shock
淤血缺氧期 stagnant anoxia phase

第十章　弥散性血管内凝血

裂体细胞 schistocyte
弥散性血管内凝血 disseminated intravascular coagulation,DIC
微血管病性溶血性贫血 microangiopathic hemolytic anemia
希恩综合征 Sheehan syndrome

第十一章　缺氧

等张性低氧血症 isotonic hypoxemia
低动力性缺氧 hypokinetic hypoxia
低张性缺氧 hypotonic hypoxia
动脉血氧饱和度 SaO_2
动脉血氧分压 PaO_2
发绀 cyanosis
黄素腺嘌呤二核苷酸 flavin adenine dinucleotide,FAD
静脉血氧饱和度 SvO_2
静脉血氧分压 PvO_2
缺血性缺氧 ischemic hypoxia
缺氧 hypoxia
碳氧血红蛋白 HbCO
血氧饱和度 SO_2
血氧分压 PO_2
血氧含量 CO_2
血氧容量 CO_{2max}
血液性缺氧 hemic hypoxia
循环性缺氧 circulatory hypoxia
氧利用障碍性缺氧 dysoxidative hypoxia
氧中毒 oxygen intoxication
淤血性缺氧 congestive hypoxia
组织性缺氧 histogenous hypoxia

第十二章　呼吸系统疾病

大叶性肺炎 lobar pneumonia

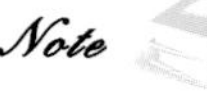

代偿性肺气肿 compensatory emphysema
硅沉着病 silicosis
肺泡毛细血管分流 alveolar capillary shunt
肺泡性肺气肿 alveolar emphysema
肺气肿 pulmonary emphysema
肺肉质变 pulmonary carnification
肺性脑病 pulmonary encephalopathy
肺炎 pneumonia
功能性分流 functional shunt
呼吸功能不全 respiratory insufficiency
呼吸衰竭 respiratory failure
间质性肺气肿 interstitial emphysema
间质性肺炎 interstitial pneumonia
解剖分流 anatomic shunt
静脉血掺杂 venous admixture
慢性肺源性心脏病 chronic cor pulmonale
慢性支气管炎 chronic bronchitis
慢性阻塞性肺疾病 chronic obstructive pulmonary disease,COPD
无效腔样通气 dead space like ventilation
小叶性肺炎 lobular pneumonia
真性分流 true shunt
支气管扩张症 bronchiectasis
支气管哮喘 bronchial asthma

第十三章　心血管系统疾病

瓣膜关闭不全 valvular insufficiency
瓣膜口狭窄 valvular stenosis
充血性心力衰竭 congestive heart failure
低密度脂蛋白 low density lipoprotein,LDL
动脉粥样硬化 atherosclerosis,AS
恶性高血压 malignant hypertension
二尖瓣关闭不全 mitral insufficiency
二尖瓣狭窄 mitral stenosis
风湿病 rheumatism
风湿性心肌炎 rheumatic myocarditis
风湿性心内膜炎 rheumatic endocarditis
风湿性心外膜炎 rheumatic epicarditis
风湿性心脏病 rheumatic heart disease,RHD
甘油三酯 triglyceride,TG
高密度脂蛋白 high density lipoprotein,HDL
高血压 hypertension
冠状动脉粥样硬化性心脏病 coronary atherosclerotic heart disease,CHD
后负荷 afterload

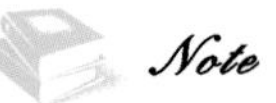

缓进型高血压 chronic hypertension
极低密度脂蛋白 very low density lipoprotein, VLDL
急进型高血压 accelerated hypertension
继发性高血压 secondary hypertension
良性高血压 benign hypertension
慢性心瓣膜病 chronic rheumatic valvular disease
前负荷 preload
纤维斑块 fibrous plaque
心功能不全 cardiac insufficiency
心力衰竭 heart failure
原发性高血压 primary hypertension
脂纹 fatty streak
粥样斑块 atheromatous plaque
主动脉瓣关闭不全 aortic insufficiency
主动脉瓣狭窄 aortic stenosis

第十四章　消化系统疾病

病毒性肝炎 viral hepatitis
点状坏死 spotty necrosis
肝功能不全 hepatic insufficiency
肝功能衰竭 hepatic failure
肝肾综合征 hepatorenal syndrome
肝性脑病 hepatic encephalopathy
肝硬化 liver cirrhosis
海蛇头 caput medusae
坏死后肝硬化 postnecrotic cirrhosis
假小叶 pseudolobule
假性神经递质 false neurotransmitter
溃疡病 ulcer disease
慢性肥厚性胃炎 chronic hypertrophic gastritis
慢性浅表性胃炎 chronic superficial gastritis
慢性萎缩性胃炎 chronic atrophic gastritis
慢性胃炎 chronic gastritis
门脉性肝硬化 portal cirrhosis
桥接坏死 bridging necrosis
碎片状坏死 piecemeal necrosis
幽门螺杆菌 helicobacter pylori, HP

第十五章　泌尿系统疾病

急性弥漫增生性肾小球肾炎 acute diffuse proliferative glomerulonephritis
急性肾功能衰竭 acute renal failure, ARF
急性肾盂肾炎 acute pyelonephritis
慢性肾功能衰竭 chronic renal failure, CRF

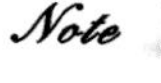

慢性肾盂肾炎 chronic pyelonephritis
慢性硬化性肾小球肾炎 chronic sclerosing glomerulonephritis
弥漫性膜性肾小球肾炎 diffuse membranous glomerulonephritis
尿毒症 uremia
轻微病变性肾小球肾炎 minimal change glomerulonephritis
肾功能不全 renal insufficiency
肾功能衰竭 renal failure
肾小球肾炎 glomerulonephritis, GN
肾盂肾炎 pyelonephritis
新月体性肾小球肾炎 crescentic glomerulonephritis

第十六章　女性生殖系统和乳腺疾病

导管原位癌 ductal carcinoma in situ
非浸润性癌 noninvasive carcinoma
粉刺癌 comedo carcinoma
浸润性导管癌 invasive ductal carcinoma
慢性子宫颈炎 chronic cervicitis
葡萄胎 hydatidiform mole
侵袭性葡萄胎 invasive mole
绒毛膜癌 choriocarcinoma
乳腺癌 carcinoma of the breast
乳腺纤维腺瘤 fibroadenoma of breast
乳腺增生症 cyclomastopathy
小叶原位癌 lobular carcinoma in situ
液基细胞学 liquid-based cytology
早期浸润性癌 microinvasive carcinoma
滋养层细胞疾病 gestational trophoblastic diseases
宫颈癌 carcinoma of the cervix
宫颈糜烂 cervical erosion
宫颈上皮非典型增生 cervical epithelial dysplasia
宫颈上皮内瘤变 cervical intraepithelial neoplasia, CIN
宫颈息肉 cervical polyp
宫颈腺囊肿 naboth cyst
宫颈原位癌 carcinoma in situ of cervix

第十七章　内分泌系统疾病

甲状腺功能亢进 hyperthyroidism
弥漫性毒性甲状腺肿 diffuse toxic goiter
糖尿病 diabetes mellitus

第十八章　传染病

获得性免疫缺陷综合征 acquired immunodeficiency syndrome, AIDS
继发性肺结核病 secondary pulmonary tuberculosis

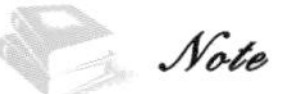

尖锐湿疣 condyloma acuminatum
结核病 tuberculosis
结核分枝杆菌 mycobacterium tuberculosis
结核结节 tubercle
结核球 tuberculoma
狂犬病 rabies
朗汉斯巨细胞 Langhans giant cell
淋病 gonorrhea
流行性脑脊髓膜炎 epidemic cerebrospinal meningitis
流行性乙型脑炎 epidemic encephalitis type B
梅毒 syphilis
人类免疫缺陷病毒 human immunodeficiency virus,HIV
人禽流感 human avian influenza
伤寒 typhoid fever
伤寒肉芽肿 typhoid granuloma
伤寒小结 typhoid nodule
神经细胞卫星现象 satellitosis
嗜神经细胞现象 neuronophagia
手足口病 hand foot-mouth disease,HFMD
树胶样肿 gumma
挖空细胞 koilocytosis
细菌性痢疾 bacillary dysentery
下疳 chancre
性传播性疾病 sexually transmitted diseases,STD
原发性肺结核病 primary pulmonary tuberculosis

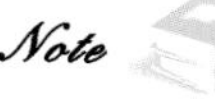

参考文献

CANKAOWENXIAN

[1] 步云,李一雷.病理学[M].9版.北京:人民卫生出版社,2018.

[2] 王建枝,钱睿哲.病理生理学[M].9版.北京:人民卫生出版社,2018.

[3] 步宏.病理学与病理生理学[M].4版.北京:人民卫生出版社,2017.

[4] 唐忠辉,周洁,杨少芬.病理学与病理生理学[M].2版.武汉:华中科技大学出版社,2016.

[5] 唐忠辉,甘萍.病理学与病理生理学[M].北京:中国医药科技出版社,2015.

[6] 吴和平,张玉华.临床病理生理学[M].3版.西安:第四军医大学出版社,2015.

[7] 唐忠辉,陈秀娇.病理学与病理生理学[M].北京:北京大学医学出版社,2014.

[8] 刘红,唐忠辉.病理学[M].北京:人民医生出版社,2014.

[9] 李玉林.病理学[M].8版.北京:人民卫生出版社,2013.

[10] 王建枝,殷莲华.病理生理学[M].8版.北京:人民卫生出版社,2013.

[11] 王斌,陈命家.病理学与病理生理学[M].6版.北京:人民卫生出版社,2009.

[12] 唐忠辉,许娟娟.病理学[M].北京:北京大学医学出版社,2010.

[13] 刘红,苏鸣,孟冬月.病理学[M].武汉:华中科技大学出版社,2010.

[14] 刘红,杨美玲.病理学[M].3版.西安:第四军医大学出版社.2015

[15] 丁运良.病理学[M].北京:中国科学技术出版社,2010.

[16] 杨建平,杨德兴,杜斌.病理学与病理生理学[M].武汉:华中科技大学出版社,2010.

[17] 陈杰,李甘地.病理学[M].2版.北京:人民卫生出版社,2010.

[18] 吴伟康,赵卫星.病理学[M].2版.北京:人民卫生出版社,2007.

[19] 吴立玲,武变瑛.病理生理学[M].3版.北京:北京大学医学出版社,2008.

[20] 王志敏.病理学基础[M].2版.北京:人民卫生出版社,2010.

[21] 和瑞芝.病理学[M].5版.北京:人民卫生出版社,2006.

[22] 任玉波,茅幼霞.病理学[M].2版.北京:科学出版社,2008.

[23] 姚蕴伍.社区护理学[M].浙江:浙江大学出版社,2008.

[24] 步宏.病理学与病理生理学[M].2版.北京:人民卫生出版社,2006.

[25] 王蓬文.异常人体结构与功能[M].北京:高等教育出版社,2004.

[26] 郭慕依.组织病理学彩色图谱[M].上海:上海医科大学出版社,2001.